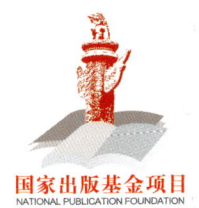

罕见病系列丛书

骨科罕见病
Rare Orthopaedics Diseases

丛书主编　丁　洁　袁　云
主　　编　李淳德　李　锋
副 主 编　孙浩林　韩　骁　王　宇
　　　　　周非非　于峥嵘

北京大学医学出版社

GUKE HANJIANBING

图书在版编目（CIP）数据

骨科罕见病 / 李淳德，李锋主编 . —北京：
北京大学医学出版社，2025.2
 ISBN 978-7-5659-3114-7

Ⅰ.①骨… Ⅱ.①李…②李… Ⅲ.①骨疾病
－疑难病－诊疗 Ⅳ.① R68

中国国家版本馆 CIP 数据核字（2024）第 059529 号

骨科罕见病

主　　编：李淳德　李　锋
出版发行：北京大学医学出版社
地　　址：（100191）北京市海淀区学院路 38 号　北京大学医学部院内
电　　话：发行部 010-82802230；图书邮购 010-82802495
网　　址：http://www.pumpress.com.cn
E-mail：booksale@bjmu.edu.cn
印　　刷：北京信彩瑞禾印刷厂
经　　销：新华书店
责任编辑：董　梁　　责任校对：靳新强　　责任印制：李　啸
开　　本：889mm×1194mm　1/16　　印张：20.5　　字数：606 千字
版　　次：2025 年 2 月第 1 版　2025 年 2 月第 1 次印刷
书　　号：ISBN 978-7-5659-3114-7
定　　价：168.00 元
版权所有，违者必究
（凡属质量问题请与本社发行部联系退换）

编者名单

主　　编　李淳德　李　锋

副 主 编　孙浩林　韩　骁　王　宇　周非非　于峥嵘

秘　　书　赵　耀

编　　委（按姓氏拼音排序）

　　　　　崔云鹏　北京大学第一医院
　　　　　高　雷　北京积水潭医院
　　　　　高阳旭　北京大学第一医院
　　　　　韩　骁　北京积水潭医院
　　　　　李淳德　北京大学第一医院
　　　　　李　锋　华中科技大学同济医学院附属同济医院
　　　　　李　宏　北京大学第一医院
　　　　　李儒军　北京大学人民医院
　　　　　李　杨　北京大学第三医院
　　　　　林云飞　北京大学第一医院
　　　　　刘　恒　北京大学第一医院
　　　　　孟志超　北京大学第一医院
　　　　　潘元星　北京大学第一医院
　　　　　漆龙涛　北京大学第一医院
　　　　　孙浩林　北京大学第一医院
　　　　　王　冰　北京大学第一医院
　　　　　王诗军　北京大学第一医院
　　　　　王　宇　北京大学第一医院
　　　　　徐贝宇　北京大学第一医院
　　　　　许南方　北京大学第三医院
　　　　　杨泽川　华中科技大学同济医学院附属同济医院
　　　　　叶一林　北京大学第一医院
　　　　　于峥嵘　北京大学第一医院
　　　　　占方彪　重庆大学附属三峡医院

张道俭　北京大学第一医院
张华峰　郑州大学第一附属医院
赵　耀　北京大学第一医院
周非非　北京大学第三医院

序 言

罕见病是一类发病率、患病率低的疾病，分散出现在不同的学科，因罕见而存在诊断难和治疗难，在过去几十年的医学发展中，罕见病因社会进步及科技发展而被逐步认识，其庞大的疾病类型以及同样庞大的患者群体在任何国家都不能被忽视。然而，在临床医学工作中，常见病的诊治基于社会公平的原则被广泛重视，而罕见病因其罕见而在现行的医疗制度下易于被忽视，相关领域从业者的匮乏，导致罕见病诊断困难和治疗困难。而医师的培训又需要一本能够全面而系统性介绍各种罕见病的书籍，为此我们以北京大学第一医院为主要力量，编写了该丛书。

中国罕见病事业在过去十余年取得长足的进步，在许多领域和世界同步，随着检查技术的广泛使用，许多罕见病被我国首先诊断，而且各种罕见病都在队列研究中逐步形成资源优势，易于罕见病领域的从业者快速积累相关的知识和经验，这为编写罕见病系列丛书提供了人才保障，也代表了国际罕见病领域的最高水平。

本系列丛书包括15个分册，每个分册涉及一个人体系统，各个分册的主编所邀请的专家除北京之外，也涵盖全国其他省市的专家，具有广泛的代表性，因此该书也是国内罕见病领域众多专家集体智慧的结晶；每个系统所涉及的罕见病远超国家罕见病目录所列的疾病种类，基本反映我国罕见病的整体状态。

该丛书不仅是各个临床科室高年资医师的必备参考书，特别适合于指导多学科团队的临床工作，也是基础研究者进行相关疾病研究的主要参考书，该丛书的出版将大力推进我国罕见事业的基础研究和临床诊治能力的提高。

丁 洁
2024年8月

前言

本书的撰写旨在填补医学界对于罕见骨科疾病的知识空白,为广大骨科同仁、研究人员和患者们提供一份独特而珍贵的资料。纵观全书,内容丰富、病种多样、图文并茂,是一本难得的骨科学专著,为此我们热忱地将本书介绍给广大读者。

骨科罕见病泛指在全球范围内患病人数极少,临床表现多样化且复杂的骨科疾病。虽然罕见,但它们对患者的生活质量和健康状况仍然有着重大的负面影响。这些疾病常常具有高度异质性,其症状和治疗方法各不相同,为临床诊疗带来了巨大挑战。广大一线医师在医疗实践中很难有机会系统学习到骨科罕见病知识,加强罕见病的理论学习对减少疾病的误诊误治意义重大。

在本书中,我们精心收集、整理相关的最新研究成果,选取编者医疗实践中以及国内外文献报道中的真实典型病例,与读者共同探讨骨科罕见病的病因、发病机制、临床表现、诊断与鉴别诊断、治疗等方面的问题。希望全国各高等医学院校的相关专业学生和医院的初、中级医师能从本书中汲取营养、拓宽学识、更新理念,希望经验丰富的中、高级专科医师也能从本书中获取有益参考,沉淀心绪,巩固专科知识,提高技术水平。

本书提纲挈领,可读性强,愿本书能够成为提高骨科医生临床诊疗水平有价值的参考书,为深入研究骨科罕见病做出贡献。我们诚挚地感谢所有为本书的编写和出版做出贡献的人士。同时,也要感谢出版社的辛勤工作和无私支持。

尽管本团队全体撰写人员竭尽全力,但书中难免存在一些不妥甚至错误之处,我们诚挚地期盼各位读者能不吝赐教,随时提出批评和指正。

李淳德
2025 年 1 月于北京

目 录

第一章　骨骼肌肉系统发育异常 ………………… **1**

　第一节　点状软骨发育不良 …………………… 1

　　一、非肢根型点状软骨发育不良 …………… 1

　　二、肢根型点状软骨发育不良 ……………… 3

　　三、Astley-Kendall 发育不良 ………………… 4

　　四、先天性半身发育不全伴鱼鳞病样红皮病
　　　　及肢体残缺综合征 ………………………… 4

　　五、Greenberg 发育不良 ……………………… 4

　　六、科伊特尔综合征 ………………………… 4

　第二节　肢端骨发育不全 ……………………… 5

　第三节　骨干发育不良 ………………………… 7

　第四节　干骺端软骨发育不良 ………………… 10

　第五节　半肢骨骺发育不良 …………………… 13

　第六节　多发性骨骺发育不良 ………………… 17

　第七节　脊椎骨骺发育不良 …………………… 18

　第八节　股骨头骨骺骨软骨病 ………………… 22

　第九节　假性软骨发育不全 …………………… 29

　第十节　成骨不全 ……………………………… 33

　第十一节　致密性成骨不全症 ………………… 40

　第十二节　蜡泪样骨病 ………………………… 46

　第十三节　骨硬化病 …………………………… 48

　第十四节　先天性短颈综合征 ………………… 52

　第十五节　先天性脊柱侧弯 …………………… 58

　第十六节　先天性高肩胛症 …………………… 61

　第十七节　先天性多发性关节挛缩症 ………… 65

第二章　代谢及内分泌疾病 …………………… **77**

　第一节　肢端肥大症 …………………………… 77

　第二节　维生素 D 缺乏性佝偻病 ……………… 81

　第三节　低磷酸盐血症性佝偻病 ……………… 85

　第四节　低磷酸酯酶症 ………………………… 88

　第五节　黏多糖贮积症 ………………………… 92

　第六节　黏脂贮积症 …………………………… 97

　第七节　糖原贮积症 …………………………… 100

第三章　肌病 …………………………………… **105**

　第一节　先天性肌营养不良 …………………… 105

　第二节　进行性假肥大性肌营养不良 ………… 109

　第三节　埃默里-德赖弗斯肌营养不良 ……… 114

　第四节　面肩肱型肌营养不良 ………………… 124

　第五节　肢带型肌营养不良 …………………… 126

　第六节　软骨营养不良性肌强直 ……………… 133

第四章　神经系统疾病 ………………………… **138**

　第一节　遗传性痉挛性截瘫 …………………… 138

　第二节　多灶性运动神经病 …………………… 143

　第三节　脊髓小脑共济失调 …………………… 147

　第四节　肌萎缩侧索硬化 ……………………… 152

　第五节　脊髓延髓性肌萎缩 …………………… 155

　第六节　脊髓性肌萎缩 ………………………… 158

　第七节　进行性神经性腓骨肌萎缩症 ………… 164

　第八节　多发性硬化 …………………………… 167

　第九节　青少年上肢远端肌萎缩 ……………… 175

第五章　结缔组织疾病 ………………………… **181**

　第一节　马方综合征 …………………………… 181

第二节 斯蒂克勒综合征 ················· 185
第三节 迈尔-戈林综合征 ··············· 190
第四节 进行性骨化性纤维结构不良 ··· 193

第六章 肿瘤及类肿瘤疾病 ············· **197**
第一节 硬纤维瘤 ······················· 197
第二节 遗传性多发性骨软骨瘤 ········ 201
第三节 马富奇综合征 ··················· 206
第四节 间叶性软骨肉瘤 ················ 211
第五节 骨佩吉特病 ····················· 216
第六节 神经纤维瘤病 ··················· 220
　一、1型神经纤维瘤病 ··············· 220
　二、2型神经纤维瘤病 ··············· 222
　三、神经鞘瘤病 ······················· 224
第七节 埃德海姆-切斯特病 ············ 227

第七章 免疫类疾病 ······················ **233**
第一节 COPA综合征 ··················· 233
第二节 SAPHO综合征 ················· 237
第三节 复发性多软骨炎 ················ 241
第四节 臂丛神经炎 ····················· 245

第八章 感染性疾病 ······················ **248**
第一节 骨棘球蚴病 ····················· 248

第二节 肌肉囊虫病 ····················· 252
第三节 骨关节梅毒 ····················· 256

第九章 血液系统疾病 ··················· **260**
第一节 多发性骨髓瘤 ··················· 260
第二节 范科尼贫血 ····················· 265
第三节 朗格汉斯细胞组织细胞增生症 ······ 270

第十章 部分多系统发育异常伴骨骼畸形的综合征 ················· **280**
第一节 尖头并指（趾）畸形 ··········· 280
第二节 遗传性骨发育不良 ············· 283
第三节 遗传性心血管上肢畸形综合征 ······ 286
第四节 拉森综合征 ····················· 290
第五节 纤维性骨营养不良综合征 ····· 293
第六节 Weill-Marchesani综合征 ······ 300
第七节 波伦综合征 ····················· 302
第八节 Proteus综合征 ················· 306
第九节 Schimke免疫性骨发育不良 ··· 309
第十节 拉塞尔-西尔弗综合征 ········· 313

第一章 骨骼肌肉系统发育异常

第一节 点状软骨发育不良

点状软骨发育不良（chondrodysplasia punctata）是一类原发性骨发育不良性疾病的总称，具有较强的遗传性和异质性，主要包括以下亚型：

（1）肢根型点状软骨发育不良（rhizomelic chondrodysplasia punctata）
- 肢根型点状软骨发育不良 1 型（rhizomelic chondrodysplasia punctata type 1）
- 肢根型点状软骨发育不良 2 型（rhizomelic chondrodysplasia punctata type 2）
- 肢根型点状软骨发育不良 3 型（rhizomelic chondrodysplasia punctata type 3）
- 肢根型点状软骨发育不良 4 型（rhizomelic chondrodysplasia punctata type 4）
- 肢根型点状软骨发育不良 5 型（rhizomelic chondrodysplasia punctata type 5）

（2）非肢根型点状软骨发育不良（non-rhizomelic chondrodysplasia punctata）
- Brachytelephalangic 型点状软骨发育不良（Brachytelephalangic chondrodysplasia punctata）
- 胫掌骨型点状软骨发育不良（chondrodysplasia punctata, tibial-metacarpal type）
- Toriello 型点状软骨发育不良（chondrodysplasia punctata, Toriello type）
- X 染色体连锁显性遗传点状软骨发育不良（X-linked dominant chondrodysplasia punctata）

（3）Astley-Kendall 发育不良（Astley-Kendall dysplasia）

（4）先天性半身发育不全伴鱼鳞病样红皮病及肢体残缺综合征（congenital hemidysplasia with ichthyosiform erythroderma and limb defects，CHILD 综合征）

（5）Greenberg 发育不良（Greenberg dysplasia）

（6）科伊特尔综合征（Keutel syndrome）

一、非肢根型点状软骨发育不良

非肢根型点状软骨发育不良（non-rhizomelic chondrodysplasia punctata）是一类以出生后关节附近骨钙化为特征的原发性骨发育不良性疾病，主要包括 Brachytelephalangic 型点状软骨发育不良、胫掌骨型点状软骨发育不良、Toriello 型点状软骨发育不良和 X 染色体连锁显性遗传点状软骨发育不良。

（一）Brachytelephalangic 型点状软骨发育不良

【概述】

Brachytelephalangic 型点状软骨发育不良（Brachytelephalangic chondrodysplasia punctata，BCDP）又称 X 染色体隐性遗传点状软骨发育不良（chondrodysplasia punctata 1, X-linked recessive, CDPX1），以出生后出现手指远节指骨发育不全、鼻发育不全、点状骨骺（stippled epiphyses）以及长骨轻度非肢根型短小为主要临床表现。

CDPX1 由 *ARSE* 基因突变引起，是一种 X 连锁隐性遗传疾病，几乎仅见于男性[1]。BCDP 发病率不详，不同种族无明显差异。大部分患者不受疾病影响，少数患者会出现危及生命的并发症，如气道狭窄和脊椎畸形引发的椎管狭窄和脊髓卡压。*ARSE* 基因位于 X 染色体（Xp22），编码芳基硫酸酯酶 E 蛋白，在生长发育过程中对软骨、骨基质的正常合成发挥重要作用。仅在 50% 的男性患者中检测出 *ARSE* 基因突变，其他患者可能与母体维生素 K 缺乏以及自身免疫疾病相关。

【临床表现】

大部分 CDPX1 患者在产前超声检测时发现鼻骨发育不良和骨骺异常钙化等异常表现。点状骨骺通常出现在 2～3 岁时，常发生于跗骨、膝关节和远节指骨。患儿出生时会伴有严重的面部畸形，鼻底扁平，鼻尖突出减少，但鼻翼正常，通常不影响呼吸功能。部分患者会出现齿状突延迟骨化，对颈椎的稳定性会造成影响。其他的临床表现包括鱼鳞病、精神运动发育迟缓等[2]。

【辅助检查】

CDPX1 的主要辅助检查为 X 线片。典型的影像学表现是远节指骨呈现倒金字塔形的发育不良，干骺端不规则，骨骺相对增大，以及点状钙化。新生儿出现的气管、脊椎、跗骨/腕骨等部位的点状钙化通常在婴儿期或儿童期消失。部分患者还会表现出胸腰椎椎体畸形。

【诊断】

CDPX1 的诊断具有一定的困难，需要综合患者的性别、临床和影像学表现以及基因检测结果做出判断。男性患儿，具有典型的临床和影像学表现，*ARSE* 基因检测阳性可以确诊。

【鉴别诊断】

CDPX1 的鉴别诊断较复杂，通常需要基因检测进行明确。需要鉴别的疾病包括其他类型的点状软骨发育不良、华法林胚胎病以及假性华法林胚胎病、维生素 K 吸收不良胚胎病、系统性红斑狼疮胚胎病等。

【治疗】

目前没有针对 CDPX1 患者的特异性治疗，通常以对症支持治疗为主。常见的治疗包括针对颈椎不稳定、呼吸道狭窄等并发症的治疗。此外，还包括上下颌骨畸形的矫正等。

（二）X 染色体连锁显性点状软骨发育不良

【概述】

X 染色体连锁显性点状软骨发育不良（X-linked dominant chondrodysplasia punctata，CDPX2）也称作 Conradi-Hünermann-Happle 综合征（Conradi-Hünermann-Happle syndrome），以鱼鳞病、骨骺外点状钙化、不对称的肢体短缩、关节挛缩、脊柱侧弯、白内障以及身材矮小为主要临床表现[3]。

CDPX2 由 *EPB* 基因突变引起，是一种 X 连锁显性遗传疾病，发病率约为 1/400 000，95% 的患者为女性。CDPX2 患者生存质量差，少部分伴有严重脊柱畸形的患者还可能会出现心肺功能不全，影响患者寿命。*EPB* 基因位于 X 染色体（Xp11），编码 emopamil 结合蛋白，其在胆固醇合成通路中发挥重要作用。EPB 缺乏导致胆固醇合成的中间产物 8-脱氢胆固醇和 8（9）-胆甾烯醇在皮肤、血浆和其他组织中堆积。

【临床表现】

80%～99% 的 CDPX2 患者会出现指甲形态异常、先天性鱼鳞病样红皮病、内眦赘皮、肢体不等长、关节脱位、脊柱后凸等。新生儿患者的典型表现为先天性鱼鳞病样红皮病，通常情况下呈现广泛红斑，以及线性或螺旋性排列的鱼鳞样皮肤角化，红斑会随时间而逐渐消退。肢体不等长常由肱骨或股骨不等长造成，是 CDPX2 最常见的骨骼系统畸形表现。此外，低鼻梁以及额头凸起等面部畸形也比较常见。关节挛缩常累及髋、手部关节，部分患者还会出现距骨外翻。其他常见的骨骼系统畸形还包括中到重度的脊柱侧弯、身材矮小。60% 的 CDPX2 患者会出现白内障，部分患者为先天性白内障，出生即发病；部分患者出生时正常，但早年发病。

【辅助检查】

CDPX2 的辅助检查主要包括对骨骼、皮肤、眼等系统的专科评估，如 X 线评估骨骼系统的异常。

【诊断】

CDPX2 的诊断是比较有挑战性的，需要结合临床表现、生化检测以及基因检测结果做出。典型的点状钙化、8-脱氢胆固醇和 8（9）-胆甾烯醇以及 *EPB* 基因检测阳性能够明确诊断。

【鉴别诊断】

CDPX2 的鉴别诊断较复杂，通常需要基因检测进行明确。需要鉴别的疾病包括其他类型的点状软骨发育不良、系统性红斑狼疮、维生素 K 缺乏以及 *MEND*（male EBP disorder with neurological defects）综合征。

【治疗】

CDPX2 的治疗需要多学科共同参与，定期到皮肤科、骨科、眼科等相关科室随诊。针对不同患者的临床表现，治疗包括对皮损的诊治，骨骼畸形的矫正以及白内障的处理。

（三）胫掌骨型点状软骨发育不良

胫掌骨型点状软骨发育不良（chondrodysplasia punctata，tibial-metacarpal type）的主要特点为掌骨、胫骨不成比例地短缩。临床上常表现出严重的身材矮小、四肢不对称短缩、扁平鼻，不伴有白内障或皮肤病损。极少数患者会出现新生儿呼吸窘迫、脑积水和轻度发育迟缓。

（四）Toriello型点状软骨发育不良

Toriello型点状软骨发育不良（chondrodysplasia punctata，Toriello type）常见的临床表现为面部畸形、身材矮小。此外，患者还会出现短头畸形、发育迟缓、远节指骨短小。极少数患者会伴有复杂的先天性心脏病及神经系统异常。

二、肢根型点状软骨发育不良

肢根型点状软骨发育不良（rhizomelic chondrodysplasia punctata，RCDP）是一类过氧化物酶病，分为以下5种亚型：肢根型点状软骨发育不良1型、肢根型点状软骨发育不良2型、肢根型点状软骨发育不良3型、肢根型点状软骨发育不良4型、肢根型点状软骨发育不良5型。

【概述】

肢根型点状软骨发育不良的主要临床特点为肢根样肢体短小、干骺端和骨骺点状钙化、严重的出生后生长不足、早期发生的白内障以及严重的智力障碍和癫痫发作。肢根型点状软骨发育不良的发病率为1/100 000，各种族间发病率无差异。

RCDP的发病与缩醛磷脂合成缺乏以及过氧化物酶体功能异常有关。RCDP1由 *PEX7* 基因突变引起，属于常染色体隐性遗传病。*PEX7* 基因位于6号染色体（6p22-q24），编码过氧化物酶体2型靶向信号受体，辅助胞浆蛋白向过氧化物酶体的靶向转运[5-10]。RCDP2由 *GNPAT* 基因突变引起，*GNPAT* 基因位于1号染色体（1q42），负责编码磷酸二羟丙酮酰基转移酶。RCDP3与 *AGPS* 基因突变相关，*AGPS* 基因位于2号染色体（2q31），负责编码过氧化物酶体烷基二羟基乙酰磷酸合酶。RCDP4与 *FAR1* 基因突变相关。RCDP5由 *PEX5* 基因突变引起，*PEX5* 基因位于12号染色体，负责编码过氧化物酶体靶向信号1受体。

RCDP患者预后较差，通常在出生后10年内死亡，一部分患者在新生儿期死亡，引起患者死亡的主要原因是呼吸系统并发症。

【临床表现】

RCDP患儿出生时常伴有严重的关节挛缩。白内障可在出生时即发生，或在出生后数月内出现。患儿出生时的身高、体重以及头围等指标常落后于正常新生儿，出生后呼吸窘迫和喂养困难也是比较常见的临床表现。肢体近端长骨短缩是其比较特异的临床表现，通常肱骨短缩较股骨短缩要严重。其他的骨骼异常还包括骨骼点状钙化以及椎体出现冠状裂。

【辅助检查】

1. 影像学检查

RCDP患者典型的影像学表现是长骨和脊椎的点状钙化，同时，患者肱骨、股骨的骨化也存在异常。脊柱侧位X线片还会显示椎体冠状裂，椎体冠状裂的发生与胚胎时期骨生长停滞相关。

2. 实验室检查

可以对成纤维细胞的缩醛磷脂合成以及植烷酸氧化进行检测，如上述反应不足，对RCDP1的诊断有重要意义。

【诊断】

RCDP的诊断需要结合患者临床及影像学表现，最终确诊需要生化检查或基因检测证实。

【鉴别诊断】

RCDP的鉴别诊断较复杂，通常需要基因检测进行明确。需要鉴别的疾病包括其他类型的点状软骨发育不良、华法林胚胎病以及脂肪酰基辅酶A还原酶1缺乏症。

【治疗】

目前没有针对RCDP患者的特异性治疗，以对症支持治疗为主。包括针对白内障的晶状体摘除治疗，针对关节挛缩的理疗等。此外，建议轻症患者限制摄入植烷酸以预防其堆积带来的不良后果。

三、Astley-Kendall 发育不良

Astley-Kendall 发育不良（Astley-Kendall dysplasia）是一类非常罕见的致死性的骨骼发育不良性疾病，主要表现为肢体短小、成骨不全以及软骨内点状钙化。目前对该病的认知尚不充分。

四、先天性半身发育不全伴鱼鳞病样红皮病及肢体残缺综合征

先天性半身发育不全伴鱼鳞病样红皮病及肢体残缺综合征（congenital hemidysplasia with ichthyosiform erythroderma and limb defects，CHILD 综合征）是一种 X 连锁显性遗传疾病，以单侧肢体炎性和瘢痕性皮损，以及同侧肢体、内脏异常为主要特点，主要累及女性。

CHILD 综合征由 *NSDHL* 基因突变引起。*NSDHL* 基因位于 X 染色体（Xq28），对胆固醇的生物合成发挥重要作用。

CHILD 综合征患者在出生时或出生后不久出现单侧黄色鱼鳞状痣，呈斑块样，在中线处消失。肢体发生皮损的同时还会伴有同侧肢体缺失，患者肢体缺失的严重程度不同，掌骨和指骨缩短以及整个肢体缺失都可能发生。其他畸形还包括肋骨、脊椎以及长骨缺失，脊柱侧弯和关节挛缩。

CHILD 综合征的诊断主要依赖于其独特的偏侧性病变，最终诊断需要基因检测进行明确。

五、Greenberg 发育不良

Greenberg 发育不良（Greenberg dysplasia）是一种罕见的致死性骨骼发育不良性疾病。临床表现为胎儿积水、四肢短小和软骨骨化异常。该疾病的特点是早期胎死宫内。Greenberg 发育不良由 *LBR* 基因突变引起。*LBR* 基因负责编码层粘连蛋白 B 受体。

六、科伊特尔综合征

科伊特尔综合征（Keutel syndrome）的临床表现主要包括弥漫的软骨钙化、远节指骨短小、外周肺动脉狭窄以及面部畸形。科伊特尔综合征由 *MGP* 基因突变引起，属于常染色体隐性遗传疾病。*MGP* 基因位于 12 号染色体（12p13.1-p12.3），负责编码基质 Gla 蛋白。大部分患者预后良好，小部分患者肺动脉受累严重，预后较差。

【病例摘要】[11]

患儿，女，11 月龄，3 月龄体检时发现双侧眼球震颤，反应慢，生长发育迟缓，特殊面容，前额略突出，并确诊双眼先天性白内障。4 月龄时检查提示神经心理发育迟缓。家族中无类似发病者。查体：前额略突，身长 65 cm，体质量 7.8 kg，头围 42.5 cm，臂展 64 cm，上部量 44 cm，下部量 21 cm，右侧大腿略肿胀。X 线片提示：双侧肱骨较短，近端不规则略膨大，密度不均匀增高；部分胸腰椎椎体前缘略凹，椎体附件骨质毛糙；髋臼缘及耻骨、坐骨骨质毛糙，双侧髋关节脱位。经基因检测结果和临床表现明确肢根型点状软骨发育不良的诊断。病例详细资料见二维码数字资源 1-1。

数字资源 1-1

（崔云鹏）

【参考文献】

［1］BRAVERMAN N E，BOBER M，BRUNETTI-PIERRI N，et al. Chondrodysplasia punctata 1，X-Linked recessive. GeneReviews® ［Internet］［DB/OL］.（2014-11-20）［2022-02-24］. https：//www.ncbi.nlm.nih.gov/books/NBK1544/.

［2］BRAVERMAN N，LIN P，MOEBIUS F F，et al. Mutations in the gene encoding 3 beta-hydroxysteroid-delta 8, delta 7-isomerase cause X-linked dominant Conradi-Hünermann syndrome. Nat Genet，1999，22（3）：291-294.

［3］MAROTEAUX P. Brachytelephalangic chondrodysplasia punctata: a possible X-linked recessive form. Hum Genet，1989，82（2）：167-170.

［4］DUKER A L，NIILER T，ELDRIDGE G，et al. Growth charts for individuals with rhizomelic chondrodysplasia

[5] BRAVERMAN N, CHEN L, LIN P, et al. Mutation analysis of PEX7 in 60 probands with rhizomelic chondrodysplasia punctata and functional correlations of genotype with phenotype. Hum Mutat, 2002, 20 (4): 284-297.

[6] MOTLEY A M, HETTEMA E H, HOGENHOUT E M, et al. Rhizomelic chondrodysplasia punctata is a peroxisomal protein targeting disease caused by a non-functional PTS2 receptor. Nat Genet, 1997, 15 (4): 377-380.

[7] BRAVERMAN N, STEEL G, OBIE C, et al. Human PEX7 encodes the peroxisomal PTS2 receptor and is responsible for rhizomelic chondrodysplasia punctata. Nat Genet, 1997, 15 (4): 369-376.

[8] PURDUE P E, ZHANG J W, SKONECZNY M, et al. Rhizomelic chondrodysplasia punctata is caused by deficiency of human PEX7, a homologue of the yeast PTS2 receptor. Nat Genet, 1997, 15 (4): 381-384.

[9] OFMAN R, HETTEMA E H, HOGENHOUT E M, et al. Acyl-CoA: dihydroxyacetonephosphate acyltransferase: cloning of the human cDNA and resolution of the molecular basis in rhizomelic chondrodysplasia punctata type 2. Hum Mol Genet, 1998, 7 (5): 847-853.

[10] MOTLEY A M, BRITES P, GEREZ L, et al. Mutational spectrum in the PEX7 gene and functional analysis of mutant alleles in 78 patients with rhizomelic chondrodysplasia punctata type 1. Am J Hum Genet, 2002, 70 (3): 612-624.

[11] 席磊, 章振林. 肢根型点状软骨发育不良一例. 中华骨质疏松和骨矿盐疾病杂志, 2020, 13 (1): 55-60.

第二节 肢端骨发育不全

【概述】

肢端骨发育不全（acrodysostosis）是指一组骨骼生长异常的遗传性疾病。常见的体征和症状包括骨骼畸形、身材矮小；一个典型的症状是手和脚异常小，手指和脚趾短粗，所有的手指脚趾都有可能受累；面部骨骼发育不全，特殊的面部特征，特别是脸中部的骨骼发育不良，鼻子小；许多肢端骨发育不全的患儿存在发育迟缓和智力缺陷，也有部分患儿的智力正常[1-3]；此外，肢端骨发育不全的患者可能有激素抵抗，这意味着无论体内激素水平是正常还是升高，人体对某些激素无应答反应。肢端骨发育不全有两种类型，根据是否存在激素抵抗，以及潜在的不同遗传原因：进行区分：1型由 PRKAR1A 基因突变引起，可能存在激素抵抗，而2型由 PDE4D 基因突变引起，通常不存在激素抵抗。这两种类型均为常染色体显性遗传，由于该病是新发生的突变，大多数病例报告是在家族中首次发生。该病与假性甲状旁腺功能减退症的鉴别较为困难[1]，且针对该疾病没有治愈方法，治疗主要是针对个体情况对症治疗，可能需要多学科诊疗专家团队的协同努力[2]。

【临床表现】

虽然研究者已经能够阐述一个具有典型或"核心"症状的综合征，但关于该病的相关机制及临床特点尚未彻底明确。目前存在几大困难：仅能搜集到少数病例报道，缺乏大量病例与数据支持的临床研究，以及存在其他基因影响疾病的可能性，上述问题使得医生难以明确总结相关的症状和预后。每一个患者可能并未出现该疾病的所有症状。医生和医疗团队应根据每位患者的具体情况、相关症状和总体预后讨论个体化诊疗方案。

肢端骨发育不全的临床症状和体征包括[2, 4]：

1. 骨骼畸形

身材矮小，手和脚的骨短小畸形、手臂和腿部骨骼的短缩、脊柱曲度异常以及脊柱内椎管空间的狭窄。

骨骼畸形主要表现为手部和脚部异常短小、手指和脚趾严重短宽，骨骼发育不良，通常在儿童早期即可被发现。在某些患者中，短指可能只影响一或两个手指或脚趾。大脚趾通常无影响，也可能偏大。长骨的异常缩短也很常见，并可能导致身材矮小。

其他骨骼畸形包括脊柱畸形，如脊柱曲度异常（脊柱侧弯或后凸畸形），以及脊柱（椎管狭窄，神经根管狭窄或脊柱椎体变窄）。患者下背部或腿部可能会感到麻木、疼痛。随着时间的推移，软骨发育不良也会进展并逐渐显著。

2. 特有面部特征

肢端骨发育不良患者往往有明显的面部特征，包括上颚发育不全（上颌骨发育不良和鼻骨发育不全，因此患者鼻子多异常小，鼻梁也可能扁平或压低。在某些情况下，鼻尖呈圆形，鼻孔向上，使鼻子呈向上（鼻孔前置）的外观。下颌骨可能异常突出。其他表现包括眼距增宽，鼻两侧皮肤的额外褶皱，可能覆盖眼睛的内角，出现内眦赘皮，上下牙齿不能正常咬合和耳位低。

3. 发育迟缓及轻、中度智力障碍

一些患者可能表现出轻度至中度智力障碍，走路、语言能力发育延迟，学习技能发育延迟，尤其是需要智力和运动协调合作的技能。

出生前的患儿生长通常受到严重影响，出生时通常体小。出生后也可能发生轻度至中度生长延迟，导致其低于相应年龄的平均身高。患者青春期无身高快速增长的现象，很高程度上造成了成年时的身高缺陷。

4. 激素抵抗

有些患者对多种激素（如甲状旁腺激素和促甲状腺素）产生抵抗。激素抵抗意味着虽然激素处于正常水平，甚至高水平，身体组织依旧不能正常对激素产生相应的反应。在大多数激素抵抗患者中，激素水平的上升足以产生激素的预期效果（例如，甲状旁腺激素的上升将使身体保持正常的血清钙水平）。某些情况下，患者也可能出现类似激素缺乏的症状。

5. 其他临床表现

其他表现可能还包括反复的中耳感染、听力损害、肥胖、皮肤病变、蓝眼睛和红头发或金发。部分男性患者会出现尿道开口于阴茎底面的现象，甚至出现尿道下裂、隐睾[2]。

也有报道称，肢端骨发育不全患者有代谢或心血管病的表现，包括高血压，甚至血管狭窄风险。1型肢端骨发育不全的患者更易出现激素抵抗，而2型肢端骨发育不全患者更易出现智力障碍以及典型的面部特征。最新研究显示，2型肢端骨发育不全患者实际也合并有激素抵抗，其发生率比传统认为的概率要高。

【辅助检查】

肢端骨发育不全的流行病学特征无明显性别差异。疾病可能在患者出生前已存在，也可能在出生后数年才开始逐渐明显。许多病例往往没有被诊断出来或被误诊，因此该病的确切发病率和患病率尚不明确，在整个人群中的发病占比也不明确。

1. 产前超声

产前超声能够检查胎儿发育的情况，可发现宫内发育延迟、长骨短小，这些表现可能提示肢端骨发育不全。

2. X线检查

一些肢端骨发育不全的症状可能在出生时即表现明显，例如特殊的面部特征以及生长延迟。传统的X线检查可显示四肢骨骼的异常短小，手、脚和肘部骨骼末端的过早融合，以及干骺端上点状钙化的表现。

3. 基因检测

分子基因测试可以证实肢端骨发育不全的诊断。可检测已知导致这种疾病的两个特定基因的突变，PRKAR1A基因突变引起1型肢端骨发育不全，而PDE4D基因突变引起2型肢端骨发育不全。

【诊断】

对遗传性或罕见疾病进行诊断往往具有挑战性。医务人员需要完整地查看患者的病史、症状、体格检查和实验室检查结果，以便做出诊断。

产前超声能够检查胎儿发育的情况，但目前仍无明确具有诊断意义的产前检查征象。

X线可显示特殊的面部异常及生长延迟，有助于最终诊断的建立，传统的X线检查可显示四肢骨骼的异常短小，手、脚和肘部骨骼末端的过早融合，以及干骺端上点状钙化的表现。

分子基因测试可以明确对肢端骨发育不全两种特定基因类型的诊断。

【治疗】

肢端骨发育不全的治疗主要为针对患者明显的特定症状进行对症治疗。可能需要多学科会诊专家团队系统、全面地规划患儿的长期治疗。

目前尚无针对该病的标准化治疗方案或指南。由于该疾病的罕见性，没有针对大群体患者进行相关治疗的试验研究。文献中报道的治疗方法，主要是单一病例或个别患者的部分病例报告。

针对肢端骨发育不全的主流治疗方案仍是对症和支持治疗。手术可以纠正特定的异常，如发育不良、凸颌等。若患者咬合不正，可正畸来纠正牙齿错列。此外，物理治疗也不可或缺。甲状腺激素补充剂和维生素D补充剂有助于改善生长和预防肥胖。

早期干预对于确保肢端骨发育不全的儿童能充分发挥其发育潜力非常重要，有利于患儿更好地融入社会生活。

【预后】

肢端骨发育不全的预后尚不明确。本病非常罕见，文献中也鲜有长期随访的结果报道。预后可能因每位患者具体的症状和体征而各不相同。

【病例摘要】

患儿，女，4岁1个月，足月顺产，智力正常。主诉：严重匀称性身材矮小；短肢、短指畸形；面中部发育不良。无相关家族史。查体：身材矮小，手指短而弯，前额突出，眼距宽，内眦赘皮，长人中，鼻梁塌陷，短球状鼻及小下颌。辅助检查：甲状腺功能异常，游离三碘甲腺原氨酸（FT3）、游离甲状腺素（FT4）正常，TSH升高。手部X线提示骨龄相符，明显的肢端骨发育异常。全外显子高通量测序结果显示携带 PRKAR1A 突变。诊断为肢端骨发育不全。病例详细资料见二维码数字资源1-2。

数字资源1-2

（孟志超）

【参考文献】

[1] TREMBATH R C, AMIN K. Acrodysostosis. NORD Guide to Rare Disorders. Philadelphia：Lippincott Williams & Wilkins，2003：146.

[2] LINDSTRAND A, GRIGELIONIENE G, NILSSON D, et al. Different mutations in PDE4D associated with developmental disorders with mirror phenotypes. J Med Genet，2014，51（1）：45-54.

[3] MUHN F, KLOPOCKI E, GRAUL-NEUMANN L, et al. Novel mutations of the PRKAR1A gene in patients with acrodysostosis. Clin Genet，2013，84（6）：531-538.

[4] LYNCH D C, DYMENT D A, HUANG L, et al. Identification of novel mutations confirms PDE4D as a major gene causing acrodysostosis. Hum Mutat，2013，34（1）：97-102.

[5] LINGLART A, FRYSSIRA H, HIORT O, et al. PRKAR1A and PDE4D mutations cause acrodysostosis but two distinct syndromes with or without GPCR-signaling hormone resistance. J Clin Endocrinol Metab，2012，97（12）：E2328-2338.

[6] NAGASAKI K, IIDA T, SATO H, et al. PRKAR1A mutation affecting cAMP-mediated G protein-coupled receptor signaling in a patient with acrodysostosis and hormone resistance. J Clin Endocrinol Metab，2012，97（9）：E1808-1813.

[7] MICHOT C, Goff C L, GOLDENBERG A, et al. Exome sequencing identifies PDE4D mutations as another cause of acrodysostosis. Am J Hum Genet，2012，90（4）：740-745.

[8] SILVE C, LE-STUNFF C, MOTTE E, et al. Acrodysostosis syndromes. Bonekey Rep，2012，1：225.

[9] LINGLART A, MENGUY C, COUVINEAU A, et al. Recurrent PRKAR1A mutation in acrodysostosis with hormone resistance. N Engl J Med，2011，364（23）：2218-2226.

第三节 骨干发育不良

【概述】

骨干发育不良（diaphyseal dysplasia）是骨骼发育不良类疾病中的一大类。其中骨干发育不良是一组影响骨骼发育的疾病。目前文献报道此类疾病有400多种[1]。其中绝大多数是由遗传缺陷造成的。骨骼发育不良可在从产前到成年的任何生长节段起病。在早期，患者可能由于围产期/新生儿肺发育不全和呼吸系统并发症而死亡，目前文献报道其发病率约为15.7/10万。随着分子生物学和基因检测等技术的提升，目前认为大多数此类疾病与软骨发育不全、磷酸酶过低（HPP）、X连锁低磷血症性佝偻病和成骨不全（OI），及表达转化生长因子-β1（TGF-β1）的基因突变有关。基础研究认为突变导致两者之间的结合TGF-β1及其潜伏期相关肽导致该通路的信号传导增加，随后加速骨转换。

卡穆拉特-恩格曼病（Camurati-Engelmann disease，CED）是进行性骨干发育不良里一种罕见的常染色体显性的硬化性骨发育不良，主要影响头骨和长管状骨的骨干。临床上，患者多伴有骨痛、肌肉质量减少、下肢近端无力、步态障碍，同时易疼痛、疲劳。CED 以骨量增加为特征，因此属于硬化性骨发育不良组。最新的遗传性骨骼肌疾病的病因学和分类研究进展将硬化性骨发育不良分为三个亚组：新生儿骨硬化症发育不良、骨石化及相关疾病和其他硬化性骨病[2]。其潜在的致病机制可能不同，但显然与骨吸收和骨形成之间平衡失调[3]有关。

CED 是一种罕见的常染色体显性遗传疾病，其硬化性骨发育不良主要影响头骨和长管状骨骨干（图 1-3-1、图 1-3-2），因此也被称为"进行性骨干发育不良"。CED 最先在 1920 年前后的 3 篇病例报告中报道[4-6]。而到目前为止，已经相继发现了 300 多例病例[7]，还有一种少见的类似疾病，表现以中等程度的骨干发育不良和终末期某些非对称的病变为主，临床上称为 Ribbing 病 Ⅱ 型（Ribbing disease Ⅱ），目前可以明确的是 CED 和 Ribbing 病 Ⅱ 型都是由 TGF-β1 基因突变引起的[7-8]。

【临床表现】

常见的临床表现为发病时出现腿部肌肉无力、疼痛，易疲劳。症状往往多样化，起病可从儿童早期开始到成年晚期[9]。临床查体可见近端肌肉容量减少和下肢疼痛无力，导致从地面站起时困难以及坐姿和步态紊乱。骨痛是一个常见的症状，疼痛程度可从轻微疼痛到严重疼痛，有时需要麻醉性镇痛药才可缓解[7, 10]。疼痛经常是间歇性的，可因过度活动、精神紧张及寒冷天气加重。查体触诊时下肢可有明显的骨骼压痛[9]。有些患者可出现肢体及手指细长，肌肉容量和皮下组织减少等马方综合征类似表现。偶见关节挛缩畸形（图 1-3-2）。也有文献报道青春期发育延迟和性腺功能减退的发生[10-12]。颅底受累时可因脑神经穿出颅底相应神经孔狭窄而引起脑神经受损导致脑神经麻痹。这种情况在儿童时期很少见，但在老年人中更为常见。最常见的脑神经损伤为听力丧失、视力下降和面部轻瘫。听力缺陷可能是传导和（或）感音神经受损引起[13]。在老年人中，由于头骨畸形加重，可能引发颅内压增高而导致顽固性头痛。

【辅助检查】

一般常用的检查为 X 线片、CT 及 MRI 等。肘关节 X 线片常可见桡骨头脱位，脊柱正侧位 X 线片常见为脊柱侧凸、后凸，膝髋及足部 X 线片可见髋关节、膝关节挛缩和平足畸形等[10]。CT 及 MRI 可见严重的骨髓髓腔受累及长管状骨的髓腔变窄等影像学表现。

实验室检查可见轻中度贫血、红细胞数目降低等。影像学的典型表现是长管状骨尤其是下肢的骨骼（股骨和胫骨）受累（图 1-3-1、图 1-3-2）。病变骨骼显示不均匀的皮质增厚，骨干骨质增生，向两侧延伸至骨膜和骨内膜侧。四肢骨干增厚增生多为不对称性。通常脊柱很少受累。头骨病变中颅底硬化比颅顶骨质增生更常见[14]。测量髋部和股骨颈部的骨密度通常增大。骨扫描显像可正常，有时也有骨损伤的影像学表现[15-16]。骨扫描显像对于此类疾病的诊断价值有限。

【发病机制】

目前认为其发病机制与 TGF-β1 分子缺陷有关，突变的 *TGF-β1* 基因定位于染色体 19q13.2。目前已报道有 13 种不同的突变[7, 17-18]。其中 8 个集群为外显子 4 编码的 218 和 225 之间的氨基酸。其中 60% 的患者是由于第 218 位的精氨酸突变而引起的。TGF-β1 在许多生物学过程中起着重要作用。它调节细胞增殖、分化、迁移和凋亡。此外，它还影响胚胎发生、血管生成、免疫抑制、伤口愈合，以及许多其他过程[19]。活性 TGF-β1 对成骨细胞的趋化、增殖和分化，以及前体有刺激作用[20]。此外，它会进一步间接抑制破骨细胞分化和活化，因此被认为是耦合系统中一个重要的调节骨形成和骨吸收过程的因素，与骨重塑异常疾病高度相关。一些临床表现如脂肪和肌肉质量的减少似乎与骨骼异常无关，但可以用 TGF-β1 是细胞凋亡的抑制剂来解释肌肉生成和脂肪生成。

【鉴别诊断】

主要与骨重建异常导致的骨干形状改变伴骨硬化的疾病相鉴别。与石骨症的区别较为明显，石骨症通常长管状骨的形状是正常的，这是主要鉴别点之一。伴有骨重建缺陷的骨硬化疾病通常表现为管状骨的干骺端增宽，影像学表现为"锥形瓶"征。伴有骨硬化的长管状骨骨干发育不良有时可以看到膜内成骨现象，要与青少年佩吉特病相鉴别，青少年佩吉特病以长管状骨的骨干膨胀为特征，表现出更多的长骨弯曲、不规则骨小梁形成和全身脱钙。Ghosal 型血液-骨骺发育不良也可类似于 CED，但一般来说骨质增生不明显，在骨发育异常之前，血液学检查往往可见严重贫血等并发症。对于 van-Buchem 骨内膜增生症，其主要是骨膜内骨化异常，因此头骨硬化是常见的主要特征，另外下颌骨受累，下颌骨扩大，手足短管状骨，并有并指畸形也是最重要的特征，头骨和面部骨骼发育不良、硬化（包括下颌骨）更明显，此外，还有肋骨、锁骨和手部短管骨变宽，这些与 CED 的表现也明显不同，因此也是与之鉴别的要点。

【治疗】

此疾病的临床治疗目前尚无相关共识准则。有文献报道，用皮质类固醇治疗可以减轻疼痛，改善肌无力和乏力等症状，甚至可以纠正贫血状态[9,21]。对于临床症状较重或重症患者可以用每日 1.0～2.0 mg/kg 的泼尼松龙短时冲击治疗，随后迅速减至最低耐受剂量。症状较轻的个体可以从隔日 0.5～1.0 mg/kg 逐渐开始加量治疗。部分患者可能在静止期停止类固醇治疗[22]。目前尚不清楚类固醇治疗是否能延缓或预防病变骨骼及头骨增生，组织学研究显示类固醇治疗后可使骨吸收增加以及二次成骨细胞重塑活性增加，板层骨沉积减少。

关于氯沙坦对此类疾病疗效的文献报道差异较大[10,23-24]。众所周知，氯沙坦是血管紧张素Ⅱ 1 型受体拮抗剂，目前已经证实其可以下调 TGF-β1 信号表达[25]。在使用氯沙坦的患者中，可发现部分患者骨痛减轻和肌肉力量增加，而另一些患者则未观察到任何效果。目前并没有证据表明在 CED 患者中使用双膦酸盐治疗是有效的。此类患者很少需要手术。近期也有文献报道，对于头骨肥大引起颅内高压的患者，采用根治性头骨切除结合钛网头骨成形术治疗可取得良好效果[14]。对于一些听力受损的患者，通过外科手段进行内耳道减压术可改善听力；不过，随着头骨进行性增生，听神经受压可能会复发。临床前研究表明靶向Ⅰ型受体可以改善高骨转换状态[15]，但没有数据显示该临床应用的可行性。

【病例摘要】

病例 1：一例 *TGF-β1* 基因的 p.Y81H 突变的 15 岁患者。X 线片头骨侧位提示颅底有明显的硬化和轻度骨质增生，尤其额骨。股骨正位 X 线片提示左股骨中段骨干呈梭形增大，伴股骨内侧骨膜增生。右下肢侧位 X 线片可见胫骨外侧有硬化症，腓骨相对正常。右股骨干正侧位也表现为股骨髓腔内和股骨干扩张伴有较轻程度的骨膜增生。

病例 2：另一例 *TGF-β1* 基因的 p.Y81H 突变的 17 岁男性患者，临床照片显示肌肉挛缩伴双膝相对较长，四肢纤细。侧位头骨 X 线片视图显示穹顶部位轻度硬化的额骨。左侧股骨干正位 X 线片提示呈梭形加宽骨干中部的骨内膜增生。皮质硬化导致髓腔闭塞。注意近端胫骨和腓骨的皮质骨增生。骨盆正位片提示髋内翻，未见骨盆骨骼硬化。双侧股骨干骺端可见皮质骨增生。左下肢正侧位可见双侧胫骨骨干骨质增生伴腓骨髓腔狭窄。

（李宏）

【参考文献】

[1] MORTIER G R, Cohn D H, CORMIER-DAIRE V, et al. Nosology and classification of genetic skeletal disorders: 2019 revision. Am J Med Genet A, 2019, 179（12）: 2393-2419.

[2] BONAFE L, CORMIER-DAIRE V, HALL C, et al. Nosologyand classification of genetic skeletal disorders: 2015 revision. Am J Med Genet A, 2015, 167A（12）: 2869-2892.

[3] BOUDIN E, FIJALKOWSKI I, HENDRICKX G, et al. Genetic control of bone mass. Mol Cell Endocrinol, 2016, 432: 3-13.

[4] COCKAYNE E A. Case for diagnosis. Proc R Soc Med, 1920, 13（Sect Study Dis Child）: 132-136.

[5] CAMURATI M. Di un raro caso di osteite simmetrica ereditaria degli arti inferiori. Chir Organi Mov, 1922, 6: 662-665.

[6] ENGELMANN G. Ein fall von osteopathia hyperostotica （sclerotisans）multiplex infantilis. Forschritte auf dem Gebiete der Röntgenstrahlen der Nuklearmedizin, 1929, 39: 1101-1106.

[7] JANSSENS K, VANHOENACKER F, BONDUELLE M, et al. Camurati-Engelmann disease: review of the clinical, radiological, and molecular data of 24 families and implications for diagnosis and treatment. J Med Genet, 2006, 43（1）: 1-11.

[8] MAKITA Y, NISHIMURA G, IKEGAWA S, et al. Intrafamilial phenotypic variability in Engelmann disease（ED）: are ED and Ribbing disease the same entity? Am J Med Genet, 2000, 91（2）: 153-156.

[9] WALLACE S E, LACHMAN R S, MEKIKIAN P B, et al. Marked phenotypic variability in progressive diaphyseal dysplasia (Camurati-Engelmann disease): report of a four-generation pedigree, identification of a mutation in TGFB1 and review. Am J Med Genet, 2004, 129A (3): 235-247.

[10] YULDASHEV A J, SHIN C H, KIM Y S, et al. Orthopedic manifestations of type I Camurati-Engelmann disease. Clin Orthop Surg, 2017, 9 (1): 109-115.

[11] GUPTA S, CHEIKH I E. Camurati-Engelmann disease in conjunctionwith hypogonadism. Endocr Pract, 2005, 11 (6): 399-407.

[12] MECZEKALSKI B, CZYZYK A, PODFIGURNA-STOPA A, et al. Hypothalamic amenorrhea in a Camurati-Engelmann disease—a case report. Gynecol Endocrinol, 2013, 29 (5): 511-514.

[13] CARLSON M L, BEATTY C W, NEFF B A, et al. Skull base manifestations of Camurati-Engelmann disease. Arch Otolaryngol Head Neck Surg, 2013, 29 (5): 511-514.

[14] SPRANGER J, BRILL P, HALL C, et al. Bone Dysplasias: An Atlas of Genetic Disorders of Skeletal Development, 4nd edition. New York, United States of America: Oxford University Press, 2018.

[15] CLYBOUW C, DESMYTTERE S, BONDUELLE M, et al. Camurati-Engelmann disease: contribution of bone scintigraphy to genetic counseling. Genet Couns, 1994, 5 (2): 195-198.

[16] KUMAR B, MURPHY W A, WHYTE M P, et al. Progressive diaphyseal dysplasia (Engelmann disease): scintigraphic-radiographic-clinical correlations. Radiology, 1981, 140 (1): 87-92.

[17] CHEN Y, XIE W, HU F, et al. Clinical diagnosis and mutation analysis of a Chinese family with Camurati-Engelmann disease. Mol Med Rep, 2017, 15 (1): 235-239.

[18] WHYTE M P, TOTTY W G, NOVACK D V, et al. Camurati-Engelmann disease: unique variant featuring a novel mutation in TGFbeta1 encoding transforming growth factor beta 1 and a missense change in TNFSF11 encoding RANK ligand. J Bone Miner Res, 2011, 26 (5): 920-933.

[19] MASSAGUÉ J. The transforming growth factor-beta family. Annu Rev Cell Biol, 1990, 6: 597-641.

[20] JANSSENS K, DIJKE P, JANSSENS S, et al. Transforming growth factor-beta1 to the bone. Endocr Rev, 2005, 26 (6): 743-774.

[21] BAŞ F, DARENDELILER F, PETORAK I, et al. Deflazacort treatment in progressive diaphyseal dysplasia (Camurati-Engelmann disease). J Pediatric Child Health, 1999, 35 (4): 401-405.

[22] WALLACE S E, WILCOX W R. Camurati-Engelmann disease. GeneReviews® [Internet] [DB/OL]. (2004-06-15) [2022-03-12]. https://www.ncbi.nlm.nih.gov/books/NBK1156/.

[23] AYYAVOO A, DERRAIK J G, CUTFIELD W S, et al. Elimination of pain and improvement of exercise capacity in Camurati-Engelmann disease with losartan. J Clin Endocrinol Metab, 2014, 99 (11): 3978-3982.

[24] SIMSEK-KIPER P O, DIKOGLU E, CAMPOS-XAVIER B, et al. Positive effects of an angiotensin Ⅱ type 1 receptor antagonist in Camurati-Engelmann disease: a single case observation. Am J Med Genet A, 2014, 164A (10): 2667-2671.

[25] COHN R D, ERP C, HABASHI J P, et al. Angiotensin Ⅱ type 1 receptor blockade attenuates TGF-beta-induced failure of muscle regeneration in multiple myopathic states. Nat Med, 2007, 13 (2): 204-210.

第四节 干骺端软骨发育不良

【概述】

干骺端软骨发育不良(metaphyseal chondrodysplasia, MC)是一种由于全身性管状骨干骺端软骨发育障碍影响其纵向生长而导致患者表现为短肢型侏儒的罕见遗传性骨病。由Jansen于1934年报道[1]，并逐渐引起重视。根据患者临床症状和遗传方式将该病主要分为三型，分别为Jansen型、Schmid型、Mckusick型，此三种类型最为常见。此外，该病还报道存在其他极罕见类型，如Halal型、Spahr型等。

Jansen型干骺端软骨发育不良(Jansen type metaphyseal chondrodysplasia, JMC)是一种非常罕见的常染色体显性遗传性骨骼发育不良疾病，国外报道发病率为1/10 000 000。大多数JMC病例是随机发生的，异常基因可以遗传自父母中的任何一方，也可以是患者个体基因突变的结果。JMC可能与编码PTH/PTHrP(parathyroid hormone/ parathyroid hormone related protein)受体的基因突变导致配体依赖的环磷酸腺苷(cAMP)累积有关。PTH/PTHrP受体基因突变可能影响了生长板软骨细胞的分化、增殖和凋亡[2]。JMC的特征表现是无症状的高钙血症和骨骼畸形，患儿出生时即可见异常，同时可伴有头颅、脊柱和胸廓的畸形，重者可有智力障碍。

McKusick型干骺端软骨发育不良（McKusick type metaphyseal chondrodysplasia，MMC）为常染色体隐性遗传疾病，又称软骨毛发发育不全（cartilage hair hypoplasia，CHH），由McKusick[3]于1965年首次在阿米什人群中发现，芬兰人群中发病率较高[4]（新生儿在1:23 000左右）。MMC是由RMRP（RNA component of mitochondrial RNA processing endoribonuclease）基因突变引起的，导致该基因不编码蛋白，只编码RNase MRP的RNA部分[5]。MMC病变分布广泛，可累及全身管状骨干骺端，临床可伴有关节松弛及毛发异常，同时，大多数患者出现轻度至中度的细胞介导的免疫功能障碍和肿瘤易感性。

Schmid型干骺端软骨发育不良（Schmid type metaphyseal chondrodysplasia，SMC）为常染色体显性遗传疾病，由Schmid[6]于1949年首先报道，是干骺端软骨发育不良中最常见的类型，患病率为（3~6）/1 000 000。SMC是由X型胶原蛋白COL10A1的基因突变引起，该基因已被定位到染色体6q21-22.3[7]，具有家族发病趋势。X型胶原蛋白存在于生长发育期的即将骨化的软骨内，以液态均相的形式分布于细胞外基质，并启动软骨骨化。基因突变会影响X型胶原蛋白三聚体的合成，影响X型胶原蛋白功能的正常发挥，从而导致干骺端软骨肥大层细胞不能正常增殖、凋亡，影响骨化进程。常以身材矮小、弓形下肢及髋内翻为特征性表现。

干骺端软骨发育不良主要病理改变是干骺端软骨肥大细胞层无法正常增殖、退变、骨化，而骺板附近的其余各层软骨细胞仍在正常增殖发育，从而导致干骺端软骨细胞叠加堆积压迫干骺端，使干骺端向周围膨胀，下肢干骺端呈"杯口状"或"斜坡状"，上肢多呈"杵状"或轻度"杯口状"改变。由于患者软骨膜、骨膜骨化过程正常，骨干骨质结构多无异常。

【临床表现】

干骺端软骨发育不良主要表现为四肢短小、身材矮小（短肢侏儒，四肢与躯干生长不成比例），但不同类型的临床表现有所不同。

Jansen型干骺端软骨发育不良临床主要表现[1,8]为四肢短小、身材矮小，出生时影像学表现不明显，至5岁时逐渐明显。患者也可出现肌肉萎缩和关节肿胀，膝关节、髋关节受累为主，关节逐渐出现疼痛、僵硬、挛缩和弓形腿，大多数受影响的儿童会出现半蹲姿势和蹒跚步态。异常的软骨和骨骼发育也可能影响身体的其他骨骼，尤其是手和脚的骨骼，出现杵状指等畸形。在一些JMC成年患者中，可能出现颅骨异常硬化，导致失眠或耳聋。此外，大多数JMC婴儿出生时就存在特征性面部异常，如眼距增宽、眼球突出、小颌畸形等。

McKusick型干骺端软骨发育不良临床表现[3,5]除了四肢短小、身材矮小外，还伴有毛发细、色浅且稀少，关节活动度增加（指关节松弛），腓骨远端长而呈现踝内翻。由于免疫缺陷，患儿易发生感染，60%患儿出现反复感染。由于反复感染，特别是出生后的2年内多次反复感染，成年后血液系统恶性肿瘤发病率增加，最常见的是非霍奇金淋巴瘤、鳞状细胞癌、白血病和霍奇金淋巴瘤。贫血在患儿中也较常见，并且与免疫缺陷和生长障碍的严重程度显著相关。部分患儿可合并小肠吸收功能不良和先天性巨结肠。

Schmid型干骺端软骨发育不良是临床症状最轻的一种类型。患者出生时多无异常，儿童早期开始出现弓形腿、蹒跚步态、身材矮小，通常在2岁时明显。随着成长，身材矮小开始明显，并可能出现髋内翻，管状骨缩短，部分患者可能出现关节疼痛、僵硬。SMC患者多无骨骼外症状，颅骨和面部特征多正常，神经发育和智力同正常儿童无明显差异。

【辅助检查】

1. Jansen型干骺端软骨发育不良

血PTH/PTHrP正常或降低，血钙、尿钙升高。X线检查可见四肢长骨干骺端发育异常，干骺端不规则。基因检测发现PTH/PTHrP受体基因突变有助于诊断。

2. McKusick型干骺端软骨发育不良

血液检查：红细胞减少（贫血）和（或）白细胞减少（淋巴细胞减少症）。免疫学评估可能存在T细胞或B细胞功能受损（免疫缺陷）。X线检查可见干骺端不规则，有囊性变，股骨远端干骺端中央下陷呈杯口状。RMRP基因突变的检测有助于该病的确诊。

3. Schmid 型干骺端软骨发育不良

血清钙、磷酸盐、维生素 D 和碱性磷酸酶正常。X 线检查可见干骺端增宽呈杯口状凹陷、不规则、硬化（干骺端发育不良），以股骨受累最为严重。多数患者会出现膝内翻、髋内翻、肋骨畸形。小部分患者可能出现扁平椎、椎体终板不规则等脊柱受累和手掌短宽、管状骨缩短、指骨和掌骨干骺端膨大等手部受累表现，但手部和脊柱受累表现随着年龄增长可自行恢复。COL10A1 的基因突变检测有助于该病的确诊。

【诊断】

干骺端软骨发育不良可以通过临床评估、特征性体征、X 线检查、血液检查表现进行筛查，根据基因检查结果进行确诊。Jansen 型干骺端软骨发育不良表现为身材矮小、蹒跚步态、弓形腿、关节挛缩畸形、杵状指，伴有眼距增宽、眼球突出表现，X 线检查可见干骺端发育不良表现，生化检查提示高钙血症，基因检查可见 PTH/PTHrP 受体基因突变。McKusick 型干骺端软骨发育不良除了身材矮小表现外，常伴有毛发稀疏异常、贫血和免疫缺陷等异常表现，基因检查可见 RMRP 基因突变。Schmid 型干骺端软骨发育不良多数情况在儿童早期（2 岁时）进行评估，多数患者有弓形下肢、髋内翻，无骨骼外症状。血清钙、磷酸盐、维生素 D 和碱性磷酸酶正常，COL10A1 基因的分子遗传学检测可用于确认诊断。

【鉴别诊断】

Jansen 型、McKusick 型、Schmid 型干骺端软骨发育不良在骨骼畸形表现上多有相似之处。Jansen 型通常身材最矮小，伴有眼距增宽、眼球突出表现，它是由 PTH/PTHrP 受体基因突变所致，有严重的高钙血症。McKusick 型除了身材矮小表现外，常伴有毛发稀疏异常、贫血和免疫缺陷等异常表现。Schmid 型常以身材矮小、弓形下肢、髋内翻为主要表现，骨骼外症状较少。可依据患者临床症状、体征的不同加以鉴别，最后通过基因检测明确诊断。

维生素 D 缺乏性佝偻病是一种罕见的遗传性疾病，其特征是骨骼异常，在大多数情况下是由于维生素 D 水平缺乏（Ⅰ型）或无法正确利用维生素 D（Ⅱ型）引起的。骨骼异常包括弓形腿、脊柱曲度异常、漏斗胸畸形等。在大多数情况下，受影响的婴儿血液中的钙含量会异常低（低钙血症）。干骺端软骨发育不良常被误认为是维生素 D 缺乏性佝偻病，要做出正确的诊断，以避免不必要的维生素 D 治疗和潜在的危害。

施-戴综合征（SDS）是一种极为罕见的常染色体隐性遗传性疾病，与 SBDS 基因突变有关。其特点是肠道对营养物质的吸收减少（肠道吸收不良）和胰腺功能异常（胰腺功能不全）。患有 SDS 的个体骨骼发育不正常，特别是在肋骨、四肢（干骺端骨发育不良）。此外，在大多数受影响的个体中，骨髓生成减少导致血细胞生成减少（全血细胞减少症）。

Schimke 免疫发育不良（SIOD）是一种极为罕见的遗传性疾病，特点是身高缩短、进行性抗类固醇肾病和免疫细胞生成减少（免疫缺陷）。SIOD 分为婴儿型、重度早发型和青少年型轻度迟发型。SIOD 是一种常染色体隐性遗传病，由 SMARCAL1 基因突变引起。

【治疗】

干骺端软骨发育不良目前尚无有效的根治方法，主要是对症治疗和支持治疗。需要定期随访，以及儿科医生、整形外科医生、免疫学家、血液医生、胃肠道医生、物理治疗师和其他医疗保健专业人员早期进行系统、全面的评估和制订支持治疗计划[5-6, 8]。

Jansen 型干骺端软骨发育不良早期可以配合使用下肢支具来进行保护，畸形严重者可手术治疗。

McKusick 型干骺端软骨发育不良患者物理治疗有助于减少骨骼并发症，下肢内翻畸形可以在儿童晚期或青春期进行手术矫正。对于免疫缺陷，必要的抗病毒治疗、抗生素治疗、免疫球蛋白替代治疗和骨髓移植[9]都已被证明可以降低感染率。严重贫血的患儿需要反复输血治疗，但需注意清除体内多次输血后的多余铁。此外，还应密切监测患者的肿瘤情况，以确保及早发现和治疗。

Schmid 型干骺端软骨发育不良常无骨骼以外的系统受累，骨骺正常，骨骼成熟后关节功能受影响小，早诊断和早干预临床效果好，能够最大限度帮助患者获得功能的改善。通过定期随访，如果出现关节疼痛、内翻畸形进行性加重，早期物理治疗和（或）整形外科手术有助于纠正骨骼畸形，达到改善力线，避免症状恶化的效果。对于没有症状的患者，可以定期随访，不需要特殊的治疗。SMC 患者应保持适当的体重，因为肥胖会增加关节的压力，并可能加剧关节疼痛、膝内翻和蹒跚步态，从而对活动能力造成影响。此外，有文献指出采用生长激素治疗可以获得身高的提高，但个体差异较大，临床效果有待进一步评估。在 SMC 小鼠模型中，卡马西平可以减轻因肥大层细胞中存在结构异常和错误折叠的胶原蛋白 X 引起的内质网应激（未折叠的蛋白质反应），恢复生长并改善髋内翻[10]，但其在患者中的临床效果有待进一步研究。

由于暂无根治性治疗手段，干骺端软骨发育不良目前的治疗为对症和支持治疗，通过遗传咨询降低风险，将对受影响的个人及其家庭有益。

【病例摘要】

10 岁，男性。主诉"双下肢畸形伴蹒跚步态 9 年"。患儿出生时无异常表现，无异常面部特征。1 岁时开始双腿呈弓形畸形，并逐渐出现蹒跚步态，不伴贫血以及免疫缺陷表现。无家族史。查体：智力正常，身材矮小，身高 119.2 cm（－3.21 标准差），弓形腿（膝内翻）。实验室检查：血清钙、磷酸盐、维生素 D 和碱性磷酸酶正常。影像学检查：6 岁时双下肢 X 线片可见股骨远端、胫骨和腓骨近端干骺端增宽、不规则，呈杯口状。基因检测发现 COL10A1。考虑患者 Schmid 型干骺端软骨发育不良诊断明确。在 6 岁时予患儿 Ilizarov 装置进行矫正，8 岁时 X 线片可见下肢畸形得到一定控制。

（漆龙涛）

【参考文献】

[1] KOZLOWSKI K, CAMPBELL J B, AZOUZ M E, et al. Metaphyseal chondrodysplasia, type Jansen. Australas Radiol, 1999, 43（4）：544-547.

[2] JÜPPNER H. Jansen's metaphyseal chondrodysplasia: a disorder due to a PTH/PTHrP receptor gene mutation. Trends Endocrinol Metab, 1996, 7（5）：157-162.

[3] MCKUSICK V A, ELDRIDGE R, HOSTETLER J A, et al. Dwarfism in the Amish. II. Cartilage-hair hypoplasia. Bull Johns Hopkins Hosp, 1965, 116：285-326.

[4] MÄKITIE O. Cartilage-hair hypoplasia in Finland: epidemiological and genetic aspects of 107 patients. J Med Genet, 1992, 29（9）：652-655.

[5] RILEY P, WEINER D S, LEIGHLEY B, et al. Cartilage hair hypoplasia: characteristics and orthopaedic manifestations. J Child Orthop, 2015, 9（2）：145-152.

[6] KAISSI A A, GHACHEM M B, NABIL N M, et al. Schmid's type of metaphyseal chondrodysplasia: diagnosis and management. Orthop Surg, 2018, 10（3）：241-246.

[7] BATEMAN J F, WILSON R, FREDDI S, et al. Mutations of COL10A1 in Schmid metaphyseal chondrodysplasia. Hum Mutat, 2005, 25（6）：525-534.

[8] CAMPBELL J B, KOZLOWSKI K, LEJMAN T, et al. Jansen type of spondylometaphyseal dysplasia. Skeletal Radiol, 2000, 29（4）：239-242.

[9] GUGGENHEIM R, SOMECH R, GRUNEBAUM E, et al. Bone marrow transplantation for cartilage-hair-hypoplasia. Bone Marrow Transplant, 2006, 38（11）：751-756.

[10] HIDVEGI T, EWING M, HALE P, et al. An autophagy-enhancing drug promotes degradation of mutant alpha1-antitrypsin Z and reduces hepatic fibrosis. Science, 2010, 329（5988）：229-232.

[11] PARK H, HONG S, CHO S I, et al. Case of mild Schmid-type metaphyseal chondrodysplasia with novel sequence variation involving an unusual mutational site of the COL10A1 gene. Eur J Med Genet, 2015, 58（3）：175-179.

第五节　半肢骨骺发育不良

【概述】

半肢骨骺发育不良（dysplasia epiphysealis hemimelica，DEH）是一种极为少见的软骨生长发育紊乱疾病，表现为肢体一侧骨骺或跗骨、腕骨的骨软骨瘤样异常增殖，造成骨骼畸形，关节活动受限、疼痛，肢体不等长的疾病。1926 年由 Mouchet 与 Belot 首先报道并称之为跗骨巨大症（tarsomegalie），1950 年 Trevor 提出称为跗骨骨骺续连症（tarso-epiphyseal-aclasis），1953 年 Ingelrans 报道称之为骨骺软骨异样增殖（chondrodystrophic epiphysaire），1968 年 Goldenberg 又提出骨骺骨软骨瘤（epiphyseal osteochondroma）的命名，同年，Aegete 报道称之为骨骺过度增殖（epiphysealis hyperplsais）。此外，该病还有许多其他命名，如良性骨骺骨软骨瘤（benign epiphyseal ostetochondroma）、距骨关节内骨软骨瘤

（intraarticular osteochondroma of astagalus）、腕骨骨软骨瘤（carpal osteochondroma）、股骨远端骨骺骨软骨瘤（ostetochondroma of the distal femoral epiphysis）等。

目前国际上较为通用的命名为半肢骨骺发育不良，该命名是1956年Faribank首先提出的，半肢（hemimelica）描述病变仅侵及骨骺的一半（内侧或外侧）或局限于一个肢体的半侧，但部分病例侵及整个骨骺，如股骨头骨骺，胫骨近端腓骨远端骨骺，故又称其为单侧骨骺发育不良（unilateral epiphyseal dysplasia），但考虑到传统习惯及主要是与点状骨骺发育不良（dysplasia epiphysialis punctata）和多发性骨骺发育不良（multiple epiphyseal dysplasia）相区别，DEH仍是目前主要的命名[1]。

DEH主要表现为十分罕见的骨化中心非对称性增大，目前认为由软骨偏心性过度发育所致，该病主要局限于一个肢体的一侧，好发于2～14岁，男女比为3∶1，多发于男性，好发于跗骨、股骨远端和胫骨近端。内侧发病多于外侧，约为2∶1。该病基本未见两侧同时发生的病例报道，DEH可合并内生软骨瘤病（Ollier disease）和混合硬化性骨发育不良。该病变逐渐进展，最终可导致相邻关节和肢体的功能障碍，主要表现为肢体关节无法屈曲旋转。该病发病率约为百万分之一，其误诊率较高。

目前该病病因尚不明确。最早的推断为软骨发育异常学说，在胚胎5周时，由于内因或外因作用于胚芽的尖部，从而导致了这种畸形。1973年Barta指出，DEH是由于异位的骺周缘软骨细胞增殖、转位，继而发生退化、钙化及骨化，病变区实际上是异样增殖的副骨化中心，与原始固有正常的二次骨化中心之间有类似骺板样组织存在，随着骨化中心不断生长，疣样突出，造成关节畸形与活动障碍。在婴儿期，出现与次级骨化中心类似的病变，较难与正常骨组织相鉴别。对于较大的儿童，病变更类似于骨软骨瘤。

目前也有部分学者认为该病为常染色体显性遗传病，也有学者提出"病变骨化中心血供异常"，即病变侧骨化中心血管受损，进而影响其生长发育。而另一侧发育正常，最终出现关节畸形。

【临床表现】

该病多见于下肢，罕见于上肢，发现畸形、功能受限时间为2～14岁，多见于2～4岁，男性多见。畸形、关节活动受限、疼痛、跛行是临床主要表现。由于早期骨骺闭合而导致下肢不等长。之后，由于合并关节面发育不良可引起继发性骨关节炎。此外，可有肌肉萎缩、关节绞锁，疼痛一般出现得比较晚，好发于股骨远端，肩关节、髋关节及腕关节等少见。一般患者生长发育和血生化检验正常。

病变的骨骼生长异常，多数表现为过度生长，少数患者肢体骨骼变短，异常增大的骨骼逐渐导致关节畸形。患者主诉常为膝、踝或腕关节的一侧出现无痛性肿块，与骨骺粘连，不活动，无压痛，但与皮肤不粘连，皮肤也无红肿热痛等炎症现象，因肿块位于骨骺一侧，该侧骨骺过度发育，以致产生膝或踝内外翻畸形。相对应的同侧骨骺也稍增大，表面不规则，常继发下肢过长，受累关节活动轻度受限。部分病例单关节患病，且骨化中心互相融合时，外观酷似外生骨疣。如果病变累及多个部位，常是同侧受累。肿物在早期生长较快，骨骺线闭合以后，一般都停止生长[2]。

至今本病尚未见恶变的报道。临床上常用的DEH分型有两种：Azous分型方法及国内临床分型。

Azous分型方法主要分为以下三型：

（1）局限性：病变发生于单一骨骺。

（2）经典型：病变发生于同一肢体多个骨骺。

（3）全身型：病变发生在骨盆到整个下肢。

该病局限型约占1/3，仅累及单个骨骺；经典型和全身型统称为泛发型，区别于局限型，泛发型约占2/3，可累及多个骨骺。

国内临床分型也分为以下三型：

（1）Ⅰ型：为膝关节型，病变多为单发，多位于股骨远端骨骺的内侧，或胫骨近端骨骺的内后侧，主要表现为进行性加重的膝外翻，膝关节活动受限，偶尔也因疼痛或关节绞锁而就诊。

（2）Ⅱ型：距骨周围型。病变涉及胫骨远端骨骺、距骨及周围其他跗骨，病变为多发，有明显功能障碍，患儿不能快走和跑步，步态笨拙。

（3）Ⅲ型：真性多发型，病变范围广，畸形重，症状出现早，功能障碍突出，肢体不等长显著，不仅表现在下肢，也偶见于上肢，往往存在肢体不等长，足内侧过度生长，有早熟表现。

【辅助检查】

1.X线

早期表现：X线在病变骨化中心相邻的软组织内可出现钙化及骨化征象，可见骨骺处有骨隆起，不规则，为一个或数个骨化中心骺软骨呈偏侧性过度增大，病变密度不均匀，病变以膝关节和踝关节较多见（图1-5-1），如发生在跗骨或腕骨，可表现不规则分叶状骨性隆突，或不规则的骨增大，有块状钙化、骨化阴影。跗骨、跖骨、趾骨受累时，可表现为过度生长，较正常粗大，特别是第一跖骨与趾骨。

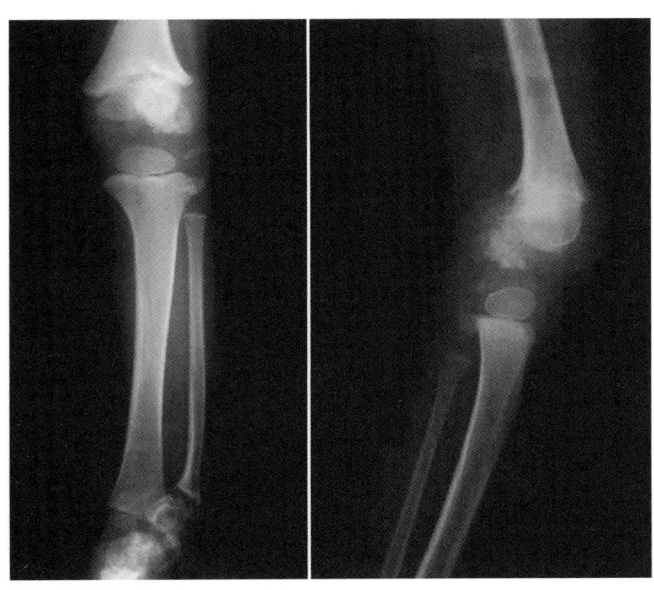

图1-5-1　半肢骨骺发育不良的膝关节X线表现

晚期表现：与之相邻的骨化中心常较对侧出现早，且不规则增大，形成向外侧增大的骨性硬块，外缘多较清楚，形成较宽大的基底，形态与骨软骨瘤相仿，这种改变是本病的特征性表现。病变随着骨骼生长发育而增大，正常关节面的破坏可引起继发性骨关节炎。膝关节型病例常见于股骨远端骨骺的后内侧，或胫骨近端骨骺的后侧、后内侧，与异样增生部位相关的骨骺亦可出现压迫变形。膝关节力线改变，出现明显的膝外翻畸形，距骨周围型病例往往出现术后球臼踝畸形，踝穴变宽、变圆，距骨滑车变圆。真性多发型亦可显示股骨头骨骺内侧有不规则钙化，股骨头膨大，肱骨远端尺侧骨明显增大，密度不均，呈斑点状钙化。

2. CT

CT能显示小的骨化、钙化灶，并能清晰显示肿块与固有骨骺有无连续。

3. MRI

MRI可以有效评估关节面的轮廓及相邻软组织的继发性病理改变，对手术治疗能提供较为详细的信息。MRI可显示肿物的范围、关节畸形、关节软骨形态，比CT更精确地显示肿块与骨骺的结构关系。

病灶表现为软骨的特点，在T1上呈等信号，在T2上呈高信号。钙化区在T1和T2上均呈低信号。

MRI常显示肿块侵及关节范围及关节凹凸不平，肿块突出处关节软骨较薄，早期可显示肿块与固有骨骺之间有一明显软骨间隙，晚期显示增生骨块骨化与固有骨骺骨化融合。

4. 病理学检查

手术切除病例可见增生的分化良好的软骨组织，类似于骨软骨瘤，一般伴有较厚的软骨过度增生区，可见活跃的软骨化骨，骨化中心大小、形状不规则[3]。

【诊断】

DEH主要为临床诊断。典型的单侧肢体关节骨性增生，结合典型的影像学表现，并鉴别除外其他疾病，可临床诊断为DEH。

【鉴别诊断】

DEH一般有其"半肢"特征，病变局限于肢体的一侧；病变是一个突出的有软骨帽和松质骨核心的肿块，肿物表面软骨帽构成关节面的一部分，与正常关节面相延续，病变的基底并不在关节囊上。

应该与以下疾病鉴别：

1. 多发性骨骺发育不良（multiple epiphyseal dysplasia）

该病为常染色体显性遗传，多为双侧对称发病，患者一般身材矮小。在X线片上，多表现为骨骺变白、变小、不规则及骨化延迟，髋软骨的变性和发育落后。而DEH在X线主要表现为过度增生，骨化中心较对侧早出现，体积大[4]。

2. 骨骺缺血坏死

该病X线表现为软骨骨化层致密，碎裂，呈锯齿状，并可见囊变区周围有广泛骨质增生硬化，关节疼痛及受限较DEH显著。

3. 骨软骨瘤

DEH病理改变与骨软骨瘤极为相似，但本病的生长部位与骨软骨瘤有明显的区分，骨软骨瘤多位于骨骺及关节周围，而不生长在干骺端。

4. 滑膜骨软骨瘤病

该病多见于成年人，关节滑膜通过化生而转化为软骨结节并可骨化、钙化，可脱离关节面形成关节内游离体。

5. 创伤后骨软骨炎与骨化性肌炎

一般有外伤病史，CT扫描观察肿块与相邻骨骼形态及两者关系，MRI扫描观察肿块有无软骨信号，均有助于与 DEH 鉴别。

【治疗】

如果患者无症状，关节无明显畸形且不影响关节功能，可以选择继续观察。文献报道过度增生骨化中心与固有的骨化中心融合后，肿块不再增大。如果增生骨质一旦引起功能障碍、发生关节畸形或引起疼痛，应考虑手术治疗。手术治疗包括肿物切除（关节切开或关节镜手术）或截骨矫形治疗。

如果过度增生的肿块位于负重关节面之外，可单纯切除，如果肿块涉及负重关节面，应进一步完善关节造影或 MRI，如果关节面平滑，可以行关节外矫形截骨，但骨骺闭合前有复发可能。MRI 显示增生骨化核与骨骺骨化核有一明显边界，并且术中能够确认，可选择切除增生的骨化核，否则不应关节内切除，以免切除后裸露骨骺松质骨，导致退行性骨关节病甚至关节僵直。

如果病变涉及负重关节面，且关节面不匹配，病变呈颗粒状不平滑，手术可以适当修正关节面，虽然可能裸露小部分松质骨，但儿童塑形能力较强，很快形成纤维软骨，有益于矫正畸形改善功能[5]。因此，术前行 MRI 检查评估增生骨软骨肿物与固有骨骺的关系，以及关节软骨形态、关节面匹配情况等对手术方案的选择至关重要[6]。

对 Ⅰ、Ⅱ 型 DEH，如骨骺妨碍关节活动，应采取手术切除治疗。切除彻底后，很少复发，预后相对良好。术前要充分运用现代影像技术（CT、MRI），准确判断病变范围，切除要尽可能彻底，又要尽可能保留正常软骨，使新生修复的关节面能与周围一致，保持好的关节轮廓。

Ⅲ型病例治疗非常困难。Ⅲ型 DEH 病变症状出现早，1 岁就可出现，受累关节活动障碍明显，甚至僵直，往往伴有屈膝、马蹄足畸形。手术治疗必要时可行截骨矫形，可有效缓解疼痛或畸形。

部分病例病变切除以后，可遗留肢体不等长，肢体不等长在 2 cm 以下，一般不需手术治疗，给予矫形鞋垫保守治疗即可。对于继发的软组织病变，如跟腱挛缩，可行跟腱延长术。跗骨症状严重可行三关节融合术。

一般认为，Ⅰ、Ⅱ 型 DEH 只要切除彻底，术后极少复发，早期手术可以减少继发性骨关节炎的改变，关节面软骨缺损可被新生的纤维软骨覆盖，特别是儿童通过生长塑形，预后比较乐观。Ⅲ型 DEH 一般预后不佳，关节活动很难恢复，往往随着病情进展逐渐出现关节屈曲僵直。目前尚有学者对此类患者做关节置换术。到目前为止，尚无 DEH 恶变的报道。

【病例摘要】

患者，男，4 岁。

主诉："发现左内踝隆起 4 年"就诊。患儿出生发现左内踝隆起，无疼痛及不适。

检查：X 线片见图 1-5-2。

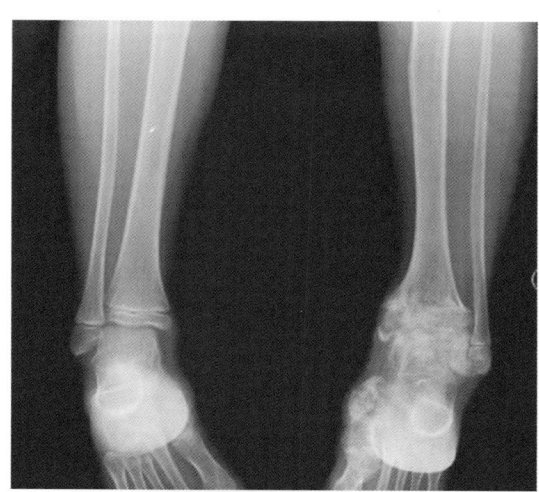

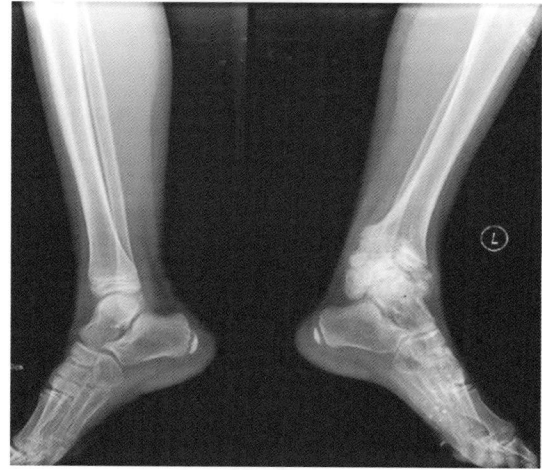

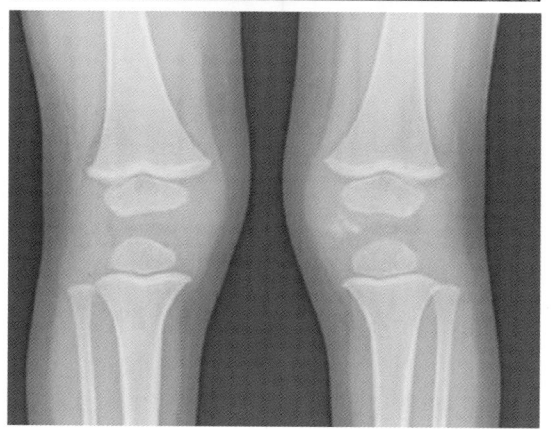

图 1-5-2　患儿 X 线片

诊断：半肢骨骺发育不良。

治疗：患者关节畸形明显，选择手术切除增生骨骺。

（徐贝宇）

【参考文献】

[1] CONNOR J M, HORAN F T, BEIGHTON P. Dysplasia epiphysialis hemimelica. A clinical and genetic study. J Bone Joint Surg Br, 1983, 65（3）：350-354.

[2] AZOUZ R M, SLOMIC A M, MARTON D, et al. The variable manifestations of dysplasia epiphysealis hemimelica. Pediatri Radiol, 1985, 15（1）：44-49.

[3] KERET D, SPATZ D K, CARO P A, et al. Dysplasia epiphysealis hemimelica: diagnosis and treatment. J Pediatr Orthop, 1992, 12（3）：365-372.

[4] RAO S B, ROY D R. Dysplasia epiphysealis hemimelica. upper limd involvment with associated osteochondroma. Clin Orthop Relat Res, 1994, 307：103-109.

[5] KUO R S, BELLEMORE M C, MONSELL F P, et al. Dysplasia epiphysealis hemimelica: clinical features and management. J Pediatr Orthop, 1998, 18（4）：543-548.

[6] 徐德永，曹来宾，曹庆选，等. 半肢骨骺发育异常的临床X线表现（附11例分析）. 中华放射学杂志, 1992, 26（1）：53-56.

第六节　多发性骨骺发育不良

【概述】

多发性骨骺发育不良（multiple epiphyseal dysplasia，MED）是一种遗传性骨软骨发育不良性疾病，发病率约1/20 000[1]，是软骨细胞外基质结构蛋白及细胞膜转运蛋白等缺陷引起的软骨和骨骼疾病。1937年，瑞典放射科医生罗比首次对该疾病进行了描述。该病的主要特征是骨骺延迟和不规则骨化以及骨关节炎的早期发病。MED症状出现在儿童早期，通常伴随着运动后的膝盖疼痛。受影响的儿童通常难以从地板上站起，步履蹒跚，在长途步行时经常表现出疲劳。成人身高通常在正常的较低范围内。与躯干相比，四肢相对较短。疼痛和关节畸形随着年龄的增长而发展，导致早发性骨关节炎，尤其是大型承重关节。患者脊柱发育通常是正常的[2-4]。MED的诊断主要基于先症者和其他家庭成员的体检和放射学检查结果[5]。

在许多情况下，致病基因突变是已知的；5种不同基因的突变已被确定导致显性MED。这些基因是COMP，编码软骨寡聚基质蛋白；COL9A1、COL9A2和COL9A3，编码软骨特异性Ⅸ型胶原的3条α链；MATN3编码软骨细胞外基质蛋白matrilin-3。在分析的所有MED样本中，80%为COMP发生突变。在10%~20%的样本中，上述5个已知基因中的任何一个都未识别到突变，这表明其他迄今尚未识别的基因突变也参与显性MED的发病机制[2]。还有一种罕见的常染色体衰退型MED，由硫酸盐转运体基因（DTDST）突变引起。这种形式的MED以手、脚和膝盖畸形为特征，伴有双层髌骨和脊柱侧凸。

（高阳旭）

【参考文献】

[1] DAHLQVIST J, ORLÉN H, MATSSON H. Multiple epiphyseal dysplasia. Acta Orthop, 2009, 80（6）：711-715.

[2] BRIGGS M D, CHAPMAN K L. Pseudoachondroplasia and multiple epiphyseal dysplasia: mutation review, molecular interactions, and genotype to phenotype correlations. Hum Mutat, 2002, 19（5）：465-478.

[3] JAKKULA E, MÄKITIE O, CZARNY-RATAJCZAK M, et al. Mutations in the known genes are not the major cause of MED; distinctive phenotypic entities among patients with no identified mutations. Eur J Hum Genet, 2005, 13（3）：292-301.

[4] ZANKL A, JACKSON G C, CRETTOL L M, et al. Preselection of cases through expert clinical and radiological review significantly increases mutation detection rate in multiple epiphyseal dysplasia. Eur J Hum Genet, 2007, 15（2）：150-154.

[5] LACHMAN R S, KRAKOW D, COHN D H, et al. MED, COMP, multilayered and NEIN: an overview of multiple epiphyseal dysplasia. Pediatr Radiol, 2005, 35（2）：116-123.

第七节　脊椎骨骺发育不良

【概述】

脊椎骨骺发育不良（spondyloepiphyseal dysplasia，SED）是一类累及脊柱和四肢近端骨骺的骨骼发育不良疾病，以躯干及肢体短小为主要表现。脊柱骨骺发育不良发病率约 1/10 万，患病率约 3.4/100 万[1]。患者通常没有智力障碍，预期寿命也不会降低。SED 分为两种主要类型：先天性 SED（出生时即出现异常）和迟发性 SED（出生时无异常，4 岁后出现异常）。Spranger 和 Wiedemann 于 1966 年首次报道了先天性 SED[2]。1969 年，Fraser 指出 SED 与近视、视网膜脱离和耳聋相关[3]。1939 年，Jacobsen 在 20 名患者的报告中提出迟发性 SED[4]。关于 SED 的研究大多数都集中在北美、欧洲和南非。亚洲和其他阿拉伯国家报告了个别病例。其他罕见类型的 SED 也有所报道。Maroteaux 型 SED 仅累及肌肉骨骼系统[5]。迟发性 SED Toledo 型具有角膜混浊和尿液黏多糖（主要是硫酸软骨素 6）异常。本文仅详细讨论最常见的 SED 类型：先天性 SED 和迟发性 SED[6]。

【病因及发病机制】

先天性 SED 是 Ⅱ 型胶原蛋白的合成表达异常导致的。Ⅱ 型胶原蛋白是骨干、骨骺软骨、玻璃体的主要基质蛋白。先天性 SED 由于 12 号常染色体 *COL2A1* 基因突变，使其编码的 Ⅱ 型胶原蛋白水平降低，导致异常的骨骼生长和相关疾病[7-9]。先天性 SED 为常染色体显性遗传，男性和女性受到同等影响，但绝大多数先天性 SED 是由无家族史的新突变引起的，临床症状较迟发性 SED 更重，且出生时即可表现。一些常染色体隐性遗传及腺细胞镶嵌导致的先天性 SED 也有所报道。由于 Ⅱ 型胶原蛋白的异常会影响整个人体的分子，因此目前尚不清楚为何 SED 主要影响椎体、股骨近端骨骺，而股骨远端、胫骨近端和其他骨骼区域不受影响。

迟发性 SED 在遗传上不同于先天性 SED。它可以为 X 连锁隐性，常染色体隐性或常染色体显性遗传，但 X 连锁隐性类型最为常见[10-12]。临床症状较轻且通常不具有先天性 SED 的下肢畸形。迟发性 SED 是由 X 染色体 p22 区域（SED 晚期基因）中的突变引起的[13]。它编码 140 个氨基酸的蛋白质，在膜泡运输中起作用[14]。迟发性 SED 患者大多为男性，其母亲是携带者，目前报道仅有一名患有特纳综合征的女孩被诊断出迟发性 SED，这可能与女性患者隐性纯合致死有关[15]。近期已有某些常染色体形式报道，因此女性有时会受到影响。

【临床表现】

1. **生长不足**

生长不足是 SED 一个特征性表现，导致不成比例的身材矮小。身材矮小是指儿童身高低于同等年龄性别的平均身高，最终成人的身高通常在 84～128 cm。不成比例是指手臂及脖颈相对于躯干较长。在先天性 SED 患者中，头顶至耻骨上段测量值降低至正常值的 75%，耻骨到足跟下段测量值降低至正常值的 60%～80%[1, 16]。

2. **脊柱畸形**

大多数 SED 患者伴有脊柱畸形。常伴有寰枢椎发育不全，寰枢椎不稳，进而增加寰枢椎压迫脊髓的风险[17-18]。胸椎及肋骨发育异常，可能导致限制性肺病引起呼吸困难。常伴有腰椎过度前凸、腰椎后凸畸形和（或）脊柱侧弯，脊柱曲度异常会随着年龄的增长而恶化。

3. **关节异常**

SED 患者常有膝盖、肘部和臀部的关节僵硬伴关节活动度降低[19]。关节异常可能导致髋部畸形的发展、股骨朝向身体的中心倾斜成角（coxa vara）和膝盖畸形（膝内翻和膝外翻）[16, 20-21]。踝部发育异常可导致畸形足。先天性 SED 患者更容易早期发生关节炎，受影响的关节甚至会发生脱位。

4. **面部扁平、视力异常、听力异常**

SED 患者还会出现脸部异常扁平，伴有颧骨发育不全、腭裂闭合不全。部分患者会伴有眼部异常，包括宽眼距、近视、玻璃体异常和视网膜变性。伴有高度近视的患者发生视网膜脱离的风险更大[22]。先天性 SED 患者可能会发展为进行性的感音神经性听力丧失。由于内耳或神经缺陷导致声音振动无法正确地传递到大脑。

5. 肌力下降

SED 患者还可能出现肌张力降低和肌无力，导致儿童学习走路的时间延长。某些情况下，受影响的儿童可能表现出异常的蹒跚步态。

【辅助检查】

1. X 线检查

患者需进行完善的骨骼检查。包括颈椎正侧位、过屈过伸位、张口位便于发现上颈椎不稳、齿突发育不全；胸腰椎前后位、侧位便于发现扁平椎、脊柱骨化中心不全融合、终板不规则、脊柱后侧凸、腰椎过度前凸；髋前后位、侧位便于发现水平髋臼、耻骨骨化延迟、不同程度的弓形腿、股骨头骨化延迟；膝盖前后位和侧位有助于发现膝关节畸形（图 1-7-1～图 1-7-3）。

2. CT、MRI

用于进一步评估骨骼发育异常程度，CT 可用于外科手术之前评估骨骼和关节的构型。在严重情况下，三维重建图像可能有助于进行手术计划。MRI 可补充脊髓压迫程度等信息，MRI 还可用于手术前评估骨骺中心情况。

3. 分子遗传学检查

分子遗传学检查可以确诊 SED。分子遗传学检查可以检测出基因突变，但只能在专门实验室中作为诊断服务使用。

4. 视觉和听觉检查

帮助评判患者视觉及听觉功能。

5. 肺功能检查

帮助评判患者肺功能。

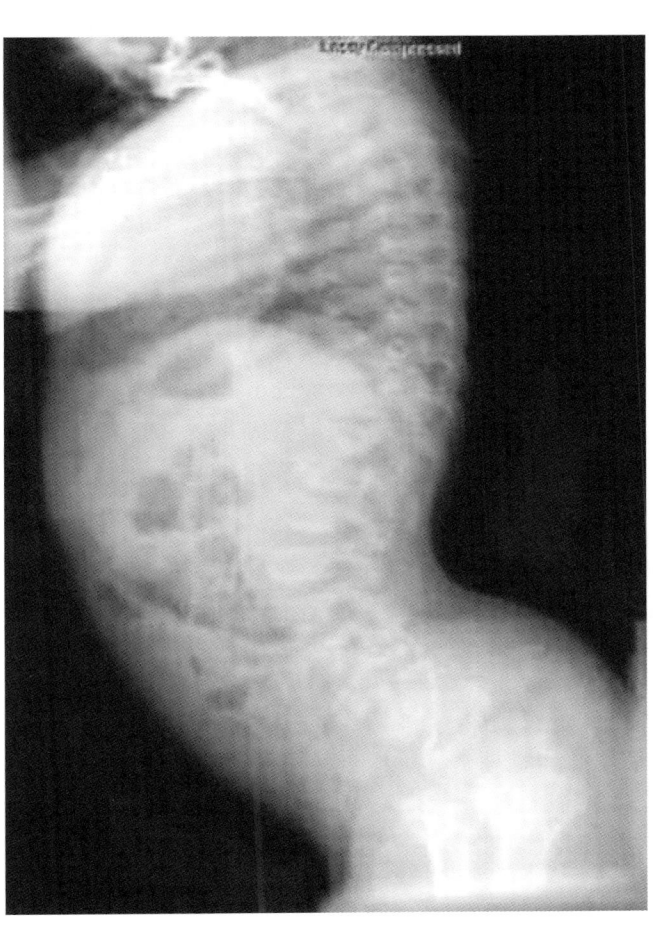

图 1-7-2 脊柱 X 线片显示椎体前后径增加、椎体后楔和腰椎前凸增加

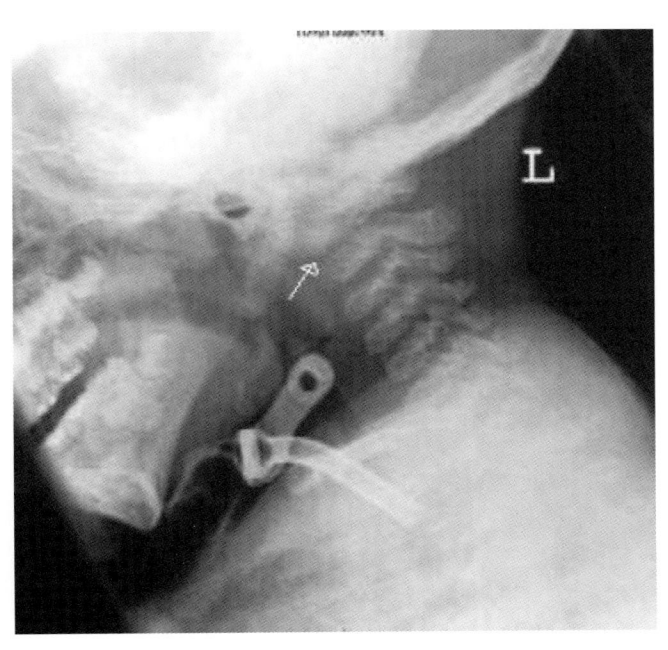

图 1-7-1 上颈椎 X 线齿突不愈合

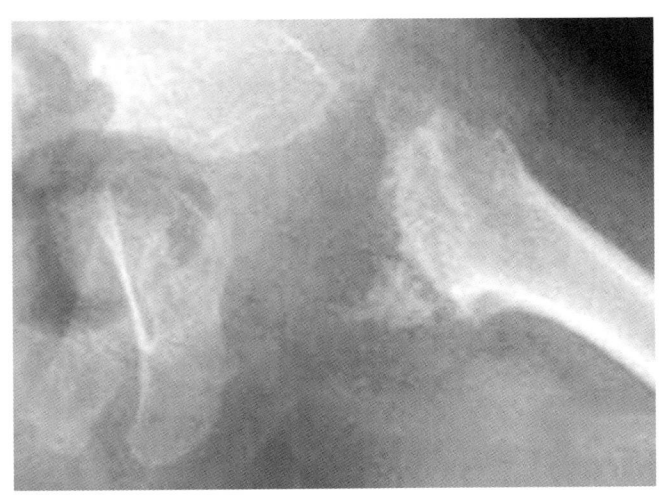

图 1-7-3 骨盆的 X 线片显示股骨头骨骺延迟、干骺端扩张、水平髋臼

【诊断】

脊柱骨骺发育不良的诊断基于特征性症状的识别、详细的病史、全面的临床评估以及基因检测。

【鉴别诊断】

1. 软骨发育不全

软骨发育不全是一种遗传性骨生长疾病，属于软骨营养不良的一种[23]。该病伴有潜在的严重并发症如枕骨大孔和椎管狭窄，从而导致该病死亡率增加。该疾病是由显性遗传的 *FGFR3* 突变引起的，该突变永久激活了成纤维细胞生长因子受体3（FGFR3）及其下游的促分裂原活化蛋白激酶（MAPK）信号传导途径。这抑制了软骨细胞的分化，严重损害了终板生长功能[24-26]。医生可以在特征性临床和影像学检查结果的基础上诊断出该病。异常的骨骼生长导致身材矮小、手臂和腿部不成比例、头颅增大、胸廓狭窄、步态蹒跚和特征性的面部表现。患者智力和寿命通常是正常的。超声检查可以实现产前软骨发育不全的诊断。对于成人和儿童而言，常规X线检查仍然是首选的检查方式。大多数诊断关键是骨盆和股骨的前后正位X线片[27]。在有指征以及出现颅颈和胸腰交界处压迫症状时，应加做脊髓造影、CT、CT脊髓造影和MRI。

2. 萎缩性发育不良

萎缩性发育不良是一种罕见的软骨和骨骼发育疾病，常常导致患者关节疼痛和骨骼畸形[28]。该病是由 *DTDST* 基因突变引起的常染色体隐性遗传病[29-30]。其典型症状可包括：四肢短、脊柱侧弯和腰椎前凸加重、腹部膨隆、髋关节发育不良、关节变形、足部畸形、疝、耳软骨畸形、腭畸形、手指畸形等。完善的体格检查、影像学检查及基因检测有助于诊断该疾病。

3. 莫基奥综合征

莫基奥综合征（黏多糖贮积症Ⅳ型）是一种罕见的溶酶体贮积病，为常染色体隐性遗传[31-32]。莫基奥综合征的特征是骨骼发育不良。患者在出生时表现正常，但通常会在出生第一年内发病。骨化不完全和生长失衡会导致额头突出、下颌骨增大的面部异常。还会伴有短颈、驼背、气管阻塞、不合比例的矮小症、食管下垂扩张、髋关节外翻、膝外翻、关节活动度过大、齿状突发育不全、颈椎受压/不稳、后凸畸形和脊柱侧弯等[33-36]。骨骼和软骨损伤的严重程度因受影响的骨骼类型而异。因为先天性SED患者的骨骼畸形是在出生时出现的，较容易鉴别。但是，在新生儿期很难将莫基奥综合征与其他类型的SED区别开来。

【治疗】

该疾病以多学科康复治疗为主，对症改善功能，需要针对患者明显的特定症状进行治疗。治疗可能需要多学科专家团队的共同努力，儿科、骨科、眼科、风湿免疫科医生、理疗师和其他医疗保健专业人员需要系统而全面地规划治疗。遗传咨询也会对个人及其家庭有益。为整个家庭提供社会心理支持也是必不可少的。

1. 非手术治疗

对症治疗和支持性治疗。及时发现并适当预防或纠正呼吸困难。需要定期进行眼科、耳鼻喉科检查，以检测和评估近视、视网膜和听力损害。神经科就诊评估婴儿肌张力低下，全身运动延迟或脊髓压迫症。呼吸科就诊评估肺功能，并评估呼吸系统并发症，如呼吸暂停、肺炎、限制性肺疾病。通过物理疗法可以改善关节运动并避免肌肉退化。镇痛药治疗关节疼痛。

2. 手术治疗

对不同椎体及骨骼发育异常进行针对性手术治疗。在某些情况下，可能需要进行手术以增加某些关节的活动范围。可能需要外科手术来治疗髋关节畸形、矫正脊柱异常弯曲、纠正膝盖畸形等其他异常情况。

3. 随访

先天性脊柱骨骺发育不良的儿童应在整个未成年期期间接受医师的监护。医生应注意脊柱、臀部和膝盖的不稳定性，退行性关节疾病和关节痛等。心理学家和社会工作者应帮助患者解决相关心理健康问题。持续监测的目的是帮助发现生长发育中的任何不正常现象，并在其发展过程中解决健康问题。

【病例摘要】

患者，女，25岁。髋关节疼痛2年，加重3个月。患者2年前无明显诱因出现双侧髋关节疼痛、活动受限、右侧为重。步行1km后加重，休息后缓解。近3个月来疼痛进一步加重，步行距离缩短。查体：右髋关节腹股沟纵向叩击痛，无压痛，活动轻度受限。双侧4字征（+），右侧Thomas征（+），

Allis征（+），双侧Ober征（+）。X线片提示双髋臼发育浅短，股骨头包容性差，关节间隙狭窄，股骨头形状模糊，髋臼及股骨头负重区未见囊性变，Shenton's线不连续。诊断为双髋关节骨性关节病、脊柱骨骺发育不良。行右侧人工全髋关节置换术治疗。病例详细资料见二维码数字资源1-7。

数字资源1-7

（韩 骁）

【参考文献】

[1] WYNNE-DAVIES R, HALL C, ANSELL B M. Spondyloepiphysial dysplasia tarda with progressive arthropathy. A "new" disorder of autosomal recessive inheritance. J Bone Joint Surg Br, 1982, 64（4）: 442-445.

[2] SPRANGER J, WIEDEMANN H R. Dysplasia spondyloepiphysaria congenita. Helvetica Paediatrica Acta, 1966, 21: 598-611.

[3] FRASER G R, FRIEDMANN A I, MAROTEAUX P, et al. Dysplasia spondyloepiphysaria congenita and related generalized skeletal dysplasias among children with severe visual handicaps. Arch Dis Child, 1969, 44（236）: 490-498.

[4] AW J. Hereditary osteochondrodystrophia deformans. A family with twenty members affected in five generations. JAMA, 1939, 113: 121.

[5] DOMAN A N, MAROTEAUX P, LYNE E D. Spondyloepiphyseal dysplasia of Maroteaux. J Bone Joint Surg Am, 1990, 72（9）: 1364-1369.

[6] WILLIAMS P F, COLE W H, BAILEY R W, et al. Current aspects of the surgical treatment of osteogenesis imperfecta. Clin Orthop Relat Res, 1973, 96: 288-298.

[7] KUSANO C, TAKAGI M, HORI N, et al. A novel mutation in the C-propeptide of COL2A1 causes atypical spondyloepiphyseal dysplasia congenita. Hum Genome Var, 2017, 4: 17003.

[8] LIU L, PANG Q, JIANG Y, et al. Novel COL2A1 mutations causing spondyloepiphyseal dysplasia congenita in three unrelated Chinese families. Eur Spine J, 2016, 25（9）: 2967-2974.

[9] LI S, ZHOU H, QIN H, et al. A novel mutation in the COL2A1 gene in a Chinese family with Spondyloepiphyseal dysplasia congenita. Joint Bone Spine, 2014, 81（1）: 86-89.

[10] GEDEON A K, TILLER G E, MERRER M L, et al. The molecular basis of X-linked spondyloepiphyseal dysplasia tarda. Am J Hum Genet, 2001, 68（6）: 1386-1397.

[11] CHRISTIE P T, CURLEY A, NESBIT M A, et al. Mutational analysis in X-linked spondyloepiphyseal dysplasia tarda. J Clin Endocrinol Metab, 2001, 86（7）: 3233-3236.

[12] MACKENZIE J J, FITZPATRICK J, BABYN P, et al. X linked spondyloepiphyseal dysplasia: a clinical, radiological, and molecular study of a large kindred. J Med Genet, 1996, 33（10）: 823-828.

[13] TOLEDO S P, MOURÃO P A, LAMEGO C, et al. Recessively inherited, late onset spondylar dysplasia and peripheral corneal opacity with anomalies in urinary mucopolysaccharides: a possible error of chondroitin-6-sulfate synthesis. Am J Med Genet, 1978, 2（4）: 385-395.

[14] RYU H, PARK J, CHAE H, et al. X-linked spondyloepiphyseal dysplasia tarda: Identification of a TRAPPC2 mutation in a Korean pedigree. Ann Lab Med, 2012, 32（3）: 234-237.

[15] MASSA G, VANDERSCHUEREN-LODEWEYCKX M. Spondyloepiphyseal dysplasia tarda in Turner syndrome. Acta Paediatr Scand, 1989, 78（6）: 971-974.

[16] WYNNE-DAVIES R, HALL C. Two clinical variants of spondylo-epiphysial dysplasia congenita. J Bone Joint Surg Br, 1982, 64（4）: 435-441.

[17] VEERAVAGU A, LAD S P, CAMARA-QUINTANA J Q, et al. Neurosurgical interventions for spondyloepiphyseal dysplasia congenita: clinical presentation and assessment of the literature. World Neurosurg, 2013, 80（3-4）: 437.e1-8.

[18] LEDOUX M S, NAFTALIS R C, ARONIN P A. Stabilization of the cervical spine in spondyloepiphyseal dysplasia congenita. Neurosurgery, 1991, 28（4）: 580-583.

[19] NAKAMURA K, MIYOSHI K, HAGA N, et al. Risk factors of myelopathy at the atlantoaxial level in spondyloepiphyseal dysplasia congenita. Arch Orthop Trauma Surg, 1998, 117（8）: 468-470.

[20] SHETTY G M, SONG H R, LEE S H, et al. Bilateral valgusextension osteotomy of hip using hybrid external fixator in spondyloepiphyseal dysplasia: early results of a salvage procedure. J Pediatr Orthop B, 2008, 17（1）: 21-25.

[21] HUO M H, SALVATI E A, LIEBERMAN J R, et

[22] TERHAL P A, NIEVELSTEIN R J, VERVER E J, et al. A study of the clinical and radiological features in a cohort of 93 patients with a COL2A1 mutation causing spondyloepiphyseal dysplasia congenita or a related phenotype. Am J Med Genet A, 2015, 167A（3）：461-475.

[23] CRAWFORD D, DEARMUN A. Achondroplasia. Nurs Child Young People, 2016, 28（6）：15.

[24] KUBOTA T, ADACHI M, KITAOKA T, et al. Clinical practice guidelines for achondroplasia. Clin Pediatr Endocrinol, 2020, 29（1）：25-42.

[25] HÖGLER W, WARD L M. New developments in the management of achondroplasia. Wien Med Wochenschr, 2020, 170（5-6）：104-111.

[26] FREDWALL S O, MAANUM G, JOHANSEN H, et al. Current knowledge of medical complications in adults with achondroplasia：A scoping review. Clin Genet, 2020, 97（1）：179-197.

[27] PAULI R M. Achondroplasia：a comprehensive clinical review. Orphanet J Rare Dis, 2019, 14（1）：1.

[28] UNGER S, SUPERTI-FURGA A. Diastrophic Dysplasia. GeneReviews®［Internet］［DB/OL］.（2004-11-15）［2022-03-29］. https：//www.ncbi.nlm.nih.gov/books/NBK1116/.

[29] HÄSTBACKA J, KERREBROCK A, MOKKALA K, et al. Identification of the Finnish founder mutation for diastrophic dysplasia（DTD）. Eur J Hum Genet, 1999, 7（6）：664-670.

[30] MAEDA K, MIYAMOTO Y, SAWAI H, et al. A compound heterozygote harboring novel and recurrent DTDST mutations with intermediate phenotype between atelosteogenesis type Ⅱ and diastrophic dysplasia. Am J Med Genet A, 2006, 140（11）：1143-1147.

[31] PEDRINI V, LENNZI L, ZAMBOTTI V. Isolation and identification of keratosulphate in urine of patients affected by Morquio-Ullrich disease. Proc Soc Exp Biol Med, 1962, 110：847-849.

[32] JAMES F. The classics：Chondro-osteo-dystrophy. roentgenographic and clinical features of a child with dislocation of vertebrae. Clin Orthop Relat Res, 1976, 114：4-9.

[33] HENDRIKSZ C J, HARMATZ P, BECK M, et al. Review of clinical presentation and diagnosis of mucopolysaccharidosis IVA. Mol Genet Metab, 2013, 110（1-2）：54-64.

[34] TOMATSU S, MONTAÑO A M, OIKAWA H, et al. Mucopolysaccharidosis type IVA（Morquio A disease）：clinical review and current treatment. Curr Pharm Biotechnol, 2011, 12（6）：931-945.

[35] HECHT J T, SCOTT C I, SMITH T K, et al. Mild manifestations of the Morquio syndrome. Am J Med Genet, 1984, 18（2）：369-371.

[36] MATALON R, ARBOGAST B, JUSTICE P, et al. Morquio's syndrome：deficiency of a chondroitin sulfate N-acetylhexosamine sulfate sulfatase. Biochem Biophys Res Commun, 1974, 61（2）：759-765.

[37] DONATO I D, BIANCHI S, STEFANO N D, et al. Cerebral Autosomal Dominant Arteriopathy with Subcortical Infarcts and Leukoencephalopathy（CADASIL）as a model of small vessel disease：update on clinical, diagnostic, and management aspects. BMC Med, 2017, 15（1）：41.

[38] TOURNIER-LASSERVE E, JOUTEL A, MELKI J, et al. Cerebral autosomal dominant arteriopathy with subcortical infarcts and leukoencephalopathy maps to chromosome 19q12. Nat Genet, 1993, 3（3）：256-259.

第八节　股骨头骨骺骨软骨病

【概述】

股骨头骨骺骨软骨病（Legg-Calve-Perthes disease，LCPD，又称Perthes病）是一种发生在儿童的髋关节疾病。在疾病初期，股骨头骨骺的血供紊乱，导致骨骺的骨和软骨坏死，伴有骨化核生长的中断。由于股骨头的力学强度减弱，股骨头可发生扁平畸形。随着时间推移，股骨头发生再骨化，生长恢复并且存在一些过度生长（头膨大），再次塑形到不同程度的圆度直到骨成熟。

LCPD最早由美国的Arthur Legg[1]，法国的Jacques Calve[2]，德国的Georg Perthes，和瑞典的Henning Waldenstrom[3-5]在1910年分别独立报道。Sundt[6]在1920年发表了第一篇关于LCPD的专题文章，报道了66例患者的病理改变，同时他也是第一个引入"易感儿童"这一现代观念的学者。在

1922年，Waldenstrom[7]根据22例随访到骨成熟期的患者的数据，提出对疾病进程的影像学分型。此后的文献集中在对LCPD的病因学、流行病学、预后因素以及多种治疗方法的随访。

LCPD最常见的发病年龄是4～8岁，但是实际上从18个月，直到骨成熟期之间都有病例报道。男性患病比女性更常见，患病率比为（4～5）:1。根据报道双侧的发病率是10%～12%。目前还没有LCPD是遗传性疾病的证据。LCPD的发病率存在地区以及人种的差异。

LCPD的病因可能是多因素的，而确切的病因尚未得知。许多研究提出了各种假设，但是目前为止还没有统一的结论。虽然LCPD具有多个病因，但是最终表现为统一的缺血坏死。

【临床特点】

1）18个月到骨成熟期都可发病，最常见的发病年龄是4～8岁。

2）男性患儿的发病率是女性患儿的4倍。

3）10%～12%的患者双侧受累。

4）常见症状包括：跛行，运动后加重，而经过休息可缓解；出现位于腹股沟、大腿近端、膝关节或大转子外侧周围的疼痛；可能存在外伤史。

5）临床体征包括：跛行，包括避痛步态和头低足高位；髋关节的活动范围减少，特别是外展和内旋（在疾病的早期活动范围暂时性减少，而在发病后持续减少）；髋关节的屈曲和伸直则很少受到影响；根据疾病的持续时间和严重程度，患者可以存在不同程度的臀肌、股四头肌和腘绳肌的萎缩。

【影像学表现及分期】

Joseph[8]根据610例LCPD患者的自然史的X线表现把疾病进行分期，并且量化各期的持续时间。这种分期对于规划治疗方案非常重要。

1. Ⅰa期（缺血早期）

部分或全部头骺硬化，而头骺的高度没有丢失。平均持续时间4个月（图1-8-1）。

2. Ⅰb期（缺血晚期）

股骨头骺硬化而且存在头骺高度丢失，但是没有骨骺碎裂的证据。平均持续时间3个月（图1-8-2）。

3. Ⅱa期（碎裂早期）

硬化的头骺开始碎裂，在正位和侧位可见到1～2条裂隙。平均持续时间4个月（图1-8-3）。

4. Ⅱb期（碎裂晚期）

碎裂进一步进展，碎裂的骨骺外侧没有见到新生骨。平均持续时间4个月（图1-8-4）。

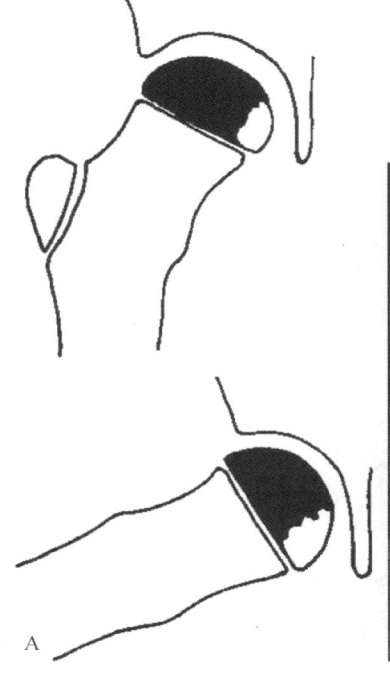
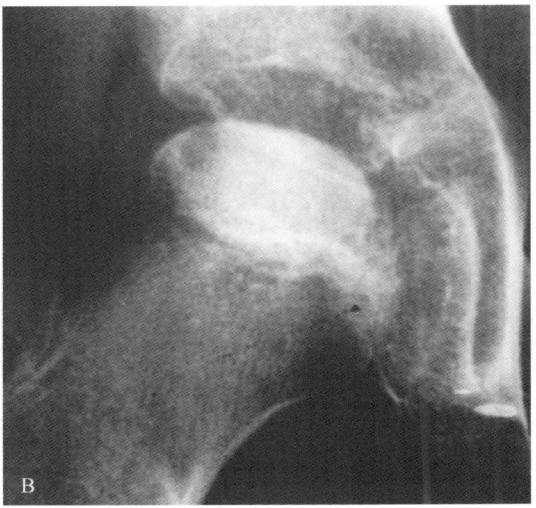

图1-8-1　Ⅰa期

5. Ⅲa 期（再骨化早期）

在坏死的骨骺周围可以见到早期新生骨形成，但是新生骨的质地不正常，而且覆盖宽度小于 1/3 的骺板。平均持续时间 7 个月（图 1-8-5）。

6. Ⅲb 期（再骨化晚期）

新生骨质地正常，而且生长超过 1/3 的骺板宽度。平均持续时间 11 个月（图 1-8-6）。

7. Ⅳ期（愈合后或残留期）

病变愈合完成，没有影像学可以确认的死骨。直至骨成熟。

Joseph[8] 的研究还发现大多数股骨头的畸形和外移，股骨干干骺端的增宽和髋臼的畸形发生在Ⅱb期到Ⅲa期之间。而如果疾病影响了股骨头骺的生长，则愈合后期可以逐渐发生大转子的相对过度生长。

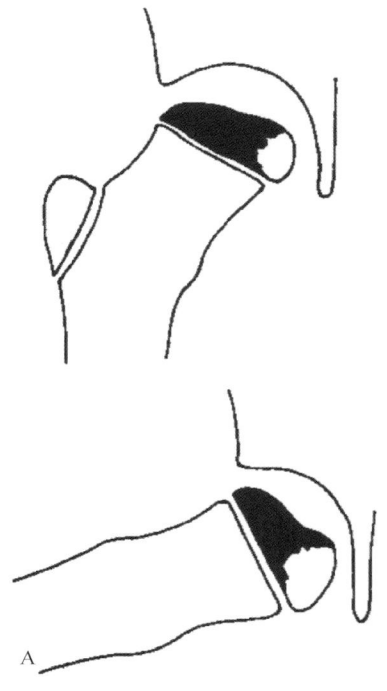
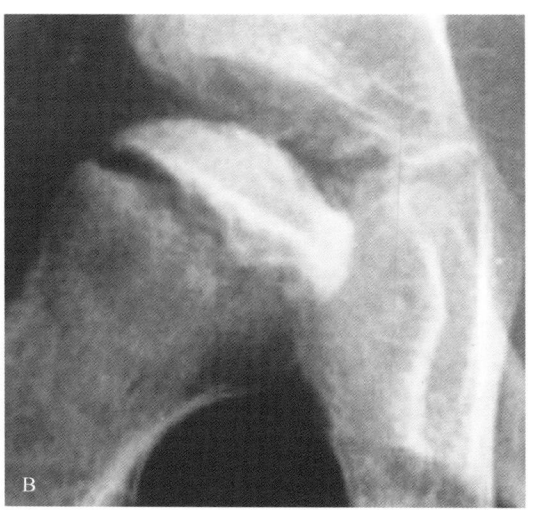

图 1-8-2　Ⅰb 期

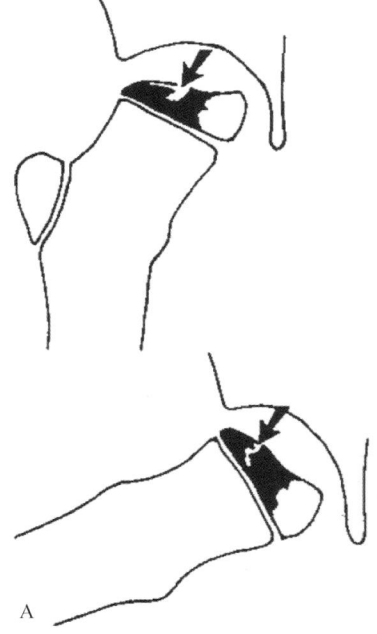
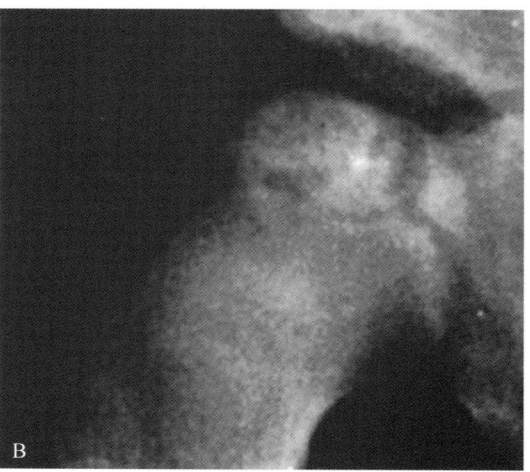

图 1-8-3　Ⅱa 期

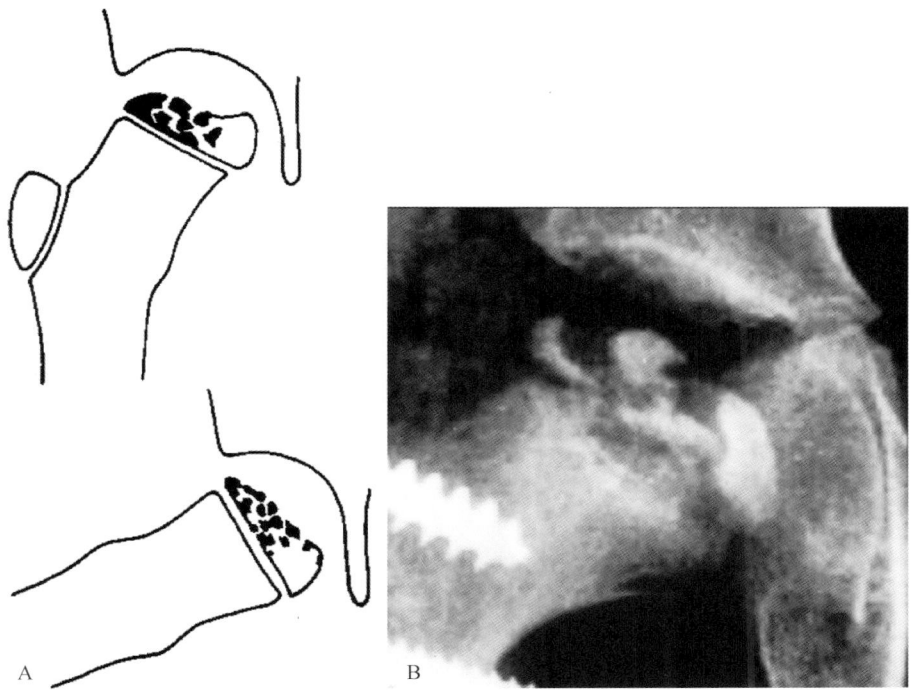

图 1-8-4　Ⅱb 期

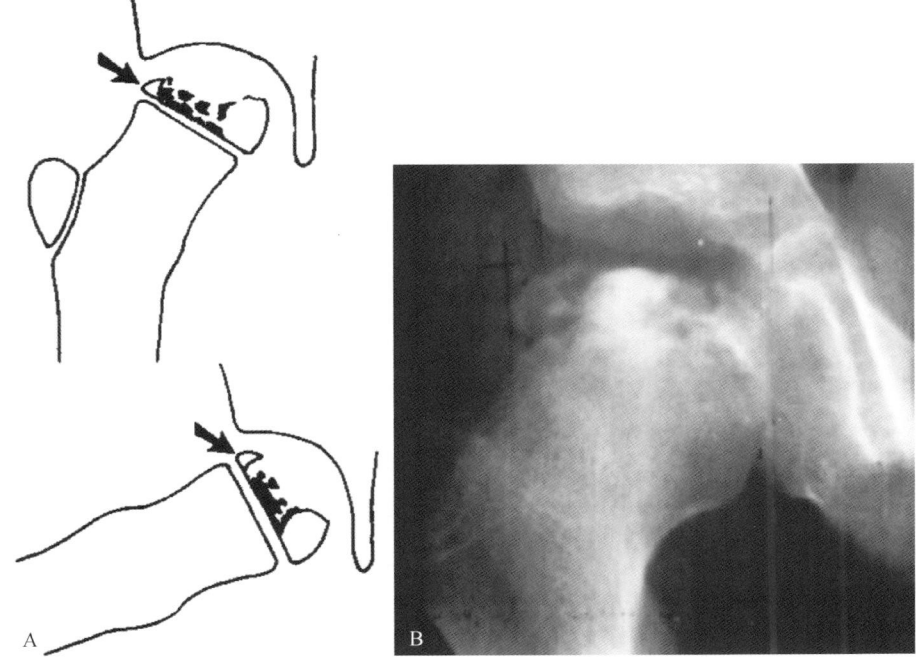

图 1-8-5　Ⅲa 期

　　LCPD 患者的临床表现在某种程度上和疾病的影像学分期相符。在缺血期，患者可能出现症状和体征的反复加重和缓解。而在碎裂期，患者的跛行和疼痛更加明显，受累侧肢体的活动范围丧失更多。在严重病例中，由于股骨头开始出现畸形，休息后髋关节的活动不能恢复，经过整个碎裂期，临床的症状和体征进行性加重。在再骨化期，疼痛和跛行通常开始缓解，但是髋关节的活动仍然受限，而受限范围与股骨头形状改变的范围和程度相关。在股骨头完全愈合后，患者由于残余畸形的严

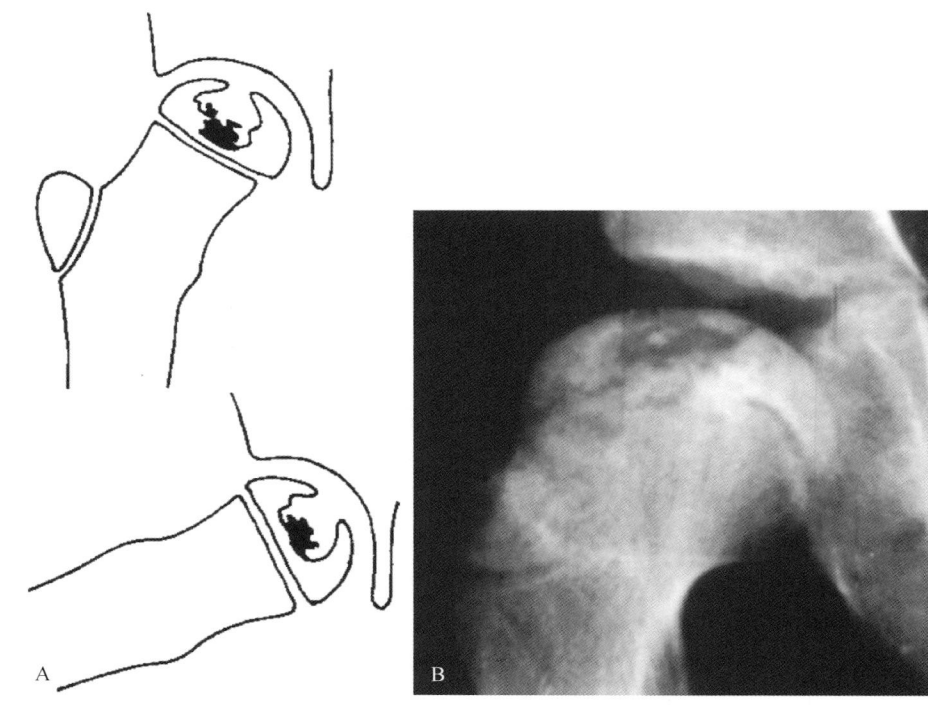

图 1-8-6 Ⅲb 期

重程度不同，开始逐渐出现骨性关节炎的表现。

【诊断】

根据患者的病史、体格检查和 X 线片，通常足以做出诊断。

【鉴别诊断】

在疾病的早期，LCPD 需要与化脓性关节炎、原发或继发的股骨近端骨髓炎，以及髋关节一过性滑膜炎相鉴别。可以通过全血细胞分类计数、红细胞沉降率、C 反应蛋白，和髋关节穿刺液的分析来除外感染。LCPD 患者除红细胞沉降率可能轻度升高外，其他实验室检查结果都正常。

对于双侧受累的患者，需要考虑全身性疾病，例如甲状腺功能减退或多发性骨骺发育不良。对于 X 线特征不典型的患者，需要仔细询问家族史，测量身高、体重以及骨龄以除外代谢性或遗传性疾病。而对于小于 4 岁的患儿，需要考虑 Meyer 发育不良的可能，这是一种良性自限性疾病。

【预后因素】

LCPD 治疗的规划需要医师了解患者的自然转归以及影响预后的因素。通过对 LCPD 患者的长期随访研究，一些临床和影像学特点被认为具有预测价值。

决定预后最重要的因素是股骨头的形状和对应髋臼的适应性[9-11]。Stulberg[12] 提出一种与远期结果相关的放射学分级系统（表 1-8-1），在骨成熟期畸形越严重（即 Stulberg 分级越高），其远期结果越

表 1-8-1 Stulberg 分级系统

分级	放射学特点	适应性（一致性）
1 级	正常髋关节	球形
2 级	球形股骨头，正位和蛙式侧位显示一样的同心圆，但是存在以下之一或更多：头膨大，股骨颈较正常短，异常陡峭的髋臼	球形
3 级	卵圆形，蘑菇形（但是不扁）股骨头，股骨头膨大，股骨颈较正常短，异常陡峭的髋臼	非球形
4 级	股骨头扁平和股骨头、股骨颈和髋臼的畸形	非球形
5 级	股骨头扁平，正常股骨颈和髋臼	非球形 不适应

差。即股骨头越不圆，股骨头和髋臼之间的一致性越差，早期关节退变的可能性越大。

Catterall[13]证明了头骺受累范围对预后的重要性，他提出基于7种X线标志的4个分型。通过比较最终和最初的X线，90%结果良好的患者为1型或2型，反之90%结果较差的患者为3型或4型。Salter和Thompson[14]基于预后和根据出现在疾病早期进程的软骨下骨折线范围提出一种简单的2型分型系统：A型：少于一半的股骨头受累（Catterall分型1型或2型）；B型：多于一半的股骨头受累（Catterall分型3型或4型）。A型和B型最主要的区别为是否存在有功能的外侧柱骨骺。完整的外侧柱（也就是Catterall分型1型和2型或Salter-Thompson分型A型）可以保护头骺避免塌陷和随后的畸形。此外，在分析每种分型里出乎意料的较差预后病例时，Catterall[13]还定义一些放射学特征，并称为危象，认为其与较差的预后相关。这些危象包括：Gage征、外侧头骺钙化、干骺端囊性变、股骨头的外侧半脱位和水平骺板。

Herring[15]等提出在疾病碎裂期基于正位的X线上股骨头外侧柱射线可透性的放射学分级（表1-8-2）。外侧柱在正位X线片上占股骨头宽度外侧的15%～30%，内侧柱在正位X线片上占股骨头宽度内侧的20%～35%。

如果想成功治疗股骨头的畸形，必须在LCPD初始期或碎裂期开始治疗[16]，因此对患者进行放射学分期很重要。

【治疗】

标准的治疗流程基于各种疾病分级方案的影像学特征。根据这些方案，预后良好（也就是Catterall分型1型，或外侧柱A型疾病）的患者不需要治疗。预后较差的患者应该考虑治疗。这些患者包括Catterall分型3型或4型，Salter-Thompson分型B型和外侧柱分型C型。另外有一大组患者预后不确定，需要严密随访，因为他们之后可能需要治疗。这组患者包括Catterall分型2型（90%的病例预后良好），外侧柱分型B型和某些B/C型患者。由于我们已知2个主要影响预后的因素是股骨头的畸形程度和患者的年龄，在制订治疗策略时必须考虑这两个因素。存在畸形（关节造影或临床证实持续的运动受限，特别是外展）且年龄<8岁的患者应该考虑治疗。>8岁，特别是女孩，即使没有畸形也应该考虑治疗。如不治疗，这些患者的预后很差[17-19]，因为他们的生长潜力已经不足以通过髋臼形态的相应改变来代偿股骨近端的畸形。

LCPD治疗的最重要原则是包容。Harrison和Menon[20]在1966年提出"如果把股骨头包容在髋臼杯内，就像把果冻注入模具中，那么在重建后股骨头表现的形状应该和臼杯一样"。包容的本质是为了避免病变的头骺发生进一步畸形，股骨头必须被包含在一定深度的髋臼内，从而平衡股骨头的压力，使其按照髋臼的形态塑形。包容试图通过正常的或相对内翻的位置，减小经过髋关节的应力[21]。包容可以通过非手术或手术方法达到目的[22]。

- 对起病在8岁前，外侧柱A型的儿童对症治疗。
- 对起病在8岁后，因外侧柱B型和B/C型就诊的儿童手术治疗。
- 对起病在8岁后，因外侧柱C型就诊的儿童非手术包容治疗。
- 非手术治疗选择：长期避免负重，Petrie石膏，和外展（A型）支具。
- 手术选择：股骨内翻截骨，Salter髋骨或三联截骨，或者两种截骨的联合（起病在9岁后）。
- 晚期措施：对出现的股骨头和髋臼的扁平化、内收的髋关节、短肢步态行股骨外展截骨；

表1-8-2	Herring的外侧柱分型
分型	表现
A型	没有累及外侧柱；外侧柱X线显示正常，中央柱和内侧柱可能透亮或者塌陷，但是外侧柱的高度得以维持
B型	超过50%的外侧柱高度得以维持；外侧柱存在一些放射透亮区，骨密度得以维持，高度为原始外侧柱高度的50%～100%
B/C型	外侧柱很窄（2～3 mm），高度>50%原始高度，外侧柱伴有少量骨化但为至少50%的原始高度；外侧柱正好为50%的原始高度但是相对中央柱更低
C型	外侧柱高度<50%；外侧柱比B型更加透亮，残留的骨高度小于原始外侧柱高度的50%

对撞击和盂唇损伤通过手术脱位进行骨软骨成形。

【病例摘要】

病例1：患者，男，首次就诊年龄7岁，主诉为跛行及右下肢间断疼痛，多次于当地医院就诊，未予诊治，在门诊查体发现右髋关节外展、内旋等活动受限，行双髋关节正位X线检查示右侧股骨头骺硬化、头骺高度降低，股骨头外移，shenton线中断。诊断为"右侧股骨头骺坏死"。

病例2：患者，男，首次就诊年龄5岁，主诉为间断性跛行。首次门诊就诊时X线显示右侧股骨头密度较对侧稍高。后3个月复查时X线示右侧股骨头骺坏死并外移。同时MRI检查进一步证实"右侧股骨头骺坏死"诊断。因患儿无髋关节激惹症状，遂入院行"右侧骨盆三联截骨术"治疗。病例详细资料见二维码数字资源1-8。

数字资源1-8

【参考文献】

[1] LEGG A T. An obscure affection of the hip joint. Boston Med Surg J, 1910, 162: 202.

[2] CALVE J. Sur une forme particuliere de coxalgie greffe sur des deformations caracteristiques de I'extremite superieure de femur. Rev Chir, 1910, 42: 54.

[3] PERTHES G. Uber arthritis deformans juvenilis. Dtsch Z Chir, 1910, 10: 111.

[4] WALDENSTROM H. Der obere Tuberkulose collumnerd. Z Orthop Chir, 1909, 24: 487.

[5] WALDENSTROM H. Die tubukulose des collum femoris im kindnstalte ihre beziehungen zur huftgelenkmtzuntlung. Stockholm, Sweden: Norstedt Stockholm, 1910.

[6] SUNDT H. Malam coxae Calve-Legg-Perthes. Kristiania, Norway: Monographic, 1920.

[7] WALDENSTORM H. The definitive forms of coxa plana. Acta Radiol, 1922, 1: 384.

[8] JOSEPH B, VARGHESE G, MULPURI K, et al. Natural evolution of Perthes disease: a study of 610 children under 12 years of age at disease onset. J Pediatr Orthop, 2003, 23 (5): 590-600.

[9] ISMAIL A M, MACNICOL M F. Prognosis in Perthes' disease: a comparison of radiological predictors. J Bone Joint Surg Br, 1998, 80 (2): 310-314.

[10] SPONSELLER P D, DESAI S S, MILLIS M B. Abnormalities of proximal femoral growth after severe Perthes' disease. J Bone Joint Surg Br, 1989, 71 (4): 610-614.

[11] YRJÖNEN T. Long-term prognosis of Legg-Calvé-Perthes disease: a meta-analysis. J Pediatr Orthop B, 1999, 8 (3): 169-172.

[12] STULBERG S D, COOPERMAN D R, WALLENSTEN R. The natural history of Legg-Calvé-Perthes disease. J Bone Joint Surg Am, 1981, 63 (7): 1095-1108.

[13] CATTERALL A. The natural history of Perthes' disease. J Bone Joint Surg Br, 1971, 53 (1): 37-53.

[14] SALTER R B, THOMPSON G H. Legg-Calvé-Perthes disease. The prognostic significance of the subchondral fracture and a two-group classification of the femoral head involvement. J Bone Joint Surg Am, 1984, 66 (4): 479-489.

[15] HERRING J A, NEUSTADT J B, WILLIAMS J J, et al. The lateral pillar classification of Legg-Calvé-Perthes disease. J Pediatr Orthop, 1992, 12 (2): 143-150.

[16] THOMPSON G H, WESTIN G W. Legg-Calvé-Perthes disease: Results of discontinuing treatment in the early reossification phase. Clin Orthop Relat Res, 1979, 139: 70-80.

[17] GRASCMANN H, NICOLAI R D, HAUFFA B P, et al. Skeletal immaturity, IGF-I and IGFBP-3 serum concentrations in Legg-Calvé-Perthes disease (skeletal immaturity, IGF-I and IGFBP-3 in LCPD). Klin Padiatr, 1996, 208 (6): 339-343.

[18] YASUDA T, TAMURA K. Prognostication of proximal femoral growth disturbance after Perthes' disease. Clin Orthop Relat Res, 1996, 329: 244-254.

[19] DALY K, BRUCE C, CATTERALL A. Lateral shelf acetabuloplasty in Perthes' disease. A review of the end of growth. J Bone Joint Surg Br, 1999, 81 (3): 380-384.

[20] HARRISON M H, MENON M P. Legg-Calvé-Perthes disease. The value of roentgenographic measurement in clinical practice with special reference to the broomstick plaster method. J Bone Joint Surg Am, 1966, 48 (7): 1301-1318.

[21] BOMBELLI R. Osteoarthritis of the hip. Berlin, Germany: Springer-Verlag, 1983.

[22] GRZEGORZEWSKI A, BOWEN J R, GUILLE J T, et al. Treatment of the collapsed femoral head by containment in Legg-Calve-Perthes disease. J Pediatr Orthop, 2003, 23 (1): 15-19.

第九节 假性软骨发育不全

【概述】

假性软骨发育不全（pseudoachondroplasia，PSACH）是由软骨寡聚基质蛋白（cartilage oligomeric matrix protein，COMP）编码基因杂合突变所致，疾病特征为不成比例的矮小、关节松弛、早发型骨关节病以及脊柱、骨骺和干骺端发育不全，是一种常染色体显性骨软骨发育不良症。

PSACH 在 1959 年首次由 Maroteaux 和 Lamy 描述，最初被认为是一种脊柱骨骺发育不良性疾病[1]。随后大量的研究描述了该病的自然病程，现已认识到该病是一类是由 COMP 基因突变引起的全身多发性骨骺发育不良性疾病[2-9]。COMP 基因位于 19p13.1，编码的序列包含 19 个外显子，基因长 15532bp。COMP 分子结构是一种同型五聚体，每个单聚体由 4 个结构域组成：一个 N 末端的螺旋结构域、一个表皮生长因子（epidermal growth factor，EGF）样结构域、一个高度保守的 III 型钙连接蛋白结构域和一个 C 末端的球蛋白结构域[10]。COMP 是一种在细胞外基质中发现的分泌性糖蛋白，主要在软骨、韧带和肌腱等组织表达，在生长板和关节软骨细胞周围的细胞外基质中最具特点[11-14]。COMP 作为细胞外基质蛋白的锚定点可将细胞外基质蛋白通过其 C 端结构域相交联，从而增强细胞外基质的机械强度[15-17]。在体外试验中还显示，COMP 可通过将游离的胶原分子彼此靠近来增加 II 型胶原纤维的组装速度[18]。其他的研究工作还表明 COMP 与胶原蛋白的相互作用整合了细胞外基质胶原网，并且 COMP 对于胶原蛋白的分泌至关重要[19]。此外，一项最新的 COMP 基因敲除研究显示，COMP 基因敲除鼠的皮肤与肌腱中的胶原纤维发生了变化[20]。在 COMP 基因突变的患者体内，COMP 在细胞粗面内质网中滞留并产生细胞毒性，导致软骨细胞过早死亡，通过以上作用机制最终影响软骨内成骨[21-22]。COMP 基因突变可致 2 种相关的骨骼疾病，即 PSACH 和多发性骨骺发育不良（multiple epiphyseal dysplasia，MED），通常 PSACH 患者的临床表现较 MED 患者更为严重[23-24]。

PSACH 是一种罕见疾病，患病率约为 1/30 000（www.orpha.net），我国目前尚无明确的 PSACH 患病率调查数据。

【临床表现】

PSACH 患儿出生时面部外观、大小及比例均正常，无法与正常的新生儿区分开来，直到 2 岁时由于线性生长减慢或出现蹒跚步态时才会做出对该疾病的诊断[6,8,25]。随着年龄的增长，患儿骨骼生长速度降低，生长速度下降到低于标准生长曲线约 2 岁，但不成比例的四肢短小变得越来越明显。成年后女性平均身高为 116 cm，男性为 120 cm。患者颅面部始终正常，无畸形特征，智力正常。

患儿手部外观短而宽大，指骨掌骨短粗，掌骨近端及指骨远端变钝，掌指关节、腕关节明显松弛，腕向尺侧偏斜，桡骨远端和尺骨突出。前臂常较短，常有肘外翻和肱骨远端髁突出，通常可观察到患儿肘关节的运动范围变小。上臂常较短，肩关节的运动范围也常受限。

患者脊柱畸形同样十分常见，包括脊柱侧弯或 S 形弯曲、腰椎后凸或过度前凸畸形。通常患者的颈椎活动度并不受影响，但偶可见齿状突发育不全，可能导致上颈椎不稳，出现相关的神经系统并发症。

患者股骨变短，并可有成角或旋转畸形，髋关节外展在成年患者中可明显受限。关节活动度的增大和进行性的骨关节炎可引起特征性的膝内翻、膝外翻。尽管胫骨远端可因倾斜而出现内翻或外翻，但踝关节的明显松弛使踝和足部处于外翻旋前位。患者足和足趾均短粗。

关节疼痛也是常见的临床症状，始于儿童早期，并可因运动而加剧。早期的关节疼痛可能反映了与软骨破坏相关的炎症过程。成年早期出现骨关节炎是普遍表现，如慢性关节疼痛，最易累及髋关节、踝关节、肩关节、肘关节和腕关节。退行性关节疾病是进行性的，约 50% 的 PSACH 患者最终需行髋关节置换手术。

【辅助检查】

PSACH 患者的实验室检查无明显特征，血钙、血磷等骨代谢指标一般都位于正常范围内，部分患者维生素 D 缺乏。已有多项研究表明 PSACH 患者的血清 COMP 水平显著低于正常人群，提示血清 COMP 水平的降低可协助 PSACH 诊断。但由于血清 COMP 水平检测并非常规检测项目，且受众有限，因此该项目尚未应用到临床中[26-28]。

PSACH 的影像学检查十分典型，四肢长骨 X 线片可显示骨骺小且不规则，干骺端变宽且形状也不规则，骨骺和干骺端发育不良，并导致中轴骨和附肢骨骼的结构形变[2, 23, 29]。手部 X 线片显示手指短粗，掌骨和指骨骺端发育不良且干骺端呈喇叭形。腕部 X 线片可见腕骨骺端、尺桡骨干骺端发育不良，以及腕关节的尺偏。肘部 X 线片显示近端尺桡骨和肱骨远端干骺端发育不良，部分患者 X 线片上可见桡骨头半脱位。患者前臂通常很短，桡骨远端和尺骨突出，肘外翻。肱骨 X 线片可见肱骨长度变短，肱骨近端干骺端发育不良，表现为骺端缺失、小的不规则骨骺和变扁变平的干骺端。部分患者还可出现肱骨头斧头状畸形，还可观察到肱骨头下半脱位。

胸腰椎 X 线片可显示椎体几何结构的变化，这些变化包括椎体前缘呈鸟喙状突出、椎体呈卵圆形和扁形。约一半的患者会出现脊柱侧弯，少部分患者会出现胸腰椎的后凸畸形。

髋关节 X 线片常可见骺端发育不良，表现为骨化延迟以及小而不规则且扁平的干骺端。还可见髋臼发育不良，髋臼形状扭曲，部分患者出现双侧或单侧髋内翻畸形。几乎所有的患者均出现股骨头发育不良，其中部分患者股骨头呈蘑菇状畸形。几乎所有的患者均存在股骨远端干骺端发育不良，表现为不存在或小的扁平的骨骺以及变扁增宽的干骺端。患者常有膝外翻畸形，部分患者表现出"风吹样"外观，即一侧膝内翻。另一侧膝外翻。股骨远端的影像学表现同样可在胫骨近端出现。在踝和足部，干骺端发育不良可能导致与膝关节异常一致的踝关节内翻或外翻。由于关节松弛度增加，踝和足部处于旋前位。跗骨常出现较晚，通常较小且形状不规则（图 1-9-1）。

MRI 和 CT 检查可更详细地评估骨骼情况，尤其是在行骨骼畸形矫正之前。

至今，已报道 100 多种 COMP 致病性基因突变与 PSACH 有关，其中主要为错义突变[30]。因此可对患者的 COMP 基因进行测序，以明确诊断及其确切突变。PSACH 的产前基因诊断通过绒毛膜绒毛取

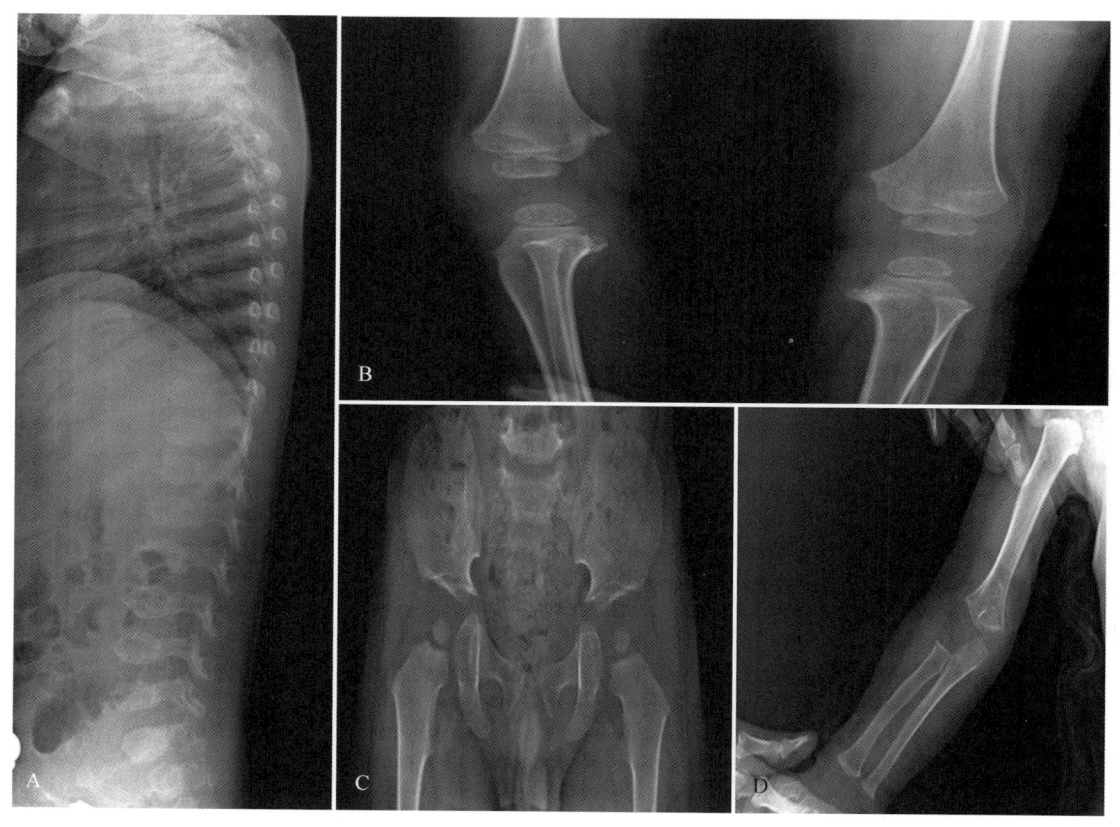

图 1-9-1　假性软骨发育不全患者的 X 线表现。A. X 线片可见椎体前侧的鸟喙状突出。B. 膝关节的影像学表现。C. X 线片显示小股骨头、增宽的干骺端和扩大的耻骨联合。D. 尺骨和桡骨的 X 线片

样或羊膜穿刺术取样来完成。但有报道表明有部分 PSACH 患者没有发现携带 COMP 突变[31]。尽管基因检测是诊断 PSACH 的金标准，但仍需要紧密结合患者的临床表现、家族史、影像学检查及相关的实验室检查来明确诊断。

【诊断】

PSACH 的诊断需基于详细的家族史、典型的临床和影像学特征以及基因检测而做出。由于出生时患儿并未出现明显的体征，因而诊断很少在出生时做出。随着患儿的生长发育，特征性的症状逐渐出现，并使该病与其他疾病相区别。如果上述临床特征不典型，通过分子遗传学技术检测到存在 COMP 基因突变可以确定诊断。

【鉴别诊断】

在临床工作中，我们有必要将该病与多发性骨骺发育不良或软骨发育不全症进行鉴别，尤其是对于非典型病例。

1. 多发性骨骺发育不良（MED）

MED 也是一种骨骼发育不良，与 PSACH 相似，但严重程度较轻。PSACH 和 MED 之间没有明显的界限，为鉴别诊断带来很大困难。常染色体显性 MED 发生于儿童早期，通常在运动后伴有髋部和（或）膝关节疼痛。可能存在蹒跚的步态，但不如 PSACH 明显。成人身高在正常或轻度缩短的范围内，但一般身高比 PSACH 患者高。关节炎出现的年龄较大，并且没有 PSACH 严重。以下 5 个基因的致病变异均可导致常染色体显性遗传多发性骨骺发育不良：COMP、COL9A1、COL9A2、COL9A3 和 MATN3。常染色体隐性遗传多发性骨骺发育不良由 SLC26A2 或 CANT1 基因致病性变异导致，特征是关节痛（通常在臀部或膝盖），手、脚、膝畸形及脊柱侧凸。大约 50% 的患者在出生时有一些异常的发现（如畸形足、侧手畸形或罕见的囊性耳肿胀），而在 PSACH 中未见。关节痛一般发病较晚，严重程度低于 PSACH。身高在青春期之前通常在正常范围内。

2. 其他形式的脊椎干骺端发育不良（SEMD）

许多不同的骨骼发育异常在 X 线表现为脊柱、干骺端和骨骺的异常，可通过基因检测鉴别诊断。

3. 软骨发育不全

软骨发育不全患者常在出生后即出现症状，颅面部有典型异常，头大面小，塌鼻；脊柱椎弓短，腰段椎弓根间距自上向下逐渐变窄或等宽；管状骨变短，仅累及干骺端，骨骺形态正常。患者基因检测可发现 FGFR3 致病性变异。

【治疗】

到目前为止，PSACH 没有针对性的治疗手段，只有当症状明显时行对症治疗。

1. 关节痛

可对症采用镇痛药物治疗，但目前还没有系统的研究来评估各种形式的镇痛药物在 PSACH 中的有效性。

2. 下肢畸形

儿童期常见，继发性下肢畸形常见于有严重关节不稳定的患者。对于严重畸形影响生活质量的患者可行截骨矫形手术。

3. 脊髓损伤症状

放射学评估证实患者有颈椎不稳或脊髓受压的影像学证据，可行 C1-C2 固定。临床医生应注意评估上颈椎情况，因为存在与颈椎不稳定相关的潜在的严重临床并发症。可以通过过屈过伸位 X 线片和颈椎 MRI 检查来进行评估，特别是对于有脊髓压迫相关神经症状的患者。

4. 脊柱侧凸

这类患者的脊柱侧凸很少需要行手术治疗，但对于严重脊柱畸形的患者可行外科手术矫形。

5. 身材矮小

可行肢体延长手术，但对于 PSACH 进行肢体延长术的利弊有待于进一步研究。生长激素治疗确定对假性软骨发育不全无效。

6. 预防继发并发症

PSACH 患儿关节软骨有严重损坏的可能，因此患儿需避免进行加速关节退化的运动，并且可考虑行恰当的物理康复治疗。

7. 心理治疗

患儿因疾病产生的心理社会问题，应接受专业的心理治疗。

到目前为止，PSACH 的动物模型研究较多，例如 Posey KL 教授等在小鼠模型中证明白藜芦醇和阿司匹林可有效地改善 PSACH 骨关节炎且可延长股骨的长度[32-33]。目前该研究已进入临床实验招募阶段。当然 PSACH 在分子机制和治疗方面需要进一步的深入研究来探寻可能的药物干预靶点。

【病例摘要】

患者,女性,24岁,2岁时开始逐渐出现腿无法伸直、O形腿,身高矮于同龄儿,且骨骼畸形。一直以来智力正常,食欲、体力可。家族中无类似病史。查体:身高127.1 cm,体重34 kg,摇摆步态,四肢短小,脊柱弯曲,肋缘外翻,臀部后翘,膝内翻及踝关节内翻,短指,手镯征,脚镯征。实验室检查结果提示骨代谢异常。骨密度检查示大粗隆处T值为-2.2。X线示脊柱弯曲,骨盆倾斜,双下肢发育倾斜。基因检测结果:COMP基因第14外显子上检出1个杂合突变。最终确诊假性软骨发育不全。病例详细资料见二维码数字资源1-9。

数字资源 1-9

【参考文献】

[1] MAROTEAUX P, LAMY M. Pseudo-achondroplastic forms of spondylo-epiphyseal dysplasias. Presse Med (1893), 1959, 67 (10): 383-386.

[2] COOPER R R, PONSETI I V, MAYNARD J A. Pseudoachondroplastic dwarfism. A rough-surfaced endoplasmic reticulum storage disorder. J Bone Joint Surg Am, 1973, 55 (3): 475-484.

[3] HALL J G. Pseudoachondroplasia. Birth Defects Orig Artic Ser, 1975, 11 (6): 187-202.

[4] HESELSON N G, CREMIN B J, BEIGHTON P, et al. Pseudoachondroplasia, a report of 13 cases. Br J Radiol, 1977, 50 (595): 473-482.

[5] LANGER L O, SCHAEFER G B, WADSWORTH D T. Patient with double heterozygosity for achondroplasia and pseudoachondroplasia, with comments on these conditions and the relationship between pseudoachondroplasia and multiple epiphyseal dysplasia, Fairbank type. Am J Med Genet, 1993, 47 (5): 772-781.

[6] MCKEAND J, ROTTA J, HECHT J T. Natural history study of pseudoachondroplasia. Am J Med Genet, 1996, 63 (2): 406-410.

[7] STEVENS J W. Pseudoachondroplastic dysplasia: an Iowa review from human to mouse. Iowa Orthop J, 1999, 19: 53-65.

[8] UNGER S, HECHT J T. Pseudoachondroplasia and multiple epiphyseal dysplasia: New etiologic developments. Am J Med Genet, 2001, 106 (4): 244-250.

[9] BRIGGS M D, MORTIER G R, COLE W G, et al. Diverse mutations in the gene for cartilage oligomeric matrix protein in the pseudoachondroplasia-multiple epiphyseal dysplasia disease spectrum. Am J Hum Genet, 1998, 62 (2): 311-319.

[10] CHEN H, DEERE M, HECHT J T, et al. Cartilage oligomeric matrix protein is a calcium-binding protein, and a mutation in its type 3 repeats causes conformational changes. J Biol Chem, 2000, 275 (34): 26538-26544.

[11] DICESARE P, HAUSER N, LEHMAN D, et al. Cartilage oligomeric matrix protein (COMP) is an abundant component of tendon. FEBS Lett, 1994, 354 (2): 237-240.

[12] SMITH R K, ZUNINO L, WEBBON P M, et al. The distribution of cartilage oligomeric matrix protein (COMP) in tendon and its variation with tendon site, age and load. Matrix Biol, 1997, 16 (5): 255-271.

[13] HECHT J T, MAKITIE O, HAYES E, et al. Chondrocyte cell death and intracellular distribution of COMP and type IX collagen in the pseudoachondroplasia growth plate. J Orthop Res, 2004, 22 (4): 759-767.

[14] HEDBOM E, ANTONSSON P, HJERPE A, et al. Cartilage matrix proteins. An acidic oligomeric protein (COMP) detected only in cartilage. J Biol Chem, 1992, 267 (9): 6132-6136.

[15] HOLDEN P, MEADOWS R S, CHAPMAN K L, et al. Cartilage oligomeric matrix protein interacts with type IX collagen, and disruptions to these interactions identify a pathogenetic mechanism in a bone dysplasia family. J Biol Chem, 2001, 276 (8): 6046-6055.

[16] MANN H H, OZBEK S, ENGEL J, et al. Interactions between the cartilage oligomeric matrix protein and matrilins. Implications for matrix assembly and the pathogenesis of chondrodysplasias. J Biol Chem, 2004, 279 (24): 25294-25298.

[17] THUR J, ROSENBERG K, NITSCHE D P, et al. Mutations in cartilage oligomeric matrix protein causing pseudoachondroplasia and multiple epiphyseal dysplasia affect binding of calcium and collagen I, II, and IX. J Biol Chem, 2001, 276 (9): 6083-6092.

[18] HALÁSZ K, KASSNER A, MÖRGELIN M, et al. COMP acts as a catalyst in collagen fibrillogenesis. J Biol Chem, 2007, 282 (43): 31166-31173.

[19] SCHULZ J N, NÜCHEL J, NIEHOFF A, et al. COMP-assisted collagen secretion--a novel intracellular function required for fibrosis. J Cell Sci, 2016, 129 (4): 706-716.

[20] SVENSSON L, ASZÓDI A, HEINEGÅRD D, et al.

Cartilage oligomeric matrix protein-deficient mice have normal skeletal development. Mol Cell Biol, 2002, 22(12): 4366-4371.
[21] MERRITT T M, ALCORN J L, HAYNES R, et al. Expression of mutant cartilage oligomeric matrix protein in human chondrocytes induces the pseudoachondroplasia phenotype. J Orthop Res, 2006, 24(4): 700-707.
[22] MERRITT T M, BICK R, POINDEXTER B J, et al. Unique matrix structure in the rough endoplasmic reticulum cisternae of pseudoachondroplasia chondrocytes. Am J Pathol, 2007, 170(1): 293-300.
[23] HECHT J T, NELSON L D, CROWDER E, et al. Mutations in exon 17B of cartilage oligomeric matrix protein (COMP) cause pseudoachondroplasia. Nat Genet, 1995, 10(3): 325-329.
[24] BRIGGS M D, HOFFMAN S M, KING L M, et al. Pseudoachondroplasia and multiple epiphyseal dysplasia due to mutations in the cartilage oligomeric matrix protein gene. Nat Genet, 1995, 10(3): 330-336.
[25] POSEY K L, HAYES E, HAYNES R, et al. Role of TSP-5/COMP in pseudoachondroplasia. Int J Biochem Cell Biol, 2004, 36(6): 1005-1012.
[26] LIU F X, LI Z L, WEI Z J, et al. Genetic analysis and serum level of cartilage oligomeric matrix protein in patients with pseudoachondroplasia. Chin Med J (Engl), 2010, 123(16): 2181-2184.
[27] TUFAN A C, SATIROGLU-TUFAN N L, JACKSON G C, et al. Serum or plasma cartilage oligomeric matrix protein concentration as a diagnostic marker in pseudoachondroplasia: differential diagnosis of a family. Eur J Hum Genet, 2007, 15(10): 1023-1028.
[28] MABUCHI A, MOMOHARA S, OHASHI H, et al. Circulating COMP is decreased in pseudoachondroplasia and multiple epiphyseal dysplasia patients carrying COMP mutations. Am J Med Genet A, 2004, 129A(1): 35-38.
[29] WEINER D S, GUIRGUIS J, MAKOWSKI M, et al. Orthopaedic manifestations of pseudoachondroplasia. J Child Orthop, 2019, 13(4): 409-416.
[30] CHEN J, ZHANG W, HE J, et al. A novel mutation in exon 11 of COMP gene in a Chinese family with pseudoachondroplasia. Genes Dis, 2018, 6(1): 47-55.
[31] SPRANGER J W, ZABEL B, KENNEDY J, et al. A disorder resembling pseudoachondroplasia but without COMP mutation. Am J Med Genet A, 2005, 132A(1): 20-24.
[32] POSEY K L, HECHT J T. Novel therapeutic interventions for pseudoachondroplasia. Bone, 2017, 102: 60-68.
[33] POSEY K L, COUSTRY F, VEERISETTY A C, et al. Antioxidant and anti-inflammatory agents mitigate pathology in a mouse model of pseudoachondroplasia. Hum Mol Genet, 2015, 24(14): 3918-3928.

第十节 成骨不全

【概述】

成骨不全（osteogenesis imperfecta，OI）是一种骨基质合成障碍和内稳态紊乱所致的以骨脆性增加、反复骨折和进行性骨骼畸形为特征的遗传性结缔组织疾病，又称脆性骨病，是临床上一种罕见的异质性遗传性结缔组织病。在新生儿中发病率为1/（15 000～20 000）[1]。这类疾病的患者绝大多数是常染色体显性遗传引起，也有少数为常染色体隐性遗传或X染色体遗传[2]，该遗传缺陷导致编码合成Ⅰ型胶原纤维时发生异常，最终使其结构产生了异常。1979年Sillence等[3]学者根据患者的临床特征将成骨不全分为4种类型，并一直使用至今。此后，新类型的成骨不全也不断被学者发现。目前，成骨不全的分型已达18种（Ⅰ～ⅩⅧ）。

成骨不全的发病机制是由Ⅰ型胶原蛋白编码基因或其代谢相关调控基因突变，导致Ⅰ型胶原蛋白数量减少或功能异常，引起骨皮质变薄、骨小梁纤细或形态异常，使骨密度与骨强度下降，反复发生骨折和进行性骨骼畸形。Ⅰ型胶原是由两条α1链和一条α2链组成的三螺旋结构。α1链由第17条染色体的 COL1A1 基因控制，α2链由第7条染色体的 COL1A2 基因控制。这两个基因的任何变化都会导致Ⅰ型胶原异常[4]。现在各个OI的基因突变类型已经基本被人们研究清楚，Ⅰ～Ⅳ型的致病基因为 COL1A1 或 COL1A2；Ⅴ型致病基因为 IFITM5；而Ⅵ～ⅩⅧ 型却是来自常染色体隐性遗传，它们分别是基因 SERPINF1、CRTAP、LEPRE1、PPIB、

SERPINH1、FKBP10、SP7、BMP1、TMEM38B、WNT1、CREB3L1、SPARC、MBTPS2 突变所致。

在大多数欧洲血统的患病个体中，OI 是由编码 I 型胶原 α1 和 α2 链的 COL1A1/2 基因杂合突变引起的。I 型和部分 IV 型 OI 患者的 I 型前胶原合成约减少 50%，通常是由于一个 COL1A1 等位基因的杂合突变（无义突变，移码突变或剪接位点改变）导致 mRNA 不稳定或不足[2]。在北美和欧洲，大多数 II～IV 型 OI 是可遗传的，多数是由于 COL1A1 或 COL1A2 等位基因的三螺旋结构域的氨基末端小氨基酸（半胱氨酸、丙氨酸和丝氨酸）取代甘氨酸，少数是由于剪接位点改变，从而出现插入/缺失/复制事件，导致羧基末端前肽编码域中的帧序列改变和杂合突变，扰乱了 I 型胶原多肽的三螺旋组装，负责 I 型胶原翻译后修饰的酶过度加工，从而产生异常的 I 型胶原。突变的 I 型胶原和正常的 I 型胶原链交织在一起产生异常的 I 型胶原蛋白，该蛋白被迅速降解（显性-负效应）。V 型是由 IFITM5 的 50UTR（非翻译区）(c.-14C > T) 的杂合 C > T 突变所致的。IFITM5 编码干扰素诱导的跨膜蛋白 5，影响成骨细胞的早期矿化。影响 OI 发生的因素还包括基因和蛋白质缺陷、内质网应激、基质结构受损及组织矿化异常、细胞-细胞和细胞-基质相互作用异常[5-6]。

【临床表现】

1. 骨骼系统的临床表现

成骨不全的主要骨骼表现是骨基质异常和骨强度降低，从而导致骨脆性、骨折风险增加、骨骼畸形和线性生长缺陷。多数患者因轻微外伤后骨折前来就诊，同时伴有关节松弛和肌张力减弱。其骨折可发生于人生任何时期，约 10% 的患者出生时即有骨折。骨折的原因可能为骨骼内矿物质及骨基质均缺乏及骨骼本身即发育细小。骨折时所受的外力多较轻微，部分患者可无外伤史。骨折的部位可因年龄而异，产前骨折多发生于股骨和肋骨，产生的骨痂多较丰富。新生儿骨折多见于四肢、肋骨和锁骨，而此后则以四肢和肋骨骨折为主，其中尤以下肢多见。OI 的骨折发生于骨骺部位者罕见，故可与小儿骨骺扭伤鉴别。患者常有脊柱骨质疏松，因此脊柱椎体压缩骨折并不少见。同一患者骨折可反复发生，多者可达数百次，随年龄增大而逐渐减少。因此导致的骨骼变形包括驼背、脊柱侧凸、脊柱后凸、身材矮小、短肋、长骨弯曲畸形，严重者出现活动受限，胸廓畸形严重者可造成呼吸困难。

2. 骨骼系统以外的临床表现

一些 OI 患者还具有蓝色巩膜、皮肤和血管脆性增加而出现瘀伤、牙本质发育不全、青壮年进行性听力损害、肺功能进行性损害等特征。听力损害是 OI 一个常见的次要特征，常为双侧渐进性，伴有混合传导和感觉神经性缺陷，发病年龄为 2～40 岁，OI 患者也可有继发于内耳病变的前庭功能障碍和眩晕[1]。乳白色牙齿、牙髓腔闭塞和冠根部连接狭窄的牙本质发生不全（dentinogenesis imperfecta, DI）是 OI 的特征性表现。神经系统改变如大头畸形、脑积水、脊髓空洞症和基底动脉凹陷也与 OI 有关[7]。身材矮小也是 OI 的主要特征之一，尽管大多数 OI 患儿生长激素正常，然而大约 1/2 患儿对胰岛素样生长因子-1（IGF-1）刺激试验反应迟钝。鉴于 OI 的软骨-骨性表现，推测 OI 的矮小身材可能与软骨向骨转变的异常有关[8]。

3. 成骨不全的临床分型

Sillence 等于 1979 年根据患者的临床特征将 OI 分为 I～V 型。而 2014 年 Van 和 Sillence 将 OI 的最新研究纳入后，提出了改良 Sillence 分型，将 OI 分为 5 型。

（1）I 型：是最轻的表型，为常染色体显性遗传。其特点是骨脆性增加，存在骨量低、蓝巩膜和青壮年进行性传导性听力丧失。患者有轻微的骨畸形，长骨或脊柱畸形不常见，通常表现为特发性脊柱侧凸，身高接近正常，很少有 DI。合并 DI 的患者有更高的骨折频率、更严重的身材矮小和骨骼畸形[9]。超过 50% 的 I 型患者存在听力损害，且通常发生于 40 岁之前，部分患者可有眩晕，接近 100% 的患者有蓝灰色巩膜，临床骨折的频率为 90%～95%。

（2）II 型：是最严重的围产期致命性表型，约 20% 是死胎，其中 90% 胎儿在妊娠 4 周时死亡。最常见的死亡原因是呼吸衰竭，与小胸、肋骨骨折、肺炎和肺组织胶原异常有关[10]。在孕 18～20 周时可检测到胎儿长骨短而皱缩，长骨弯曲或成角畸形，面骨或颅骨存在骨质疏松，常伴有宫内生长受限，少数 II 型患儿还存在脑移行性缺陷或脑白质改变[11]。该类型为常染色体显性或隐性遗传。

（3）III 型：是最严重的非致命性表型。这一类型中很难见到蓝巩膜患者，但骨折的发生率和病情严重程度随着时间的推移而增加，呈进行性骨骼畸形。

患儿出生体质量通常正常，但由于下肢畸形，出生时身长略低于正常。进行性椎体压迫和脊柱侧凸在儿童时期出现并进展到青春期。成人患者中可有听力损害[12]。只有少数病例能存活到成年。Ⅲ型为常染色体显性或隐性遗传。

（4）Ⅳ型：该型具有广泛的表型范围，严重程度介于Ⅰ型和Ⅲ型之间，为常染色体显性或隐性遗传。患者没有蓝色巩膜，巩膜在出生时可能呈蓝灰色，但蓝色在儿童时期逐渐消退。其余临床症状与Ⅰ型相似，但成年后长骨缩短更为明显。

（5）Ⅴ型：该型临床特点是创伤或手术后骨性骨痂的过度生长，表现为肥厚性骨痂，X线表现与软骨肉瘤类似，需加以区分。此外，Ⅴ型患者的前臂骨间膜容易发生钙化，还有继发性桡骨头脱位及前臂旋转受限等临床表现[13-14]。该型为常染色体显性遗传。

【辅助检查】

1. 产前超声检查

常规产前超声筛查可为家族史阳性的患者提供良好的诊断效果。超声对人体不会造成创伤，是目前产前筛查最为主要的手段。产前超声诊断的OI病例多为Ⅱ型，Ⅲ型较少。这是因为Ⅰ型和Ⅳ型的患者在出生前可以是正常的。超声异常表现包括回声减少、骨骼缩短、角度变化、曲率变化、多发骨折及肋骨串珠样改变。骨的不连续也会导致异常超声的出现[15-16]。经阴道超声可在妊娠第14周发现异常变化，而经腹部超声要在第15周或第16周后才能发现异常[17]。这项技术需要经验丰富的超声医生操作。在先前曾诞下成骨不全孩子的家庭中，这项技术的结果是可靠的，但其他病例仍然很容易漏诊[18]。

2. 胶原蛋白分析和基因测序

皮肤活检曾是诊断OI的主要方法。但该方法耗时较长，准确度也较差。Wenstrup等学者用此方法对132例OI患者进行检测，假阴性率高达13.2%[19]。目前，建议结合皮肤活检和DNA序列检测进行诊断。一些研究报道称可以利用超声引导下绒毛膜穿刺活检结合DNA序列检测来诊断OI。该方法可在第14周进行诊断。然而，这是一项侵入性的操作，可伤害胎儿甚至导致早产。基因检测的可靠性依赖于新技术的发展。Van Dijk等在106例轻度OI患者中使用了两种技术进行比较[20]。第一种技术是Ⅰ型胶原蛋白电泳联合COLIA1/2基因序列检测。后另一种采用多重连接探针扩增技术（MLPA）。他们发现，MLPA是发现基因突变更好、更可靠的方法。

3. 实验室检查

本病没有特异的实验室检查。患者血钙、磷和碱性磷酸酶一般正常，而与胶原代谢有关的指标可发生异常。

4. 影像学检查

OI的X线特征包括长骨细长、弯曲，皮质菲薄，干骺端膨大。下肢屈侧皮质增厚，骨小梁纤细、消失或局限性紊乱；胸、腰椎体普遍变扁，呈双凹形或楔形变，脊柱后凸或侧后凸伴胸廓扭曲、塌陷，还可伴有多发肋骨骨折、串珠样肋骨和鸡胸等改变；骨盆多呈三角样变形，髋臼内陷或伴髋内翻；偶有骨痂增生表现。大多数OI患者有骨质疏松，严重者可出现囊性变。双能X线骨密度检查和外周定量CT证实患者骨密度显著降低[21]。骨折常为多发性，周围骨痂呈球形。

【诊断】

OI的临床诊断主要依据疾病的临床表现，并结合家族史及影像学特点。通常使用所谓的诊断三联征，即蓝巩膜、牙本质发生不全、全身骨质疏松伴多发骨折或弓形腿。基因测序可明确诊断。

【鉴别诊断】

需与软骨发育不全、佝偻病、范科尼综合征、骨纤维异样增殖症、低磷酸酶血症、肿瘤相关骨病和关节活动过度综合征等多种遗传及代谢性骨骼疾病进行鉴别[22]。

【治疗】

目前尚无针对成骨不全病因的治疗方法。对于重症病例，合并严重肢体畸形，无法维持站立日常活动者，可通过手术矫形结合药物、康复等综合治疗来提高患者的生活质量[23]。

1. 非手术治疗

（1）药物治疗

1）双膦酸盐：目前的临床实践中，治疗OI的双膦酸盐主要包括第二代双膦酸盐（阿仑膦酸钠和帕米膦酸钠）和第三代双膦酸盐（唑来膦酸、伊班膦酸钠和利塞膦酸钠）[24-30]。双膦酸盐治疗胎儿OI的处方应限于多发骨折、椎体塌陷和骨含量降低的病例[31]。对于年龄较大的儿童,其适应证应是有三处以上骨折的病史或在一年内有两处以上骨折,同时双能 X 线的 T 值 < − 2.0[32]。双膦酸盐能抑制破骨细胞释放酸性物质及酶类,抑制骨吸收,增加骨密度,是目前治疗 OI 的主要药物。双膦酸盐可以增加骨小梁数目、皮质厚度和椎体高度并减轻肌肉骨骼疼痛和疲劳,可降低骨折发生率和增加患者的活动能力,但不会逆转 OI 的严重程度或脊柱侧凸的演变[33]。双膦酸盐不会延迟骨折后的骨愈合,但建议术后 2～4 个月不输注双膦酸盐[34]。双磷酸盐在连续治疗 2～4 年后效果减弱,因此建议间歇性治疗[35]。

2)甲状旁腺激素:是甲状旁腺主细胞分泌的肽类激素,小剂量、间断给予甲状旁腺激素可促进成骨细胞生成与活性。特立帕肽(teriparatide)为甲状旁腺激素的 N 端 1～3 片段,目前特立帕肽主要用于骨质疏松症的治疗。有研究者予 OI 绝经后的女性患者以奈立膦酸盐加特立帕肽序贯治疗后其腰椎椎体骨密度较基线增加 3.5%[36]。另一项研究发现甲状旁腺激素可以增加 OI 患者腰椎及髋关节骨密度[37]。

3)生长激素:虽然成骨不全通常与生长激素缺乏无关,但生长激素治疗可以通过增加 OI 患儿的骨密度和生长速度而使其受益。重组生长激素与双磷酸盐联合治疗时,虽然骨折的发生率无差异,但腰椎和腕部骨密度增加[38]。

4)地诺单抗:地诺单抗是一种与 RANKL(一种保持骨骼健康的必需蛋白)相结合的单克隆抗体。可抑制破骨细胞的形成和骨吸收,多用于预防绝经后女性骨质疏松骨折,FDA 已批准地诺单抗用于治疗成人及部分青少年患者的骨巨细胞瘤适应证。在药物使用期间,可观察到地诺单抗对纵向骨生长没有影响,但可增加骨密度和活动性,产生显著但可逆的骨吸收抑制[39]。

(2)骨髓间充质干细胞移植:骨髓间充质干细胞移植是将具有成骨细胞分化潜能的正常间充质干细胞注入受试患者体内,在人和小鼠中均进行了间充质治疗的可行性研究,移植的细胞可以合成比内源性成骨细胞更多的正常基质,改善了骨结构和完整性。Horwitz 等报道了采用骨髓移植或骨髓来源的干细胞治疗 OI 患者,即使在低浓度的情况下也能取得良好的临床效果[40-41]。

(3)肌肉强化和运动康复治疗:OI 的物理康复目标是最大限度地提高患者的运动和日常生活能力。参加低阻力体育训练计划的Ⅰ型和Ⅳ型 OI 患儿在 3 个月后峰值耗氧量、最大活动能力和肌肉力量得到改善,但在停止训练 6 个月后,相关改善再次减弱,这表明定期进行正确强度的运动对改善 OI 患者是必要的[42]。针对不同的 OI 患儿,康复训练应按个体化实施。

(4)石膏、夹板等保守治疗:OI 患者一生中往往会骨折数次至几十次不等,并非所有骨折都需要手术治疗。首次骨折或青枝骨折类稳定骨折可采取石膏、夹板、支具、牵引等保守治疗措施。在 Chiarello 等[43]所做一组临床对照研究中显示,保守治疗组与手术治疗组在延迟愈合、不愈合、畸形愈合等相关并发症方面并无差异。但石膏、夹板等保守治疗需要更长时间的肢体制动,常导致肌力下降、骨质进一步疏松、关节僵硬,甚至形成假关节[44-47]。

2. 手术治疗

目前 OI 尚没有统一的外科治疗适应证标准。一般认为不稳定骨折、骨折不愈合、合并肢体短缩、患肢严重畸形是手术治疗的主要适应证。禁忌证为全身情况无法耐受手术[1, 23, 48]。

(1)接骨板:接骨板是治疗 OI 骨折和畸形的选择之一。接骨板的主要适应证包括:成人长骨髓腔闭塞无法放置髓内钉、粉碎性骨折、单纯髓内钉无法提供足够稳定性需联合接骨板的患者[49-50]。在 OI 患者中使用接骨板,因患者骨质疏松、骨量较低、骨皮质菲薄,螺钉在骨中没有足够的把持力,易发生接骨板松动,骨折端不稳定,造成骨折不愈合或畸形愈合。接骨板导致的应力遮挡会加速骨质丢失,局部骨量进一步降低。另外,过于坚硬的接骨板末端与疏松骨之间的应力作用,常导致接骨板末端骨干处发生骨折[51]。尽管目前使用的锁定接骨板具有锁定机制和角稳定性,但在 OI 极度骨质疏松条件下的应用仍受到一定限制,失败率较高。

为克服此类严重并发症,Enright[51]和 Lin[52]报道了一种骨夹板技术,即在接骨板的对侧放置同种异体骨板,以克服成骨不全患者骨皮质菲薄的问题,增加对侧螺钉把持力,避免内固定松动的接骨板手术技术。

(2)多段截骨联合髓内钉:IO 畸形最成功的手术治疗方法建立在 Sofield[53]的工作基础之上,他对长骨采用多段截骨后将断端重新对线并以髓内钉固定。这一术式及其改良方法现仍广泛应用于新鲜骨折的治疗以及弓形腿的矫正。目前常用术式为改良的 Sofield-Millar 截骨术。以 OI 股骨畸形为例，改良 Sofield-Millar 截骨术以股骨大转子为起点，髓内钉在髓腔中遇到阻力处做标记，切开皮肤、皮下组织、肌肉、骨膜，截骨后用髓内钉串联骨段，再重复上述操作，直至完全纠正畸形[54]。应在保证下肢力线的前提下尽可能减少截骨、保留骨膜，降低术后骨折端缺血不愈合等风险。随着 3D 打印技术和虚拟现实技术（VR）的进步，截骨的精准度有望得到显著提高。

骨骺已闭合的成年患者，可使用常规交锁髓内钉。对于骨骺未闭合的儿童患者，应注意保护骨骺，此时弹性髓内钉具有独特优势。弹性髓内钉直径较小，弹性好，易塑形，利于穿入多个截骨段，避免了粗钉易穿破菲薄骨皮质的缺点。弹性髓内钉可提供一定的稳定性，利于骨折端愈合。单针系统抗旋转能力弱，仅用于髓腔条件极差的患者。一般选用 2 根相同弹性系数的髓内钉，预弯后对称置于与之匹配的髓腔中，二者相互支撑，抵消截骨处的分离力和过度加压，同时起到抗旋转、抗弯曲的作用[55]。

弹性髓内钉长度固定，无法随着患儿骨骼的发育而延长，常需多次更换。为此 Balay[56,57]于 1963 年设计了一种可固定于骨干近端或远端并可随骨骼生长而延长的髓内钉。可延长髓内钉减少了患儿所需的再次手术次数。然而，远端 T 型构件移位等并发症并不少见。Sheffield 等在 20 世纪 80 年代对这种可延长髓内钉进行改造，在其两端分别用 T 型构件固定，通过在髓腔内旋转使其更稳定地固定在骨骺内。Sheffield 报道的病例结果表明，两端同时放置 T 型构件的内植物相关并发症少，再手术率为 20%。然而，将 2 个伸缩装置放入股骨内时，需要切开膝关节，而置入胫骨时需同时切开膝关节和踝关节。为保护关节、减少髓内钉移位、降低手术创伤，Fassier 和 Duval 提出了一种新的可延长髓内钉（FD 钉）概念。这种新型钉相比于 Bailey-Dubow 式和 Sheffield 式髓内钉最突出的优点[58-59]是：只需要单一的近端入口，操作简单，如仅经股骨大转子入路固定股骨骨折或截骨矫形；利用螺纹固定于骨骺中，创伤小，出血少，术后恢复快；无需切开膝、踝关节，内固定不进入关节，不会对关节造成损伤；并发症少，再手术率低，Brike 报道的一组病例中再手术率仅为 13%。因此 FD 钉已成为使用最多的可延长髓内钉。

总之，外科治疗 OI 患者骨折及严重骨畸形可显著改善患者的日常活动能力，提高生活质量。但无论是药物还是手术治疗都只是对症治疗。未来期望通过产前筛查技术、异体干细胞移植、基因靶向治疗等技术，进一步提高成骨不全症的诊治水平。

【病例摘要】

患者，女，23 岁，OI Ⅲ 型，因"摔倒致左膝部疼痛伴活动受限 2 天"就诊。查体：体型矮小，身高 1.20 m，体重 45 kg，BMI 31.25 kg/m^2。巩膜深蓝色，左膝上方肿胀青紫，触痛（＋），可触及骨擦感，异常活动；辅助检查：血常规、红细胞沉降率、C 反应蛋白正常，肝、肾功能正常，血清钙、磷水平正常，降钙素 < 2.00 pg/ml，甲状旁腺激素 71.27 pg/ml、维生素 D 8.0 ng/L、HLA—B27 阴性；X 线片检查示：左股骨髁上骨折，骨皮质变薄，骨小梁减少和骨密度异常。三维 CT 示：左股骨髁上骨折。骨皮质变薄和骨密度异常，左股骨后髁可见游离小骨块。3D 打印及骨折模拟复位：左股骨髁上骨折，股骨髁空洞，股骨远端弯曲，髓腔细小。追问家族史：患者母亲有成骨不全病史现已故。治疗：入院后唑来膦酸静脉滴注。在全麻下行切开复位和 3D 打印辅助内固定术。术后同样使用唑来膦酸静脉滴注。并指导患肢功能康复训练。术后 3 个月随访时膝关节屈伸功能良好，可拄拐下地行走[60]。病例详细资料见二维码数字资源 1-10。

数字资源 1-10

【参考文献】

[1] FORLINO A, MARINI J C. Osteogenesis imperfecta. Lancet, 2016, 387（10028）: 1657-1671.

[2] BREGOU A B, AUBRY-ROZIER B, BONAFÉ L, et al. Osteogenesis imperfecta: from diagnosis and multidisciplinary treatment to future perspectives. Swiss Med Wkly, 2016, 146: w14322.

[3] SILLENCE D O, SENN A, DANKS D M. Genetic

heterogeneity in osteogenesis imperfecta. J Med Genet, 1979, 16 (2): 101-116.

[4] GERHARD D S, WAGNER L, FEINGOLD E A, et al. The status, quality, and expansion of the NIH full-length cDNA project: the Mammalian Gene Collection (MGC). Genome Res, 2004, 14 (10B): 2121-2127.

[5] SCHEIBER A L, GUESS A J, KAITO T, et al. Endoplasmic reticulum stress is induced in growth plate hypertrophic chondrocytes in G610C mouse model of osteogenesis imperfecta. Biochem Biophys Res Commun, 2019, 509 (1): 235-240.

[6] FRATZL-ZELMAN N, BARNES A M, WEIS M, et al. Non-Lethal type VIII osteogenesis imperfecta has elevated bone matrix mineralization. J Clin Endocrinol Metab, 2016, 101 (9): 3516-3525.

[7] ARPONEN H, VUORIMIES I, HAUKKA J, et al. Cranial base pathology in pediatric osteogenesis imperfecta patients treated with bisphosphonates. Neurosurg Pediatr, 2015, 15 (3): 313-320.

[8] HOYER-KUHN H, HÖBING L, CASSENS J, et al. Children with severe osteogenesis imperfecta and short stature present on average with normal IGF-I and IGFBP-3 levels. Pediatr Endocrinol Metab, 2016, 29 (7): 813-818.

[9] HALD J D, FOLKESTAD L, HARSLØF T, et al. Skeletal phenotypes in adult patients with osteogenesis imperfecta-correlations with COL1A1/COL1A2 genotype and collagen structure. Osteoporos Int, 2016, 27 (11): 3331-3341.

[10] FOLKESTAD L, HALD J D, CANUDAS-ROMO V, et al. Mortality and causes of death in patients with osteogenesis imperfecta: a register-based nationwide cohort study. J Bone Miner Res, 2016, 31 (12): 2159-2166.

[11] WU Q, WANG W, CAO L, et al. Diagnosis of fetal osteogenesis imperfecta by multidisciplinary assessment: a retrospective study of 10 cases. Fetal Pediatr Pathol, 2015, 34 (1): 57-64.

[12] BRIZOLA E, MCCARTHY E, SHAPIRO J R. Bulbous epiphysis and popcorn calcification as related to growth plate differentiation in osteogenesis imperfecta. Clin Cases Miner Bone Metab, 2015, 12 (2): 202-206.

[13] GLORIEUX F H, RAUCH F, PLOTKIN H, et al. Type V osteogenesis imperfecta: a new form of brittle bone disease. J Bone Miner Res, 2000, 15 (9): 1650-1658.

[14] LIU Y, WANG J, MA D, et al. Osteogenesis imperfecta type V: Genetic and clinical findings in eleven Chinese patients. Clin Chim Acta, 2016, 462: 201-209.

[15] THOMPSON E M. Non-invasive prenatal diagnosis of osteogenesis imperfecta. Am J Med Genet, 1993, 45 (2): 201-206.

[16] MUNOZ C, FILLY R A, GOLBUS M S. Osteogenesis imperfecta type II: prenatal sonographic diagnosis. Radiology, 1990, 174 (1): 181-185.

[17] ABLIN D S. Osteogenesis imperfecta: a review. Can Assoc Radiol J, 1998, 49 (2): 110-123.

[18] BULAS D I, STERN H J, ROSENBAUM K N, et al. Variable prenatal appearance of osteogenesis imperfecta. J Ultrasound Med, 1994, 13 (6): 419-427.

[19] WENSTRUP R J, WILLING M C, STARMAN B J, et al. Distinct biochemical phenotypes predict clinical severity in nonlethal variants of osteogenesis imperfecta. Am J Hum Genet, 1990, 46 (5): 975-982.

[20] DIJK F S, HUIZER M, KARIMINEJAD A, et al. Complete COL1A1 allele deletions in osteogenesis imperfecta. Genet Med, 2010, 12 (11): 736-741.

[21] FOLKESTAD L, HALD J D, HANSEN S, et al. Bone geometry, density, and microarchitecture in the distal radius and tibia in adults with osteogenesis imperfecta type assessed by high-resolution pQCT. J Bone Miner Res, 2012, 27 (6): 1405-1412.

[22] 中华医学会骨质疏松和骨矿盐疾病分会. 成骨不全症临床诊疗指南. 中华骨质疏松和骨矿盐疾病杂志, 2019, 12 (1): 11-23.

[23] TREJO P, RAUCH F. Osteogenesis imperfecta in children and adolescents—new developments in diagnosis and treatment. Osteoporos Int, 2016, 27 (12): 3427-3437.

[24] WARD L M, RAUCH F, WHYTE M P, et al. Alendronate for the treatment of pediatric osteogenesis imperfecta: a randomized placebo-controlled study. J Clin Endocrinol Metab, 2011, 96 (2): 355-364.

[25] BISHOP N, ADAMI S, AHMED S F, et al. Risedronate in children with osteogenesis imperfecta: a randomized, double-blind, placebo-controlled trial. Lancet, 2013, 382 (9902): 1424-1432.

[26] RAUCH F, TRAVERS R, PLOTKIN H, et al. The effects of intravenous pamidronate on the bone tissue of children and adolescents with osteogenesis imperfecta. J Clin Invest, 2002, 110 (9): 1293-1299.

[27] PALOMO T, FASSIER F, OUELLET J, et al. Intravenous bisphosphonate therapy of young children with osteogenesis imperfecta: skeletal findings during follow up throughout the growing years. J Bone Miner Res, 2015, 30 (12): 2150-2157.

[28] LI M, XIA W B, XING X P, et al. Benefit of infusions with ibandronate treatment in children with osteogenesis imperfecta. Chin Med J (Engl), 2011, 124 (19): 3049-3053.

[29] LV F, LIU Y, XU X, et al. Effects of long-term alendronate treatment on a large sample of children or adolescents with osteogenesis imperfecta. Endocr Pract,

2016, 22（12）: 1369-1376.

[30] LV F, LIU Y, XU X, et al. Zoledronic acid versus alendronate in the treatment of children with osteogenesis imperfecta: a 2-year clinical study. Endocr Pract, 2018, 24（2）: 179-188.

[31] BACHRACH L K, WARD L M. Clinical review 1: bisphosphonate use in childhood osteoporosis. J Clin Endocrinol Metab, 2009, 94（2）: 400-409.

[32] SHAPIRO J R, SPONSELLOR P D. Osteogenesis imperfecta: questions and answers. Curr Opin Pediatr, 2009, 21（6）: 709-716.

[33] KASHII M, KANAYAMA S, KITAOKA T, et al. Development of scoliosis in young children with osteogenesis imperfecta undergoing intravenous bisphosphonate therapy. J Bone Miner Metab, 2019, 37（3）: 545-553.

[34] ANAM E A, RAUCH F, GLORIEUX F H, et al. Osteotomy healing in children with osteogenesis imperfecta receiving bisphosphonate treatment. J Bone Miner Res, 2015, 30（8）: 1362-1368.

[35] JELIN A C, O'HARE E, BLAKEMORE K, et al. Skeletal dysplasias: growing therapy for growing bones. Front Pharmacol, 2017, 8: 79.

[36] GATTI D, ROSSINI M, VIAPIANA O, et al. Teriparatide treatment in adult patients with osteogenesis imperfecta type I. Calcif Tissue Int, 2013, 93（5）: 448-452.

[37] ORWOLL E S, SHAPIRO J, VEITH S, et al. Evaluation of teriparatide treatment in adults with osteogenesis imperfecta. J Clin Invest, 2014, 124（2）: 491-498.

[38] ANTONIAZZI F, MONTI E, VENTURI G, et al. GH in combination with bisphosphonate treatment in osteogenesis imperfecta. Eur J Endocrinol, 2010, 163（3）: 479-487.

[39] HOYER-KUHN H, NETZER C, KOERBER F, et al. Two years' experience with denosumab for children with osteogenesis imperfecta type VI. Orphaet J Rare Dis, 2014, 9（1）: 145.

[40] HORWITZ E M, GORDON P L, KOO W K, et al. Isolated allogeneic bone marrow-derived mesenchymal cells engraft and stimulate growth in children with osteogenesis imperfecta: implications for cell therapy of bone. Proc Natl Acad Sci USA, 2002, 99（13）: 8932-8937.

[41] HORWITZ E M, PROCKOP D J, GORDON P L, et al. Clinical responses to bone marrow transplantation in children with severe osteogenesis imperfecta. Blood, 2001, 97（5）: 1227-1231.

[42] HÖGLER W, SCOTT J, BISHOP N, et al. The effect of whole body vibration training on bone and muscle function in children with osteogenesis imperfecta. J Clin Endocrinol Metab, 2017, 102（8）: 2734-2743.

[43] CHIARELLO E, DONATI D, TEDESCO G, et al. Conservative versus surgical treatment of osteogenesis imperfecta: a retrospective analysis of 29 patients. Clin Cases Miner Bone Metab, 2012, 9（3）: 191-194.

[44] GEORGESCU I, VLAD C, GAVRILIU T Ş, et al. Surgical treatment in osteogenesis imperfecta—10 years experience. J Med Life, 2013, 6（2）: 205-213.

[45] MONTI E, MOTTES M, FRASCHINI P, et al. Current and emerging treatments for the management of osteogenesis imperfecta. Ther Clin Risk Manag, 2010, 6: 367-381.

[46] ESPOSITO P, PLOTKIN H. Surgical treatment of osteogenesis imperfecta: current concepts. Curr Opin Pediatr, 2008, 20（1）: 52-57.

[47] AGARWAL V, JOSEPH B. Non-union in osteogenesis imperfecta. J Pediatr Orthop B, 2005, 14（6）: 451-455.

[48] PALOMO T, VILAÇA T, LAZARETTI-CASTRO M. Osteogenesis imperfecta: diagnosis and treatment. Curr Opin Endocrinol Diabetes Obes, 2017, 24（6）: 381-388.

[49] HANKE M S, KEEL M J, TODORSKI I A, et al. The reversed less invasive stabilisation system—distal femur technique: application in an adult patient with osteogenesis imperfecta sustaining a femoral fracture. J Orthop Case Rep, 2017, 7（3）: 71-75.

[50] HSIAO M S, MORMINO M A, ESPOSITO P W, et al. Distal humerus atrophic nonunion in a child with osteogenesis imperfecta. J Pediatr Orthop, 2013, 33（7）: 725-729.

[51] ENRIGHT W J, NOONAN K J. Bone plating in patients with type III osteogenesis imperfecta: results and complications. Iowa Orthop J, 2006, 26: 37-40.

[52] LIN D, ZHAI W, LIAN K, et al. Results of a bone splint technique for the treatment of lower limb deformities in children with type I osteogenesis imperfecta. Indian J Orthop, 2013, 47（4）: 377-381.

[53] SOFIELD H A, BLAIR S J, MILLAR E A. Leg-lengthening; a personal follow-up of forty patients some twenty years after the operation. J Bone Joint Surg Am, 1958, 40-A（2）: 311-321.

[54] ABULSAAD M, ABDELRAHMAN A. Modified Sofield-Millar operation: less invasive surgery of lower limbs in osteogenesis imperfecta. Int Orthop, 2009, 33（2）: 527-532.

[55] SAIKIA K, BHUYAN S, BHATTACHARYA T, et al. Titanium elastic nailing in femoral diaphyseal fractures of children in 6-16 years of age. Indian J Orthop, 2007, 41（4）: 381-385.

[56] BAILEY R W, DUBOW H I. Studies of longitudinal bone growth resulting in an extensible nail. Surg Forum, 1963, 14: 455-458.

[57] BAILEY R W. Further clinical experience with the extensible nail. Clin Orthop Relat Res, 1981, 159: 171-176.
[58] FASSIER F. Fassier-Duval telescopic system: How I do it? J Pediatr Orthop, 2017, 37 Suppl 2: S48-S51.
[59] AZZAM K A, RUSH E T, BURKE B R, et al. Mid-term results of femoral and tibial osteotomies and Fassier-Duval nailing in children with osteogenesis imperfecta. J Pediatr Orthop, 2016, 38 (6): 331-336.
[60] 王园, 徐生林, 阙玉康, 等. 成骨不全症合并骨折应用3D打印技术辅助内固定1例报告. 中国现代医生, 2019, 57 (18): 120-122.

第十一节　致密性成骨不全症

【概述】

致密性成骨不全症 (pycnodysostosis, PD) 的特征为: 肢体短、身材矮小、典型的凸鼻嵴和下颌角呈钝角的小下颌面部外观、骨质硬化伴骨脆性增加、远端指骨肢端骨质溶解、颅缝延迟闭合和锁骨发育不良。在受影响的个体中, 面部特征随着年龄的增长而变得更加突出, 可能是面部骨骼的进行性骨质溶解所致, 但通常从幼儿时期就可以观察到, 尤其是小颌和凸鼻嵴。其他特征包括牙齿和指甲异常。智力通常正常, 但在一些个体中报告有轻度精神运动障碍。PD为常染色体隐性遗传病, 发病机制为人类染色体1q21的 *CTSK* 基因突变, 导致破骨细胞降解骨有机质功能障碍。

【临床表现】

PD的特征为身材矮小、典型的面部外观 (下颌角钝、鼻嵴凸的小颌)、骨质硬化伴骨脆性增加、远端指骨肢端骨质溶解、颅缝延迟闭合和锁骨发育不良。在受影响的个体中, 面部特征随着年龄的增长而变得更加突出, 这可能是面部骨骼的进行性肢端骨质溶解所致, 但通常从幼儿时期就可以观察到, 尤其是小颌和凸鼻嵴[1]。PD各类特征的发生频率见表1-11-1。

一项回顾性研究[2]探索了159名具有确认的纯合子或复合杂合子致病性病变的个体, 其来源于59个不相关的家庭。另外一篇研究探索了来自17个不相关家庭的27名受影响个体, 其中14个家庭的分子数据可用[3]。以下对与PD相关表型特征的描述是基于上述研究。

1. 生长缺陷/身材矮小

几乎100%的PD患者都报告有身材矮小。个体通常在儿童期早期发育为身材矮小, 生长速度降低,

表1-11-1　致密性成骨不全症: 各类特征的发生频率

	特征	百分比
临床症状	肢体短, 身材矮小	~100%
	子宫内生长受限	~30%
	短趾	>90%
	凸起	>80%
	前囟门持续开放	80%
	凸鼻嵴	>70%
	小颌	>70%
	中面部后缩	60%
	眼球	60%
	蓝巩膜	30%~40%
	阻塞性睡眠呼吸暂停	>65%
	骨折发生率增加	>70%
	指甲异常	>50%
	牙齿异常	30%~40%
X线表现	骨硬化	~100%
	末节指骨顶骨溶解症	>90%
	非气化型乳突	80%
	颅缝延迟闭合	67%
	下颌钝角	65%
	锁骨发育不良	25%

据报告有30%的个体存在宫内生长缺陷。与躯干相比, 四肢通常不成比例地缩短, 有根状、中部膨大形和肢端肥大三类。成年身高通常为男性低于150 cm, 女性低于130 cm。

约50%的PD患者缺乏生长激素, 但几乎所有患者的IGF-1水平都很低。研究显示, 补充生长激素明显提升IGF-1水平, 并使成人身高和骨骼比例接近正常[4]。

生长激素缺乏的个体通常也有脑垂体发育不全 (在头部影像学上识别); 未检测到其他垂体激素或青春期发育的其他异常[1]。

已有三名身高高于预期的个体 (2名临床确诊, 1名经分子学确诊) 的报告, 包括一名153 cm (-1.9

标准差）的成年墨西哥男性、一名150 cm（－0.6标准差）的成年墨西哥女性和一名11岁正常身高（137 cm－0.9标准差）的儿童[5]。

2. 特征性颅面外观

随着年龄的增长，特征性面容，即由于上颌骨发育不良和下颌角呈钝角的小颌导致的中面部后缩会变得更加明显。在婴儿中通常表现为前囟门和后囟门增宽，以及颅缝开放伴额叶和顶叶隆起[6]。其他常见的面部特征包括凸鼻嵴。不太常见的特征包括眼球突出伴蓝巩膜，腭裂或高腭伴中线沟[3]。在Otaify等研究的8个个体中，腭中线沟明显是腭窄、穹窿浅、腭翼下垂、腭中缝突出所致[7]。

3. 骨骼异常

第二个最常见的特征是骨密度增加（骨硬化），发生于全身骨骼，并且是进行性的。髓腔虽然常变窄，但仍保留造血功能。

超过90%的病例手足短小，手指短，手指和脚趾末节指/趾骨进行性肢端骨质溶解。其他常见的影像学特征包括非气化型乳突（80%）和颅缝延迟闭合（67%）。部分患者表现为锁骨发育不良（25%），伴肩峰端肢端骨质溶解。不太常见的特征包括颅缝间骨（18%）、轻度脊柱侧凸（12%）、下肢不等长（8%）、脊柱峡部裂、脊柱滑脱和窄髂骨。已有四例病例报告了头骨冠状缝早闭[3, 8-9]。高达60%的PD成人患者报告有慢性疼痛，通常在30岁发病[3]。

4. 骨脆性增加

PD患者的骨折率增加，平均每年骨折0.2处，首次骨折的平均年龄在10岁左右[3]。报告的最年轻骨折患者年龄为10个月，该个体有两名同胞死亡，提示更严重的表型或基因型；然而，未进行分子研究[9]。

骨折愈合往往因重塑不完全而延迟。手术固定通常因髓腔狭窄而变得复杂，硬化骨增加了术中医源性骨折的风险[10]。到目前为止，还没有有效的药物治疗骨脆性增加。

由于潜在的破骨细胞功能障碍，禁用双膦酸盐治疗。

5. 耳鼻喉症状

喘鸣音和喉软化症（20%）并非罕见表现，可早期提示PD的诊断。阻塞性睡眠呼吸暂停（OSAS）常见（＞60%），且在PD儿童中尤为严重。在OSAS患者中，48%的患者在5～10岁需要无创通气[3, 11]。高达50%的人出现轻度传导性听力丧失[3]。

6. 牙齿异常

包括乳牙和恒牙萌出延迟、乳牙持续（导致双排牙）、牙齿缺失、咬合不正、釉质发育不全和龋齿增加[3, 12-13]。

7. 指甲异常

通常扁平、有凹槽且发育不良。手指背侧的皮肤可能有皱纹，继发于手指缩短和肢端骨质溶解。

8. 神经系统症状

PD患者智力通常正常，除非合并脑畸形。在高达30%的个体中报告了轻度精神运动障碍[3]报道的。罕见神经系统异常包括Chiari畸形（1例）、脑脱髓鞘（3例）和锥体综合征（1例）[3, 14-15]。

9. 眼部异常

包括屈光异常和斜视。有报道颅内高压和视神经乳头水肿导致严重视力丧失的病例[3]。

10. 肥胖

尚不明确；然而，在一个27人的队列中，发现26%的患者超重[3]。

11. 其他

报告较少的体征包括关节松弛、胸部狭窄、脊柱后凸、脊柱前凸和肝脾大。异位盆腔肾和原因不明的全血细胞减少症各有一例报告。

【辅助检查】

1. 提示性诊断

对于具有以下临床、影像学和实验室检查发现的个体，应怀疑为PD。

（1）影像学检查（图1-11-1）
- 全身性进行性骨硬化，尤其是长骨
- 末节指骨肢端骨溶解症
- 非气化型乳突
- 颅缝延迟闭合
- 下颌钝角
- 骨折发生率增加
- 锁骨发育不良，先天性锁骨假关节

一名12岁女性的手和腕关节X线片，显示末节指骨明显肢端骨溶解，骨密度普遍增加（图1-11-1A）。

同一个体混合牙列期的口腔曲面断层片。下颌骨发育不全，伴有颌角缺失（图1-11-1B）。

胫骨和腓骨X线片显示，患者在10岁时出现弥漫性硬化和胫骨中段横向骨折（图1-11-1C）。

3个月后，骨折仍然清晰可见，并有新骨形成（图1-11-1D）。

（2）实验室检查
- 血清钙、磷、维生素D和碱性磷酸酶正常
- 生长激素水平降低
- IGF-1水平降低
- 其他垂体激素无异常

（3）基因检测：对于临床疑诊PD的患者，可行CTSK基因检测，若发现CTSK双等位基因致病性突变可确诊PD（表1-11-2）。

注意：意义不确定的双等位基因CTSK变体的鉴定（或一种已知CTSK致病变体和一种意义不确定的CTSK变体的鉴定）不能确定或排除该疾病的诊断。

根据表型，分子遗传检测方法可以包括基因靶向检测（单基因检测，多基因组学）和全基因组检测（全外显子测序，全基因组测序）的结合。

基因靶向检测需要临床医生确定可能涉及的基因，而基因组检测则不需要。具有提示性诊断标准的个体可使用基因靶向检测进行诊断，而与许多其他遗传性骨硬化和（或）身材矮小疾病无法区分的个体可使用基因组检测进行诊断。

【诊断】

PD患者常有符合常染色体隐性遗传的家族史［如有兄弟姐妹和（或）父母的近亲患病］，应注意无家族史并不能排除诊断。对于具有特征性临床表现（如身材矮小、下颌角钝、小下颌、手足短小、骨质硬化伴骨脆性增加、远端指骨肢端骨质溶解等）的患者，化验检查示生长激素和IGF-1水平降低，可行CTSK基因检测，若发现CTSK双等位基因致病性突变可确诊PD。

【鉴别诊断】

1. 原发性骨硬化疾病

将PD与其他以骨质疏松为特征的原发性骨硬化疾病（表1-11-3）区分开来至关重要，因为在某些形式的石骨症中，早期造血干细胞移植是一种可能的治疗选择，而对少数有骨髓功能不全表现的PD患者则无益处[3]。

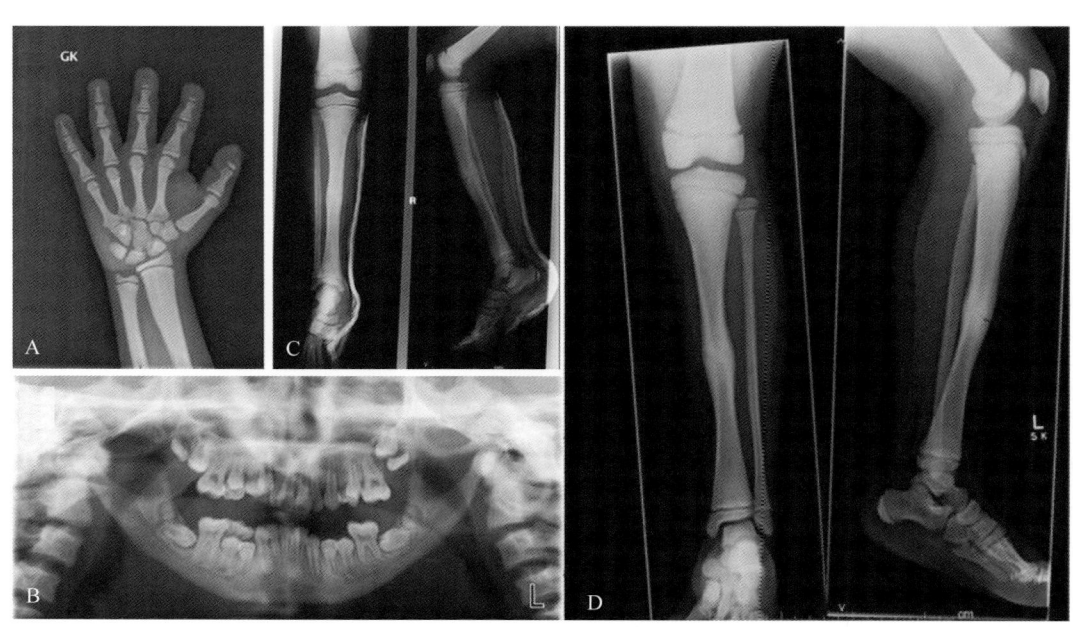

图1-11-1　致密性成骨不全症的影像学特征

表1-11-2　侏儒症的分子遗传学检测[18]

基因	方法	通过方法可检测到的致病变体的比例
CTSK	序列分析	~100%
	基因靶向缺失重复分析	一例报道

表 1-11-3　需要与致密性成骨不全症需鉴别的原发性骨硬化疾病[19-22]

与 PD 重叠的临床表现	基因	疾病名称	遗传方式	与 PD 不同的临床表现
不同程度的骨硬化、弥漫性和局灶性硬化、干骺端塑形缺陷、骨髓炎、病理性骨折、牙齿萌出缺陷	CA2	石骨症伴肾小管性酸中毒（OMIM 259730）	常染色体隐性	骨髓损害罕见；脑神经压迫、发育迟缓、颅内钙化、肾小管性酸中毒
	CLCN7 SNX10 TCIRG1	恶性婴儿型石骨症（OMIM 611490，615085，259700）	常染色体隐性	脑神经压迫（Ⅱ、Ⅶ、Ⅷ）、髓外造血、脑积水、低钙血症、全血细胞减少症
	CLCN7 PLEKHM1 TNFSF11	石骨症，中间型（OMIM 611497，259710）	常染色体隐性	贫血、髓外造血、偶见视神经压迫
	CLCN7	石骨症，晚发型 2 型（OMIM 166600）	常染色体显性	中度血液学异常，脑神经受压
	FERMT3	石骨症，中间型，白细胞黏附缺陷（OMIM 612840）	常染色体隐性	中性粒细胞与内皮细胞黏附缺陷、肝脾大、白细胞增多、黏膜出血
	IKBKG	石骨症伴外胚层发育不良免疫缺陷（OMIM 300291）	X 连锁显性	脱皮性外胚层发育不良、免疫缺陷（严重感染）、淋巴水肿
	OSTM1	石骨症，婴儿型，神经系统受累（OMIM 259720）	常染色体隐性	脑神经压迫（Ⅱ、Ⅶ、Ⅷ）、髓外造血、脑积水、低钙血症、泛发性、原发性神经变性（包括视网膜萎缩）
	TNFRSF11A	石骨症，婴儿型，破骨细胞贫乏，伴有免疫球蛋白缺乏（OMIM 612301）	常染色体隐性	贫血、肝脾大、低丙球蛋白血症、血小板减少
骨硬化、身材矮小、病理性骨折	CSF1R TNFRSF11A SLC29A3	骨质硬化症（OMIM 618476）	常染色体隐性	脑异常、进行性神经系统衰退、皮肤色素沉着斑、板状软骨病、管状骨骺下放射线透亮带增宽
骨硬化主要发生在附骨的骨骺和骺端，以及轴骨的干骺端等部位	LRRK1	骨硬化性骺发育不良	常染色体隐性	发育迟缓、尿中吡啶啉和脱氧吡啶啉排泄量升高，血清碱性磷酸酶、谷草转氨酶和肌酸激酶水平升高，癫痫发作
肢端骨质溶解、关节松弛、身材矮小、头骨畸形	NOTCH2	Hajdu-Cheney 综合征（OMIM 102500）	常染色体显性	轻度智力残疾（小部分），严重骨质疏松
锁骨发育不良、前囟门闭合延迟、牙齿萌出延迟、高拱腭、身材矮小	RUNX2	头骨发育不良谱系障碍	常染色体显性	骨盆和耻骨形状异常、锁骨缺失、胸廓畸形

2. 继发性骨硬化疾病

PD 也应与可引起骨硬化的继发性病因相鉴别。需要考虑的诊断包括：氟、铍、铅、铋中毒，骨髓纤维化，佩吉特病硬化型（OMIM PS 167250）和恶性肿瘤（淋巴瘤、成骨性转移癌）[23]。

【治疗】

对于 PD，没有公开发表的治疗或监测指南，关于这种情况下骨折治疗的最佳方法或手术干预的指征也尚无定论。治疗上应强调多学科诊疗、专业的护理和适当的外科干预流程。

1. 初步诊断后的评估

为了确定被诊断为 PD 患者的疾病程度和需求，建议按表 1-11-4 总结的内容进行评估。

2. 对症治疗

目前暂无针对 PD 病因的治疗方法，主要为根据患者个体化的临床表现进行对症治疗（表 1-11-5）。

表 1-11-4　致密性成骨不全症患者初步诊断后的评估推荐

项目	评估内容	说明
全身	发育评估 尽可能早的生长激素和 IGF-1 缺乏的早期评估	如果需要，考虑推荐营养师进行体重管理
肌肉骨骼系统	全面的放射学骨骼检查（包括脊柱） 头骨 CT	由经验丰富的骨科或神经外科专家进行评估
耳鼻喉科	腭裂或鼻腔狭窄的评估 基线听力学评估	
呼吸系统	多导睡眠图	尽早为患者进行该检查
口腔科	基线牙科评估	
神经系统	全面的 MRI 检查	若患者有神经症状或怀疑 Chiari 畸形应尽快进行该检查
眼科	基线眼科检查	
遗传咨询	咨询遗传学专家	告知患者和家属关于 PD 的疾病含义、遗传方式及并发症等信息，促进医疗决策
家庭支持	利用社会或线上资源 需获得父母的支持参与 社会工作 需要家庭护理的患者进行转诊	

表 1-11-5　致密性成骨不全症患者的个体化对症治疗

涉及的症状	治疗	备注
生长激素缺乏/身材矮小	内分泌专家就诊 考虑生长激素治疗	可能需要调整生活环境（例如梯凳、矮桌）
骨折	骨科专家处理 可能需要骨折复位固定和制动	至少 35% 的患者行骨科手术 骨科手术后并发症包括骨不连
脊柱侧弯	脊柱外科专家的个性化治疗	
颅面异常	需颅面/神经外科处理的情况包括：腭裂、颅缝早闭、上颌骨和下颌骨发育不全	可能需行下颌骨（或上颌骨）牵引成骨术
阻塞性睡眠呼吸暂停	呼吸科专家和睡眠医学专家就诊 无创通气	小心因为鼻道堵塞导致的呼吸困难
麻醉的需求	在任何外科手术之前请麻醉科专家会诊	可能有气管插管困难的风险
口腔科	保持口腔卫生，定期牙齿护理，预防口腔疾病 正畸术可能有益	拔牙后骨髓炎的风险
眼科	根据眼科专家的建议进行规范的治疗	

3. 定期监测

（1）年度体检：项目包括对脊柱侧凸、不对称度、骨折频率、体重、营养及心理等方面的评估。

（2）多导睡眠图监测：每两年进行一次多导睡眠图监测。

（3）其他：口腔科和眼科医生的年度评估。

4. 要避免的药剂

由于钙化性骨质疏松症潜在的破骨细胞功能障碍，禁用双膦酸盐类药物。

5. 妊娠管理

对于骨盆较小的个体，应考虑剖宫产分娩。术前应由熟悉骨骼发育不良的产科医生和麻醉师进行评估。

6. 遗传咨询

侏儒症为常染色体隐性遗传。如果已知父母双亲均为 CTSK 致病变异的杂合子，则子代受影响的概率为25%，成为无症状携带者的概率为50%，非携带者的概率为25%。一旦在受影响的家庭成员中鉴定出 *CTSK* 致病变异体，可对高危亲属进行基因检测、对高危妊娠进行产前检测，帮助患者家庭做出恰当的对策和选择。

【病例摘要】[22]

患者，男性，56岁。8岁发生了第一次骨折。X线片显示全身广泛的骨硬化。而后患者又发生肢体骨折，并出现生长发育不良。10年前患左股骨干骨折、右股骨颈骨折，内固定手术后发生骨不愈合。查体：身高160 cm，四肢明显缩短。面部特征：头围59.8 cm，鼻、下巴形状尖锐，前额明显凸起，枕骨平坦，下颌角正常，上颚呈沟槽状并高拱形，齿列不齐。手部特征：除右大拇指外所有手指明显缩短，远节指骨向桡侧偏斜，指甲缩短。患者脊柱轻度后凸，膝关节因股骨骨折不愈合而表现为膝关节僵硬。因其特征性临床表现及辅助检查结果，诊断患者为致密性成骨不全症。病例详细资料见二维码数字资源1-11。

数字资源 1-11

【参考文献】

[1] TURAN S. Current research on pycnodysostosis. Intractable Rare Dis Res, 2014, 3（3）: 91-93.

[2] XUE Y, CAI T, SHI S, et al. Clinical and animal research findings in pycnodysostosis and gene mutations of cathepsin K from 1996 to 2011. Orphanet J Rare Dis, 2011, 6: 20.

[3] BIZAOUI V, MICHOT C, BAUJAT G, et al. Pycnodysostosis: Natural history and management guidelines from 27 French cases and a literature review. Clin Genet, 2019, 96（4）: 309-316.

[4] ROTHENBÜHLER A, PIQUARD C, GUEORGUIEVA I, et al. Near normalization of adult height and body proportions by growth hormone in pycnodysostosis. J Clin Endocrinol Metab, 2010, 95（6）: 2827-2831.

[5] ZHENG H, ZHANG Z, HE J, et al. A novel mutation (R122Q) in the cathepsin K gene in a Chinese child with pyknodysostosis. Gene, 2013, 521（1）: 176-179.

[6] APPELMAN-DIJKSTRA N M, PAPAPOULOS S E. From disease to treatment: from rare skeletal disorders to treatments for osteoporosis. Endocrine, 2016, 52（3）: 414-426.

[7] OTAIFY G A, ABDEL-HAMID M S, MEHREZ M I, et al. Genetic study of eight Egyptian patients with pycnodysostosis: identification of novel CTSK mutations and founder effect. Osteoporos Int, 2018, 29（8）: 1833-1841.

[8] BERTOLA D, AMARAL C, KIM C, et al. Craniosynostosis in pycnodysostosis: broadening the spectrum of the cranial flat bone abnormalities. Am J Med Genet Part A, 2010, 152A（10）: 2599-2603.

[9] CARACAS H P, FIGUEIREDO P S, MESTRINHO H D, et al. Pycnodysostosis with craniosynostosis: case report of the craniofacial and oral features. Clin Dysmorphol, 2012, 21（1）: 19-21.

[10] GREWAL S, KILIC O, SAVCI-HEIJINK D, et al. Disturbed remodeling and delayed fracture healing in pediatric pycnodysostosis patients. J Orthop, 2019, 16（5）: 373-377.

[11] TESTANI E, SCARANO E, LEONI C, et al. Upper airway surgery of obstructive sleep apnea in pycnodysostosis: case report and literature review. Am J Med Genet Part A, 2014, 164A（8）: 2029-35.

[12] KHOJA A, FIDA M, SHAIKH A. Pycnodysostosis with special emphasis on dentofacial characteristics. Case Rep Dent, 2015, 2015: 817989.

[13] SOLIMAN A, RAMADAN M, SHERIF A, et al. Pycnodysostosis: clinical, radiologic, and endocrine evaluation and linear growth after growth hormone therapy. Metabolism, 2001, 50（8）: 905-911.

[14] STARK Z, SAVARIRAYAN R. Osteopetrosis. Orphanet J Rare Dis, 2009, 4: 5.

[15] PRUITT K D, BROWN G R, HIATT S M, et al. RefSeq: an update on mammalian reference sequences. Nucleic Acids Res, 2014, 42（Database issue）: D756-763.

[16] STENSON P D, MORT M, BALL E V, et al. The Human Gene Mutation Database: towards a comprehensive repository of inherited mutation data for medical research, genetic diagnosis and next-generation sequencing studies. Hum Genet, 2017, 136（6）: 665-677.

[17] ARMAN A, BEREKET A, COKER A, et al. Cathepsin K analysis in a pychnodysostosis cohort: demographic, genotypic and phenotypic features. Orphanet J Rare Dis, 2014, 9: 60.

[18] LI L, LV S S, WANG C, et al. Novel CLCN7 mutations cause autosomal dominant osteopetrosis type II and intermediate autosomal recessive osteopetrosis. Mol Med Rep, 2019, 19（6）: 5030-5038.

[19] CAMPEAU P M, LU J T, SULE G, et al. Whole-exome sequencing identifies mutations in the nucleoside transporter gene SLC29A3 in dysosteosclerosis, a form of osteopetrosis. Hum Mol Genet, 2012, 21（22）：4904-4909.

[20] XUE J Y, WANG Z, SHINAGAWA S, et al. TNFRSF11A-associated dysosteosclerosis：a report of the second case and characterization of the phenotypic spectrum. J Bone Mineral Res, 2019, 34（10）：1873-1879.

[21] IIDA A, XING W, DOCX M K, et al. Identification of biallelic LRRK1 mutations in osteosclerotic metaphyseal dysplasia and evidence for locus heterogeneity. J Med Genet, 2016, 53（8）：568-574.

[22] MILLS K L, JOHNSTON A W. Pycnodysostosis. J Med Genet, 1988, 25（8）：550-553.

第十二节　蜡泪样骨病

【概述】

蜡泪样骨病（melorheostosis），为一种罕见的骨质硬化性疾病，是一种中胚层混合硬化性骨发育不良，主要影响膜内骨化。皮质骨（骨质增生）和邻近软组织结构（硬化）均受累。最早在1922年由Leri和Joanny首次报告，又称Leri病，因增生的骨质自上而下沿骨干侧向下流注，似蜡烛表面的蜡泪，故称蜡泪样骨病。发病率约1∶1 000 000，非家族性遗传病，各年龄段均可发病，但多数发生于5～20岁。几乎一半的病例是在20岁之前确诊的。骨性病变在儿童期进展最迅速，在成年期有不同程度的进展[1-2]。

【临床表现】

蜡泪样骨病常隐匿起病，缓慢进展，有的病例有静止期和活动期交替的现象。疼痛为本病的常见主诉，表现为局部疼痛和肢体活动受限，严重程度不一，休息时症状减轻或消失，活动时加剧。肌肉骨骼系统症状常表现为受累肢体畸形、关节僵硬挛缩、活动受限、肌肉减少等。四肢骨受累较中轴骨常见，多为一侧肢体受累。患肢由于骺线早闭，可比健侧稍短。常有长管骨弯曲，病变由近向远累及骨干及骨骺，还可扩展到软组织并越过关节引起关节活动受限，继发关节畸形。软组织受累可表现为皮下纤维化、红斑、线状硬皮病样斑块、异位骨形成、水肿、多毛、纤维瘤、纤维脂肪瘤、毛细血管瘤、淋巴管扩张或动脉瘤，常导致关节挛缩僵硬，活动受限。若有神经受压现象，可有感觉运动障碍[3-7]。

【辅助检查】

1. 影像学检查

X线检查常可发现典型的表现：在长管状骨皮质，呈连续或断续的硬化骨条或斑块，从近侧向远侧伸延，多局限于一侧骨皮质，亦可累及整个骨皮质。骨表面高低不平，宛如熔化而滴流的蜡油。骨松质内亦可见不规则线状、斑块状骨质增生。早期，骨的近关节部分不受累，最终能延伸入骨骺及跨越关节侵及另一骨干。短管骨与骨骺的病变相似，表现为骨内有斑点状或条纹状致密影，不易引起轮廓改变，关节多不受影响，即使关节两端骨质发生明显新骨堆积，关节面仍保持光滑，此为本症特点之一。附近软组织中常有骨质沉积。CT扫描常见骨皮质增生和髓腔减小，MRI则显示为T1和T2低信号[8-10]。

2. 病理诊断

主要为骨内外膜增生，呈不规则硬化，骨干上新生骨堆积，可致轮廓变形，病变部位的成骨细胞活动增加及破骨细胞活动减少。镜下可见病骨的哈氏管扭曲、变形，骨板层排列密集紊乱，骨小梁和骨髓腔可被纤维组织代替。增加的骨质没有矿化，表明骨形成增加，并出现大量破骨细胞，可能提示骨吸收增加，骨转换增加[1]。

【诊断】

当患者出现典型临床症状，X线检查在长管状骨皮质见到连续或断续的硬化骨条或斑块，短管骨与骨骺内有斑点状或条纹状致密影，经病理诊断见病骨的哈氏管扭曲、变形，骨板层排列密集紊乱可确诊。

【鉴别诊断】

需与之鉴别的疾病有骨斑点症、石骨症、硬化性骨髓炎等。

1. 骨斑点症

骨斑点位于海绵骨内，与皮质骨及关节软骨无关，骨轮廓正常，表现为散在多发局限性骨硬化区，镜下可见此硬化区由排列紧密的骨小板所组成，边缘不整，状似骨瘤。本症不发生炎症、坏死、病理骨折及恶变，临床一般无症状，常因其他病因来就诊而发现，本病好发于手、足、骨盆、长骨骺及骨端，胸骨、肋骨、锁骨、长骨干较少发病，头骨及脊柱多不受影响。

2. 石骨症

石骨症病因不明，可能与遗传因素有关。被认为是由于正常的破骨细胞明显缺乏或功能缺陷导致的，主要变化为骨样组织过度钙化而缺少真正的骨化，使钙化的软骨基质及原始的骨小梁重吸收变慢，以致骨中缺少骨板层及成骨细胞，失去弹性，骨小梁结构不良，使骨质脆而易断。由于大量钙化的软骨基质的存在，使骨髓腔明显缩小甚至闭塞，骨皮质和松质硬化，二者之间不能分辨。全身骨质普遍硬化，皮质增厚，髓腔变窄，骨轮廓无波浪状变形，骨脆易折。

3. 硬化性骨髓炎

本症多发生于较大的儿童及成人，常侵及胫骨、腓骨、尺骨等长管状骨，多发生于单个骨，皮质增厚局部呈梭形隆起，髓腔增生硬化，局部可见骨质破坏及骨膜新生。硬化性骨髓炎起病时为慢性病程，发病隐渐，全身症状轻微，常因局部胀痛不适而就诊，往往反复发作。检查时可发现局部疼痛、压痛及皮肤温度升高，很少有红肿，更罕见有穿破皮肤者。使用抗生素后症状可以缓解。多次发作后可以触摸到增粗的骨干。

【治疗】

目前对于蜡泪样骨病尚无特殊的治疗方法，治疗主要是针对运动受限和疼痛。对于运动受限，既往的治疗方法主要是手术治疗，包括肌腱延长、软组织肿块切除、关节挛缩松解以及截骨，但复发很常见[3]。目前物理康复治疗是首选的治疗方法。在疼痛治疗方面，物理治疗对于由受累软组织钙化引起的伤害性疼痛可能有效，包括拉伸和被动活动，非甾体抗炎药亦有效。由骨赘引起的神经压迫导致的神经性疼痛可使用治疗病理性神经痛的药物，也可以通过截骨术解除神经压迫，还可应用神经周围注射疗法或脊髓刺激术等[11]。近来研究表明，静脉注射唑来膦酸可能对蜡泪样骨病的治疗有特殊效果[12-13]。

【病例摘要】

患者，女，44岁，以"渐进性四肢变形10年，膝肩关节受冷后疼痛2个月"入院，为慢性钝痛，疼痛较重时不可耐受，并出现双侧肩关节活动受限，在当地医院给予"美洛昔康"治疗，疼痛无明显改善。查体：左手第一、二、四、五指及右手各手指、右臂、双足第一拇趾、双下肢远端多处不规则骨样肿大，质硬，无压痛，右侧掌指关节、指间关节、腕关节、肩关节、膝关节、踝关节活动显著受限，僵硬，双肩关节、双膝关节压痛活动痛。X线检查：双侧肩胛骨、锁骨、肱骨近端、双侧多根肋骨、部分胸骨、胸椎骨质密度增高，形态异常改变，考虑蜡泪样骨病。结合病史及体格检查、X线特征性表现，诊断为蜡泪样骨病。病例详细资料见二维码数字资源1-12。

数字资源 1-12

【参考文献】

[1] GREENSPAN A, AZOUZ E M. Bone dysplasia series. Melorheostosis: review and update. Can Assoc Radiol J, 1999, 50（5）: 324-330.

[2] MURRAY R O, MCCREDIE J. Melorheostosis and the sclerotomes: a radiological correlation. Skeletal Radiol, 1979, 4（2）: 57-71.

[3] SMITH G C, PINGREE M J, FREEMAN L A, et al. Melorheostosis: a retrospective clinical analysis of 24 patients at the Mayo clinic. PM R, 2017, 9（3）: 283-288.

[4] WOOLRIDGE B, STONE N C, DENIC N. Melorheostosis isolated to the calcaneus: a case report and review of the literature. Foot Ankle Int, 2005, 26（8）: 660-663.

[5] RHYS R, DAVIES A M, MANGHAM D C, et al.

Sclerotome distribution of melorheostosis and multicentric fibromatosis. Skeletal Radiol, 1998, 27 (11): 633-636.
[6] MORRIS J M, SAMILSON R L, CORLEY C L. Melorheostosis. Review of the literature and report of an interesting case with a nineteen-year follow-up. J Bone Joint Surg Am, 1963, 45: 1191-1206.
[7] GOLDSHER M, PELEG H, ELIACHAR I. Endoscopic removal of a razor blade impacted in the esophagus. Ear Nose Throat J, 1978, 57 (1): 11-14.
[8] IHDE L L, FORRESTER D M, GOTTSEGEN C J, et al. Sclerosing bone dysplasias: review and differentiation from other causes of osteosclerosis. Radiographics, 2011, 31 (7): 1865-1882.
[9] FREYSCHMIDT J. Melorheostosis: a review of 23 cases. Eur Radiol, 2001, 11 (3): 474-479.
[10] SURESH S, MUTHUKUMAR T, SAIFUDDIN A. Classical and unusual imaging appearances of melorheostosis. Clin Radiol, 2010, 65 (8): 593-600.
[11] DONÁTH J, POÓR G, KISS C, et al. Atypical form of active melorheostosis and its treatment with bisphosphonate. Skeletal Radiol, 2002, 31 (12): 709-713.
[12] JOUTEL A, CORPECHOT C, DUCROS A, et al. Notch3 mutations in CADASIL, a hereditary adult-onset condition causing stroke and dementia. Nature, 1996, 383 (6602): 707-710.
[13] THERIAULT R L. Zoledronic acid (Zometa) use in bone disease. Expert Rev Anticancer Ther, 2003, 3 (2): 157-166.

第十三节 骨硬化病

【概述】

骨硬化病（osteopetrosis），又称大理石骨症（marble bone disease）、Albers-Schönberg 病。也有叫白恶骨或粉笔骨（chalk bone）。是一种罕见的全身性骨骼硬化性疾病，患者骨质极为致密，并失去原来的结构，同时骨脆性增加易发生骨折。可以伴有贫血、视神经萎缩及耳聋等情况。该病最早是由德国放射科医生 Albers-Schönberg 于 1904 年发现[1]。

骨硬化病的特征是由于破骨细胞的分化及功能异常引起骨质吸收功能缺陷而导致的骨密度异常增加。这使得结构缺陷的异常骨骼积聚，变脆且易于断裂。经常伴有骨骼异常。研究发现，至少有 10 个基因在骨硬化病的发生中产生作用。轻症或疾病早期，患者症状可能并不明显，但由于骨脆性的增加，在微小损伤时即可能导致骨折。因此，在重症患者中，早期诊断很重要，因为该病会引起不可逆的并发症。

骨硬化病按遗传方式分为三种类型：常染色体显性遗传，常染色体隐性遗传和 X 染色体连锁隐性遗传。常染色体显性遗传型是最常见的。通常此类患者仅在儿童晚期到成年期时出现轻度症状。常染色体隐性遗传型，也称为恶性婴儿型，在出生后不久就显现出来，通常预期寿命缩短。X 染色体连锁型极为罕见，仅有少数病例报道。还有一种中间类型的骨硬化病，既包括症状较轻的常染色体隐性遗传类型，也包括在早期即出现严重临床症状的常染色体显性遗传类型[2]。

由于低发病率，此病没有完整的流行病学资料。常染色体隐性遗传型骨硬化病在新生儿中的发病率约为 1/250 000。在哥斯达黎加、中东、瑞典和俄罗斯的特定地区其发病率更高，如在哥斯达黎加报道发病率为 3.4/100 000[3]。常染色体显性遗传型骨硬化病发病率约为 5/100 000[4]。

由于突变的遗传模式，骨硬化病的 X 连锁形式主要影响男性。由于病例稀少，因此没有针对整个人群的研究。

【临床表现】

骨硬化病的典型特征是全身的骨骼过于致密。其临床表现包括骨折、血细胞生成低下以及脑神经功能丧失导致的失明、耳聋和（或）面神经麻痹。受影响的个体可能会反复出现牙齿和下颌骨的感染。

1. 常染色体隐性遗传型 / 恶性婴儿型

骨硬化病最严重的类型是恶性婴儿型。往往在出生后数月内即可发现明显的症状，如果不加以治疗，很可能会在 10 岁以前死亡。症状根据确切的基因突变而异。受影响的婴儿头部可能异常巨大（巨颅畸形）。此类型的婴幼儿也可能患有脑积水，其原因在于脑脊液（CSF）的正常流动被抑制以及脑部（脑室）的空间异常扩大（扩张），导致 CSF 在颅骨中积聚，并增加对脑组织的压力，进而导致视网膜萎缩、眼距过宽、眼球突出、眼球震颤以及失明[5]。

与恶性婴儿型骨硬化病有关的其他症状包括听力下降、异常小颌（微颌）、鼻黏膜的慢性炎症、进食困难和（或）发育迟缓。一些患者在学习需要协调肌肉和自主运动的技能时会出现延迟（精神运动发育延迟）。一些患者可能会经历牙齿发育延迟或严重的龋齿。此外，肝和脾异常肿大；某些骨骼异常硬化（骨硬化）；骨折，通常是肋骨和长骨；腰椎骨髓炎；颅骨密度增加（颅骨硬化），颅骨硬化造成的神经受压；和（或）颅内压增加也可能发生。由于血液中钙含量低，患者也可出现癫痫发作。婴儿恶性型骨硬化病的罕见个体中表现出严重的神经退行性症状[6]。

一些患恶性婴儿型骨硬化病的个体也可能会产生骨髓腔容积减少所致的症状：全血细胞减少，骨髓外血细胞的形成和发育，如肝脾大（髓外造血）和髓外组织中髓样组织的发生（髓质化生）。这也是恶性婴儿型骨硬化病最为严重的并发症。它可能会导致频繁的感染，例如肺炎和尿路感染。由于骨髓空间减少和脾大导致红细胞破坏增加，受影响的个体也可能出现贫血。值得注意的是，血液学异常通常先于神经学异常出现[7-9]。

2. 常染色体显性遗传型/成人型

通常是在儿童晚期或成年期诊断出的一种较轻型的骨硬化病，即成人型。骨骼症状占主要地位，包括骨硬化症、轻微创伤后的骨折（通常是肋骨和长骨）、骨髓炎（尤其是下颌骨）、髋关节骨关节炎和颅骨肥大。也可出现典型的"三明治"样椎体（图1-13-1）[10]。某些患者可能发生严重的牙周脓肿[11]。

某些患者还可能产生鼻炎、肝脾大、贫血和髓外造血。颅内神经受压虽然比较少见，但却是严重的并发症。约有5%的常染色体显性遗传型骨硬化病出现视力和听力的受损[11]。

在某些情况下，也存在无临床症状的患者。

3. 中间类型（常染色体隐性/显性遗传型）

中间类型的骨硬化病通常在儿童中发现，可以表现为常染色体隐性遗传型或常染色体显性遗传型的特征。疾病的严重程度差异很大。症状可包括某些骨骼异常硬化、骨折、骨髓炎，特别是下颌骨骨髓炎、膝外翻畸形和颅骨肥大。

中间类型的骨硬化病的症状还可能包括：视神

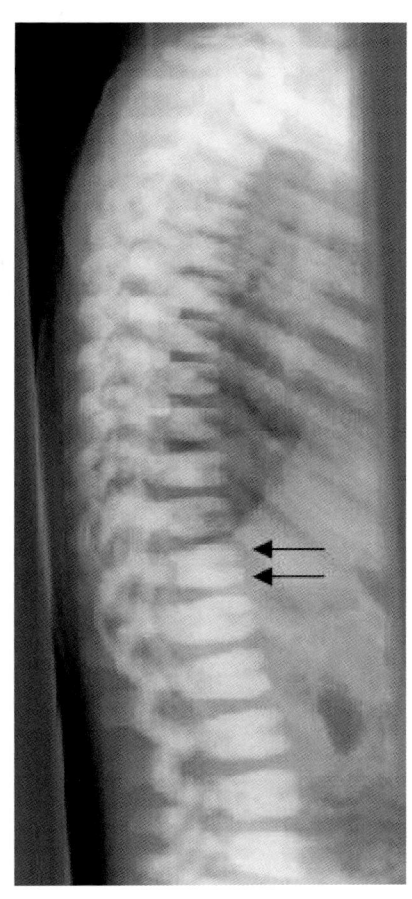

图1-13-1 4岁幼儿脊柱侧位X线片。椎体终板的骨硬化造成椎体"三明治"样表现

经的逐渐退化（视神经萎缩）、视力下降、肌无力和鼻炎。一些患者可能会出现下颌异常突出（下颌前突）、牙齿异常、乳齿不脱落、牙冠畸形、龋齿和面瘫。其他症状包括肝脾大、贫血、循环血小板减少、全血细胞减少和髓外造血。

4. X染色体连锁隐性遗传型

X染色体连锁隐性遗传型骨硬化病极为罕见，全世界仅报道了几例，但非常严重。除了骨硬化病的经典症状外，它还与免疫缺陷、局部体液滞留、组织肿胀（淋巴水肿）以及头发、皮肤、指甲和汗腺的异常（外胚层发育不良）有关。

【辅助检查】

1. 放射学检查

骨硬化病的放射学检查具有以下特征：①弥漫性的骨硬化，累及颅骨、脊柱、骨盆和其余骨骼。②长骨干骺端的骨改建缺陷，呈漏斗样改变（Erlenmeyer flask畸形，图1-13-2）和典型的透亮带（图1-13-3）[10]。③椎体及趾骨中典型的"骨对骨"

改变。④颅骨硬化,"三明治"样椎体(图1-13-1)。

2. 血液学检查

在缺乏典型的放射学检查资料时,可以进行以下血液学检查:血清钙、甲状旁腺激素、磷、肌酐、25-羟基维生素D、全血细胞计数、肌酸激酶同工酶(特别是肌酸激酶BB)和酸性磷酸酶。尤其是酸性磷酸酶有助于常染色体显性遗传型骨硬化病的诊断[12-14]。

3. 基因检测

基因检测可以查明90%以上病例中的突变。基因检测可以用于骨硬化病的确诊和亚型之间的鉴别,提供有关疾病预后、治疗反应、复发几率等方面更多的信息[15]。

【诊断】

骨硬化病的诊断基于全面的临床评估、患者详细的病史以及各种检查。例如X线检查和骨密度(BMD)测量。临床表现中最具诊断价值的是特征性的放射学检查结果。骨骼X线检查的结果被认为足以做出此病的诊断。

发病年龄、遗传方式、其他并发的特征性表现,如:神经症状、精神发育迟缓、皮肤和免疫系统发育缺陷、肾小管酸中毒等则有助于鉴别骨硬化病的亚型。

作为一种侵入性操作,临床上骨组织活检尽管很少应用,但有助于鉴别常染色体隐性遗传型骨硬化病中的破骨细胞缺乏型亚型和破骨细胞富裕型亚型。

此外,诸如肌酸激酶同工酶和酸性磷酸酶等血液学检测及基因检测也可用于此疾病的诊断。

在基因突变已经被确定的家系中,产前诊断理论上是可行的,有助于优生优育。在基因突变未被确定的常染色体隐性遗传型骨硬化病家系中,产前的放射线评估也是可行的[15]。

【鉴别诊断】

骨硬化病需要与一系列以骨硬化为继发表现的其他疾病相鉴别,如氟骨症,铍、铅和铋中毒,骨髓纤维化,佩吉特骨病(硬化型),恶性肿瘤(淋巴瘤、成骨型转移癌)等[10]。在没有其他器官系统受累的情况下,单纯新生儿的X线片有时很难做鉴别诊断。因为正常新生儿的骨骼会显得比正常人更致密。与骨硬化病相反,这种现象会随着时间的推移

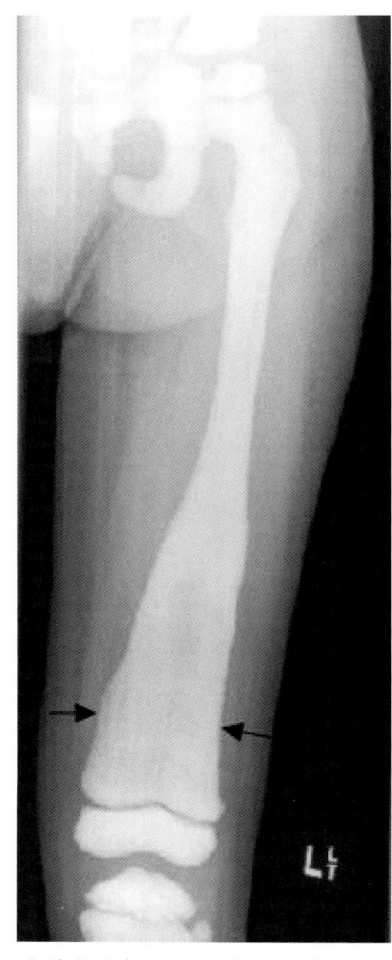

图1-13-2 4岁幼儿左侧股骨正位X线片。股骨远端漏斗样改变和广泛的骨密度增高

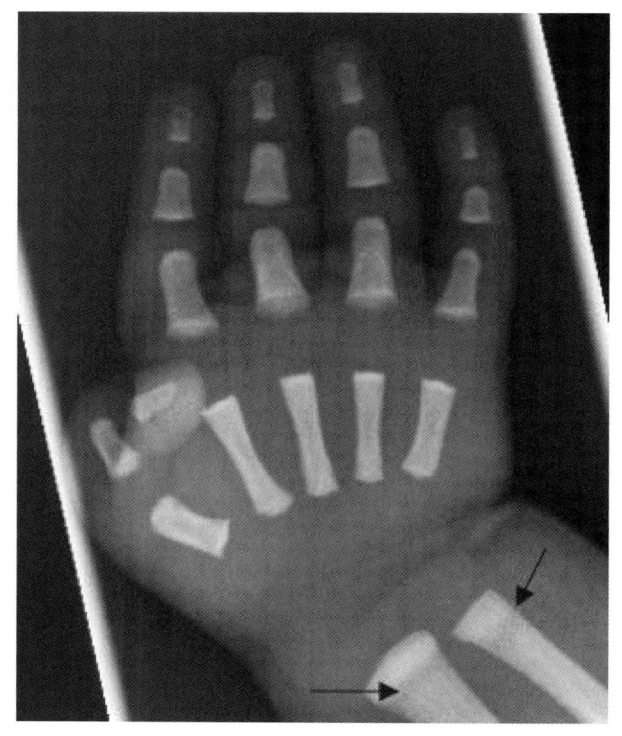

图1-13-3 2周婴儿右手正位X线片。尺桡骨远端可见透亮线

而改善。

确诊为骨硬化病之后，区分其不同的亚型很重要，因为不同亚型对治疗的反应、预后和复发风险完全不同。

【治疗】

目前，骨硬化病缺乏有效的临床治疗方式。多数治疗都是支持性的。目的是提供多学科的监测和并发症的症状管理。常见的骨折和关节炎往往需要有经验的骨科医生来进行治疗。与非骨硬化病的患者相比，此类患者并发症的发生率更高，如骨折延迟愈合或不愈合和骨髓炎[16]。

低钙血症发作需要补充钙剂和维生素 D，骨髓造血异常需要输注红细胞和血小板等血液制品。在钙离子水平正常的情况下出现的发育迟缓和癫痫发作往往提示神经病理性常染色体隐性遗传型骨硬化病，应进行完整的神经系统评估（包括脑 MRI 和脑电图）。定期行包括视觉诱发电位（VEPs）在内的眼科检查是重要的监测视神经萎缩的手段。必要时对视神经进行手术减压以防止视力丧失[17]。牙齿问题，如牙齿迟发、牙齿硬化、牙周脓肿、囊肿及窦道等都很常见，因此，日常口腔监测和维护口腔卫生在预防更严重的并发症如下颌骨骨髓炎方面起着重要的作用。

鉴于高并发症发生率和死亡率，造血干细胞移植（HSCT）仅仅用于严重的常染色体隐性遗传型骨硬化病。使用人类白细胞抗原（HLA）一致的供体造血干细胞移植可获得73%的5年无病生存率[18]。其并发症包括排斥反应、造血重建延迟、静脉阻塞性疾病、肺动脉高压和高钙血症危象[19]。此外，HSCT 并不一定能治疗各种骨硬化病的并发症。有关 HSCT 在骨硬化病治疗中的回顾性报告[18]结果显示，只有7%的幸存者视力有所改善，69%的幸存者视力没有进一步恶化，25%的患者病情进一步恶化。越早进行 HSCT 治疗，效果越好，尤其是在3月龄之前。

此外，在合并原发性而非压迫性神经病变的患者中，如 CLCN7 基因突变引起的常染色体隐性遗传和 OSTM1 基因突变造成的神经病变患者中，HSCT 的治疗不会改善骨硬化病亚型的预后。其他接受 HSCT 治疗后无法获益的骨硬化病类型包括由破骨细胞功能缺失而不是受损（例如 RANKL 突变）造成的骨硬化病[20]。

对预期不适用 HSCT 治疗的骨硬化病亚型患者，或是在等待进行 HSCT 的患者中，作为一种桥接方法，可尝试进行干扰素 γ1b（IFNγ1b）治疗。据报道，其可以提高免疫力，增加骨吸收和增加骨髓容积[21-22]。也有采用限制钙入量、使用骨化醇、类固醇、甲状旁腺激素和干扰素刺激宿主破骨细胞等治疗方法的报道[23-24]。

【病例摘要】[25]

患者，男性，35岁。因"四肢酸痛、双下肢无力12天，发作性抽搐1天"入院。患者于12天前无明显诱因出现四肢酸痛、双下肢无力、双上肢麻木、走路困难，并出现心悸、胸闷。1天前开始出现四肢抽动、手足抽搐。每次发作持续10余分钟，可自行缓解。患者发作时意识清楚，抽搐停止后活动如常。患者自幼出现四肢骨骼粗大、头大、突眼、肝脾大。其父、姐均有类似表现，但程度轻。查体：四肢骨骼粗大，以前臂、小腿为重。X线片：两肺纹理增多，锁骨、肩胛及肋骨、双侧尺桡骨、胫腓骨及双手1~3掌骨、1~5跖骨均有不同程度骨干增粗，骨密度增高，髓腔消失。颅脑CT：颅骨增厚。腹部超声：脾大（18.0 cm×6.4 cm），脾静脉内径（1.0 cm）稍增宽。胆囊壁水肿，腹腔少量积液，肝胰双肾未见异常。结合病史、体征及典型的影像学检查诊断：①低钙性抽搐；②骨硬化病。病例详细资料见二维码数字资源1-13。

数字资源 1-13

【参考文献】

[1] ALBERS-SCHONBERG H. Rontgenbilder einer seltenen Knockenerkrankung. Munch Med Wochenschr, 1904, 5: 365-368.

[2] SUPERTI-FURGA A, UNGER S. Nosology and classification of genetic skeletal disorders: 2006 revision. Am J Med Genet A, 2007, 143A (1): 1-18.

[3] LORÍA-CORTÉS R, QUESADA-CALVO E, CORDERO-CHAVERRI C. Osteopetrosis in children: a report of 26 cases. J Pediatr, 1977, 91 (1): 43-47.

[4] BOLLERSLEV J, ANDERSEN P E. Radiological, biochemical and hereditary evidence of two types of autosomal dominant osteopetrosis. Bone, 1988, 9（1）: 7-13.

[5] AI-TAMIMI Y Z, TYAGI A K, CHUMAS P D, et al. Patients with autosomal-recessive osteopetrosis presenting with hydrocephalus and hindbrain posterior fossa crowding. J Neurosurg Pediatr, 2008, 1（1）: 103-106.

[6] DOZIER T S, DUNCAN I M, KLEIN A J, et al. Otologic manifestations of malignant osteopetrosis. Otol Neurotol, 2005, 26（4）: 762-766.

[7] MARANDA B, CHABOT G, DÉCARIE J C, et al. Clinical and cellular manifestations of OSTM1-related infantile osteopetrosis. J Bone Miner Res, 2008, 23（2）: 296-300.

[8] STEWARD C G. Neurological aspects of osteopetrosis. Neuropathol Appl Neurobiol, 2003, 29（2）: 87-97.

[9] ALROY J, PFANNL R, UCCI A, et al. Electron microscopic findings in skin biopsies from patients with infantile osteopetrosis and neuronal storage disease. Ultrastruct Pathol, 2007, 31（5）: 333-338.

[10] STARK Z, SAVARIRAYAN R. Osteopetrosis. Orphanet J Rare Dis, 2009, 4: 5.

[11] BÉNICHOU O D, LAREDO J D, VERNEJOUL M C. Type II autosomal dominant osteopetrosis (Albers-Schönberg disease): clinical and radiological manifestations in 42 patients. Bone, 2000, 26（1）: 87-93.

[12] WAGUESPACK S G, HUI S L, WHITE K E, et al. Measurement of tartrate-resistant acid phosphatase and the brain isoenzyme of creatine kinase accurately diagnoses type II autosomal dominant osteopetrosis but does not identify gene carriers. J Clin Endocrinol Metab, 2002, 87（5）: 2212-2217.

[13] ALATALO S L, IVASKA K K, WAGUESPACK S G, et al. Osteoclast-derived serum tartrate-resistant acid phosphatase 5b in Albers-Schonberg disease (type II autosomal dominant osteopetrosis). Clin Chem, 2004, 50（5）: 883-890.

[14] FATTORE A D, PERUZZI B, RUCCI N, et al. Clinical, genetic, and cellular analysis of 49 osteopetrotic patients: implications for diagnosis and treatment. J Med Genet, 2006, 43（4）: 315-325.

[15] OĞUR G, OĞUR E, CELASUN B, et al. Prenatal diagnosis of autosomal recessive osteopetrosis, infantile type, by X-ray evaluation. Prenat Diagn, 1995, 15（5）: 477-481.

[16] LANDA J, MARGOLIS N, CESARE P D. Orthopaedic management of the patient with osteopetrosis. J Am Acad Orthop Surg, 2007, 15（11）: 654-662.

[17] HWANG J M, KIM I O, WANG K C. Complete visual recovery in osteopetrosis by early optic nerve decompression. Pediatr Neurosurg, 2000, 33（6）: 328-332.

[18] DRIESSEN G J, GERRITSEN E J, FISCHER A, et al. Long-term outcome of haematopoietic stem cell transplantation in autosomal recessive osteopetrosis: an EBMT report. Bone Marrow Transplant, 2003, 32（7）: 657-663.

[19] STEWARD C G, PELLIER I, MAHAJAN A, et al. Severe pulmonary hypertension: a frequent complication of stem cell transplantation for malignant infantile osteopetrosis. Br J Haematol, 2004, 124（1）: 63-71.

[20] SOBACCHI C, FRATTINI A, GUERRINI M M, et al. Osteoclast-poor human osteopetrosis due to mutations in the gene encoding RANKL. Nat Genet, 2007, 39（8）: 960-962.

[21] KEY L L, RIES W L, RODRIGUIZ R M, et al. Recombinant human interferon gamma therapy for osteopetrosis. J Pediatr, 1992, 121（1）: 119-124.

[22] KEY L L, RODRIGUIZ R M, WILLI S M, et al. Long-term treatment of osteopetrosis with recombinant human interferon gamma. N Engl J Med, 1995, 332（24）: 1594-1599.

[23] KOCHER M S, KASSER J R. Osteopetrosis. Am J Orthop (Belle Mead NJ), 2003, 32（5）: 222-228.

[24] KEY L, CARNES D, COLE S, et al. Treatment of congenital osteopetrosis with highdose calcitriol. N Engl J Med, 1984, 310（7）: 409-415.

[25] 陈景红, 王建华. 以抽搐为首发症状的成人骨硬化病1例. 临床荟萃, 2011, 26（10）: 904-905.

第十四节　先天性短颈综合征

【概述】

先天性短颈综合征也被称为 Klippel-Feil 综合征（KFS），是一种罕见的先天性畸形[1]，其典型特征为两个及以上颈椎节段异常融合或分隔不全。1912年法国神经学家 Maurice Klippel 和 André Feil 首次发现并描述了 Klippel-Feil 综合征，而1919年 Feil 在进一步研究中将 Klippel-Feil 综合征分为了三型[2]。

Klippel-Feil综合征全球范围内的新生儿发病率据估计为1/（40 000～42 000）（女性病例占60%）[3]。但近年来有研究认为，由于临床诊断并不可靠，且大多数散发病例均为通过影像学偶然发现，因此KFS的新生儿实际发病率更高。Gruber等在近3000例颈椎CT中发现KFS发病率为0.58%[4]；Nouri等在458名全球多中心的颈椎手术患者中发现KFS发病率为2%[5]。

KFS的临床"三联征"包括短颈伴颈部活动受限、颈后发际线低和至少两块颈椎先天性融合；但仅不足50%的KFS患者同时表现出上述"三联征"。同时，KFS患者除颈椎椎体分隔不全外也可表现出多种其他的相关畸形[6]，包括脊柱侧弯（60%）、隐性脊柱裂（45%）、肾异常（35%～55%）、肋骨畸形（20%～30%）、耳聋（30%～40%）、协同性自主活动障碍（20%）、先天性心脏病（8%～14%）[7]、先天性肩胛骨抬高并发育不良的Sprengel畸形（20%～30%）[8]，以及相对较少见的先天性肢段残缺、消化道畸形、颅面部及耳部畸形[9]。此外，KFS还可与其他综合征同时出现[10-12]。上述复杂的临床表现的异质性使得该综合征的分类、病因学以及治疗都更为复杂。

KFS的病因可能为调控体节分节的基因的突变或失调。虽然大部分KFS患者为散发病例，但Online Mendelian Inheritance in Man（OMIM）数据库内包含至少四种可遗传的KFS（显性及隐性遗传均有）：KFS1（以寰枕融合为主要表现）、KFS2（以C2-3融合为主要表现）、KFS3（以累及C3的融合为主要表现）和KFS4（伴有杆状体肌病和面部畸形）。在细胞遗传学水平，多种染色体异常均被发现与KFS有关：Fukushima等报道了一例合并短指症的散发KFS患者存在染色体易位t（5；17）（q11.2；q23）[13]；Papagrigorakis等报道了一例合并牙先天缺失的KFS患者存在染色体倒位inv（2）（p12q34）[14]；Clarke等报道了一个常染色体显性遗传的KFS家系存在染色体同臂内倒位inv（8）（q22.2q23.3）[15]；Goto等报道了一个显性遗传的KFS1的三代家系存在与染色体易位t（5；8）（q35.1；p21.1）共分离的现象[16]；Park等报道了Turner综合征与KFS的关联性[17]。既往研究中几个涉及骨发育的基因被认为可能与KFS发病有关：GDF6[18]和GDF3[19]基因编码的蛋白在（包括脊柱在内的）骨和关节的形成和发育过程中起重要作用，其突变可分别导致常染色体显性遗传的KFS1和KFS2；MEOX1[20]基因编码同源异形盒蛋白MOX-1，在发育早期负责调控椎体分节，其突变可导致常染色体隐性遗传的KFS3；Alazami等最近发现MYO18B基因的无义突变与X染色体隐性遗传的KFS4（伴有肌病及特征性的面部畸形）相关[21]；小鼠模型提示PAX基因家族成员或Notch信号通路参与KFS的致病[22]；FGFR3[23]基因突变可导致KFS与其他畸形同时出现；但由于大多数KFS病例属于偶发，因此对于孤立的KFS的遗传学研究仍较困难。

【临床表现】

KFS的典型临床表现为短颈伴颈部活动受限、颈后发际线低和至少两块颈椎先天性融合，称为KFS的"三联征"[24]。但仅40%～50%的KFS患者会表现出上述"三联征"[2]。颈部活动受限是最常见临床表现；虽然KFS患者常无任何症状[25]（约占2/3），但有时可能由于骨结构畸形而导致不同的神经并发症。KFS患者中最常受累及的节段为C5-6和C2-3[4]；如累及上颈椎，则患者往往在年纪更小时就诊（图1-14-1、图1-14-2）。

KFS多系统相关临床表现[22, 26]：

- 颅面部和颈部[9]常表现为面部不对称（歪脸），先天性肌性斜颈，Sprengel畸形，偶尔出现腭裂（图1-14-3）。
- 心血管系统偶尔出现形态学异常，室间隔缺损。
- 消化系统偶尔出现肛门闭锁和异位肛门。
- 泌尿系统偶尔出现肾发育不全。
- 1%～4%患者可能出现耳廓畸形，听力损伤（耳聋畸形），传导性听力障碍[27]等。
- 神经系统偶尔出现脊柱裂，颅神经形态异常，认知障碍，偏瘫，脊髓神经管原肠性囊肿[28]。

【辅助检查】

辅助检查应首先排除伴随疾病并评估器官功能。应通过超声心动图评估心脏情况、肾超声和静脉肾盂造影评估泌尿系统情况、耳鼻喉科会诊评估听力情况[29]。

KFS患者在进行气管插管、喉镜、术中体位摆放前应完成颈椎的影像评估，包括X线片、CT以及MRI，以避免寰枢关节脱位等原因造成的脊髓损

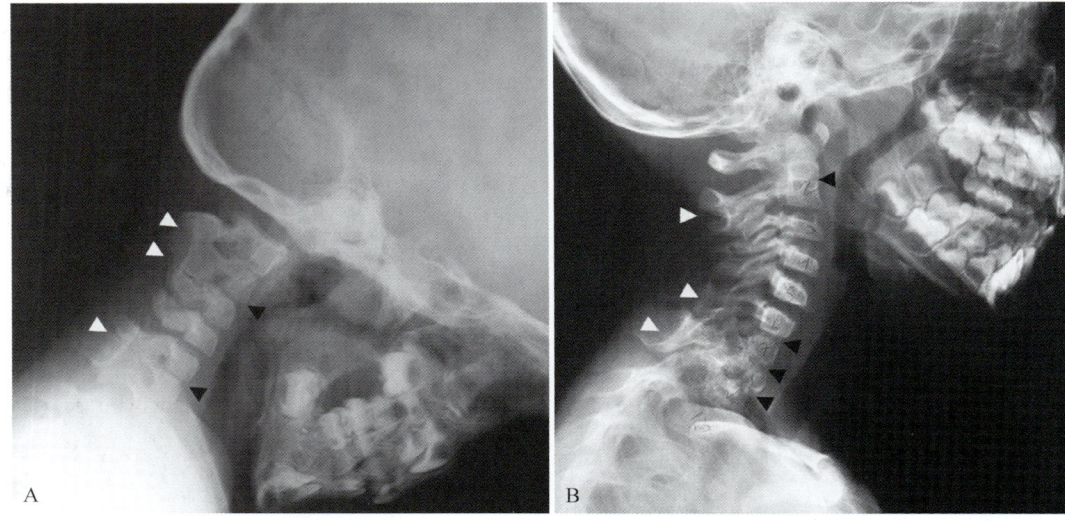

图1-14-1　A. Klippel-Feil综合征的儿童的颈椎侧位X线片，可见相邻椎体（黑色箭头）和相邻椎弓（白色箭头）的融合；B. Klippel-Feil综合征儿童的颈椎侧位X线片，可见相邻椎体（黑色箭头）和椎弓（白色箭头）的融合

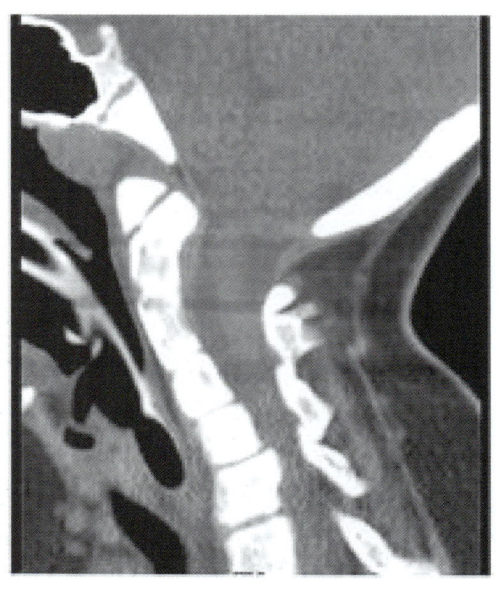

图1-14-2　Klippel-Feil综合征患者的CT侧位影像显示椎体融合

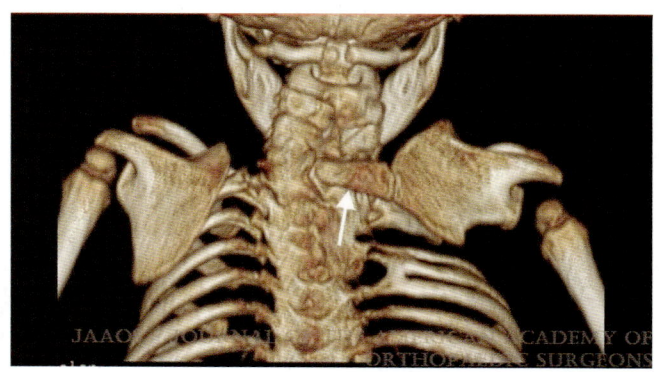

图1-14-3　Sprengel畸形：三维CT扫描显示了右肩胛骨和肩椎体骨（箭头所示）的抬高、扭曲和畸形。图中也可见到肋骨异常及右关节盂腔向下倾斜

伤[30-32]。正侧位颈椎X线片可用于评估椎体、小关节，甚至棘突的融合情况。过伸过屈位X线片可用于评估寰枢关节、寰枕关节以及下颈椎关节的稳定性。对于KFS患者，为发现脊柱侧弯、脊柱裂、半椎体等，胸椎和腰椎的X线片也是必要的。侧位颈椎X线片上融合节段前后径较上下临近节段更小，被称为"蜂腰征"。颈椎CT能够更清楚地显示脊柱骨结构的细节情况（包括融合情况），因此当需要手术时对于术前规划是尤其必要的。当患者存在神经功能损害表现时，可通过MRI评估是否存在脊髓异常（例如Chiari畸形、二分脊髓）。

【诊断】

KFS的分型主要有以下三种，即依据形态分型的Feil分型和Samartzis分型，依据遗传学证据分型的Clarke分型。

Feil分型：Ⅰ型为颈椎和上胸椎多节段融合；Ⅱ型为仅有2～3个节段的融合；Ⅲ型为颈椎融合伴有下胸椎或腰椎节段融合[2]。该分型的主要依据为节段融合的部位和程度[2]，对明确颈椎节段分割不全的表型仍有辅助作用[33]。

Samartzis分型：Ⅰ型仅涉及一个先天融合的颈椎节段；Ⅱ型包含多个不连续的先天融合节段；Ⅲ型包含多个连续的先天融合节段[34]。女性患者主要为Ⅰ型，而男性大多为Ⅲ型[34]。该分型可用于颈椎相关症状的早期发现，因为颈部轴性症状主要见于Ⅰ型患者，而神经根性或脊髓性症状主要见于Ⅱ型和Ⅲ型患者。

Clarke分型：KF1分型必须含有C1融合（即0-C1或C1-2融合），尽管C1融合并不一定为主要融合节段，融合在出生后表现明显，遗传形式为隐性遗传；KF2分型主要表现为C2-3融合，遗传形式为显性遗传，且包含SGM1基因突变；KF3分型多为孤立的颈椎融合节段，含有C3融合（即C2-3或C3-4融合），尽管C3融合并不一定为主要融合节段，遗传形式为隐性遗传或外显率降低；KF4分型为与Wildervanck综合征相关的椎体融合和眼部异常，遗传形式可能为X连锁遗传[35]。

除上述三种主要KFS分型外，Laureen D.Hachem[36]等根据临床手术干预的需要对患者表型进行了相应的分类。

第一类人群主要是颈椎轴下的多节段融合，同时伴有胸椎的异常，与胸腰椎或骶椎手术相关；第二类人群有颈椎轴性异常（主要表现为C2-3融合，颈椎形态异常如半椎体、蝴蝶椎、寰椎椎弓异常和0-C1融合），与颈椎半脱位和颈椎手术有很高相关性；第三类人群主要表现为Chiari畸形，与颅脑手术相关；第四类人群表现为胸椎异常，骶骨发育不全和脊柱侧凸，与胸腰椎或骶椎手术相关。

KFS诊断主要基于辅助检查、症状和影像学表现（X线，MRI和CT扫描），除颈椎外的骨骼结构和其他系统的检查也十分重要。

KFS通常在儿童期通过识别同时存在的畸形并进行相应的检查而得到诊断，但有时会被伴随KFS出现的畸形延误。一旦诊断，应通过颈椎侧位X线片评估活动度增加的节段、发现高风险的骨结构畸形，并注意以下三点：①应警惕在年轻患者中是否已存在脊髓压迫表现（通常更常见于中老年人群）；②应在与患者沟通时告知即便轻微外伤也存在导致脊髓损伤的风险；③应通过会诊、转诊等途径小心除外其他可能同时存在的畸形。

【鉴别诊断】

由于具有颈椎椎体分隔不全的特征表现，KFS主要需与其他可造成颈椎融合现象的疾病进行鉴别，包括强直性脊柱炎、青少年特发性关节炎、青少年类风湿关节炎、继发于慢性间盘炎或骨髓炎的自发融合、未使用内固定的颈椎融合手术后状态以及弥漫性特发性骨肥厚等。

此外，KFS的临床特征也可作为其他综合征（包括MURCS综合征、Sprengel畸形以及Wildervanck综合征等）的部分表现而出现，因此在鉴别诊断时应注意除外其他综合征的可能。

MURCS综合征是一种主要影响生殖泌尿系统的发育性异常，主要表现为米勒管、肾和颈胸部的畸形。患者主要症状有生殖管道的缺失和异常，肾畸形和身材矮小，甚至可能出现颈部和上背部椎体的融合（颈椎和上胸椎的融合）和听力丧失等症状[37]。

Sprengel畸形是最常见的肩部先天性异常，表现为先天性的肩胛骨抬高，患者可有外观明显变化和肩部活动异常。Sprengel畸形常与Klippel-Feil综合征、脊柱侧弯和肋部异常等畸形同时出现[38]。

Wildervanck综合征是一种影响颈部、眼部和耳部骨骼的疾病，其特征表现为Klippel-Feil畸形（颈部骨骼融合）、Duane综合征（眼球运动障碍）和听力丧失[39-41]。

【治疗】

由于病理解剖和相关畸形的复杂多样，KFS患者需要通过全面的评估后方能确定治疗方案。如果能早期发现并得到适当治疗，大多数KFS患者的预后较好。

除存在神经损害或颈椎不稳定的情况以外，KFS患者的治疗以对症的非手术治疗为主。如果1~2节段的椎体融合位于下颈椎，不伴有不稳定且退变不重，患者在了解风险后仍可允许进行对抗性较强的接触性运动。如果椎体融合节段多或位于上颈椎（尤其是寰枕融合）或伴有不稳定及明显退变，则患者出现症状或脊髓损伤的风险都相应增加，应避免接触性运动[42]。

当患者出现持续的神经根病或脊髓病表现、肌力下降或存在明确的脊柱不稳时，可考虑手术治疗[43]。手术可选择前入路或后入路：前路手术包括椎间盘或椎体次全切除后植骨融合[44]；后路手术包括通过不同技术实现的减压和固定融合；有时也可使用前后联合入路手术[45]。对于伴随脊柱侧弯的KFS患者，有时也需要进行支具或手术的治疗[34]。

【病例摘要】

患者，女性，55岁。10年前无明显诱因出现双肩上抬无力并感双手略麻木，外院诊为"高位颈脊髓病"并行"枕骨大孔减压术"（具体不详），术后症状无明显缓解。4年前双手麻木加重，右手不能系纽扣、持筷。1年半以前患者出现胸腹部束带感，偶伴眩晕。半年前出现行走时双下肢沉重，行走不稳易摔倒，走路"踩棉感"。完善颈椎过伸过屈侧位X线片、颈椎CT、颈椎MRI、头颈部CTA，发现：寰枢关节脱位、枕骨大孔减压术后、寰椎枕化、C2～C3分隔不全、寰枢侧块关节无骨性融合、左侧C2椎弓根纤细伴椎动脉高跨、左侧椎动脉（优势侧）在寰枢侧块关节后方迂曲向内后入颅、右侧椎动脉纤细、延髓腹侧受压、C2水平T2像脊髓高信号。结合临床和影像学表现后诊断为诊断：寰枢关节脱位（难复性）、Klippel-Feil综合征（寰椎枕化、C2～C3分隔不全）、高位颈脊髓病、颈脊髓T2像高信号、枕骨大孔开大术后。患者于全麻牵引下行后路复位枕颈固定、经口前路锁定cage内固定植骨融合术，左髂后取骨术。病例详细资料见二维码数字资源1-14。

数字资源1-14

（许南方　周非非）

【参考文献】

［1］FRIKHA R. Klippel-Feil syndrome：a review of the literature. Clin Dysmorphol, 2020, 29（1）：35-37.

［2］SAKER E, LOUKAS M, OSKOUIAN R J, et al. The intriguing history of vertebral fusion anomalies：the Klippel-Feil syndrome. Childs Nerv Syst, 2016, 32（9）：1599-1602.

［3］PIZZUTILLO P D, WOODS M, NICHOLSON L, et al. Risk factors in Klippel-Feil syndrome. Spine（Phila Pa 1976）, 1994, 19（18）：2110-2116.

［4］GRUBER J, SALEH A, BAKHSH W, et al. The prevalence of Klippel-Feil syndrome：a computed tomography-based analysis of 2, 917 patients. Spine Deform, 2018, 6（4）：448-453.

［5］NOURI A, TETREAULT L, ZAMORANO J J, et al. Prevalence of Klippel-Feil syndrome in a surgical series of patients with cervical spondylotic myelopathy：analysis of the prospective, multicenter AOSpine North America Study. Global Spine J, 2015, 5（4）：294-299.

［6］MAHIROĞULLARI M, OZKAN H, YILDIRIM N, et al. Klippel-Feil syndrome and associated congenital abnormalities：evaluation of 23 cases. Acta Orthop Traumatol Turc, 2006, 40（3）：234-239.

［7］JOVANKOVIČOVÁ A, JAKUBÍKOVÁ J, DUROVČÍKOVÁ D. A case of Klippel-Feil syndrome with congenital enlarged Eustachian tube. Int J Pediatr Otorhinolaryngol, 2012, 76（4）：596-600.

［8］SAMARTZIS D, HERMAN J, LUBICKY J P, et al. Sprengel's deformity in Klippel-Feil syndrome. Spine（Phila Pa 1976）, 2007, 32（18）：E512-516.

［9］NAIKMASUR V G, SATTUR A P, KIRTY R N, et al. Type III Klippel-Feil syndrome：case report and review of associated craniofacial anomalies. Odontology, 2011, 99（2）：197-202.

［10］PIRINO A, SOTGIU M A, COSMI E, et al. Association of Klippel-Feil syndrome, Dandy-Walker malformation, spina bifida：a case report. Radiol Case Rep, 2019, 14（3）：415-418.

［11］ROBERTI D, CONFORTI R, GIUGLIANO T, et al. A novel 12q13.2-q13.3 microdeletion syndrome with combined features of Diamond Blackfan anemia, Pierre Robin sequence and Klippel Feil deformity. Front Genet, 2018, 9：549.

［12］TSIRIKOS A I, MCMASTER M J. Goldenhar-associated conditions（hemifacial microsomia）and congenital deformities of the spine. Spine（Phila Pa 1976）, 2006, 31（13）：E400-407.

［13］FUKUSHIMA Y, OHASHI H, WAKUI K, et al. De novo apparently balanced reciprocal translocation between 5q11.2 and 17q23 associated with Klippel-Feil anomaly and type A1 brachydactyly. Am J Med Genet, 1995, 57（3）：447-449.

［14］PAPAGRIGORAKIS M J, SYNODINOS P N, DALIOURIS C P, et al. De novo inv（2）（p12q34）associated with Klippel-Feil anomaly and hypodontia. Eur J Pediatr, 2003, 162（9）：594-597.

［15］CLARKE R A, SINGH S, MCKENZIE H, et al. Familial Klippel-Feil syndrome and paracentric inversion inv（8）（q22.2q23.3）. Am J Hum Genet, 1995, 57（6）：1364-1370.

［16］GOTO M, NISHIMURA G, NAGAI T, et al. Familial Klippel-Feil anomaly and t（5;8）（q35.1;p21.1）translocation. Am J Med Genet A, 2006, 140（9）：1013-1015.

［17］PARK J H, TAI K, SATO Y, et al. A case of Klippel-Feil and Turner syndromes. Pediatr Dent, 2012, 34（2）：e35-39.

[18] TASSABEHJI M, FANG Z M, HILTON E N, et al. Mutations in GDF6 are associated with vertebral segmentation defects in Klippel-Feil syndrome. Hum Mutat, 2008, 29(8): 1017-1027.

[19] YE M, BERRY-WYNNE K M, ASAI-COAKWELL M, et al. Mutation of the bone morphogenetic protein GDF3 causes ocular and skeletal anomalies. Hum Mol Genet, 2010, 19(2): 287-298.

[20] MOHAMED J Y, FAQEIH E, ALSIDDIKY A, et al. Mutations in MEOX1, encoding mesenchyme homeobox 1, cause Klippel-Feil anomaly. Am J Hum Genet, 2013, 92(1): 157-161.

[21] ALAZAMI A M, KENTAB A Y, FAQEIH E, et al. A novel syndrome of Klippel-Feil anomaly, myopathy, and characteristic facies is linked to a null mutation in MYO18B. J Med Genet, 2015, 52(6): 400-404.

[22] TRACY M R, DORMANS J P, KUSUMI K, et al. Klippel-Feil syndrome: clinical features and current understanding of etiology. Clin Orthop Relat Res, 2004, 424: 183-190.

[23] LOWRY R B, JABS E W, GRAHAM G E, et al. Syndrome of coronal craniosynostosis, Klippel-Feil anomaly, and sprengel shoulder with and without Pro250Arg mutation in the FGFR3 gene. Am J Med Genet, 2001, 104(2): 112-119.

[24] GREIPP M E. Klippel-Feil syndrome. Orthop Nurs, 1992, 11(5): 13-18.

[25] ZHOU P L, POORMAN G W, WANG C, et al. Klippel-Feil: a constellation of diagnoses, a contemporary presentation, and recent national trends. J Craniovertebr Junction Spine, 2019, 10(3): 133-138.

[26] KÖHLER S, GARGANO M, MATENTZOGLU N, et al. The human phenotype ontology in 2021. Nucleic Acids Res, 2021, 49(D1): D1207-1217.

[27] DUBEY S P, GHOSH L M. Klippel-Feil syndrome with congenital conductive deafness: report of a case and review of literature. Int J Pediatr Otorhinolaryngol, 1993, 25(1-3): 201-208.

[28] CAN A, RUBIO E J, JASPERSE B, et al. Spinal neurenteric cyst in association with Klippel-Feil syndrome: case report and literature review. World Neurosurg, 2015, 84(2): 592.e9-14.

[29] MCLAY K, MARAN A G. Deafness and the Klippel-Feil syndrome. J Laryngol Otol, 1969, 83(2): 175-84.

[30] SAMARTZIS D, SHEN F H, HERMAN J, et al. Atlantoaxial rotatory fixation in the setting of associated congenital malformations: a modified classification system. Spine(Phila Pa 1976), 2010, 35(4): E119-127.

[31] NAGUIB M, FARAG H, EL-W I A. Anaesthetic considerations in Klippel-Feil syndrome. Can Anaesth Soc J, 1986, 33(1): 66-70.

[32] VAIDYANATHAN S, HUGHES P L, SONI B M, et al. Klippel-Feil syndrome—the risk of cervical spinal cord injury: a case report. BMC Fam Pract, 2002, 3: 6.

[33] DAVID K M, THOROGOOD P V, STEVENS J M, et al. The dysmorphic cervical spine in Klippel-Feil syndrome: interpretations from developmental biology. Neurosurg Focus, 1999, 6(6): E3.

[34] SAMARTZIS D D, HERMAN J, LUBICKY J P, et al. Classification of congenitally fused cervical patterns in Klippel-Feil patients: epidemiology and role in the development of cervical spine-related symptoms. Spine(Phila Pa 1976), 2006, 31(21): E798-804.

[35] CLARKE R A, CATALAN G, DIWAN A D, et al. Heterogeneity in Klippel-Feil syndrome: a new classification. Pediatr Radiol, 1998, 28(12): 967-974.

[36] HACHEM L D, MATHIEU F, LAMBERTI-PASCULLI M, et al. Klippel Feil syndrome: clinical phenotypes associated with surgical treatment. Spine(Phila Pa 1976), 2020, 45(11): 718-726.

[37] DUNCAN P A, SHAPIRO L R, STANGEL J J, et al. The MURCS association: Müllerian duct aplasia, renal aplasia, and cervicothoracic somite dysplasia. J Pediatr, 1979, 95(3): 399-402.

[38] HARVEY E J, BERNSTEIN M, DESY N M, et al. Sprengel deformity: pathogenesis and management. J Am Acad Orthop Surg, 2012, 20(3): 177-186.

[39] GUPTE G, MAHAJAN P, SHREENIVAS V K, et al. Wildervanck syndrome(cervico-oculo-acoustic syndrome). J Postgrad Med, 1992, 38(4): 180-182.

[40] KUMAR A, CHAUDHARY D, GUPTA S K. Wildervanck syndrome. Australas Radiol, 1996, 40(2): 160-161.

[41] HAYASHI M. Wildervanck syndrome, cervico-oculo-acoustic syndrome. Ryoikibetsu Shokogun Shirizu, 2000, 30(5): 260-262.

[42] HOLMES F C. Klippel-Feil syndrome in a cheerleader. Clin J Sport Med, 2007, 17(2): 154-156.

[43] BROKINKEL B, WIEBE K, HESSELMANN V, et al. Surgical treatment in a patient with Klippel-Feil syndrome and anterior cervical meningomyelocele: a case report and review of literature. Eur Spine J, 2013, 22(Suppl 3): S517-520.

[44] CHEUNG K M, MAK K C, LUK K D. Anterior approach to cervical spine. Spine(Phila Pa 1976), 2012, 37(5): E297-302.

[45] NAGIB M G, MAXWELL R E, CHOU S N. Identification and management of high-risk patients with Klippel-Feil syndrome. J Neurosurg, 1984, 61(3): 523-530.

第十五节　先天性脊柱侧弯

【概述】

先天性脊柱侧弯（congenital scoliosis，CS）指因胚胎期脊柱椎体发育异常（脊柱形成障碍或分节障碍）而引起的脊柱畸形。脊柱侧弯临床定义为脊柱侧方弯曲超过 10°。通常在婴幼儿时期被发现，畸形不严重者在青春期才会被发现。基因突变或任何致畸因素刺激导致脊椎原始发育异常，引起脊柱软骨化和骨化障碍，从而导致先天性脊柱侧弯。本病患病率为 1%～4%[1]，以散发较为多见，但也存在明显的家族聚集现象。目前主流研究认为先天性脊柱侧弯为多基因遗传，多个易感基因已被鉴定出来。研究发现，*PAX1*、*WNT3A*、*TBX6*、*SCL35A3* 等基因可能为散发先天性脊柱侧弯的致病基因，其中 *TBX6* 基因复合杂合突变可解释汉族人群约 10% 的先天性脊柱侧弯发病。此外，环境因素也和先天性脊柱侧弯发病密切相关，特别是妊娠早期不良环境因素的暴露，如维生素缺乏、低氧、糖尿病等致畸因素可通过表观遗传修饰、氧化还原、分子信号转导等异常引起胚胎期脊柱发育异常。

先天性脊柱侧弯可以单独存在，也可伴随其他系统畸形。先天性脊柱侧弯伴随症状：

（1）伴有全身系统异常
- 心脏缺陷——10%
- 泌尿生殖系统缺陷——25%
- 脊髓畸形

（2）伴有综合征或染色体异常[2]
- VACTERL 综合征：占 38%～55%，临床特点为脊椎异常、肛门闭锁、心脏畸形、气管食管瘘、肾异常、桡骨发育不良及肢体缺陷。
- 小儿眼-耳-脊椎综合征（OAVS）：颜面左右不对称，眼睑外翻。
- Jarcho-Levin 综合征/脊柱肋骨发育不良：肋骨呈扇形构型，具有广泛的后融合，以及多个椎骨节段性缺损。躯干短，身材矮小，多椎体、肋骨缺陷和融合，胸部呈现蟹状外观。
- Klippel-Feil 综合征：颈部短，后发际低平，颈椎融合。
- Alagille 综合征（先天性肝内胆管发育不良征）：周围肺动脉狭窄，胆汁淤积，面部畸形。

【临床表现】

先天性脊柱侧弯患者早期无特殊症状，可仅表现为对患者外观的影响，随着畸形程度的加重，患者外观畸形和临床症状愈发加重。常见症状和体征有[3]：
- 骨盆不对称
- 高低肩，两臂不等长
- 头部偏移
- 腰前屈时背部不对称（剃刀背）

先天性脊柱侧弯的儿童还可能有其他症状或畸形，例如：
- 继发性胸廓畸形引起心肺发育不全：心功能不全、肺活量减少、肺炎等。
- 腹腔畸形引起胃肠功能紊乱：消化不良、食欲缺乏等。
- 椎体畸形或椎间盘退变引起神经根牵拉或脊髓受压相关症状：下肢疼痛、腰背痛、脊髓功能障碍甚至瘫痪。
- 脊柱裂、脊膜膨出、脊髓脊膜膨出、脊髓纵裂等神经管闭合不全畸形。
- 脊髓栓系综合征、骶尾部畸胎瘤、皮肤窦道、皮样囊肿等。
- 四肢畸形、髋关节发育不全、先天性高肩胛等。
- 脊髓空洞、Chiari 畸形等。

所以，在诊治先天性脊柱侧弯时，除了对脊柱畸形进行评估外，还应全麻评估其他系统情况，是否存在畸形以及需要处理的症状。

【辅助检查】

1. X 线

先天性脊柱侧弯 X 线表现为楔形椎、半椎体或蝴蝶椎等椎体发育畸形，部分患者伴有椎弓根或椎板形成障碍。同时，患者可有椎体先天性融合等分节不良表现，以及肋骨融合、并肋以及胸廓畸形等表现。

X 线是诊断先天性脊柱侧弯的最常用、简便的辅助检查工具，也是随访复查最常用的检查。通过脊柱全长正侧位，可显示异常的椎体和脊柱弯曲角度，确定先天性脊柱侧弯的类型，以及与其他类型脊柱侧弯进行鉴别。同时，也可以对病变的节段、侧弯Cobb角度，骨龄等进行评估，确定治疗方案。

2. CT

CT可清晰显示椎体、椎弓根以及椎板畸形情况，在X线基础上进一步明确诊断。同时，CT可获得全脊柱三维重建影像（图1-15-1），对评估畸形程

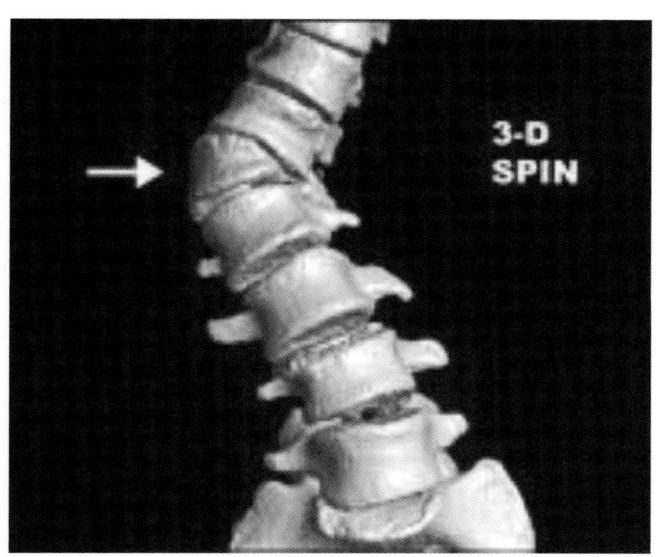

图1-15-1　CT的3D图像显示腰部的半椎体畸形。注意在楔形的半椎体（箭头所示）下面有四个正常的矩形椎骨。这个楔形的半椎体造成了脊柱侧弯畸形

度、设计手术方案等有帮助。

3. MRI

MRI检查对描述椎体的特征及确定脊髓空洞、脊髓栓系等脊髓异常是非常有价值的，可同时提供椎旁软组织等结构的信息。

4. 基因检测

部分先天性脊柱侧弯由基因突变引起，基因检测可帮助临床完成病因诊断，并进一步进行分型。

5. 对肾、心脏、肺等器官功能的评估

因为胚胎时期肾和心脏与椎体同时形成，先天性脊柱侧弯的儿童有25%的概率存在泌尿系统（肾、膀胱）异常，或10%的概率存在心脏系统出现异常[4]。因此，也需要对患儿器官进行超声检查[5]。

【诊断】

先天性脊柱侧弯的诊断主要依靠体格检查和影像学检查。对于出现双肩不等高、腰前屈时背部不对称（剃刀背）等脊柱侧弯的特征性表现的患者应怀疑脊柱侧弯的可能。站立位可触诊观察脊柱序列是否异常。先天性脊柱侧弯的明确诊断需要通过X线、CT、MRI等影像学检查明确椎体是否存在异常，影像学检查发现存在半椎体、楔形椎、蝴蝶椎或者分节不良，即可确诊为先天性脊柱侧弯。还可以通过遗传学检测方法进一步明确先天性脊柱侧弯致病基因。

临床上根据影像学特点将先天性脊柱侧弯分为以下3型：

Ⅰ型：椎体形成障碍。1个或多个椎体部分或完全形成障碍，如半椎体、楔形椎、蝴蝶椎等。

Ⅱ型：椎体分节不良。两个或多个椎体部分或完全分节障碍。

Ⅲ型：混合型。同时存在椎体形成障碍和椎体分节不良。

【鉴别诊断】

先天性脊柱侧弯与其他引起躯干姿势畸形疾病的鉴别要点主要在于影像学检查有无先天性椎体结构异常（椎体形成障碍或分节不良）。

1. 姿态性脊柱侧凸

往往由某种不正确姿势引起，常在学龄期儿童发现。这类脊柱侧凸畸形并不严重，当患者平卧或用双手拉住单杠悬吊时，畸形可自动消失。

2. 神经肌肉型脊柱侧凸

由于脊髓灰质炎、神经纤维瘤病、脊髓空洞症、脑瘫等疾病可导致脊柱两侧肌肉张力不平衡，进而可诱发脊柱侧弯。患者发病年龄愈小，侧凸畸形也愈严重。

3. 胸部疾病继发的脊柱侧凸

幼年患化脓性或结核性胸膜炎，胸膜过度增厚并发生挛缩；或在儿童期施行胸廓手术，扰乱了脊椎在发育期间的平衡，均可引起脊柱侧凸。

4. 营养不良性脊柱侧凸

由于维生素D缺乏而产生佝偻病的小儿亦可出现脊柱侧凸。

5. 特发性脊柱侧弯

为生长发育期不明原因引起的脊柱侧弯，常于青少年起病，影像学上无椎体形态异常。

【治疗】

1. 支具治疗

支具治疗并不能根治先天性脊柱侧弯，适用于脊柱侧弯进展缓慢、程度较轻、骨骼未发育成熟、侧弯节段较长且脊柱柔韧性较好的患者。对于脊柱侧弯僵硬的患者，支具治疗无效。此外，为了重新建立身体平衡，有时身体会在先天性畸形造成的侧弯之上和（或）之下形成第二个侧弯。这些侧弯可能会随着时间而出现进展，甚至比最开始的侧弯还严重。支具也可用于这些患者，以控制或推迟第二道侧弯的进展[6]。支具治疗期间，应每半年进行X线脊柱全长检查，如脊柱侧弯进展较快，应及时调整治疗方案。

2. 手术治疗

为了解决患儿的脊柱侧弯问题，有时需要行手术治疗，而是否做手术取决于许多因素。如果患儿的侧弯经支具或石膏治疗后仍有进展，就需要考虑手术。外科医生的难题是如何在不影响未来生长发育的情况下阻止侧弯的发展。手术影响生长发育有时候是不可避免的，因为大多数手术是通过控制异常的脊柱生长来实现的[7]。

（1）凸侧骨骺阻滞术：每个侧弯都有一个凹面和凸面。这种手术的目的是阻止脊柱凸侧的异常生长，而凹侧继续生长，随着时间的推移使侧弯得到矫正。如果切除生长中心并在凸面进行脊柱融合，则凹面可能继续生长，可能会改善侧弯，即使凹侧停止生长，前路与后路融合也可获得良好效果[8]。

（2）半椎体切除术：正常椎体的形状像矩形，而半椎体的形状像一个楔形或梯形。当半椎体位于腰部时，它可以使脊柱底部倾斜，导致患儿侧弯。在脊柱的其他部分，根据半椎体的数目不同，可以导致严重的侧弯。根据患儿的情况，从脊柱的前部、后部或两个部分同时切除半椎体。切除半椎体后，将其上下的两个椎体融合在一起，通常用器械固定。大多数患儿在手术后佩戴支具或石膏，直到脊柱愈合。这种手术有可以预知的风险，包括出血和神经系统的损伤，但通过手术通常可以达到良好的脊柱矫正效果[9]。

（3）生长棒手术：大多数矫正患儿脊柱畸形的手术是通过停止骨的生长来实现的，对胸廓、肺的生长发育和身高产生不利的影响。生长棒手术的理论依据是允许脊柱继续在内固定范围内生长，手术在脊柱的背侧进行。一般来说，侧弯是由皮下的一或两根棒固定的，以避免损伤脊柱的生长，然后用"横突-椎弓根抱钩"或椎弓根螺钉将棒连接到侧弯上方和下方的椎板。第一次手术后侧弯通常可以纠正50%。此后患儿每6个月复诊一次，将棒"延长"约1 cm，以适应患儿的生长。当患儿长大了，脊柱也发育完成时，医生将拆除生长棒，进行正式的脊柱融合手术。在过去，这种手术的并发症发生率非常高，其中大部分与手术器械有关（钩子脱落、棒断裂）。新的手术技术更有保障，但生长棒手术对患儿来说仍然是一种长期、有难度的治疗方法[10]。

（4）脊柱后路矫形融合术：该手术治疗方式是先天性脊柱侧弯的最终治疗方式。脊柱后路矫形融合术通过切除要融合的侧弯部分的椎体，在矫正后的位置上进行永久性的固定。在每个被切除的关节间隙放置移植骨［来自骨盆、肋骨或来自骨移植库（异体移植）的骨］。随着时间的推移（4～6个月后），移植物与椎骨融合，手术部分的脊柱愈合成一个无活动度的骨块，从而阻止侧弯的进展。通常情况下，对于适合后路矫形融合术的适龄患儿，在进行融合术时也会进行内固定融合。内固定为在脊柱内部刚性固定，以便在之后4～6个月的融合过程中使脊柱严格处于矫正位置。这种刚性固定是通过椎弓根螺钉、内固定钩和钢丝（"锚"）来实现，在沿侧弯的多个部位，将椎体连接到金属杆上，整个病变区域进行刚性固定。

对于重度（＞100°）僵硬性先天性脊柱侧弯，特别是合并心肺功能不全的患者，一期直接矫形手术难度较大，手术风险高。这类患者往往需要一期Halo牵引（Halo重力牵引、Halo骨盆牵引等），降低脊柱侧弯程度，二期再进行后路矫形融合术，可以降低手术难度以及手术风险。

【病例摘要】

患者，女性，32岁，因"发现脊柱侧凸20年，伴腰痛12年"入院。查体：躯干向右侧偏斜，腰骶部局部毛发增生，身体前屈时可见右侧后背较左侧隆起。站立位脊柱全长X线可见腰椎侧弯，COBB角50°，顶点位于T12/L1间盘水平。查CT提示L5楔形椎。诊断：先天性脊柱侧弯。行腰5楔形椎部分切除，胸8至骶1内固定椎骨融合术。病例详细资料见二维码数字资源1-15。

数字资源 1-15

【参考文献】

[1] WINTER R B, MOE J H, EILERS V E. Congenital scoliosis. A study of 234 patients treated and untreated. J Bone Joint Surg Am, 1968, 50（1）: 1-47.

[2] KAWAKAMI N, TSUJI T, IMAGAMA S, et al. Classification of congenital scoliosis and kyphosis: a new approach to the three-dimensional classification for progressive vertebral anomalies requiring operative treatment. Spine（Phila Pa 1976）, 2009, 34（17）: 1756-1765.

[3] ARLET V, ODENT T, AEBI M, et al. Congenital scoliosis. Eur Spine J, 2003, 12（5）: 456-463.

[4] FERNANDES P, WEINSTEIN S L. Natural history of early onset scoliosis. J Bone Joint Surg Am, 2007, 89（Suppl 1）: 21-33.

[5] HEDEQUIST D J. Surgical treatment of congenital scoliosis. Orthop Clin North Am, 2007, 38（4）: 497-509.

[6] BOWEN R E, SCADUTO A A, BANUELOS S. Decreased body mass index and restrictive lung disease in congenital thoracic scoliosis. J Pediatr Orthop, 2008, 28（6）: 665-668.

[7] O'LEARY P T, STURM P F, HAMMERBERG K W, et al. Convex hemiepiphysiodesis: the limits of vertebral stapling. Spine（Phila Pa 1976）, 2011, 36（19）: 1579-1583.

[8] BOLLINI G, LAUNAY F, DOCQUIER P L, et al. Congenital abnormalities associated with hemivertebrae in relation to hemivertebrae location. J Pediatr Orthop B, 2010, 19（1）: 90-94.

[9] OBEID I, BOURGHLI A, VITAL J M. Lumbar hemivertebra resection by posterior approach for congenital scoliosis. Eur Spine J, 2012, 21（12）: 2721-2723.

[10] RUF M, HARMS J. Hemivertebra resection by a posterior approach: innovative operative technique and first results. Spine（Phila Pa 1976）, 2002, 27（10）: 1116-1123.

第十六节　先天性高肩胛症

【概述】

先天性高肩胛症，又称 Sprengel 畸形，是一种罕见的先天性肩部疾病。虽然罕见，但却是先天性肩部疾病中最常见的类型。根据疾病程度的不同，可表现为肩部和胸廓不对称，蹼颈和肩外展受限。Sprengel 畸形常伴有其他骨骼肌肉异常，如脊柱侧凸、斜颈、肋骨异常和 Klippel-Feil 综合征等。连接肩胛骨上内侧缘和颈椎棘突的骨、软骨或纤维组织形成异常的"肩椎骨"结构，可见于约 16%～55% 的患者。Sprengel 畸形通常累及单侧（80%），女性更多见[1-2]。

1863 年，Eulenberg 最先描述了先天性肩胛骨抬高的现象。1891 年，Sprengel 总结了 4 例病例，并将此类疾病命名为 Sprengel 畸形。在胚胎发育的过程中，肩胛骨约在第 5 周时由中胚层分化，与第 4、5、6 颈椎并排，在 9～12 周时肩胛骨向尾侧移行至第 2～7 肋间。当这一过程受阻时，便形成 Sprengel 畸形。具体病因尚不清楚，遗传因素及血管病变可能起到一定作用。

【临床表现】

1. 颈肩部畸形

主要为患儿两侧肩部不对称，患肩增高，呈耸肩短颈的外形，肩胛骨发育小，下角升高，可超过胸廓高度，上下径变短，横径变宽。肩胛骨的内侧缘紧靠椎体棘突，在肩胛骨内上角和脊椎之间有时可触及硬性的"肩椎骨"（图 1-16-1）。肩胛骨周围肌肉有不同程度的萎缩，尤以斜方肌和菱形肌为重。年龄稍大的患者可出现脊柱及胸廓畸形。由于畸形可导致患侧肩胛骨周围疼痛。

2. 肩关节活动受限

患侧肩关节的外展上举明显受限，这与肩胛骨的位置及发育畸形有关，有 3 个主要影响因素：①异常的解剖结构和肩椎骨限制了盂肱关节和肩胸关节的同步外展；②发育不良的肩胛骨下极向内侧旋转，关节盂朝向尾侧；③肩胛肌无力或缺失。

3. 脊柱畸形

一项对 90 例 Sprengel 畸形的回顾性研究显示，

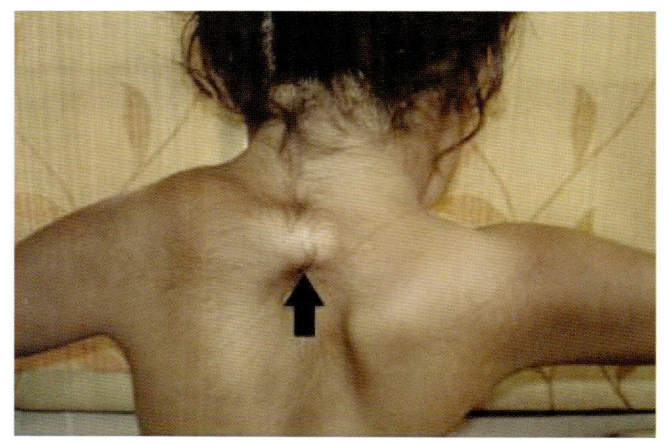

图 1-16-1　黑色箭头所示为"肩椎骨"[3]

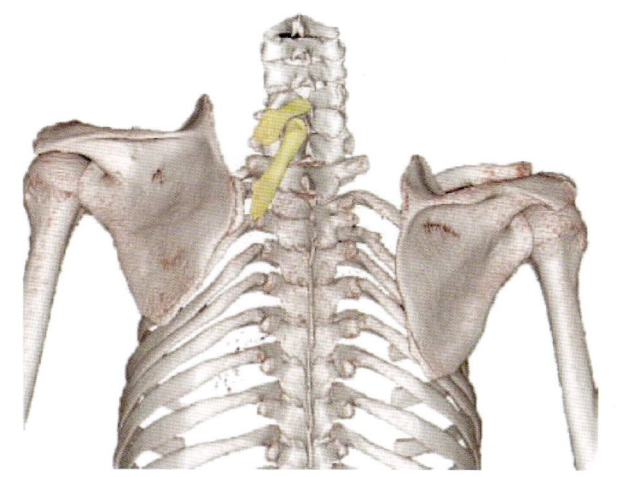

图 1-16-2　CT 三维重建可清楚显示肩椎骨（黄色部分）等结构异常[4]

患者常合并脊柱畸形。其中先天性脊柱侧弯比例占 51%，脊柱裂占 21%，Klippel-Feil 畸形占 21%，脊髓空洞占 12%，脊髓栓系占 10%，脊髓纵裂占 9%，胸椎融合占 9%。Sprengel 畸形合并脊柱侧弯的患者，伴有肋骨畸形、脊髓栓系和脊髓纵裂的概率明显升高。其他少见的脊柱畸形还包括：脑脊膜膨出、Chiari 畸形、骶管囊肿、蛛网膜囊肿、特发性脊柱侧凸、休门氏病后凸、先天性脊柱后凸等[4]。

4. 其他异常

除脊柱畸形外，患者常发生肋骨畸形（49%）。此外，患者还可合并有泌尿系统异常（4%，主要类型为肾发育不全）和先天性心脏病（4%）。其他少见畸形还包括：斜颈、副乳头、唇腭裂、颅缝早闭、马蹄内翻足、扁平足、短趾、内脏逆位等。

【辅助检查】

X 线表现可见患侧肩胛骨发育较小，下角升高，上界可达颈部，肩胛骨横径宽度增加，下角转向腋部，内上缘转向脊柱，可见肩椎骨及肋骨畸形。CT 三维重建检查提供病变部位的立体图像，对于复杂的骨性畸形观察更为清楚，有助于术前全面了解病理改变（图 1-16-2）。

由于患儿还可能合并其他畸形，因此要进行充分且仔细的查体。怀疑有脊柱畸形时，应完善相应部位的 X 线、CT 和 MRI 检查。腹部超声及超声心动检查可以帮助排查泌尿系统及心血管系统异常。

【诊断】

根据患儿双肩不对称，影像学检查显示患侧肩胛骨位置升高、发育狭小及旋转即可做出临床诊断。

肩胛骨上升的严重程度与肩关节活动受限有关，因此需要对畸形程度进行评估。

Cavendish 分型是目前使用最广泛的 Sprengel 畸形分型方法，它是基于患者的外观进行分类，带有一定主观性（表 1-16-1）。而 Rigault 分型则是结合影像学检查结果，相对更为客观（表 1-16-2）。

表 1-16-1　Sprengel 畸形的 Cavendish 分型

分级	表现
I（非常轻）	畸形不明显，两肩在同一水平，穿衣后外观近于正常
II（轻）	畸形较轻，两肩接近同一水平，但穿衣后可以看出畸形，颈蹼处可见隆起肿块
III（中）	中度畸形，患侧肩关节可高于对侧 2～5 cm，畸形容易看出
IV（重）	严重畸形，患肩很高，肩胛骨内上角几乎与枕骨相抵，有时常合并有短颈畸形

表 1-16-2　Sprengel 畸形的 Rigault 分型

分级	肩胛骨内上角与椎体的关系
I	肩胛骨内上角位于 T2-T4 水平
II	肩胛骨内上角位于 C5-T2 水平
III	肩胛骨内上角位于 C5 以上

【鉴别诊断】

Sprengel 畸形主要与可引起肩部异常的疾病相鉴别。

1. 肩胛骨骨折不愈合或畸形愈合

肩胛骨陈旧骨折合并骨不连的患者既往有高能量创伤的病史。CT 显示骨折部位骨连续性中断伴有骨痂形成，并能清楚区分肩胛骨与周围组织的关系。

2. 翼状肩胛

翼状肩胛通常是前锯肌麻痹所致，可自发产生或于外伤后出现。临床症状可表现为肩关节周围疼痛，上臂举重物力弱，影响日常活动。肩胛骨的运动范围与健侧相比明显变小。两手推墙支撑时，患侧可见肩胛骨内侧缘翘起而产生翼状畸形。肌电图可证实前锯肌的运动缺陷。

3. 骨软化症

骨软化症是以骨基质矿化障碍为特点的一种骨骼疾病。其结果导致非矿化的骨样组织（类骨质）堆积，骨质软化，而产生骨痛、骨畸形、骨折等一系列临床症状和体征。以前此类疾病多发生于哺乳条件差的婴幼儿、多产妇及长期哺乳的妇女，但现在此种情况罕见。实验室检测检查可发现钙、磷酸盐或维生素 D 缺乏，或磷酸盐代谢缺陷。放射学检查显示骨质呈骨质疏松样改变。

【治疗】

对于轻度畸形，如 Cavendish Ⅰ 级或 Ⅱ 级，可以选择保守治疗。方法以主被动功能康复锻炼为主，以增加上臂外展、上举幅度。而对于中重度畸形，为改善肩关节功能和外观，建议手术治疗。手术一般在 3～8 岁进行，因为随着年龄增加，软组织柔韧性下降，手术难度会增高，且会增加臂丛神经麻痹的风险[5]。

多种手术方式可用于治疗 Sprengel 畸形。根据手术原理可分为两大类。第一类主要是针对肩胛骨固定组织的松解，如去除肩椎骨、切除肩胛骨内上缘或肩胛冈上方骨质。代表术式有肩胛骨部分切除术、Shrock 手术、Mear 手术等。第二类在切除固定组织后，旨在将肩胛骨降至更尾侧的位置，如 Woodward 手术和 Green 手术，是目前临床上使用最广泛的方法。也有许多学者在 Woodward 手术和 Green 手术的基础上进行改良。

改良 Woodward 手术的操作步骤：

（1）俯卧位，头颈部伸出手术床垫置于头架上。同侧胸部及骨盆垫高，使躯干与手术台成 30°，以利患肩前部及患肢的消毒和包扎。皮肤消毒范围应包括颈项部、全背部、对侧肩部和患侧上肢。应将上肢用无菌巾包裹置于手术术野内，以便在术中移动肩胛带。

（2）从颈椎棘突到第 9 胸椎棘突做正中切口，切开皮肤和皮下组织。

（3）皮下潜行游离直至肩胛骨的内侧缘。从切口下端找到斜方肌外侧缘，做钝性分离，从背阔肌上分离。再做锐性剥离，分离斜方肌在棘突处的筋膜鞘。找到大菱形肌和小菱形肌的起点，做锐性剥离，自棘突上分离。再游离菱形肌和斜方肌的上方。向外牵开肌肉瓣，显露肩椎骨桥或连接肩胛骨内上角的纤维带。经骨膜外分离，切除肩椎骨桥。若无肩椎骨，则切除纤维带或挛缩的肩胛提肌。若冈上部位变形，可连同其骨膜一并切除。

（4）在第 4 颈椎平面横行切断斜方肌的狭窄部。这时可向下推移肩胛骨，使肩胛冈与对侧肩胛冈达同一平面。稳定肩胛骨在此矫正位置后，将斜方肌和菱形肌缝合在原起点之下的棘突上。斜方肌下端过剩部分可予切除或重叠缝合。

（5）冲洗伤口，彻底止血，分层缝合。对于 Cavendish Ⅳ 级患者酌情行锁骨截骨术。

改良 Green 手术的操作步骤：将肩胛骨附着的肌肉止点分离，提升斜方肌，切除肩椎骨后分离冈上肌。切除冈上窝，注意保护肩胛上血管和神经。分离背阔肌和前锯肌，在背阔肌上缘深部做钝性游离使形成囊袋样间隙以容纳下移的肩胛骨下角。参考对侧肩胛骨将术侧肩胛骨降至指定区域，肩胛下角置于背阔肌深部的囊袋内，重新固定缝合附着肌肉。对于 Cavendish Ⅳ 级患者酌情行锁骨截骨术。

手术并发症包括手术区域瘢痕形成、臂丛神经损伤、翼状肩胛等。手术区域瘢痕形成是最常见的并发症，Green 手术发生率更高，可达 22%[7]。臂丛神经损伤多因患儿年龄较大、畸形严重、矫形程度大引起，神经损伤多为暂时性。预防臂丛神经损伤可在矫形手术时行锁骨截骨术。翼状肩胛为手术区域对肌肉的广泛剥离，尤其是前锯肌和肩胛下角肌肉止点的分离所致。因此术中应妥善进行切断肌肉的缝合。

术后 3 周内需佩戴支具固定肩部，3 周后逐渐开始肩关节主被动活动康复锻炼。文献报道改良 Woodward 手术和 Green 手术可使肩关节外展角平均改善 30°～40°[3, 8-10]。

【病例摘要】

患儿为9岁女童，因双肩关节活动范围及功能受限就诊，否认疼痛症状，主诉为梳头困难。患儿生长发育未见其他明显异常，否认外伤史。其母孕期平稳无特殊。体格检查显示双侧颈蹼，肩关节外展70°受限，前屈80°受限。肩胛骨发育不良，对称抬高。影像学X线及三维CT扫描确诊双侧Sprengel畸形。肩胛骨及颈椎间（C2-C6水平）可见骨性及纤维组织构成的"肩椎骨"。左侧与肩胛骨呈骨性连接，右侧与肩胛骨间为纤维索条组织（图1-16-3）。此外患者还存在多节段的颈椎及上胸椎椎体异常，诊断合并有Klippel-Feil畸形。患儿Cavendish Ⅳ级，肩关节功能受限，行改良Woodward手术。

该患儿有一个8岁的妹妹，在4个月时便诊断Klippel-Feil畸形和Sprengel畸形。因先天性心脏病接受过手术治疗。在随访过程中，患儿表现持续的左侧颈蹼，左肩高于右肩，左肩前屈及外展（90°）活动度明显小于右肩（160°）。左侧肩胛骨发育不良伴高位。影像学检查显示C5椎体脊柱裂，左侧椎板增厚，与左侧抬高肩胛骨形成假关节。此外患儿胸椎有23°右侧凸。该患儿也接受了手术治疗。

术后肩部支具固定3周，肘、腕、手指坚持锻炼。3周后肩关节开始循序渐进的主被动活动度锻炼。术后2个月随访时，患儿术侧肩关节外展可达120°，前屈接近正常，术侧肌力4.5级，没有疼痛症状，手可以轻易触及枕部。外观也得到明显改善[11]。

【参考文献】

[1] FARSETTI P, WEINSTEIN S L, CATERINI R, et al. Sprengel's deformity: long-term follow-up study of 22 cases. J Pediatr Orthop B, 2003, 12（3）: 202-210.

[2] CAVENDISH M E. Congenital elevation of the scapula. J Bone Joint Surg Br, 1972, 54（3）: 395-408.

[3] NAIK P, CHAUHAN H. Functional improvement in patients with Sprengel's deformity following Modified Green's procedure and simplified clavicle osteotomy-a study of forty cases. Int Orthop, 2020, 44（12）: 2653-2663.

[4] ÖNER A, AŞANSU M A, AKMAN Y E. Sprengel deformity: comprehensive evaluation of concomitant spinal and extraspinal anomalies in 90 patients. Spine（Phila Pa 1976）, 2020, 45（18）: E1150-1157.

[5] GREITEMANN B, RONDHUIS J J, KARBOWSKI A. Treatment of congenital elevation of the scapula. 10（2-18）year follow-up of 37 cases of Sprengel's deformity. Acta Orthop Scand, 1993, 64（3）: 365-368.

[6] ELZOHAIRY M M, SALAMA A M. Sprengel's deformity of the shoulder joint treated by Woodward operation. Eur J Orthop Surg Traumatol, 2019, 29（1）: 37-45.

[7] GONEN E, SIMSEK U, SOLAK S, et al. Long-term results of modified Green method in Sprengel's deformity. J Child Orthop, 2010, 4（4）: 309-314.

[8] JIANG Y, GUO Y, ZHU Z, et al. Surgical management of Sprengel's deformity by a modification of Green's procedure: a single center experience. Orthopade, 2020, 49（3）: 255-259.

[9] PATWARDHAN S, SODHAI V, GUGALE S, et al. Surgical correction of Sprengel's deformity by modified Woodward procedure: outcomes in twenty eight patients. Int Orthop, 2020, 44（6）: 1143-1151.

[10] WALSTRA F E, ALTA T D, EIJKEN J W, et al. Long-term follow-up of Sprengel's deformity treated with the Woodward procedure. J Shoulder Elbow Surg, 2013, 22（6）: 752-759.

[11] PARGAS C, SANTANA A, CZOCH W L, et al. Sprengel Deformity in Biological Sisters. J Am Acad Orthop Surg Glob Res Rev, 2020, 4（4）: e19.00120.

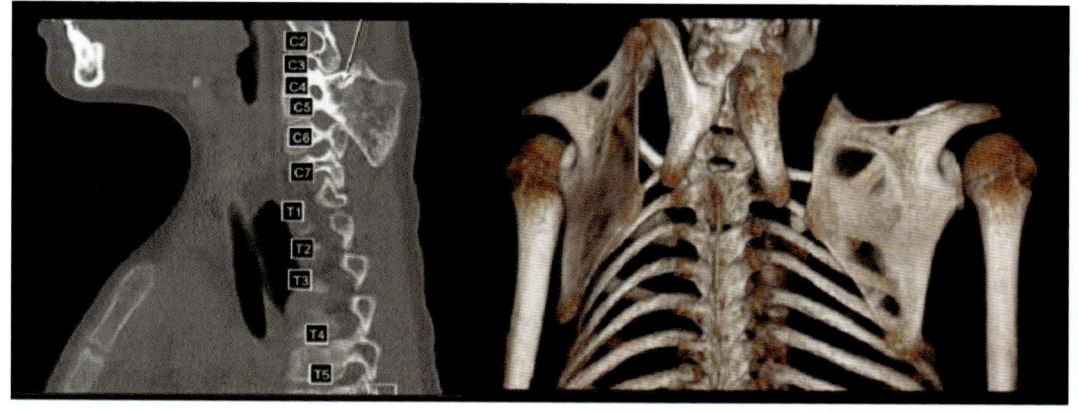

图1-16-3 CT显示双侧Sprengel畸形，可见双侧肩椎骨

第十七节　先天性多发性关节挛缩症

【概述】

先天性多发性关节挛缩症是指一种在出生时即有症状的综合征，其特征是多个关节位置固定并伴有活动受限。关节挛缩"arthrogryposis"一词源于希腊语，字面意思是关节弯曲。先天性多发性关节挛缩症是一种综合征，但也可能是许多非综合征胎儿和新生儿运动系统疾病的表现。总体而言，先天性多发性关节挛缩症并不罕见；其发生率通常约为每3000例活产儿中有1例[1]。子宫内发病率可能更高，因为先天性多发性关节挛缩症在自然流产和死产中很常见。

【临床表现】

该综合征的基本临床特征是受累关节的位置固定和活动受限。远端关节比近端关节受影响更频繁、更严重。最常见的表现为马蹄内翻足和手腕屈曲畸形，但近端关节也常受累。上肢和下肢均受累最为常见；单纯累及下肢少见；单纯累及上肢罕见。受累关节（尤其是膝关节）可能会出现蹼，先天性髋关节脱位也很常见[2]。

肌肉通常萎缩，因此关节呈梭形外观。出现肌张力减退和运动无力，腱反射减弱，且常缺失，腱反射的诱发常被关节挛缩阻碍。

超过半数的先天性多发性关节挛缩症患者合并其他器官、颅面结构、肌肉骨骼系统的其他部位或中枢神经系统的先天性异常[1, 3-6]。实际上，已知有150多种综合征主要体征为关节挛缩[1, 5-6]。一些相关的硬膜外畸形相对较轻（如手指弯曲和隐睾），而另一些则可能是致命的（如肺发育不全和肾发育不全）。颌（小颌）、舌和腭异常可能导致约60%的喂养障碍[7]。一些畸形组合（如严重的关节挛缩症、驼背、肺发育不全）已被命名为同名畸形（如Pena-Shokeir表型）[8-10]。

Banker[3]特别强调了先天性多发性关节挛缩症与其他先天性异常之间的密切关系，以及他们导致子宫内运动障碍的发病基础（表1-17-1）。

表1-17-1　严重先天性多发性关节挛缩症中常见的先天异常和可能的发病机制

先天异常	可能的发病机制
小颌	面部和咀嚼运动受损
反颌	咀嚼运动受损
高拱腭或腭裂	舌运动障碍和小颌畸形
宽扁鼻	头部和面部运动受损
耳朵低垂	头部运动受损
短颈	颈部活动受损
肺发育不全	呼吸运动受损
手指弯曲	手指活动受损
羊水过多	吞咽障碍

【发病机制】

在关节挛缩的病例中，关节本身通常正常，但胎儿运动的缺乏会导致关节周围结缔组织的形成。因此，在大多数情况下，关节的发育和活动受限继发于子宫内运动受损，几乎无一例外是肌无力的结果[1, 3, 11-14]。姿势畸形是由肌肉挛缩伴关节纤维性（而非骨性）强直引起的。瘫痪过程的开始时间部分决定了关节挛缩症的严重程度，孕早期发病可能与颈部和肘部翼状胬肉的形成有关[15]。畸形的位置很有可能与受累关节周围的肌肉失衡有关，神经病理学研究支持这一观点[12]。胎儿在子宫内的位置也可能对畸形的发生起到作用。

对发育中的鸡和胎鼠的实验支持了这一基本概念，继发于肌肉无力的运动能力受损是关节挛缩的重要因素。在这些实验中，将神经肌肉阻断剂箭毒输注到孵化的蛋或胎鼠中，导致了颈部和四肢固定姿势的畸形[16-17]。肺发育不全、小颌、羊水过多、脐带过短和胎鼠生长迟缓的表现与人类相似[17-18]，进一步支持了子宫内运动障碍是关节挛缩症常见的其他先天性异常的致病因素。其他支持性的临床证据包括：该疾病与宫内发作的神经肌肉疾病的常见关联以及对孕妇给药后导致胎儿活动减少而发生该疾病[19]。子宫内运动障碍也被认为是先天性多发性关节挛缩症的原因，发生时伴有子宫内机械限制，如羊膜带、母体骨盆或子宫过小或畸形，或羊水过少等[13,20-21]。

先天性多发性关节挛缩症可分为遗传性和非遗传性两个主要类型[22-23]。绝大多数病例都有遗传基础[23]。遗传性疾病包括单基因缺陷（常染色体隐性、常染色体显性和X连锁隐性）、染色体疾病（如三体综合征[18]，染色体嵌合体）和线粒体缺陷[22-23]。常染色体隐性遗传性疾病常与中枢神经系统功能障碍和严重的胎儿运动障碍有关，而常染色体显性遗传常累及关节远端[24]。

【远端关节挛缩症】

远端关节挛缩症是一组异质性遗传性疾病，其中关节挛缩主要累及远端肢体（表1-17-2）[6]。远端关节挛缩1型是由多种肌浆蛋白［肌钙蛋白I（TNNI2）、肌钙蛋白T3（TNNT3）、肌球蛋白结合蛋白C（MYBPC1）和肌球蛋白2β（TPM2）］突变引起的常染色体疾病[34]。常见的临床特征包括手指内侧重叠、拳头紧握、手指伸开时向尺侧偏移、手指挛缩（外翻）和足部挛缩。这些畸形似乎是由肌腱错位造成的。机械敏感性离子通道组分2（PIEZO2）基因突变导致远端关节挛缩症3型（戈登综合征），是一种常染色体显性遗传病，特征为手足远端关节挛缩、身材矮小和腭裂[35]。远端关节挛缩症5型是异质性的，可为显性或隐性遗传。除关节强直外，患者还有眼部异常［上睑下垂、眼球震颤和（或）斜视］。有些患者可能因限制性肺病而患肺动脉高压[36]。远端关节挛缩症6型与3型和4型相似，但非常罕见，并与耳聋有关，由成纤维细胞生长因子受体3（FGFR3）基因突变引起[23-24]。远端关节挛缩症7型的特征为牙关紧闭、假两性畸形、腕关节掌侧屈曲、掌指关节伸展、身材矮小和膝关节屈曲挛缩，由肌球蛋白重链8（MHY8）基因突变引起[23-24]。远端关节挛缩症8型被描述为常染色体显性遗传多发性翼状胬肉综合征[23]。远端关节挛缩症9型（Beals综合征）引起挛缩性蜘蛛指样畸形。

【病理表现】

导致先天性多发性关节挛缩症的肌肉无力的机制可能存在于运动系统的多个层面。然而，许多关节挛缩症病例，如与结缔组织基因突变相关的病例，肌力可正常；因此，无力并不总是关节活动受限的主要机制（表1-17-3）。

1. 大脑或脑干

大脑、脑干或两者的重大子宫内疾病可导致先天性多发性关节挛缩症（表1-17-3）。在15名患有先天性多发性关节挛缩症且新生儿期呼吸机依赖的婴儿中，9例有严重的大脑和（或）脑干疾病[59]。在一项纳入68例患儿的回顾性研究中，23名（34%）

表1-17-2 远端关节挛缩症的分型

远端关节挛缩症的分型	临床表现	已知的基因突变
1型	手指内侧重叠，握紧拳头，尺骨偏斜，手指无法伸直，足挛缩	TPM2，MYBPC1，TNN12，TNNT3
2A型（Freeman-Sheldon综合征）	吹哨样面容综合征	MYH3
2B型（Sheldon-Hall综合征）	1型的临床特征及2A型的部分特征	TNNT3，TNN12，MYH3，TPM2
3型（戈登综合征）	常染色体显性遗传；手足远端关节畸形，身材矮小，腭裂	PIEZO2
4型	挛缩伴严重脊柱侧凸	
5型	显性和隐性遗传；关节挛缩，眼部异常［上睑下垂、眼肌麻痹和（或）斜视］，限制性肺病导致的偶发性肺动脉高压	PIEZO2（AD）ECEL1（AR）
6型	神经性耳聋	FGFR3
7型	牙关紧闭，假两性畸形	MYH8
8型	常染色体显性遗传多发性翼状胬肉综合征	
9型（Beals综合征）	表型类似马方综合征，但无心血管和眼部异常	原纤维蛋白2

表 1-17-3　先天性多发性关节挛缩症的主要病因

主要病理发现部位	异常
大脑-脑干	小头畸形；移行障碍；无脑畸形（例如 Zellweger 综合征）、裂脑畸形、多小脑症、胼胝体发育不全；胎儿酒精综合征；巨细胞病毒感染；桥小脑发育不全（Ⅰ型）；齿腭咽发育不良；软脑膜血管瘤病；多脑畸形；多囊性脑软化症；脑积水
前角细胞	发育不全（先天性肌发育不全）；损伤性疾病（严重的子宫内缺血事件）；退行性疾病（SMA 0 型或ⅠA 型）、致死性先天性挛缩综合征、脊髓性肌萎缩伴桥小脑发育不全、脊髓性肌萎缩伴呼吸窘迫、X 连锁脊髓性肌萎缩、早发性非 5q 型脊髓性肌萎缩）；莫比斯综合征；颈髓萎缩；腰髓萎缩；腰骶部脊膜膨出；骶骨发育不全；其他
周围神经或根	脱髓鞘性多发性神经病；轴索性多发性神经病；神经纤维瘤病
神经肌肉接头	母亲患有肌无力的婴儿；先天性肌无力综合征；多发性翼状胬肉综合征（埃斯科巴型）；母亲患有多发性硬化症的婴儿
肌肉	先天性肌营养不良；先天性强直性肌营养不良；肌小管病；中枢核心病；尼麦角碱肌病；钠通道突变导致的先天性肌病；先天性多发性肌炎；先天性纤维型比例失调；糖原贮积性肌病（肌肉磷酸化酶缺乏症，磷酸果糖激酶缺乏症）；线粒体肌病；Freeman-Sheldon 综合征
关节或结缔组织原发性疾病	马方综合征；挛缩性蜘蛛指；其他结缔组织疾病
子宫内机械性障碍	子宫异常；羊膜带；羊水过少；双胎妊娠；宫外孕

合并脑部病变。仅累及大脑和（或）脑干（不包括脊髓）的病例比例为 10%～35%。通过肌电图评估脊髓时，常发现此类中枢性疾病伴有脊髓前角细胞的受累，在脑桥小脑发育不全Ⅰ型中尤其明显，其特征为脑桥、小脑和前角细胞神经元的萎缩。虽然遗传异常占此类疾病中的大多数，但脑蛛网膜病变（如缺血性或感染性）和子宫内脑积水也是可能的致病原因。患有中枢性疾病的婴儿，其运动系统功能紊乱的程度是非常严重的，由此导致的严重关节挛缩症伴肺发育不全称为 Pena-Shokeir 综合征。

2. 前角细胞

前角细胞疾病已多次被证实与先天性多发性关节挛缩症有关（表 1-17-3），这可能是先天性多发性关节挛缩症最常见的单一发病部位。这一组不同的疾病约占先天性多发性关节挛缩症病例的 20%～5%[3, 46, 74, 78]。如果将与中枢神经系统更高层次的异常有关的前角细胞功能障碍也包括在内，则这一比例会显著增加。前角细胞的功能异常包括发育不良、损伤性或变性。发育不良主要与前角细胞神经元的数量或迁移障碍有关（图 1-17-1）。先天性肌发育不全（amyoplasia congenita）属于这一类疾病。损伤性疾病主要包括严重的子宫内缺血事件。母体接触米索前列醇（口服或经阴道）导致的关节挛缩可能与前角细胞缺血性损伤有关[1, 89]。变性疾病为前角细胞变性，其解剖特征通常与脊髓性肌萎缩（SMA）1 型相似。

致死性先天性挛缩综合征（LCCS）是一种常染色体隐性遗传的关节强直，伴有子宫内水肿、生长迟缓和胎儿死亡，存在严重的前角神经元缺失和骨骼肌的极度萎缩[61, 66, 75]。LCCS 具有遗传异质性，迄今为止已鉴定 6 个基因突变，均影响骨骼肌收缩装置的神经支配[90]。LCCS1 由 GLE1（一种被认为与前角细胞神经元存活有关的 RNA 输出介质基因）的突变引起[99]。LCCS2 由 erb-b2 受体酪氨酸激酶 3（ERBB3）基因突变引起[98]，LCCS3 由磷脂酰肌醇 4-磷酸 5-激酶 1 型 γ（PIP5K1C）基因突变引起[93]。这两种基因都参与与 GLE1 结合的六磷酸肌醇的合成。LCCS4 由肌球蛋白结合蛋白 C 慢型（MYBPC1）基因突变引起[95]，LCCS5 由动力蛋白 2（DNM2）基因突变引起[94]。LCCS6 由锌指和 BTB 结构域蛋白 42（ZBTB42）基因的 BTB 结构域突变引起[90]。脊髓性肌萎缩伴桥小脑发育不全，又称为桥小脑发育不全 1 型（PCH1），由疫苗相关激酶 1（VRK1）基因突变（PCH 1A）或外泌体成分 3（EXOSC3）基因突变（PCH 1B）引起。这两种遗传形式的特征都是桥小脑发育不全、婴儿型脊肌萎缩症、小头畸形、智力低下和早期死亡[91, 97]。脊髓性肌萎缩伴呼吸窘迫为常染色体隐性遗传性疾病，伴有严重肌无力、肌张力减退以及轻度挛缩，还伴有膈肌麻痹，需要机械通气，病程通常为致死性。该疾病在遗传学上不同于 SMA，是由编码免疫球蛋白 μ 结合蛋白 2（IGHMBP2）的基因突变引起。

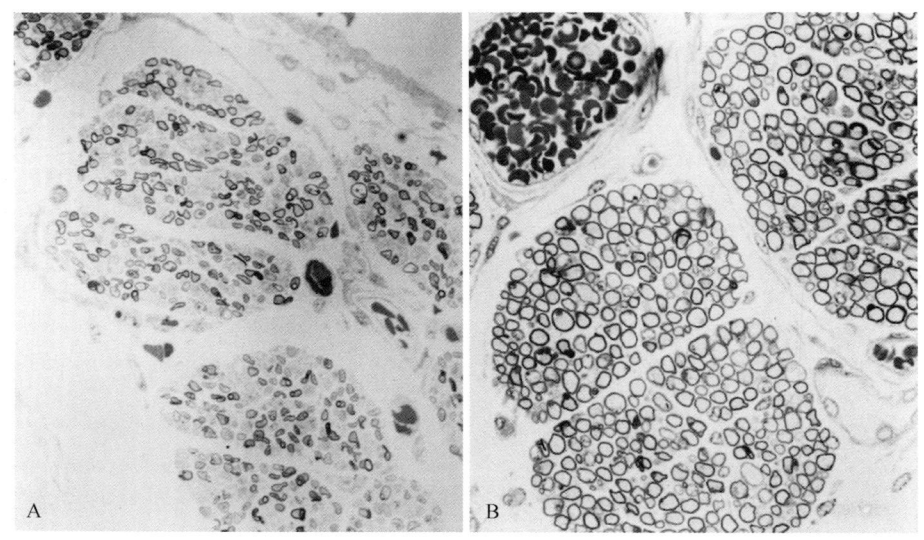

图 1-17-1　患有关节挛缩症和前角发育不良的新生儿的前根（A）与年龄匹配的对照组婴儿前根（B）的对比。关节挛缩症婴儿的前根（A）可见髓鞘纤维的大面积缺失，无退化迹象。前根改变的严重程度与前角细胞发育不良之间存在一致性

泛蛋白样修饰物激活酶 1（UBA1）基因突变导致一种严重的婴儿型脊髓性肌萎缩，为 X 连锁隐性遗传病（SMAX2）。临床表现包括严重的肌张力减退、无反射、关节强直、面部无力、隐睾症和骨折[96,100]。

一组以下肢受累为表现的早发性非 5q 型脊髓性肌萎缩为常染色体显性遗传[92]。这些疾病包括肩胛带脊髓性肌萎缩（瞬时感受器电位离子通道亚家族 V 成员 4，TRPV4 基因突变）、下肢为主的脊髓性肌萎缩 -1（肌球蛋白胞质 1 重链 1，DYNC1H1 基因突变）和下肢为主的脊髓性肌萎缩 -2（双核 D 同源物 2，BICD2 基因突变）[92]。

关节挛缩症患儿的前角细胞受累的三个主要类别（发育不良、损伤性或变性）的临床区分很困难。神经系统恶化、肌束震颤和分组萎缩提示变性疾病。在发育不良类型中，临床上比较常见的为先天性肌萎缩症。在所有患有关节畸形的新生儿中，该类型占比高达 1/3，发病率在活产婴儿中约万分之一。在一项婴儿关节发育不良的研究中，16 例有前角细胞受累，14 例有肌萎缩症[46]。临床上，这些婴儿的特征十分明显，四肢对称受累，上肢特征性地呈"服务员提示"姿势，四肢向后，肩部内旋、内收，肘部伸展，前臂旋前，以及手腕和手指屈曲。几乎均可见马蹄内翻足。

常见的并发症是面部血管瘤以及腹壁和手指缺损。EMG 显示运动单位数量减少，但无肌束震颤。肌肉活检无特征性，受累肌肉被脂肪和纤维组织替代[101]。

在变性疾病中，应特别注意的是，SMA1 型中关节挛缩症少见，只占约 10%～20%，且挛缩程度较轻，通常仅限于远端肢体[65]。

多达 1/3 至一半的莫比乌斯综合征婴儿可能表现出关节强直，这一发现也反映了脊髓下运动神经元的受累。

3. 周围神经

外周神经疾病已被证实会导致先天性多发性关节挛缩症（表 1-17-3）。然而，周围神经病作为关节强直的病因相对罕见。在 Banker 的研究中，96 例关节挛缩症患者中仅有 2 例患有周围神经疾病。在一项纳入 15 例关节挛缩症的呼吸机依赖新生儿的研究中，1 例婴儿患有先天性周围神经病[59]。另一项纳入 68 名婴儿的回顾性研究中，仅 1 例患有周围神经病[46]。几乎所有报告的病例中，周围神经病均为脱髓鞘性。

4. 神经肌肉接头

神经肌肉接头功能紊乱是先天性多发性关节挛缩症的罕见病因。约 10% 患重症肌无力的母亲所生婴儿因母体乙酰胆碱受体抗体经胎盘转移而发展为一过性新生儿肌无力。这些婴儿在出生时或出生后不久就表现出力弱，但通常在几周内恢复。罕见情况下，胎儿出生时就患有先天性多发性关节挛缩症和其他胎儿运动不能的体征（例如肺发育不全）。这些母体具有高水平的针对胎儿乙酰胆碱受体的自身抗体。母体的抗体滴度与胎儿畸形的相关性，以及一名孕妇在接受血浆置换和泼尼松治疗后，抗体滴

度下降，胎儿活动能力得到改善，并开始呼吸，都表明经胎盘转移的抗乙酰胆碱受体抗体与胎儿运动不能有关[122]。该妇女曾有两次妊娠并发关节强直和肺发育不全，尽管出现了一过性新生儿肌无力，但最终没有发生挛缩。即使母亲临床上无重症肌无力症状，但如果两个及以上的胎儿活动减少或关节挛缩，则应评估母体乙酰胆碱受体抗体[121]。先天性肌无力综合征也与先天性多发性关节挛缩症的发生有关[59, 124-129]。导致关节挛缩最常见的缺陷是由突触受体相关蛋白（rapsyn）突变引起的终板乙酰胆碱受体缺陷，该蛋白对受体聚集至关重要。Rapsyn 相关先天性肌无力综合征的临床表现多种多样。目前已知有两种不同的表型。第一种是早发型，在出生时或婴儿期发病，特征为关节强直、肌张力低下、呼吸暂停、延髓症状以及颈部和近端肢体无力。有趣的是，呼吸功能不全在 6 岁后会减轻。较少见的迟发型表现为儿童期或成年期上肢远端肌肉无力，有时出现肌肉萎缩[130-131]。这两种表型均对抗胆碱酯酶药物反应良好。已发现 3,4-二氨基吡啶对这些患者有额外的疗效[131]。

多发性翼状胬肉综合征（Escobar 型）是一种临床和遗传异质性疾病，特征为颈、肘和（或）膝翼状胬肉、关节挛缩症和其他特征，如身材矮小、生殖器畸形、颅面畸形、马蹄内翻足、脊柱侧后凸和心脏畸形[132-133]。参与先天性肌无力综合征的特定基因与该综合征有关，包括 CHRNA1、CHRNB1、CHRND、CHRNG 和 CHRNE，它们分别编码 a1、b1、d、g 和 ε 的乙酰胆碱受体亚基。

患多发性硬化的母亲也有分娩七名关节挛缩症婴儿的报道[134-135]，患儿的 EMG 和肌肉活检均正常。尚不清楚胎儿运动不能的原因，合理的推测是神经肌肉接头功能障碍。这种情况非常罕见，最近对 649 例多发性硬化妇女分娩的回顾性研究并没有发现关节挛缩症的病例[136]。

5. 肌肉

肌肉病变是先天性多发性关节挛缩症的公认病因（表 1-17-3）。在有关节挛缩表现的尸检和存活病例中，肌病的发生率差异较大。Banker 研究了 96 例尸检病例，仅 6 例患有肌病[3]。然而，在通过 EMG、肌肉活检或两者评估的 200 多例存活病例中，约 20%～40% 的关节挛缩与肌病相关[46, 101, 137]。与关节挛缩症相关的肌病包括先天性肌营养不良、先天性强直性肌营养不良、先天性肌病和代谢性肌病。

RYR1 和 SCN4A 等基因的突变与先天性肌病有关。严重的患儿因运动不能导致宫内或早期产后死亡[138-139]。

Freeman-Sheldon 综合征（口哨脸综合征）可为常染色体显性或常染色体隐性遗传（严重时可致死）[140-142]。该疾病是一种严重累及口腔颊肌和颌肌的关节挛缩症。受影响的个体呈现面具脸，吹口哨样外观、高拱颚、小舌头、下巴呈"H"形皮肤凹陷，面中部发育不良。手指有重叠、屈曲和尺偏，马蹄内翻足伴足趾挛缩，脊柱后凸和脊柱侧凸。肌球蛋白重链 3（MYH3）的基因突变为该综合征的病因[1]。

6. 原发性关节或结缔组织疾病

约 10% 的先天性多发性关节挛缩症与原发性关节或相关结缔组织疾病有关（表 1-17-3）[1, 5-6, 13]，例如马方综合征等。Beals 综合征是由原纤维蛋白基因突变（不同于马方综合征）引起的常染色体显性遗传病。受影响的个体有先天性关节挛缩，异常瘦长，耳朵皱缩或过度折叠[154-155]。虽然这类患者类似马方综合征，但无典型马方综合征中所见的心血管和眼睛异常。此外，实验室和临床观察结果表明，子宫内肌肉或关节周围组织的炎性疾病可能是关节挛缩症的罕见病因[156-157]。

7. 子宫内机械性梗阻

子宫内机械性梗阻可使胎儿运动减少导致关节挛缩（表 1-17-3）。重要原因包括子宫结构异常、羊膜带、羊水过少和多胎妊娠。但这类挛缩通常是局灶性和局限性的，罕见情况下可类似先天性多发性关节挛缩症，这与机械性梗阻的程度和性质有关。

【诊断】

先天性多发性关节挛缩症的患者需要进行详细的评估，以确定存在的运动系统疾病及其性质，明确诊断通常需要进行遗传学检测。例如，关节挛缩症伴有多器官系统受累，应检测染色体异常。如果具有特定综合征的表型，则可进行单基因检测。然而，如果疾病属于某一类遗传异质性关节挛缩症，基因组检测可能是更经济有效的方法。

准确的诊断对于确定预后、遗传咨询和治疗计划非常重要。临床详细的体格检查和中枢神经系统影像学检查至关重要，因为中枢神经系统疾病导致的关节挛缩症发生率相对较高，尤其对于严重病例而言。还需进行血清酶分析、肌电图和神经传导速度研究。脑脊液检查或肌肉/神经活检对明确诊断也有益处。当关节挛缩症的病史、影像学检查和遗传学检测无法揭示病因时,肌电图和肌肉活检可提供有价值的诊断信息[101]。例如进行肌肉活检时,发现肌肉保存相对完好,往往提示预后较佳[105]。然而,即使具有明显的肌肉异常(例如肌萎缩症),若运动功能正常也提示积极的预后[1]。此外,某些类型的先天性肌病(例如先天性肌纤维类型不均)通常预后良好[3, 158-159],而其他先天性肌病(例如先天性肌强直或重度先天性肌营养不良)则预后较差。肌萎缩症常与前角细胞功能障碍有关,发病较早。某些情况下,需要对原因不明的关节挛缩症病例的前角细胞数量和组织进行定量分析[160]。

【治疗】

尽可能明确诊断是患者治疗的起点。多学科医疗团队的支持和专业的护理非常重要。对家族性病例进行潜在的子宫内治疗可能会有所帮助(刺激子宫内的胎儿移动和伸展)。胎儿肺成熟后早期分娩可改善先天性多发性关节挛缩症婴儿的预后。通常治疗的进展顺序是:①被动拉伸;②石膏矫正;③手术松解[1, 105, 161-168]。应首先对患儿进行被动拉伸运动,并辅以柔性支撑。尽可能早地开始物理治疗以取得最佳的治疗效果。初步治疗后根据病情可使用轻质夹板进行石膏矫正。由于关节僵硬多为纤维性而非骨性强直造成,这些治疗大有裨益。对于显著和持续性畸形可通过手术松解关节周围肌腱和韧带获得改善。手术可明显改善严重畸形患者的功能。对于进行性加重或严重中枢神经系统受累的婴儿,治疗效果有限。

(张道俭)

【参考文献】

[1] DARRAS B, JONES H R, RYAN M, et al. Neuromuscular disorders of infancy, childhood and adolescence: a clinician's approach. 2nd ed. San Diego: Academic Press, 2015: 96-114.

[2] CHRISTIANSON C, HUFF D, MCPHERSON E. Limb deformations in oligohydramnios sequence: effects of gestational age and duration of oligohydramnios. Am J Med Genet, 1999, 86(5): 430-433.

[3] BANKER B Q. Arthrogryposis multiplex congenita: spectrum of pathologic changes. Hum Pathol, 1986, 17(7): 656-672.

[4] BECKERMAN R C, BUCHINO J J. Arthrogryposis multiplex congenita as part of an inherited symptom complex: two case reports and a review of the literature. Pediatrics, 1978, 61(3): 417-422.

[5] HALL J G. Genetic aspects of arthrogryposis. Clin Orthop, 1985, 194: 44-53.

[6] STAHELI L T, HALL J G, JAFFE K M, et al. Arthrogryposis. Cambridge: Cambridge University Press, 1998: 1-25.

[7] ROBINSON R O. Arthrogryposis multiplex congenita: feeding, language and other health problems. Neuropediatrics, 1990, 21(4): 177-178.

[8] PEÑA C E, MILLER F, BUDZILOVICH G N, et al. Arthrogryposis multiplex congenita: report of two cases of radicular type with familial incidence. Neurology, 1968, 18(9): 926-930.

[9] LAVI E, MONTONE K T, RORKE L B, et al. Fetal akinesia deformation sequence (Pena-Shokeir phenotype) associated with acquired intrauterine brain damage. Neurology, 1991, 41(9): 1467-1468.

[10] PENA S D, SHOKEIR M H. Syndrome of campodactyly, multiple ankyloses, facial anomalies, and pulmonary hypoplasia: a lethal condition. J Pediatr, 1974, 85(3): 373-375.

[11] SWINYARD C A. Concepts of multiple congenital contractures (arthrogryposis) in man and animals. Teratology, 1982, 25(2): 247-258.

[12] CLARREN S K, HALL J G. Neuropathologic findings in the spinal cords of 10 infants with arthrogryposis. J Neurol Sci, 1983, 58(1): 89-102.

[13] SWINYARD C A, BLECK E E. The etiology of arthrogryposis (multiple congenital contractures). Clin Orthop, 1985, 194: 15-29.

[14] GORDON N. Arthrogryposis multiplex congenita. Brain Dev, 1998, 20(7): 507-511.

[15] HERVA R, CONRADI N G, KALIMO H, et al. A syndrome of multiple congenital contractures: neuropathological analysis on five fetal cases. Am J Med Genet, 1988, 29(1): 67-76.

[16] DRACHMAN D B, COULOMBRE A J. Experimental clubfoot and arthrogryposis multiplex congenita. Lancet, 1962, 2(7255): 523-526.

[17] MOESSINGER A C. Fetal akinesia deformation sequence: an animal model. Pediatrics, 1983, 72(6): 857-863.

[18] SUL Y C, MRAK R E, EVANS O B, et al. Neurogenic arthrogryposis in one identical twin. Arch Neurol, 1982, 39(11): 717-718.

[19] JAGO R H. Arthrogryposis following treatment of maternal

tetanus with muscle relaxants. Arch Dis Child, 1970, 45 (240): 277-279.

[20] KITE J H. Arthrogryposis multiplex congenita: review of fifty-four cases. South Med J, 1955, 48 (11): 1141-1146.

[21] SWINYARD C A, MAYER V. Multiple congenital contractures. JAMA, 1963, 183: 23-27.

[22] HALILOGLU G, TOPALOGLU H. Arthrogryposis and fetal hypomobility syndrome. Handb Clin Neurol, 2013, 113: 1311-1319.

[23] KOWALCZYK B, FELUŚ J. Arthrogryposis: an update on clinical aspects, etiology, and treatment strategies. Arch Med Sci, 2016, 12 (1): 10-24.

[24] HALL J G. Arthrogryposis (multiple congenital contractures): diagnostic approach to etiology, classification, genetics, and general principles. Eur J Med Genet, 2014, 57 (8): 464-472.

[25] LINDHOUT D, HAGEMAN G, BEEMER F A, et al. The Pena-Shokeir syndrome: report of nine Dutch cases. Am J Med Genet, 1985, 21 (4): 655-668.

[26] FRIEDLANDER H L, WESTIN G W, WOOD W L. Arthrogryposis multiplex congenita. A review of forty-five cases. J Bone Joint Surg Am, 1968, 50 (1): 89-91.

[27] LEBENTHAL E, SHOCKET S B, ADAM A, et al. Arthrogryposis multiplex congenita: twenty-three cases in an Arab kindred. Pediatrics, 1970, 46 (6): 891-899.

[28] NEZELOF C, DUPART M C, JAUBERT F, et al. A lethal familial syndrome associating arthrogryposis multiplex congenita, renal dysfunction, and a cholestatic and pigmentary liver disease. J Pediatr, 1979, 94 (2): 258-260.

[29] KAWIRA E L, BENDER H A. An unusual distal arthrogryposis. Am J Med Genet, 1985, 20 (3): 425-429.

[30] HERVA R, LEISTI J, KIRKINEN P, et al. A lethal autosomal recessive syndrome of multiple congenital contractures. Am J Med Genet, 1985, 20 (3): 431-439.

[31] KALYANARAMAN K, KALYANARAMAN U P. Myopathic arthrogryposis with seizures and abnormal electroencephalogram. J Pediatr, 1982, 100 (2): 247-250.

[32] HENNEKAM R C, BARTH P G, CAMPAGNE W V, et al. A family with severe X-linked arthrogryposis. J Pediatr, 1991, 150 (9): 656-660.

[33] ROSEMANN A, ARAD I. Arthrogryposis multiplex congenita: neurogenic type with autosomal recessive inheritance. J Med Genet, 1974, 11 (1): 91-94.

[34] BAMSHAD M, WATKINS W S, ZENGER R K, et al. A gene for distal arthrogryposis type I maps to the pericentromeric region of chromosome 9. Am J Hum Genet, 1994, 55 (6): 1153-1158.

[35] MCMILLIN M J, BECK A E, CHONG J X, et al. Mutations in PIEZO2 cause Gordon syndrome, Marden-Walker syndrome, and distal arthrogryposis type 5. Am J Hum Genet, 2014, 94 (5): 734-744.

[36] BAMSHAD M, HEEST A E, PLEASURE D. Arthrogryposis: a review and update. J Bone Joint Surg Am, 2009, 91 (Suppl 4): 40-46.

[37] BANKER B Q. Neuropathologic aspects of arthrogryposis multiplex congenita. Clin Orthop, 1985, 194: 30-43.

[38] HAGEMAN G, WILLEMSE J, KETEL B A, et al. The heterogeneity of the Pena-Shokeir syndrome. Neuropediatrics, 1987, 18 (1): 45-50.

[39] DAVIS J E, KALOUSEK D K. Fetal akinesia deformation sequence in previable fetuses. Am J Med Genet, 1988, 29 (1): 77-87.

[40] HAGEMAN G, WILLEMSE J. Arthrogryposis multiplex congenita. Review with comment. Neuropediatrics, 1983, 14 (1): 6-11.

[41] BISCEGLIA M, ZELANTE I, BOSMAN C, et al. Pathologic features in two siblings with the Pena-Shokeir I syndrome. Eur J Pediatr, 1987, 146 (3): 283-287.

[42] MASSA G, CASAER P, CEULEMANS B, et al. Arthrogryposis multiplex congenita associated with lissencephaly: a case report. Neuropediatrics, 1988, 19 (1): 24-26.

[43] CHOI B H, RUESS W R, KIM R C. Disturbances in neuronal migration and laminar cortical organization associated with multicystic encephalopathy in the Pena-Shokeir syndrome. Acta Neuropathol, 1986, 69 (3-4): 177-183.

[44] HAGEMAN G, HOOGENRAAD T U, PREVO R L. The association of cortical dysplasia and anterior horn arthrogryposis: a case report. Brain Dev, 1995, 16 (6): 463-466.

[45] CASTRO-GAGO M, IGLESIAS-MELEIRO J M, BLANCO-BARCA M O, et al. Neurogenic arthrogryposis multiplex congenita and velopharyngeal incompetence associated with chromosome 22q11.2 deletion. J Child Neurol, 2005, 20 (1): 76-78.

[46] DARIN N, KIMBER E, KROKSMARK A K, et al. Multiple congenital contractures: birth prevalence, etiology, and outcome. J Pediatr, 2002, 140 (1): 61-67.

[47] WITTERS I, MOERMAN P, FRYNE J P. Fetal akinesia deformation sequence: a study of 30 consecutive in utero diagnoses. Am J Med Genet, 2002, 113 (1): 23-28.

[48] CHAROLLAIS A, LACROIX C, NOUYRIGAT V, et al.

[49] SAITO Y, HAYASHI M, MIYAZONO Y, et al. Arthrogryposis multiplex congenita with callosal agenesis and dentato-olivary dysplasia. Brain Dev, 2006, 28 (4): 261-264.

[50] TAKANO T, AOTANI H, TAKEUCHI Y. Asymmetric arthrogryposis multiplex congenita with focal pachygyria. Pediatr Neurol, 2001, 25 (3): 247-249.

[51] MUNTONI F, GOODWIN F, SEWRY C, et al. Clinical spectrum and diagnostic difficulties of infantile pontocerebellar hypoplasia type 1. Neuropediatrics, 1999, 30 (5): 243-248.

[52] GÖRGEN-PAULY U, SPERNER J, REISS I, et al. Familial pontocerebellar hypoplasia type I with anterior horn cell disease. Eur J Paediatr Neurol, 1999, 3 (1): 33-38.

[53] HEVNER R F, HOROUPIAN D S. Pena-Shokeir phenotype associated with bilateral opercular polymicrogyria. Pediatr Neurol, 1996, 15 (4): 348-351.

[54] BAKER E M, KHORASGANI M G, GARDNER-MEDWIN D, et al. Arthrogryposis multiplex congenita and bilateral parietal polymicrogyria in association with the intrauterine death of a twin. Neuropediatrics, 1996, 27 (1): 54-56.

[55] RAZAVI F E, LARROCHE J C, ROUME J, et al. Lethal familial fetal akinesia sequence (FAS) with distinct neuropathological pattern: type III lissencephaly syndrome. Am J Med Genet, 1996, 62 (1): 16-22.

[56] PERLMAN J M, BURNS D K, TWICKLER D M, et al. Fetal hypokinesia syndrome in the monochorionic pair of a triplet pregnancy secondary to severe disruptive cerebral injury. Pediatrics, 1995, 96 (3 Pt 1): 521-523.

[57] SZTRIHA L, AI-GAZALI L I, VÁRADY E, et al. Autosomal recessive microencephaly with simplified gyral pattern, abnormal myelination and arthrogryposis. Neuropediatrics, 1999, 30 (3): 141-145.

[58] BRODTKORB E, TORBERGSEN T, NAKKEN K O, et al. Epileptic seizures, arthrogryposis, and migrational brain disorders: a syndrome? Acta Neurol Scand, 1994, 90 (4): 232-240.

[59] BIANCHI D W, MARTER L J. An approach to ventilator dependent neonates with arthrogryposis. Pediatrics, 1994, 94 (5): 682-686.

[60] EK J I. Cerebral lesions in arthrogryposis multiplex congenita. Acta Paediatr (Stockh), 1958, 47 (3): 302-316.

[61] VUOPALA K, LEISTI J, HERVA R. Lethal arthrogryposis in Finland--a clinco-pathological study of 83 cases during thirteen years. Neuropediatrics, 1995, 25 (6): 308-315.

[62] RUDNIK-SCHÖNEBORN S, SZTRIHA L, AITHALA G R, et al. Extended phenotype of pontocerebellar hypoplasia with infantile spinal muscular atrophy. Am J Med Genet A, 2003, 117A (1): 10-17.

[63] MOERMAN P, FRYNS J P, GODDEERIS P, et al. Multiple ankylosis, facial anomalies, and pulmonary hypoplasia associated with severe antenatal spinal muscular atrophy. J Pediatr, 1983, 103 (2): 238-241.

[64] AMICK L D, JOHNSON W W, SMITH H L. Electromyographic and histopathologic correlations in arthrogryposis. Arch Neurol, 1967, 16 (5): 512-523.

[65] BYERS R K, BANKER B Q. Infantile muscular atrophy. Arch Neurol, 1961, 5: 140-164.

[66] VUOPALA K, MÄKELÄ-BENGS P, SUOMALAINEN A, et al. Lethal congenital contracture syndrome (LCCS), a fetal anterior horn cell disease, is not linked to the SMA 5q locus. J Med Genet, 1995, 32 (1): 36-38.

[67] VUOPALA K, IGNATIUS J, HERVA R. Lethal arthrogryposis with anterior horn cell disease. Hum Pathol, 1995, 26 (1): 12-19.

[68] FRIJNS C J, DEUTEKOM J V, FRANTS R R, et al. Dominant congenital benign spinal muscular atrophy. Muscle Nerve, 1994, 17 (2): 192-197.

[69] HAGEMAN G, RAMAEKERS V T, HILHORST B G, et al. Congenital cervical spinal muscular atrophy: a non-familial, non progressive condition of the upper limbs. J Neurol Neurosurg Psychiatry, 1993, 56 (4): 365-368.

[70] MERCURI E, MESSINA S, KINALI M, et al. Congenital form of spinal muscular atrophy predominantly affecting the lower limbs: a clinical and muscle MRI study. Neuromuscul Disord, 2004, 14 (2): 125-129.

[71] RUDNIK-SCHÖNEBORN S, STOLZ P, VARON R, et al. Long-term observations of patients with infantile spinal muscular atrophy with respiratory distress type 1 (SMARD1). Neuropediatrics, 2004, 35 (3): 174-182.

[72] KAIBORIBOON K, HAYAT G R. Congenital cervical spinal atrophy: an intrauterine hypoxic insult. Neuropediatrics, 2001, 32 (6): 330-334.

[73] MERCURI E, GOODWIN F, SEWRY C, et al. Diaphragmatic spinal muscular atrophy with bulbar weakness. Eur J Paediatr Neurol, 2000, 4 (2): 69-72.

[74] TORRES A R, JONES H R, DARRAS B T. Electromyography and biopsy correlation study of infants with arthrogryposis multiplex congenita. Ann Neurol, 1999, 46 (4): 535-539.

[75] MÄKELÄ-BENGS P, JÄRVINEN N, VUOPALA K, et

al. Assignment of the disease locus for lethal congenital contracture syndrome to a restricted region of chromosome 9q34, by genome scan using five affected individuals. Am J Hum Genet, 1998, 63 (2): 506-516.

[76] RUDNIK-SCHÖNEBORN S, FORKERT R, HAHNEN E, et al. Clinical spectrum and diagnostic criteria of infantile spinal muscular atrophy: further delineation on the basis of SMN gene deletion findings. Neuropediatrics, 1996, 27(1): 8-15.

[77] GREENBERG F, FENOLIO K R, HEJTMANCIK J F, et al. X-linked infantile spinal muscular atrophy. Am J Dis Child, 1988, 142 (2): 217-219.

[78] STREHL E, VANASSE M, BROCHU P. EMG and needle muscle biopsy studies in arthrogryposis multiplex congenita. Neuropediatrics, 1985, 16 (4): 225-227.

[79] DRACHMAN D B, BANKER B Q. Arthrogryposis multiplex congenita. Case due to disease of the anterior horn cells. Arch Neurol, 1961, 5: 77-93.

[80] HALL J G, REED S D, SCOTT C I. Three distinct types of X-linked arthrogryposis seen in six families. Clin Genet, 1982, 21 (2): 81-97.

[81] FLEURY P, HAGEMAN G. A dominantly inherited lower motor neuron disorder presenting at birth with associated arthrogryposis. J Neurol Neurosurg Psychiatry, 1985, 48 (10): 1037-1048.

[82] HAGEMAN G, JENNEKENS F G, VETTE J K, et al. The heterogeneity of distal arthrogryposis. Brain Dev, 1984, 6 (3): 273-283.

[83] TSUKAMOTO H, INAGAKI M, TOMITA Y, et al. Congenital caudal spinal atrophy: a case report. Neuropediatrics, 1992, 23 (5): 260-262.

[84] ROBERTSON W L, GLINSKI L P, KIRKPATRICK S J, et al. Further evidence that arthrogryposis multiplex congenita in the human sometimes is caused by an intrauterine vascular accident. Teratology, 1992, 45 (4): 345-351.

[85] BRANDT S. A case of arthrogryposis multiplex congenita anatomically appearing as a foetal spinal muscular atrophy. Acta Paediatr (Stockh), 1961, 34 (4): 365-381.

[86] KIZILATES S U, TALIM B, SEL K, et al. Severe lethal spinal muscular atrophy variant with arthrogryposis. Pediatr Neurol, 2005, 32 (3): 201-204.

[87] IMAMURA M, YAMANAKA N, NAKAMURA F, et al. Arthrogryposis multiplex congenita: an autopsy case of a fatal form. Hum Pathol, 1981, 12 (8): 699-704.

[88] DARWISH H, SARNAT H, ARCHER C, et al. Congenital cervical spinal atrophy. Muscle Nerve, 1981, 4 (2): 106-110.

[89] COELHO K E, SARMENTO M F, VEIGA C M, et al. Misoprostol embryotoxicity: clinical evaluation of fifteen patients with arthrogryposis. Am J Med Genet, 2000, 95 (4): 297-301.

[90] PATEL N, SMITH L L, FAQEIH E, et al. ZBTB42 mutation defines a novel lethal congenital contracture syndrome (LCCS6). Hum Mol Genet, 2014, 23 (24): 6584-6593.

[91] RENBAUM P, KELLERMAN E, JARON R, et al. Spinal muscular atrophy with pontocerebellar hypoplasia is caused by a mutation in the VRK1 gene. Am J Hum Genet, 2009, 85 (2): 281-289.

[92] PEETERS K, CHAMOVA T, JORDANOVA A. Clinical and genetic diversity of SMN1-negative proximal spinal muscular atrophies. Brain, 2014, 137 (Pt 11): 2879-2896.

[93] NARKIS G, OFIR R, LANDAU D, et al. Lethal contractural syndrome type 3 (LCCS3) is caused by a mutation in PIP5K1C, which encodes PIPKI gamma of the phophatidylinsitol pathway. Am J Hum Genet, 2007, 81(3): 530-539.

[94] KOUTSOPOULOS O S, KRETZ C, WELLER C M, et al. Dynamin 2 homozygous mutation in humans with a lethal congenital syndrome. Eur J Hum Genet, 2013, 21(6): 637-642.

[95] MARKUS B, NARKIS G, LANDAU D, et al. Autosomal recessive lethal congenital contractural syndrome type 4 (LCCS4) caused by a mutation in MYBPC1. Hum Mutat, 2012, 33 (10): 1435-1438.

[96] JĘDRZEJOWSKA M, JAKUBOWSKA-PIETKIEWICZ E, KOSTERA-PRUSZCZYK A. X-linked spinal muscular atrophy (SMAX2) caused by de novo c.1731C>T substitution in the UBA1 gene. Neuromuscul Disord, 2015, 25 (8): 661-666.

[97] RUDNIK-SCHÖNEBORN S, SENDEREK J, JEN J C, et al. Pontocerebellar hypoplasia type 1: clinical spectrum and relevance of EXOSC3 mutations. Neurology, 2013, 80 (5): 438-446.

[98] NARKIS G, OFIR R, MANOR E, et al. Lethal congenital contractural syndrome type 2 (LCCS2) is caused by a mutation in ERBB3 (Her3), a modulator of the phosphatidylinositol-3-kinase/Akt pathway. Am J Hum Genet, 2007, 81 (3): 589-595.

[99] NOUSIAINEN H O, KESTILÄ M, PAKKASJÄRVI N, et al. Mutations in mRNA export mediator GLE1 result in a fetal motoneuron disease. Nat Genet, 2008, 40 (2): 155-157.

[100] DARRAS B T, JONES H R, RYAN M M, et al. Neuromuscular disorders of infancy, childhood and adolescence: a clinician's approach (second edition).

San Diego: Academic Press, 2015: 445-455.
[101] KANG P B, LIDOV H G, DAVID W S, et al. Diagnostic value of electyromyography and muscle biopsy in arthrogryposis multiplex congenita. Ann Neurol, 2003, 54 (6): 790-795.
[102] HENDERSON J L. The congenital facial diplegia syndrome: clinical features, pathology and etiology. Brain, 1939, 62 (4): 381-403.
[103] SARNAT H B, CASE M E, GRAVISS R. Sacral agenesis. Neurology and neuropathologic features. Neurology, 1976, 26 (12): 1124-1129.
[104] DODGE P R. Congenital neuromuscular disorders. Proc Assoc Res Nerv Ment Dis, 1960, 38: 479.
[105] DUBOWITZ V. Muscle Disorders in Childhood, 2nd ed. London: WB Saunders, 1995.
[106] TAKADA E, KOYAMA N, OGAWA Y, et al. Neuropathology of infant with Pena-Shokeir I syndrome. Pediatr Neurol, 1994, 10 (3): 241-243.
[107] FOLKERTH R D, GUTTENTAG S H, KUPSKY W J, et al. Arthrogryposis multiplex congenita with posterior column degeneration and peripheral neuropathy: a case report. Clin Neuropathol, 1993, 12 (1): 25-33.
[108] SEITZ R J, WECHSLER W, MOSNY D S, et al. Hypomyelination neuropathy in a female newborn presenting as arthrogryposis multiplex congenita. Neuropediatrics, 1986, 17 (3): 132-136.
[109] BOYLAN K B, FERRIERO D M, GRECO C M, et al. Congenital hypomyelination neuropathy with arthrogryposis multiplex congenita. Ann Neurol, 1992, 31 (3): 337-340.
[110] YUILL G M, LYNCH P G. Congenital non-progressive peripheral neuropathy with arthrogryposis multiplex. J Neurol Neurosurg Psychiatr, 1974, 37 (3): 316-323.
[111] PALIX C, COIGNET J. A case of neonatal peripheral polyneuritis due to demyelination. Pediatrie, 1978, 33 (2): 201-207.
[112] GIBSON D A, URS N D. Arthrogryposis multiplex congenita. J Bone Joint Surg Br, 1970, 52 (3): 483-493.
[113] HOOSHMAND H, MARTINEZ A J, ROSENBLUM W I. Arthrogryposis multiplex congenita. Simultaneous involvement of peripheral nerve and skeletal muscle. Arch Neurol, 1971, 24 (6): 561-572.
[114] MOORE B H. Some orthopedic relationships of neurofibromatosis. J Bone Joint Surg, 1941, 23 (1): 109.
[115] SHEPARD M K. Arthrogryposis multiplex congenita in sibs. Birth Defects Orig Artic Ser, 1971, 7 (2): 127.
[116] MOUTARD-CODOU M L, DELLEUR M M, DOULAC O, et al. Severe neonatal myasthenia with arthrogryposis. Press Med, 1987, 16 (13): 615-618.
[117] DULITZKY F, SIROTA L, LANDMAN J, et al. An infant with multiple deformations born to a myasthenic mother. Helv Paediatr Acta, 1987, 42 (2-3): 173-176.
[118] PASTERNAK J F, HAGEMAN J, ADAMS M A, et al. Exchange transfusion in neonatal myasthenia. J Pediatr, 1981, 99 (4): 644-646.
[119] DALTON P, CLOVER L, WALLERSTEIN R, et al. Fetal arthrogryposis and maternal serum antibodies. Neuromuscul Disord, 2006, 16 (8): 481-491.
[120] HOFF J M, DALTVEIT A K, GILHUS N E. Myasthenia gravis: consequences for pregnancy, delivery, and the newborn. Neurology, 2003, 61 (10): 1362-1366.
[121] BRUETON L A, HUSON S M, COX P M, et al. Asymptomatic maternal myasthenia as a cause of the Pena-Shokeir phenotype. Am J Med Genet, 2000, 92 (1): 1-6.
[122] CARR S R, GILCHRIST J M, ABUELO D N, et al. Treatment of antenatal myasthenia gravis. Obstet Gynecol, 1991, 78 (3 Pt 2): 485-489.
[123] HOLMES L B, DRISCOLL S G, BRADLEY W G. Contractures in a newborn infant of a mother with myasthenia gravis. J Pediatr, 1980, 96 (6): 1067-1069.
[124] VAJSAR J, SLOANE A, MACGREGOR D L, et al. Arthrogryposis multiplex congenita due to congenital myasthenic syndrome. Pediatr Neurol, 1995, 12 (3): 237-241.
[125] BARISIC N, MÜLLER J S, PAUCIC-KIRINCIC E, et al. Clinical variability of CMS-EA (congenital myasthenic syndrome with episodic apnea) due to identical CHAT mutations in two infants. Eur J Paediatr Neurol, 2005, 9 (1): 7-12.
[126] HARPER C M. Congenital myasthenic syndromes. Semin Neurol, 2004, 24 (1): 111-123.
[127] BURKE G, COSSINS J, MAXWELL S, et al. Distinct phenotypes of congenital acetylcholine receptor deficiency. Neuromuscul Disord, 2004, 14 (6): 356-364.
[128] EYMARD B, MOREL E, HARPEY J P, et al. Assay of anti-acetylcholine receptor antibodies in myasthenic syndromes of newborn infants. Presse Med, 1986, 15 (22): 1019-1022.
[129] SMIT L M, BARTH P G. Arthrogryposis multiplex congenita due to congenital myasthenia. Dev Med Child Neurol, 1980, 22 (3): 371-374.
[130] MILONE M, SHEN X M, SELCEN D, et al. Myasthenic syndrome due to defects in rapsyn: clinical and molecular findings in 39 patients. Neurology, 2009,

73（3）：228-235.

[131] BENITO D N, BESTUÉ M, VILCHEZ J J, et al. Long-term follow-up in patients with congenital myasthenic syndrome due to RAPSN mutations. Neuromuscul Disord, 2016, 26（2）：153-159.

[132] CHEN C P. Prenatal diagnosis and genetic analysis of fetal akinesia deformation sequence and multiple pterygium syndrome associated with neuromuscular junction disorders: a review. Taiwan J Obstet Gynecol, 2012, 51（1）：12-17.

[133] ROBINSON K G, VIERECK M J, MARGIOTTA M V, et al. Neuromotor synapses in Escobar syndrome. Am J Med Genet A, 2013, 161A（12）：3042-3048.

[134] LIVINGSTONE I R, SACK G H. Arthrogryposis multiplex congenita occurring with maternal multiple sclerosis. Arch Neurol, 1984, 41（11）：1216-1217.

[135] HALL J G, REED S D. Teratogens associated with congenital contractures in humans and in animals. Teratology, 1982, 25（2）：173-191.

[136] DAHL J, MYHR K M, DALTVEIT A K, et al. Pregnancy, delivery, and birth outcome in women with multiple sclerosis. Neurology, 2005, 65（12）：1961-1963.

[137] VASTA I, KINALI M, MESSINA S, et al. Can clinical signs identify newborns with neuromuscular disorders? J Pediatr, 2005, 146（1）：73-79.

[138] ROMERO N B, MONNIER N, VIOLLET L, et al. Dominant and recessive central core disease associated with RYR1 mutations and fetal akinesia. Brain, 2003, 126（Pt 11）：2341-2349.

[139] ZAHARIEVA I T, THOR M G, OATES E C, et al. Loss-of-function mutations in SCN4A cause severe foetal hypokinesia or 'classical' congenital myopathy. Brain, 2016, 139（Pt 3）：674-691.

[140] ILLUM N, RESKE-NIELSEN E, SKOVBY F, et al. Lethal autosomal recessive arthrogryposis multiplex congenita with whistling face and calcifications of the nervous system. Neuropediatrics, 1988, 19（4）：186-192.

[141] ALVES A F, AZEVEDO E S. Recessive form of Freeman-Sheldon's syndrome or 'whistling face'. J Med Genet, 1977, 14（2）：139-141.

[142] SAUK J J, DELANEY J R, REAUME C, et al. Electromyography of oral-facial musculature in craniocarpaltarsal dysplasia (FreemanSheldon syndrome). Clin Genet, 1974, 6（2）：132-137.

[143] BANKER B Q, VICTOR M, ADAMS R D. Arthrogryposis multiplex due to congenital muscular dystrophy. Brain, 1957, 80（30）：319-334.

[144] SELLS J M, JAFFE K M, HALL J G. Amyoplasia, the most common type of arthrogryposis: the potential for good outcome. Pediatrics, 1996, 97（2）：225-231.

[145] BROOKE M H. A neuromuscular disease characterized by fiber type disproportion. Clinical Studies in Myology. New York: Elsevier, 1973.

[146] SARNAT H B, SILBERT S W. Maturational arrest of fetal muscle in neonatal myotonic dystrophy. Arch Neurol, 1976, 33（7）：466-474.

[147] PEARSON C M, FOWLER W G. Hereditary non-progressive muscular dystrophy inducing arthrogryposis syndrome. Brain, 1963, 86：75-88.

[148] KIRSCHNER J, HAUSSER I, ZOU Y, et al. Ullrich congenital muscular dystrophy: connective tissue abnormalities in the skin support overlap with Ehlers-Danlos syndromes. Am J Med Genet A, 2005, 132A（3）：296-301.

[149] PHILPOT J, COUNSELL S, BYDDER G, et al. Neonatal arthrogryposis and absent limb muscles: a muscle developmental gene defect? Neuromuscul Disord, 2001, 11（5）：489-493.

[150] VIELHABER S, FEISTNER H, SCHNEIDER W, et al. Mitochondrial complex I deficiency in a female with multiplex arthrogryposis congenita. Pediatr Neurol, 2000, 22（1）：53-56.

[151] LAUBSCHER B, JANZER R C, KRÄHENBÜHL S, et al. Ragged-red fibres and complex I deficiency in a neonate with arthrogryposis congenita. Pediatr Neurol, 1997, 17（3）：249-251.

[152] TAJSHARGHI H, KIMBER E, HOLMGREN D, et al. Distal arthrogryposis and muscle weakness associated with a beta-tropomyosin mutation. Neurology, 2007, 68（10）：772-775.

[153] VUOPALA K, PEDROSA-DOMELLÖF F, HERVA R, et al. Familial fetal akinesia deformation sequence with a skeletal muscle maturation defect. Acta Neuropathol, 1995, 90（2）：176-183.

[154] HECHT F, BEALS R K. "New" syndrome of congenital contractual arachnodactyly originally described by Marfan in 1896. Pediatrics, 1972, 49（4）：574-579.

[155] MCKUSICK V A. Heritable disorders of connective tissue. VII. The Hurler syndrome. J Chronic Dis, 1956, 3（4）：360-389.

[156] FITTI R M, D'AURIA T. Arthrogryposis multiplex congenita; case report. J Pediatr, 1956, 48（6）：797-799.

[157] DRACHMAN D B, WEINER L P, PRICE D L, et al. Experimental arthrogryposis caused by viral myopathy. Arch Neurol, 1976, 33（5）：362-367.

[158] ADAMS C, BECKER L E, MURPHY E G. Neurogenic arthrogryposis multiplex congenita: clinical and muscle biopsy findings. Pediatr Neurosci, 1988, 14(2): 97-102.

[159] UCHIDA T, NONAKA I, YOKOCHI K, et al. Arthrogryposis multiplex congenita: histochemical study of biopsied muscles. Pediatr Neurol, 1985, 1(3): 169-173.

[160] GAITANIS J N, MCMILLAN H J, WU A, et al. Electrophysiologic evidence for anterior horn cell disease in amyoplasia. Pediatr Neurol, 2010, 43(2): 142-147.

[161] HAHN G. Arthrogryposis: pediatric review and habilitative aspects. Clin Orthop Relat Res, 1985, 194: 104-114.

[162] PALMER P M, MACEWEN G D, BOWEN J R, et al. Passive motion therapy for infants with arthrogryposis. Clin Orthop Relat Res, 1985, 194: 54-59.

[163] CARLSON W O, SPECK G J, VICARI V, et al. Arthrogryposis multiplex congenita: a long-term follow-up study. Clin Orthop Relat Res, 1985, 194: 115-123.

[164] STAHELI L T, HALL J G, JAFFE K M, et al. Orthopedic management principles. Arthrogryposis. Cambridge: Cambridge University Press, 1998: 27-43.

[165] STAHELI L T, HALL J G, JAFFE K M, et al. Upper limb and spine. Arthrogryposis. Cambridge: Cambridge University Press, 1998: 45-53.

[166] STAHELI L T, HALL J G, JAFFE K M, et al. Lower extremity management. Arthrogryposis. Cambridge: Cambridge University Press, 1998: 55-73.

[167] STAHELI L T, HALL J G, JAFFE K M, et al. Rehabilitation: scope and principles. Arthrogryposis. Cambridge: Cambridge University Press, 1998: 75-85.

[168] STAHELI L T, HALL J G, JAFFE K M, et al. Physical and occupational therapy. Arthrogryposis. Cambridge: Cambridge University Press, 1998: 87-113.

[169] BÉNARD M, SESQUÉ A, BARTHÉLÉMY I, et al. Arthrogryposis multiplex congenita and limitation of mouth opening: Presentation of a case and review of the literature. J Stomatol Oral Maxillofac Surg. 2021, 122(1): 101-106.

第二章 代谢及内分泌疾病

第一节 肢端肥大症

【概述】

脑垂体嗜酸细胞肿瘤或增生，分泌过量的生长激素，出现垂体功能亢进，在成人发病者，发展为肢端肥大症（acromegaly）。而半数以上的儿童时期发病的巨人症患者成年后在过量的生长激素的作用下亦可发展为肢端肥大症。肢端肥大症一般发病隐匿，进展缓慢。90%～95%的肢端肥大症由垂体生长激素（growth hormone，GH）腺瘤引起[1]，极少是由垂体外病变引起。垂体肿瘤相对少见，在人群中的发生率大约为0.004%。垂体腺瘤的病理学分类包括致密颗粒型和稀疏颗粒型[2]，由前者所致的肢端肥大症，起病隐匿缓慢，一般到中年才显示出来；而后者所致的肢端肥大症则起病迅速，有侵袭性，患者年轻时就表现出明显的症状。这种垂体腺瘤长期过量分泌的GH导致循环中胰岛素样生长因子-1（insulin-like growth factor-1，IGF-1）升高，GH的多种作用都由IGF-1介导，IGF-1是最终参与GH作用的靶向分子，主要由肝分泌，此外，肾、腺垂体、胃肠道、肌肉以及软骨组织也能分泌IGF-1。由IGF-1介导的GH的作用有蛋白合成，氨基酸转运，DNA、RNA的合成和细胞增生等，进而促进肌肉、软骨和骨骼的生长。患者表现为全身骨骼及软组织增生、肥大、皮肤变厚。骨的改变因骨膜生骨和某些部位的软骨内生骨造成皮质异常增厚，这种变化在下颌骨、额部、手指骨、足趾骨更为明显。心脏、肝等内脏器官也出现肥大，从而导致靶器官受损，死亡率上升。

垂体瘤的内分泌学特性分类，包括GH和催乳素（prolactin，PRL）混合细胞腺瘤、PRL-GH细胞腺瘤，以及罕见的嗜酸干细胞腺瘤、多激素分泌细胞腺瘤、GH细胞癌或转移癌。其他极少数垂体外病变引起GH、生长激素释放激素（growth hormone releasing hormone，GHRH）、生长激素促分泌素（growth hormone secretagogue，GHS）、IGF-1、PRL、生长激素释放抑制因子（growth hormone release inhibitory factor，GRIF）等异常分泌的疾病亦可表现为肢端肥大症状[3]。分泌PRL和GH的混合腺瘤表现为肢端肥大症和高泌乳素血症，患者表现为不育、泌乳，女性患者月经异常，男性患者勃起功能障碍。近年来有大量研究表明垂体瘤相关的原癌基因（如：垂体瘤 *p16* 基因CpG岛）异常甲基化以及抑癌基因（如：*MEN-1*、*p27* 基因）缺失可能与垂体瘤发生、发展和预后有关，有待进一步研究。

【临床表现】

1. 一般临床表现

成年患者，由于头骨和面颌骨的过度增生，形成了肢端肥大症的特殊面容[4]，增生的额窦使上额部突起成肿块样，颧骨增生使上颊部突出，下颌骨过度生长形成凸颌伴咬合不正，颞下颌关节功能障碍，牙齿之间出现空隙，软骨增大和软组织肿胀使嘴唇变厚，鼻肥大，鼻唇沟变深，形成巨舌，舌外侧出现皱褶，由于声带增粗、鼻旁窦增生，使声音低沉，回音增强。

患者脊柱后凸，手足肥大。多数患者多汗、体味重，皮肤出现痤疮（由于外分泌腺、汗腺、油脂分泌功能活跃）。色素沉着，指甲增厚变硬。虽然肌纤维肥大，肌肉质量增加，但患者常感疲乏、无力、没有精神，常有头疼、头晕。

2. 肢端肥大症的相关并发症

肢端肥大症患者的死亡率是一般人群的2～4倍。肢端肥大症患者的死亡主要由心血管、脑血管和呼吸系统疾病所致[5]。

高血压和心肌病是肢端肥大症患者最主要的心血管并发症[6-7]。其心肌病特点是左、右心室同心性肥大及舒张功能降低。另外心律失常和心脏瓣膜病也较为常见。高血压和心肌病是 GH、IGF-1 直接作用于肾脏钠泵，引起水钠潴留，血容量增加所致。GH 高分泌可引起左心室肥大导致舒张期充盈受损。

糖耐量异常和显性 2 型糖尿病在肢端肥大症患者中的发生率为 36% 和 30%[8]。GH 是葡萄糖反调节激素，它刺激肝脏合成葡萄糖，降低外周组织对葡萄糖的消耗。当胰岛 β 细胞分泌的胰岛素不能逆转过量 GH 的升血糖作用时，就会发生高血糖。胰岛素抵抗患者发生的代谢紊乱也存在于肢端肥大症患者中，因而增加心血管疾病发生的危险度。需要注意的是肢端肥大症患者胰岛素敏感性下降，β 细胞功能增强，这可能与 IGF-1 升高有关[9]。

肢端肥大症患者发生结肠癌的风险增高，这可能与结肠腺瘤样息肉在肢端肥大症患者中发病率增高有关。Baris 统计了 1634 例肢端肥大症患者，发现其癌症的发生率是正常人群的 1.5 倍[10]。

【辅助检查】

1. 内分泌激素水平检查

基础 GH 测定和 IGF-1 测定以及 GH 兴奋或抑制试验[3]。

（1）GH 测定

正常人 GH 脉冲式的生理性分泌有昼夜节律性，并受作息活动的影响。GH 的半衰期约 20 min，血浆清除速度很快，因此全天波动范围大。在肝病、营养不良和未控制的糖尿病中 GH 可能升高。因此临床上不建议根据随机 GH 水平来评估疾病状态。

（2）血清 IGF-1 测定

血清 IGF-1 全天分泌量稳定，能反映机体 GH 状态并与其存在一定的线性关系，但是 IGF-1 正常范围需要用年龄及性别来校正，患者有肢端肥大症相关临床表现且血清 IGF-1 升高时可以明确诊断，而不需要行口服葡萄糖生长激素抑制试验（OGTT-GH 抑制试验）。

（3）OGTT-GH 抑制试验

OGTT-GH 抑制试验被认为是肢端肥大诊断的"金标准"。美国内分泌医师协会建议 OGTT-GH 抑制试验不能将血清 GH 抑制到 0.019 nmol/L 以下即可诊断肢端肥大症。假阳性结果见于青春期、未控制糖尿病、肝肾疾病或神经性厌食症的患者。

（4）其他试验

包括测量生长激素释放激素和促性腺激素释放激素，不作为常规诊断手段。另外所有肢端肥大症患者均应行 PRL 检查，因为同时分泌 PRL 的肢端肥大症患者较常见。

2. 影像学检查

（1）骨的 X 线表现

颅面骨的改变为蝶鞍因压迫而扩大，颅盖骨增厚，额骨和顶骨的厚度可达 2 cm，枕骨外粗隆肥大，板障间隙变窄，进而消失，内板增生，额骨为著，乳突扩大，下颌骨变长而增宽，下颌角变钝。脊柱常无改变，有时可见楔形变及后凸畸形。四肢的长骨变粗，骨小梁粗大，以指骨、掌骨为著。骨端可出现囊样透亮区，以股骨粗隆间及腕骨常见。末节指（趾）骨的基底呈方形，骨干相对变细。关节由于软骨增生导致关节间隙变宽。

（2）病变部位的定位检查

MRI 在垂体 GH 腺瘤的诊断和治疗方面有重要作用，高分辨率的薄层 MRI 扫描是明确肿瘤大小、位置及侵袭性的首选影像学方法。动态增强能清晰显示微腺瘤。影像学检查无垂体瘤证据，需进一步采用胸部 CT 与奥曲肽显像等检查来寻找异位肿瘤。若蝶鞍扩大但是无明确肿瘤征象，考虑促生长激素细胞增生，进一步测定血清生长激素释放激素。

【诊断】

2011 年美国内分泌医师协会综合评价肢端肥大的临床症状及生化和 MRI 检查给出肢端肥大症的诊断要点[11]：①具有肢端肥大症的临床表现；②垂体 MRI 检查，可见腺瘤；③ IGF-1 升高，OGTT GH 抑制试验中 GH 谷值 > 0.047 nmol/L；④病理学示垂体腺瘤，GH 染色阳性。另外 PRL 升高，随机 GH < 0.01 nmol/L，同时 IGF-1 正常，可基本排除肢端肥大症。中华医学会第十次全国内分泌学学术会议达成共识：对于有垂体病变和肢端肥大表现的个体，高敏 OGTT GH 抑制试验（免疫荧光或免疫发光法检测，低限应当达 0.05 μg/L）OGTT 的谷值 > 1.0 μg/L 可以诊断垂体生长激素瘤。IGF-1 是监测肿瘤活动的重要指标。

【鉴别诊断】

需与大骨节病和氟骨症等相鉴别。

【治疗】

肢端肥大症的治疗目标[12]：①将血清 GH 控制到随机 GH < 2.5 μg/L，OGTT-GH 谷值 < 1μg/L；

②使IGF-1下降至与年龄和性别相匹配的正常范围内；③消除或者缩小垂体肿瘤并防止其复发；④消除或减轻临床症状及合并症，特别是心脑血管、呼吸系统和代谢方面，并对合并症进行有效的监控；⑤尽可能地保留垂体内分泌功能，已有腺垂体功能减退的患者应做相应靶腺激素的替代治疗。

1. 手术治疗

显微手术切除垂体生长激素腺瘤一直是治疗肢端肥大症的首选治疗方法。手术多选择经蝶入路，在偶尔较少见的情况下，当肿瘤蝶鞍上的延伸妨碍了经蝶入路时，也会选择开颅手术。由于显微外科技术的不断提高，垂体腺瘤的手术治疗也越来越安全、有效，微腺瘤的手术治愈率约为80%，大腺瘤手术治愈率为20%~40%，复发率5%~10%[13-14]。肿瘤大小和术前生长激素水平在决定手术预后方面起重要作用。

肿瘤大小、肿瘤向鞍上生长和肿瘤对硬膜侵袭是影响缓解率的主要因素，其中以肿瘤大小影响最大。混合型腺瘤缓解率较低，仅为50%。一项研究[15]对103例经蝶入路手术的肢端肥大症患者随访发现：术后早期微腺瘤、大腺瘤和侵袭性腺瘤的缓解率分别是82%、60%、24%；单纯行一次手术治疗患者的长期（随访≥10年）缓解率为52%，而接受二次手术、放疗和奥曲肽等综合治疗的患者长期缓解率达63%。

2. 药物治疗

药物治疗的适应证[16]：不愿或者不适合手术的患者；侵袭性垂体瘤术后残留，或者放疗后尚未达到最大效果前，往往血清GH、IGF-1不能降至正常。药物治疗的目的是控制血清GH、IGF-1水平、控制肿瘤体积、改善临床症状、降低死亡率。目前常用的治疗肢端肥大症的药物有以下3类：生长抑素类似物、多巴胺受体激动剂、生长激素受体拮抗剂。

（1）生长抑素类似物（somatostatin analogues，SSA）

垂体生长激素的分泌可被下丘脑分泌的生长抑素抑制。SSA较之生长抑素对生长抑素受体SST2具有更高亲和力，通过模拟生长抑素的生理作用降低GH和IGF-1的水平。SSA通常用于以下情况：①单药治疗方案和术后辅助治疗的首选药物：SSA在大约70%的患者中可以降低GH，使IGF-1降至与年龄、性别相匹配的正常范围。不同研究中，SSA可使22%~100%的患者肿瘤体积缩小超过20%[17]；②手术前治疗：对于一些肢端肥大症患者由于心脏肥大、心脏射血分数（ejection fraction，EF）极低，以至不能安全耐受全麻手术。这些患者术前应用SSA可以改善心脏收缩功能，使手术耐受能力明显改善；③侵袭性垂体GH腺瘤术前治疗：术前接受6~12个月的SSA治疗后肿瘤体积缩小的同时侵袭性也能得到缓解，从而获得更好的手术效果[18-19]。目前SSA包括：奥曲肽、兰瑞肽和帕瑞肽。

（2）多巴胺受体激动剂（dopamine receptor agonists）

多巴胺受体激动剂可以使部分肢端肥大症患者的血清GH降低和症状改善。目前常用于肢端肥大症治疗的多巴胺受体激动剂是卡麦角林（cabergoline，CAB），卡麦角林是一种麦角生物碱衍生物，过去的30年里曾用于治疗帕金森症和高泌乳素血症，相比溴隐亭更加有效而且能够更好地被耐受。由于SSA通常作为一线治疗药物，控制GH、IGF-1同时缩小肿瘤体积效果显著，而一些研究CAB的临床试验结果多变，故CAB虽用于治疗肢端肥大症但未被充分认识其潜在价值。Sanderet等[20]对已发表的研究进行数据汇总分析：共150例单用CAB治疗肢端肥大症的患者，其中34%患者IGF-1降至正常、48%患者GH降至正常。数据分析显示治疗效果与用药剂量明显相关；IGF-1的变化与治疗前IGF-1基线值明显相关。目前CAB更多用于肢端肥大症的联合药物治疗方案。研究表明，患者对CAB治疗的反应与治疗前PRL水平无关，但垂体肿瘤放疗史可以增加患者对CAB的敏感度。DA口服给药方便，但激素控制率不高、副作用较常见且对肿瘤体积控制不良，故而未得到广泛的使用。

（3）生长激素受体拮抗剂（growth hormone receptor antagonists，GHRA）

目前肢端肥大症的治疗手段多样，但仍有一部分肢端肥大症患者未能得到良好的控制。GHRA因其具有不同的作用机制，从而拓展了肢端肥大症治疗的途径。

培维索孟（pegvisomant，PEG）是目前唯一的GHRA。PEG是由转基因大肠埃希菌制造并经过聚乙二醇修饰的人生长激素，可与外周GH受体结合并阻断其作用而减少IGF-1的产生。由于特殊的作用机制，单用PEG对GH的异常高分泌不仅无抑制作用，甚至会促进GH分泌。应用PEG的平均剂量为15~20 mg/d，也有为保证治疗的有效性逐渐调整剂量，最高使用60 mg/d剂量的报道。通常认为足够的PEG剂量可以将超过90%的肢端肥大症患者的IGF-1控制于正常范围[21]。但是使用大剂量PEG的问题是其价格昂贵。

（4）联合用药

上述3类药物作用机制不同，当单类药物方案治疗肢端肥大症不能达到满意效果时，将两类或以上药物联用，可从生化控制、临床控制、肿瘤体积控制等方面取得更好的效果，或取得更高的治疗效益成本比。①联合用药SSA＋PEG方案：通常SSA作为肢端肥大症的一线治疗药物，存在20%～50%的患者对其反应不够敏感。对于这部分患者采用PEG（各研究所使用剂量范围较大）联合SSA，可在超过50%的患者中实现IGF-1降至正常；在大约20%的病例中肿瘤缩小。②联合用药SSA＋CAB方案：对于单用奥曲肽缓释剂型（每月30 mg）治疗不理想的肢端肥大症患者，加用CAB（起始剂量每周1.0 mg，酌情增至每周2.0～3.5 mg）可使37%～56%的肢端肥大症患者的IGF-1降至正常范围。一项针对亚洲人的研究中，也观察到类似结果，奥曲肽缓释剂型加用CAB后30%的患者IGF-1降至正常，同时观察到肿瘤体积明显缩小。③联合用药PEG＋CAB方案：在一项前瞻性研究中以小剂量PEG（10 mg）联合CAB治疗肢端肥大症，显示此联合方案降低IGF-1的效果优于单用小剂量PEG或者单用CAB；在68%的患者中IGF-1降至正常，而未见合并糖代谢异常、肝转氨酶升高等不良事件。PEG能有效降低IGF-1，但因药效在一定范围内呈现剂量相关性，达到有效剂量时往往价格昂贵，故一般被推荐用于顽固病例。

3. 放射治疗

垂体瘤放射治疗能控制GH分泌和肿瘤生长。放疗有常规分割放疗和立体定向放射治疗（stereotactic radiotherapy，SRT）或立体定向放射外科（stereotactic radiosurgery，SRS）两种。放疗后激素水平正常化率低于手术治疗（30%～83%），且需要的时间较长，一般要10～20年；放疗所致垂体功能低下的发生率相对较高，放疗后视神经损伤也是常见副损伤，发生第二原发肿瘤危险性增加，且放疗致脑血管疾病危险性较其他治疗方式高，因此，只有在患者不耐受手术和药物治疗或药物治疗无效，及对术中无法完全切除或术后MRI检查发现有少量肿瘤残余的患者才根据具体情况行立体定向照射（伽玛刀）或普通放疗。

【病例摘要】

患者，女，57岁，主因"气短、乏力3年，发现垂体肿瘤3个月"就诊。主诉：3年前开始出现气短、乏力，活动耐量降低。3个月前症状进行性加重，伴有全身水肿、尿量减少、腹胀、夜间不能平卧入睡。行头颅增强MRI提示垂体占位。既往高血压病史13年，糖尿病10年。查体：肢端肥大症外貌，鼻大唇厚，眉弓及颧骨突出，手足增大。高枕卧位，颈静脉怒张，双上肺呼吸音粗，双下肺可闻及湿啰音。辅助检查：①生长激素（GH）：8.220 ng/ml（空腹），8.200 ng/ml（餐后30 min），7.300 ng/ml（餐后1 h），11.280 ng/ml（餐后2 h），均明显升高。②胰岛素样生长因子-1（IGF-1）125 ng/ml，胰岛素样生长因子结合蛋白3为7.09 μg/ml，均较同年龄正常人群明显升高。③催乳素（PRL）13.44 ng/ml（正常值为2.64～13.13 ng/ml）。④糖化血红蛋白（GHbA1c）：7.70%（正常值为4.0%～6.0%）。⑤脑利尿钠肽（BNP）327.00 pg/ml（正常值为＜100 pg/ml）。⑥头颅增强MRI：垂体异常信号，大小约2.1 cm×1.9 cm，向前下方突入蝶窦，动态增强扫描呈稍低强化。⑦超声心动图：全心扩大，弥漫性室壁运动减弱，左右室壁增厚，左室射血分数降低，肺动脉收缩压升高，少量心包积液。⑧呼吸睡眠监测：符合睡眠呼吸暂停低通气综合征（重度），伴重度睡眠低氧血症。诊断：垂体腺瘤；肢端肥大症；肢端肥大症性心肌病，射血分数降低型心力衰竭，全心扩大；2型糖尿病；高血压病。诊疗经过：①先给予强心利尿，改善心功能状况。②待心功能改善后行经鼻蝶入路垂体腺瘤切除术。术后患者恢复良好，症状明显缓解，MRI显示垂体瘤完全切除。术后1天GH 3.980 ng/ml（正常值为0.03～2.47 ng/ml），术后5天GH 2.330 ng/ml。术后病理诊断为：垂体GH腺瘤。病例详细资料见二维码数字资源2-1。

数字资源2-1

【参考文献】

[1]周良，张义.肢端肥大症的药物治疗进展.中国生化药物

杂志，2015，35（11）：185-188.
[2] 张咏春. 垂体瘤致肢端肥大症的诊治进展. 中国耳鼻咽喉颅底外科杂志，2014，20（2）：191-194.
[3] KATZNELSON L. The diagnosis and treatment of acromegaly. The Endocrinologist, 2003, 13（5）: 428-434.
[4] CARON P, BRUE T, RAVEROT G, et al. Signs and symptoms of acromegaly at diagnosis: the physician's and the patient's perspectives in the ACRO-POLIS study. Endocrine, 2019, 63（1）: 120-129.
[5] LANGLOIS F, SUAREZ G M, FLESERIU M. Updates in rare and not-so-rare complications of acromegaly: focus on respiratory function and quality of life in acromegaly. F1000Res, 2020, 9: 791.
[6] YANG H, TAN H, HUANG H, et al. Advances in research on the cardiovascular complications of acromegaly. Front Oncol, 2021, 11: 64099.
[7] WOLTERS T L, NETEA M G, RIKSEN N P, et al. Acromegaly, inflammation and cardiovascular disease: a review. Rev Endocr Metab Disord, 2020, 21（4）: 547-568.
[8] FERRAÙ F, ALBANI A, CIRESI A, et al. Diabetes secondary to acromegaly: physiopathology, clinical features and effects of treatment. Front Endocrinol (Lausanne), 2018, 9: 358.
[9] SHEKHAWAT V S, BHANSALI S, DUTTA P, et al. Glucose-dependent insulinotropic polypeptide (GIP) resistance and β-cell dysfunction contribute to hyperglycaemia in acromegaly. Sci Rep, 2019, 9（1）: 5646.
[10] BAILS D, GRIDLEY G, RON E, et al. Acromegaly and cancer risk: a cohort study in Sweden and Denmark. Cancer Causes Control, 2002, 13（5）: 395-400.
[11] KATZNELSON L, ATKINSON J L, COOK D M, et al. American association of clinical endocrinologists medical guidelines for clinical practice for the diagnosis and treatment of acromegaly--2011 update: executive summary. Endocr Pract, 2011, 17（4）: 636-646.
[12] 中华医学会内分泌学会，中华医学会神经外科学分会，中国垂体腺瘤协助组. 中国肢端肥大症诊治指南（2013版）. 中华医学杂志，2013，93（27）：2106-2111.
[13] LUDECKE D K, ABE T. Transsphenoidal microsurgery for newly diagnosed acromegaly: a personal view after more than 1000 operations. Neuroendocrinology, 2006, 83（3-4）: 230-239.
[14] NOMIKOS P, BUCHFELDER M, FAHLBUSCH R. The outcome of surgery in 668 patients with acromegaly using current criteria of biochemical "cure". Eur J Endocrinol, 2005, 152（3）: 379-387.
[15] BEAUREGARD C, TRUONG U, HARDY J, et al. Long-term outcome and mortality after transsphenoidal adenomectomy for acromegaly. Clin Endocrinol (Oxf), 2003, 58（1）: 86-91.
[16] MELMED S, COLAO A, BARKAN A, et al. Guidelines for acromegaly management: an update. J Clin Endocrinol Metab, 2009, 94（5）: 1509-1517.
[17] CORICA G, CERAUDO M, CAMPANA C, et al. Octreotideresistant acromegaly: challenges and solutions. Ther Clin Risk Manag, 2020, 16: 379-391.
[18] MAZZIOTTI G, GIUSTINA A. Effects of lanreotide SR and Autogel on tumor mass in patients with acromegaly: a systematic review. Pituitary, 2010, 13（1）: 60-67.
[19] GIUSTINA A, MAZZIOTTI G, TORRI V, et al. Meta-analysis on the effects of octreotide on tumor mass in acromegaly. PLoS One, 2012, 7（5）: e36411.
[20] SANDRET L, MAISON P, CHANSON P. Place of cabergoline in acromegaly: a meta-analysis. J Clin Endocrinol Metab, 2011, 96（5）: 1327-1335.
[21] GIUSTINA A, ARNALDI G, BOGAZZI F, et al. Pegvisomant in acromegaly: an update. J Endocrinol Invest, 2017, 40（6）: 577-589.

第二节　维生素 D 缺乏性佝偻病

【概述】

维生素 D 缺乏性佝偻病（vitamin D deficiency rickets）一般发病人群为婴幼儿，指的是婴幼儿体内维生素 D 缺乏引起机体内钙磷代谢失常的一种慢性营养性疾病，其症状主要是骨骼病变，影响其神经系统、肌肉以及免疫功能的生长发育。

佝偻病在 17 世纪中期首次被描述为一种特殊的疾病，佝偻病是一种骨病，其特征是血清钙（Ca）和磷（P）水平异常，可能导致软骨细胞分化和成熟异常，从而导致生长板矿化缺陷[1-2]。它主要影响较长的骨骼，导致骨骼生长不良和典型的佝偻病骨性畸形。维生素 D 缺乏是最常见的病因，尤其是在温带国家[3-4]。

【病因及发病机制】

维生素 D 是一种激素前体,由皮肤暴露于紫外线辐射后合成,或者从食物或补充剂中吸收而来,随后相继在肝和肾中转化成代谢活性形式,维生素 D 主要存在形式包括:维生素 D3、维生素 D2、25-羟维生素 D(25-hydroxyvitamin D, 25OHD)、1,25-二羟维生素 D[1,25-dihydroxyvitamin D, 1,25(OH)$_2$D],维生素 D3 可以通过增加小肠的钙磷吸收而促进骨的钙化,即使小肠吸收不增加,仍可促进骨盐沉积,可能是维生素 D3 使 Ca^{2+} 通过成骨细胞膜进入骨组织的结果。

维生素 D 缺乏常见原因:妊娠期缺乏维生素 D、早产、纯母乳喂养、营养摄入减少、皮肤色素沉着、阳光暴露少、使用抗癫痫药或抗逆转录病毒药的儿童或者吸收不良/肥胖的儿童。另外还有导致维生素 D 缺乏的遗传学疾病,比如 25-羟化酶缺乏、1-α-羟化酶缺乏、遗传性维生素 D 抵抗等。

临床病程:维生素 D 缺乏性佝偻病有 3 个阶段,疾病的严重程度逐渐增加。第 1 阶段是由肠钙吸收减少所致,引起低钙血症,而血清无机磷正常。第 2、3 阶段时发生低磷血症,同时出现临床表现明显的佝偻病。血清钙在第 2 阶段里因甲状旁腺激素(parathyroid hormone, PTH)分泌的代偿性增加而处于正常水平,但在第 3 阶段再次降低,因为此时甲状旁腺功能亢进已不能代偿严重受限的可动员钙,此时佝偻病的临床和影像学表现都很严重。该病后期阶段以严重继发性甲状旁腺功能亢进为特征,因此可能发生高氨基酸尿症和高磷酸盐尿症。

【临床表现】

维生素 D 缺乏性佝偻病通常见于 3 月龄到 3 岁之间,儿童在此期间的生长速率和钙需求都很高,而日光暴露可能有限,4~12 个月之间发病频率最高。

疾病初期多在出生后 3 个月左右起病,早期以神经、精神症状为主,易激惹、烦躁、睡眠不安、易惊、夜啼、多汗。因出汗刺激常摇头擦枕,致枕后环形脱发形成枕秃。疾病活动期除有上述神经、精神症状外,主要是骨骼改变。①骨骼改变:a. 头部:3~6 个月患儿可见颅骨软化,8~9 个月以上患儿出现方颅、前囟宽大、闭合延迟、出牙延迟、牙釉质发育差。b. 胸部:多在第 7~10 肋骨和肋软骨交界处骨样组织增生呈钝圆形隆起,称肋骨串珠;因肋骨软化,膈肌附着处的肋骨受牵拉内陷,肋外翻,形成肋膈沟(哈里森沟),1 岁左右可出现鸡胸或漏斗胸。c. 四肢:6 个月以后患儿腕部和踝部骨骺处膨大形成"手镯、足镯",走路后下肢可见弯曲形成 O 形或 X 形腿。d. 严重者有脊柱后凸或侧弯畸形及扁平骨盆[5-6]。②肌肉关节松弛,坐、立、行运动功能发育缓慢,腹肌张力差,腹部膨隆呈蛙腹。③重症患儿表情淡漠,语言发育落后,免疫功能低下[7-8]。

【辅助检查】

1. 影像学检查

佝偻病改变最明显的部位是生长快速的骨的生长板(即膝关节、尺骨远端或踝关节干骺端)。因此,对于上肢,尺骨远端是矿化不足的早期征象最明显的部位;对于下肢,膝关节上下的干骺端是最有帮助的显示部位。这些变化在初学走路的孩子身上比在青少年身上更明显。佝偻病的早期放射学征象包括骨质生长板界面临时钙化带模糊不清或消失。在佝偻病的晚期,这个区域可能出现磨损(刷状)或凹陷(杯状)。干骺端区域也变得比正常更宽。骨骺骨中心可能变小、骨质减少、界限不清或出现延迟[9]。此外,在钙化性佝偻病中,继发性甲状旁腺功能亢进的影像学征象很明显,包括全身性骨质减少、骨膜下骨吸收和骨干骨膜反应。在一些病例中,可能会发现病理性骨折和松动区。相比之下,低磷性佝偻病的放射学征象通常不明显,可发现皮质增厚。尽管 X 线已经被普遍认可用于佝偻病的诊断,但一些研究正在试图确定其他成像技术的作用。最近,MRI 已经被证明是一种描述软骨很有价值的工具,特别是针对低磷血症性佝偻病的脊柱变。然而,还需要进一步的研究。

2. 实验室检查

(1)血清碱性磷酸酶活性通常明显升高超过年龄参考范围,碱性磷酸酶参与骨及生长板软骨的矿化,能充分反映病情活动。在遗传型低磷性佝偻病中,血清碱性磷酸酶活性往往中度升高(400~800 IU/L),而在低钙性佝偻病中,该值往往达到更高水平(常可达 2000 IU/L)。血清钙浓度可能降低也可能正常,取决于佝偻病的阶段。血清磷浓度可能降低也可能正常。甲状旁腺激素的血清浓度明显升高。25-羟维生素 D(25-hydroxyvitamin D, 25OHD)

的血清浓度反映了机体储存的维生素 D 的量，所以维生素 D 缺乏时 25OHD 水平偏低。低钙性佝偻病中，1,25- 二羟维生素 D［1,25-dihydroxyvitamin D，1,25（OH)$_2$D］的血清浓度可能降低、正常或升高。

2）建议根据血清 25OHD 浓度，采用以下标准来界定健康儿童和青少年的维生素 D 状态：

- 维生素 D 充足：20～100 ng/ml（50～250 nmol/L）
- 维生素 D 不足：12～20 ng/ml（30～50 nmol/L）
- 维生素 D 缺乏：＜12 ng/ml（＜30 nmol/L）

【诊断】

当患者出现上述佝偻病的一个或多个临床表现：25- 羟维生素 D 偏低、血钙稍低、血磷明显减低、碱性磷酸酶增高；X 线检查：长骨干骺端膨大，临时钙化带模糊或消失，呈毛刷样、杯口状改变，骨干骨密度减低，可以诊断维生素 D 缺乏性佝偻病。

【鉴别诊断】

1. 25- 羟化酶缺乏症

25- 羟化酶可将维生素 D 转换为维生素 D 主要循环代谢产物 25OHD，编码该酶的基因变异可致 25OHD 生物合成受限及之后的佝偻病。

2. 1α- 羟化酶缺乏症

该病在过去称为维生素 D 依赖性佝偻病Ⅰ型，现在又称为假性维生素 D 缺乏症，因其临床表现与维生素 D 缺乏症相似。这是一种罕见病，由 1α- 羟化酶缺陷引起，该酶能将 25OHD 转化为活性代谢产物 1,25（OH)$_2$D。患者血清 25OHD 浓度正常，1,25（OH)$_2$D 浓度偏低。

3. 遗传型维生素 D 抵抗

该病在过去称为维生素 D 依赖性佝偻病Ⅱ型，是一种罕见类型的低钙性佝偻病，病因是编码维生素 D 受体的基因变异引起维生素 D 抵抗。25OHD 浓度正常，1,25（OH)$_2$D 浓度偏高或非常高。

4. 低磷酸盐血症性佝偻病

低磷血症性佝偻病以血清磷浓度低为特征；PTH 浓度通常正常，但在 X 连锁低磷血症中可能轻微升高。儿童和青少年的低磷酸盐血症性佝偻病几乎总是由肾磷损耗所致，这种损耗可能是孤立表现，也可能是广泛性肾小管疾病的部分表现。其偶尔由营养性磷缺乏导致。

5. 肾功能不全

肾功能不全是骨病（肾性骨营养不良）的重要病因，包括佝偻病。

6. 骨发育不良

骨发育不良（如软骨发育不全、假性软骨发育不全和干骺端软骨发育不全）是双侧对称性 O 形腿的可能病因。其放射影像学特征与佝偻病类似。然而，骨发育不良儿童的血清无机磷和 PTH 浓度一般正常。

7. 肝病

血清碱性磷酸酶活性升高见于佝偻病，但也可由肝病引起。测定肝酶可以评估肝病的可能性，包括血清谷丙转氨酶（alanine aminotransferase，ALT）、谷草转氨酶（aspartate aminotransferase，AST）和 γ- 谷氨酰转肽酶（gamma-glutamyl transpeptidase，GGT）。

8. 原发性甲状旁腺功能减退

可引起明显的低钙血症，但通常与佝偻病无关。观察结果提示，磷和（或）PTH 血清水平偏低本身就可在介导生长板损伤中发挥作用。

9. Blount 病

这是一种病理性膝内翻畸形，病因是胫骨近端生长板内侧的软骨正常生长受到破坏。其影像学表现独特且血清生化指标正常，据此可与佝偻病鉴别。

【治疗】

维生素 D 缺乏性佝偻病最常用的治疗方法为每日给予补充剂量的维生素 D2 或维生素 D3。对于无基础肠吸收功能障碍的儿童，推荐以下给药方案：

- ＜1 月龄的婴儿：1000 IU（25 μg）/d，最长持续 3 个月，然后给予 400 IU（10 μg）/d 的维持剂量。
- 1～12 月龄的婴儿：1000～2000 IU（25～50 μg）/d，最长持续 3 个月，然后给予 400 IU（10 μg）/d 的维持剂量。
- 1～12 岁的儿童：2000～6000 IU（50～150 μg）/d，持续 3 个月，然后给予 600 IU（15 μg）/d 的维持剂量。
- ≥12 岁的儿童：6000 IU（150 μg）/d，持续 3 个月，然后给予 600 IU（15 μg）/d 的维持剂量。
- 维生素 D 缺乏儿童存在吸收不良、正在应用影响维生素 D 代谢的药物或肥胖时，可能需要补充更高的治疗剂量（无相应情况儿童的2～3倍），随后再应用更高的维持剂量。

治疗还包括经膳食或补充剂给予30～50 mg/(kg·d)的元素钙。这对PTH水平升高的患者尤为重要，以避免发生所谓的"骨饥饿"综合征（即开始维生素D治疗后低钙血症加重）。

全球共识推荐建议略微增加婴儿的治疗剂量，即维生素D 2000 IU/d（50 μg/d）。然而，由于该剂量可能诱导婴儿出现高钙血症[9]，建议使用上文列出的较低剂量，并强调需要对患者进行生化监测。

这种补充维生素D和钙的方案应该能在3个月内使生化异常和影像学异常消退。出于安全考虑，应在开始治疗后1个月内再次进行生化评估，并在治疗2～3个月后确认是否存在影像学愈合的证据。

另一种治疗方案是所谓的"冲击治疗"，即单日给予大剂量维生素D。全球共识倾向于使用每日治疗而不是冲击治疗，但也有学者认为冲击治疗有时更实用，并且推荐了以下使用口服维生素D3的给药方案（未提供维生素D2的给药方案）：

- <3月龄的婴儿：不推荐冲击治疗
- 3～12月龄的婴儿：单次给予50 000 IU（1250 μg）。
- 1～12岁的儿童：单次给予150 000 IU（3750 μg）。
- ≥12岁的儿童：单次给予300 000 IU（7500 μg）。

该剂量的维生素D应足以在3个月内使生长板愈合。预计患者会存在治疗依从性和随访问题时，冲击疗法可能更具有优势。但大剂量维生素D可能导致高钙血症。经过改良的大剂量治疗方案已在较年长的儿童中获得成功，该方案在担心患者不依从每日治疗时尤其有用。具体方案为维生素D一周1次，一次50 000 IU（1250 μg），持续2～3个月。与使用每日治疗时一样，采用冲击治疗时也应确保患者摄入了充足的钙。

- 缺乏维生素D但不伴佝偻病：在血清25OHD水平<20 ng/ml（50 nmol/L）但无佝偻病临床表现的婴儿和儿童中，专家对维生素D补充治疗的剂量持有不同意见。在实践中往往会使用稍低的剂量，即对<1月龄的婴儿给予400 IU/d（10 μg/d），对年龄较大的儿童最多给予1000 IU/d（25 μg/d）。这样可以降低诱发高钙血症的风险，尤其是患儿不一定会在治疗1个月后复诊行生化监测时。

对已有骨骼畸形的后遗症期患儿应加强体格锻炼，采用主动或被动运动的矫正方法。在生长发育过程中，避免过早的承力性运动（如避免过早练习坐、站、扶掖下蹦跳等）。如已经出现下肢畸形可做肌肉按摩（O形腿按摩外侧肌，X形腿按摩内侧肌），增加肌张力，以纠正畸形。严重骨骼畸形可考虑外科手术矫正。

【预防】

围产期和婴儿期预防包括妊娠女性补充维生素D、哺乳期母亲补充维生素D、婴儿补充维生素D。

年龄较大儿童和青少年的预防包括乳类和其他食品的维生素D强化、阳光暴露。

【参考文献】

[1] WHISTLER D, ANGLORUM M P, PATRIOIDIOMATE Q. Mordo puerli Anglorum, quempatrio idiomatevicant "the rickets". The Netherlands: Lugduni Batavorum, 1645: 1-13.

[2] LAMBERT A S, LINGLART A. Hypocalcaemic and hypophosphatemic rickets. Best Pract Res Clin Endocrinol Metab, 2018, 32（4）: 455-476.

[3] CHANCHLANI R, NEMER P, SINHA R, et al. An overview of rickets in children. Kidney Int Rep, 2020, 5（7）: 980-990.

[4] CREO A L, THACHER T D, PETTIFOR J M, et al. Nutritional rickets around the world: an update. Paediatr Int Child Health, 2017, 37（2）: 84-98.

[5] CHAROENNGAM N, SHIRVANI A, HOLICK M F. Vitamin D for skeletal and non-skeletal health: what we should know. J Clin Orthop Trauma, 2019, 10（6）: 1082-1093.

[6] SERVAES S, STATES L, WOOD J, et al. Rachitic change and vitamin D status in young children with fractures. Skeletal Radiol, 2020, 49（1）: 85-91.

[7] BENDIK I, FRIEDEL A, ROOS F F, et al. Vitamin D: a critical and essential micronutrient for human health. Front Physiol, 2014, 5: 248.

[8] HOLICK M F. Resurrection of vitamin D deficiency and rickets. J Clin Invest, 2006, 116（8）: 2062-2072.

[9] MUNNS C F, SHAW N, KIELY M, et al. Global consensus recommendations on prevention and management of nutritional rickets. J Clin Endocrinol Metab, 2016, 101（2）: 394-415.

第三节 低磷酸盐血症性佝偻病

【概述】

佝偻病（rickets）的定义是生长期软骨和骨组织的矿化失败或者延迟，从而导致长骨的生长缓慢和管状骨的力学特性减弱[1-5]。而在成人，相同的机制导致骨软化症（osteomalacia）。根据发病机制的不同佝偻病主要分为以下几类：营养性佝偻病，抗维生素 D 佝偻病（遗传性低磷酸盐血症性佝偻病），维生素 D 依赖性佝偻病（分为Ⅰ型和Ⅱ型）。肾性骨营养不良的儿童经常出现佝偻病的表现，因此通常也与佝偻病一起讨论，但是典型的肾性骨营养不良同时具有佝偻病和继发性甲状旁腺功能亢进的表现。

本章主要阐述抗维生素 D 佝偻病（vitamin D-resistant rickets），也被称为遗传性或家族性低磷酸盐血症性佝偻病（hypophosphatemic rickets）。它实际上涵盖了一组疾病，这些疾病由于病理性的肾的磷酸盐消耗增加，导致正常饮食摄入的维生素 D 量不能达到正常的骨组织矿化的需要，从而出现佝偻病的改变[6]。低磷酸盐血症性佝偻病可以通过 X 连锁显性的方式、常染色体显性的方式，或者常染色体隐性的方式遗传。其中 X 连锁显性遗传是遗传性低磷酸盐血症性佝偻病最常见的形式，其发病率是 1/20 000。X 连锁显性遗传意味着女性患者和男性患者的比例约 2∶1，而且没有男性到男性的遗传。女性患者多数为杂合子，病情一般较轻，可能正常 X 染色体的基因还发挥一定作用，而男性患者的病情较重。约有 1/3 的病例为散发，而散发的患者可以把缺陷遗传给他们的后代。在 1995 年，在 X 染色体上一个与内肽酶同源的磷酸盐调节基因（*PHEX*）被确定为 X 连锁的低磷酸盐血症性佝偻病的致病基因。*PHEX* 基因的突变通过一个还未明确的机制造成纤维母细胞生长因子 23（FGF23）水平的升高。FGF23 是一种由骨细胞产生的重要的维生素 D 活化的负性调节剂。它通过抑制维生素 D 活化所需的 1α-羟基酶的活性阻止与低磷酸盐血症相关的活性维生素 D 的代偿性增加。FGF23 也在维持磷酸盐的动态平衡中起关键作用，可以通过减少肾的磷酸盐吸收降低血清磷酸盐的水平，即造成低磷酸盐血症。因此 *PHEX* 突变造成的 FGF23 增加可以导致肾性磷酸盐排泄增加、低磷酸盐血症、身材矮小、长骨弓形变，以及佝偻病的其他影像学表现[7-8]。

常染色体显性遗传形式的低磷酸盐血症性佝偻病，已经确定为 FGF23 的突变妨碍此激素的降解而产生肾性磷酸盐的消耗。常染色体隐性遗传形式的低磷酸盐血症性佝偻病，有牙基质蛋白 1（DMP1）基因和 *ENPP1* 突变的报道。DMP1 是一种由成骨细胞和骨细胞产生的重要调节蛋白，它调节牙齿、骨和软骨的生长和发育，而且在基质的矿化过程也起作用。因此 *DMP1* 的突变影响骨细胞的成熟和骨组织的矿化。另外，*DMP1* 突变也通过未明确的机制造成 FGF23 的水平升高，导致磷酸盐尿和低磷酸盐血症。其他的遗传性佝偻病的少见形式包括伴有高钙尿的遗传性低磷酸盐血症性佝偻病（常染色体隐性遗传伴有 *SLC34A3* 突变）以及由 *SLC34A1* 突变引起的常染色体隐性遗传的范科尼综合征。

少数 McCune-Albright 综合征的患者也会发生低磷酸盐血症性佝偻病。这种综合征以牛奶咖啡斑、性早熟和多个长骨的纤维发育不良为特点。这种综合征是由于与 G 信号蛋白的基因缺陷有关的 cAMP-PKA 信号通路的激活引起的。

此外，某些肿瘤也被证实与低磷酸盐血症性佝偻病有关，称为肿瘤性低磷酸盐血症性骨软化症。而真正的遗传性低磷酸盐血症性佝偻病通常在 2 岁时症状就很明显。

【临床表现】

各型佝偻病的临床表现类似。

严重佝偻病的骨骼异常通常在 2 岁以前出现，而在 6 月龄以前儿童可能出现符合新生儿低钙血症的症状，全身性的表现包括嗜睡和易激惹。患者的肌张力低下而且出现坐、爬和行走的延迟。存在近端肌肉无力和有时大汗的表现，临床上也可以合并心肌病、呼吸系统和胃肠道感染的表现[9-10]。

早期的骨骼异常是踝关节、膝关节和腕关节的骺板增厚。而长骨的纵向生长不良造成身材矮小。由于肋软骨在交界处增大形成特征性的肋骨串珠（rachitic rosary）。随着疾病的持续存在，膈肌对肋骨的牵拉产生水平的凹陷被称为哈里森沟。胸骨的前凸造成鸡胸（pectus carinatum）。前囟的闭合延迟而且骨缝增宽，导致头骨的外观类似于热的十字面包。常见生牙延迟而且存在牙釉质的缺陷。患者在开始站立和行走后，由于负重的影响，柔软的长骨开始出现弓形改变。在学步期儿童的膝内翻是最常见的初始就诊体征之一。大龄儿童可以出现膝外翻和髋内翻。也可能发生脊柱后凸畸形。

低磷酸盐血症性佝偻病的患者通常比营养性佝偻病出现症状的年龄稍大，绝大部分患者在1～2岁出现症状。严重的低磷酸盐血症性佝偻病可以在婴儿早期被识别，存在家族史怀疑该病时，通过实验室检查测定磷酸盐的浓度最早可在3月龄做出诊断。低磷酸盐血症性佝偻病的患者最常见的主诉是行走延迟和下肢的成角畸形。而全身性症状例如易激惹和嗜睡，相比营养性佝偻病很轻微。由于疾病长期存在，骨骼的改变导致的体征相比营养性佝偻病更加严重。身材矮小是低磷酸盐血症性佝偻病的一个特点，这些患者身高通常低于同龄儿童的2个标准差[11]。

【辅助检查】

1. 实验室检查

血清钙的水平正常或接近正常，磷酸盐的浓度明显降低。1,25(OH)$_2$D的水平可以因对低磷酸盐血症的反应而下降。PTH的水平正常。尿中的磷酸盐浓度升高[12]。

2. 影像学检查

佝偻病的影像学特点是出现生长板的增宽和模糊[13]。在正常的儿童，桡骨远端骨骺和干骺端之间的距离永远不会>1 mm，而出现这种情况应认为是骺板增宽。在负重后，生长板出现增宽，而爬行儿童以腕关节负重解释了在腕关节出现和膝关节、踝关节一致表现的原因。干骺端通常呈杯状以及毛刷样改变。骨骼存在整体骨质疏松的表现，伴有骨皮质的变薄，骨小梁模糊。管状骨长度相比同龄人变短。出现与临床表现一致的髋内翻，膝内翻或外翻的成角畸形，以及佝偻病性猫背——脊柱胸腰段后凸的表现。在下肢，膝内翻多见，而且股骨远端和胫骨近端内侧的骺板增宽很明显。不但存在髋内翻，而且通常整个股骨出现向前外侧的弓形。胫骨的弓形不单存在于近端而且可能造成踝关节的成角畸形。上肢也被累及，但是由于没有负重，影响程度较轻。在约20%的佝偻病患者出现特征性的假骨折线（looser line），横向的放射透亮带通常出现在股骨近端的内侧和肋骨的后侧，周围可以出现硬化反应区。在成人中，这些假骨折线可以发展成真正的骨折。

【诊断】

通过临床表现和实验室检查做出诊断。

【鉴别诊断】

各型佝偻病的生化异常见表2-3-1。可据此进行鉴别。

【治疗】

1. 药物治疗

维生素D抵抗性佝偻病的药物治疗最好有对代谢性骨病经验丰富的儿科肾病学专家参与治疗。常用的治疗是口服大剂量的磷酸盐和维生素D的活化形式，骨化三醇或阿尔法醇[14]。维生素D3的类似物在治疗遗传性佝偻病时比维生素D的原始形式效果高数百倍。药物治疗的重点应该放在改善骨骼畸形、身高和骺板的功能，而不是使血清磷酸盐的水平正常化。因为正常化可能导致用药过量和较大的副作用，并不实用。通常，生长和骨骼的畸形随着药物治疗得到改善。在婴儿期开始治疗，可以使身高得到更大的改善，但并不能使骨骼的发育完全正常化。

肾的钙质沉着症是药物治疗的严重并发症。在一项研究中，79%药物治疗的低磷酸盐血症性佝偻

表 2-3-1 各型佝偻病的生化异常

佝偻病类型	钙	磷酸盐	PTH	25OH D	1,25(OH)$_2$D
营养性佝偻病	正常	正常或下降	升高	明显下降	下降
抗维生素D佝偻病	正常	下降	正常	正常	正常
维生素D依赖性佝偻病Ⅰ型	下降	下降	升高	明显上升	明显下降
维生素D依赖性佝偻病Ⅱ型	下降	下降	升高	正常或明显升高	显著升高
肾性骨营养不良	正常或下降	升高	明显升高	正常	明显下降

病患者存在肾的钙质沉着，而其严重程度与磷酸盐的剂量相关[15]。

已经证实在抗维生素D佝偻病的儿童使用生长激素能够增加身高，而且对骨密度和磷的保留方面有益。另外，有初步的研究显示给予生长激素和维生素D可以增加血清磷酸盐的浓度，并减少肾钙质沉着症的发生率[16]。

2. 骨科治疗

抗维生素D佝偻病的骨科治疗效果不佳。由于在术后进行制动的患者可能出现血清钙水平的突然增加，建议与擅长药物治疗的儿内科医师合作，探讨是否需要在术前停用维生素D。

抗维生素D佝偻病患者最常见的畸形是逐渐出现的股骨向前外侧的弓形，合并胫骨的内翻。当患者出现疼痛或者行走困难时，应该对成角畸形进行手术纠正，通常需要进行多个水平的截骨以获得满意的肢体力线。在文献中，截骨的固定方式有很多种。外固定架的优势在于可以在术后对序列进行微调，也有研究建议使用髓内固定或钢板[17]。无论使用何种固定方式，详细的术前计划是对于多水平和多平面畸形的手术治疗成功的关键。

畸形复发是抗维生素D佝偻病患者截骨治疗后常见的后遗症[17-18]，而年幼的患者存在更高的复发风险[19]。出于这一原因，轻度的畸形不应该过早手术纠正，而对仍存在生长潜力的患者在必须手术纠正力线时，可以轻度过度纠正。一些抗维生素D佝偻病患儿在非常年幼时出现严重的内翻，导致冲击步态。对于这些步态受损或者出现疼痛症状的患者，应该在截骨术后对下肢力线进行定期监测以观察畸形是否复发。

低磷酸盐血症性佝偻病患者可能出现脊柱的畸形。脊柱后凸、Arnold-Chiari畸形和椎管狭窄在抗维生素D佝偻病的患者都有报道[20-21]。

【病例摘要】

患者，女性，首次就诊年龄7岁，主诉双下肢内翻畸形逐渐加重就诊。外院已通过实验室检查确诊抗维生素D佝偻病。查体显示双下肢等长，内翻畸形。各关节活动受限。双下肢力线X线示双侧股骨干及胫骨内翻畸形。考虑患者年龄，建议先行内科治疗，定期复查，交代二期手术纠正力线。病例详细资料见二维码数字资源2-3。

数字资源2-3

【参考文献】

[1] JAWORSKI Z F. Pathophysiology, diagnosis and treatment of osteomalacia. Orthop Clin North Am, 1972, 3（3）: 623-652.

[2] MARIE P J, PETTIFOR J M, ROSS F P, et al. Histological osteomalacia due to dietary calcium deficiency in children. N Engl J Med, 1982, 307（10）: 584-588.

[3] OPPENHEIMER S J, SNODGRASS G J. Neonatal rickets. Histopathology and quantitative bone changes. Arch Dis Child, 1980, 55（12）: 945-949.

[4] PARK E A. Observations on the pathology of rickets with particular reference to the changes at the cartilage-shaft junctions of the growing bones: Harvey lecture. Bull N Y Acad Med, 1939, 15（8）: 495-543.

[5] SIMMONS D J, KUNIN A S. Development and healing of rickets in rats. I. Studies with tritiated thymidine and nutritional considerations. Clin Orthop Relat Res, 1970, 68: 251-260.

[6] NADERI A S, REILLY R F. Hereditary disorders of renal phosphate wasting. Nat Rev Nephrol, 2010, 6（11）: 657-665.

[7] BRENNER R J, SPRING D B, SEBASTIAN A, et al. Incidence of radiographically evident bone disease, nephrocalcinosis, and nephrolithiasis in various types of renal tubular acidosis. N Engl J Med, 1982, 307（4）: 217-221.

[8] MORRIS R C. Renal tubular acidosis. Mechanisms, classification and implications. N Engl J Med, 1969, 281（25）: 1405-1413.

[9] ROBINSON P D, HÖGLER W, CRAIG M E, et al. The re-emerging burden of rickets: a decade of experience from Sydney. Arch Dis Child, 2006, 91（7）: 564-568.

[10] MINAMITANI K, MINAGAWA M, YASUDA T, et al. Early detection of infants with hypophosphatemic vitamin D resistant rickets（HDRR）. Endocr J, 1996, 43（3）: 339-343.

[11] STEENDIJK R, HAUSPIE R C. The pattern of growth and growth retardation of patients with hypophosphataemic vitamin D-resistant rickets: a longitudinal study. Eur J Pediatr, 1992, 151（6）: 422-427.

[12] MANKIN H J. Metabolic bone disease. Instr Course Lect,

1995, 44: 3-29.
[13] PITT M J. Rachitic and osteomalacic syndromes. Radiol Clin North Am, 1981, 19 (4): 581-599.
[14] MARIE P J, GLORIEUX F H. Stimulation of cortical bone mineralization and remodeling by phosphate and 1, 25-dihydroxyvitamin D in vitamin D-resistant rickets. Metab Bone Dis Relat Res, 1981, 3 (3): 159-164.
[15] STICKLER G B, MORGENSTERN B Z. Hypophosphataemic rickets: final height and clinical symptoms in adults. Lancet, 1989, 2 (8668): 902-905.
[16] PATEL L, CLAYTON P E, BRAIN C, et al. Acute biochemical effects of growth hormone treatment compared with conventional treatment in familial hypophosphataemic rickets. Clin Endocrinol (Oxf), 1996, 44 (6): 687-696.
[17] FERRIS B, WALKER C, JACKSON A, et al. The orthopaedic management of hypophosphataemic rickets. J Pediatr Orthop, 1991, 11 (3): 367-373.
[18] RUBINOVITCH M, SAID S E, GLORIEUX F H, et al. Principles and results of corrective lower limb osteotomies for patients with vitamin D-resistant hypophosphatemic rickets. Clin Orthop Relat Res, 1988, 237: 264-270.
[19] LOEFFLER R D, SHERMAN F C. The effect of treatment on growth and deformity in hypophosphatemic vitamin D-resistant rickets. Clin Orthop Relat Res, 1982, 162: 4-10.
[20] CALDEMEYER K S, BOAZ J C, WAPPNER R S, et al. Chiari I malformation: association with hypophosphatemic rickets and MR imaging appearance. Radiology, 1995, 195 (3): 733-738.
[21] YAMAMOTO Y, ONOFRIO B M. Spinal canal stenosis with hypophosphatemic vitamin D-resistant rickets: case report. Neurosurgery, 1994, 35 (3): 512-514.

第四节　低磷酸酯酶症

【概述】

低磷酸酯酶症（hypophosphatasia，HPP）是一种罕见的遗传性代谢性骨病，以骨和牙齿矿化障碍，组织非特异性碱性磷酸酶（tissue non-specific alkaline phosphatase，TNSALP）缺乏或活性降低为主要特征。碱性磷酸酶缺乏是 HPP 患者代谢异常和骨骼系统损害发病机制中的关键因素。该病于 1948 年由加拿大儿科医生 Rathbun 首先命名。HPP 患病率在加拿大门诺人中最高，重症 HPP 患病率为 1/100 000。欧洲患病率为 1/300 000。在美国，白种人的 HPP 患病率较黑种人更高，HPP 在日本和我国也有报道，但其具体患病率尚不清楚[1-2]。

HPP 主要由碱性磷酸酶（alkaline phosphatase，ALP）基因突变引起[3]，目前至少报道了 300 种突变基因，约 76% 为错义突变，其突变位点具有明显异质性，可呈常染色体显性或隐性遗传。ALP 基因失活性突变导致组织非特异性碱性磷酸酶 TNSALP 活性减少。TNSALP 位于细胞膜上，由 524 个氨基酸组成，主要在牙齿和骨骼、肝、肾和大脑的细胞中表达，以同型二聚体形式存在时具有活性，对于骨骼和牙齿的正常发育和健康至关重要。TNSALP 参与了焦磷酸盐的水解，焦磷酸盐在 TNSALP 作用下生成的无机磷与钙结合形成羟基磷灰石，具有促进骨骼矿化的作用。任何引起蛋白质折叠、组装、调节或转运异常的 ALP 基因突变，均可引起 TNSALP 数量和性质的改变，从而引起 HPP。当血清碱性磷酸酶活性下降，不足以释放足够的磷酸与钙结合形成羟基磷灰石，大量血钙无法以磷酸钙的形式在骨内沉积，最终导致血钙升高，同时造成 TNSALP 的底物如无机焦磷酸盐的堆积。焦磷酸盐是骨骼矿化抑制剂，过多的焦磷酸盐抑制骨骼矿化，从而引起骨骼矿化障碍[4]。

【临床表现】

HPP 严重程度与体内 TNSALP 的活性相关，酶活性越低，引起的疾病越严重。同时，HPP 临床表现的严重程度具有很大的差异，各型在临床表现上有重叠，很少有患者会出现所有症状。目前，HPP 主要分为 6 种类型[1,5]（表 2-4-1）。

1. 牙型 HPP

临床症状最轻的 HPP，也是最常见的类型，儿童及成人均可见。该型仅有牙齿受累，特征是牙根部发育完全的牙齿过早脱落或严重的龋齿，没有佝偻病或骨软化症的骨骼系统异常表现。X 线片可见牙槽骨减少，牙髓腔和根管增大。牙齿有异常松动或自发脱落史，这些患者都应该考虑是否是牙型 HPP。

表 2-4-1　低磷酸酯酶症各型的临床表现

临床分型	遗传方式	骨骼异常	牙齿异常	临床诊断
牙型	AR/AD	牙槽骨缺失	牙本质厚度薄 牙髓腔增大 龋齿	临床检查 实验室检查：血 ALP 活性、PEA、PLP 影像学检查
成人型	AR/AD	应力性骨折 跖骨、胫骨骨关节炎	＋／－	临床检查 实验室检查：血 ALP 活性、PEA、PLP 影像学检查
儿童型	AR（常见）/ AD（少见）	身材矮小 摇摆步态 骨痛/骨折	牙齿脱落过早	临床检查 实验室检查：血 ALP 活性、PEA、PLP 影像学检查
婴儿型	AR	颅缝早闭 骨化不全 佝偻病 高钙血症	牙齿脱落过早	临床检查 实验室检查：血 ALP 活性、PEA、PLP 影像学检查
围产期重型	AR	骨化不全 骨软骨骨刺	无	影像学检查 超声检查
围产期良型	AD	弓形长骨 出生后缓解	无	超声检查 临床检查

AD，常染色体显性遗传；AR，常染色体隐性遗传；PEA，磷酸乙醇胺；PLP，5'-磷酸吡哆醛。

2. 成人型 HPP

常在中年发病，表现为骨软化症或牙齿异常。患者早期常见跖骨应力性骨折引起的足痛，也可出现股骨假性骨折引起的大腿疼痛，脊柱骨折不常见。患者反复骨折，出现骨骼和关节疼痛、肌肉无力，引起活动障碍。过量的焦磷酸盐沉积于韧带、关节周围可引起焦磷酸钙沉积症、焦磷酸盐关节病变、假性痛风发作和钙化性关节周围炎，常见累及部位为肩、髋、肘、膝及腕等。大部分患者病史中有乳牙早发脱落史。

3. 儿童型 HPP

常在 6 月龄后发病，临床表现多样，从轻度到重度，患者可有不同程度的牙齿脱落、佝偻病的表现。牙齿脱落多在 5 岁之前发生，病情严重的患者可能出现牙齿全部脱落。骨骼畸形表现为颅缝早闭、关节变大、下肢变形、身材矮小等，患者常伴有行走缓慢、骨及关节疼痛。除颅缝早闭外，其他临床表现有自限性趋势，但常于成年后再发。

4. 婴儿型 HPP

患儿出生时可没有明显异常，但于 6 月龄前发病，常表现为纳差、发育迟缓、衰弱，或伴随佝偻病的表现。患儿可出现颅缝早闭，导致短头畸形、颅内高压。由于矿物质进入骨骼受阻，患者出现胸部和肋骨畸形、骨折，使其易患肺炎。同时，高钙血症和高钙尿症可引起易兴奋、喂食困难、食欲减退、呕吐、多饮多尿等，有时还会引起肾钙质沉着症和肾损害。50% 患者会死于各种并发症。

5. 围产期重型 HPP

是最重的 HPP 类型，在宫内即发病，出现显著的矿化异常，出生时症状明显，几乎均是致死型。患儿四肢短小、严重骨骼矿化不足，可表现为胸部畸形、高调哭喊、癫痫发作、周期性呼吸暂停，伴有发绀、心动过缓、不明原因发热、易激惹、骨髓抑制性贫血、颅内出血和肺不张。

6. 围产期良型 HPP

在宫内出现骨骼畸形（弓形长骨），围产期碱性磷酸酶活性低，但矿化正常或轻微减少，出生后病情缓解，没有婴儿型 HPP 或单纯牙型 HPP 的相关表现。

【辅助检查】

1. 生化检查

（1）血清碱性磷酸酶活性：血清 ALP 活性明显且持续降低是 HPP 重要的诊断依据，所有类型 HPP 的血清 ALP 活性都降低。但血清 ALP 会在怀孕期间出现短暂升高，在骨折急性期、手术后会出现 ALP

小幅升高，当患者可疑 HPP 时，需要连续测量血清 ALP 活性。

（2）尿磷酸乙醇胺（PEA）浓度：尿 PEA 增高也是支持 HPP 的诊断的指标之一，但其可能受其他代谢性骨病影响，非 HPP 特异性表现。携带杂合子的 HPP 临床表现往往正常，但可检测出血清碱性磷酸酶活性降低和尿 PEA 的增高。

（3）血清 5'-磷酸吡哆醛（PLP）浓度：PLP 的增高是 HPP 诊断的敏感指标之一。PLP 是维生素 B6 的生物活性代谢物，检测血清 PLP 浓度前需要停止使用维生素类药物或补充剂 1 周。

患者血钙、磷水平通常是正常的，病情严重者可有高钙血症或高尿钙。

维生素 D（25-羟基和 1,25-二羟基）和甲状旁腺激素（PTH）的血清浓度通常正常。

2. 影像学检查

（1）胎儿超声：胎儿超声检查可检测骨骼矿化不足、短弓形长骨以及长骨骨刺状突起。宫内 3D 螺旋计算机断层成像可提高诊断准确性，然而不能在妊娠 28～30 周之前进行。

（2）X 线检查：对于评估 HPP 患者骨骼病变的性质和严重程度具有重要意义。可见颅骨畸形、颅盖骨薄、牙齿脱落、长骨远端干骺端毛糙、长骨假骨折、四肢骨干弯曲成角等佝偻病或骨软化症的征象。但不同类型 HPP 的影像所见相差甚远，在较轻的病例中，诊断需要结合临床、实验室和放射学检查结果。

3. 基因检查

行 ALP 基因突变检查，发现失活性突变，有利于 HPP 的分子确诊。

【诊断】

对于婴幼儿或成年起病，具有明显牙齿脱落、佝偻病或骨软化症表现或 X 线征象，而血清碱性磷酸酶活性反常性、持续性降低的患者，应怀疑 HPP 的可能性。基因检测发现 ALP 基因突变可明确诊断。此外，还应注意患者是否有家族史以及癫痫发作、骨骼疼痛、骨骼畸形、骨折、身材矮小等表现，根据诊断时的年龄和特征的严重程度，可对患者进行分类。

【鉴别诊断】

HPP 应与其他骨骼疾病畸形鉴别。

1. 成骨不全症[6]

成骨不全症以反复轻微外力下骨折为特点，常伴巩膜蓝染、听力异常、关节韧带松弛等表现。患者血钙、血磷及碱性磷酸酶水平通常在正常范围内。影像学以四肢长骨纤细、骨皮质菲薄、多发骨折、骨骼畸形等为特征。基因检测可发现 I 型胶原及其代谢相关基因突变。

2. 低磷酸盐血症性佝偻病和维生素 D 依赖性佝偻病[7]

二者在影像学上类似 HPP，依据影像学难以进行鉴别。低磷酸盐血症性佝偻病和维生素 D 依赖性佝偻病以四肢乏力、进行性加重的骨骼畸形为主要表现。低磷酸盐血症性佝偻病血磷水平明显降低、碱性磷酸酶水平明显升高。维生素 D 依赖性佝偻病具有低钙血症、低血磷、碱性磷酸酶水平升高、甲状旁腺激素水平升高等异常。基因检测可发现低磷酸盐血症性佝偻病是 PHEX 等成纤维细胞生长因子-23（FGF23）代谢相关基因突变所致，维生素 D 依赖性佝偻病是 1α-羟化酶或维生素 D 受体编码基因突变所致。

【治疗】

在治疗前需要对患者的疾病具体情况进行评估，以更好地掌握个体疾病严重程度和需求。需要评估患者血清钙、磷、维生素 D、PTH 等浓度，围产期婴儿肺功能（有助于判断预后和区分围产期重型/良型 HPP），婴幼儿颅骨 X 线片（评估颅缝早闭），牙齿基线情况，骨骼基线情况以及遗传学情况。

1. 酶替代治疗（enzyme replacement therapy, ERT）

ERT 是目前 HPP 最为有效的治疗方法。临床前动物研究时，在 ALP 基因敲除的小鼠中，皮下注射基因重组、骨骼靶向性的人源重组 ALP 融合蛋白 asfotase alfa（AA），小鼠恢复了正常的 ALP 水平，并防止了 ALP 缺陷小鼠出现低磷酸酯酶症的骨骼和牙齿异常或癫痫发作。2015 年 10 月，FDA 批准 asfotase alfa 用于治疗围产期、婴儿和青少年发病的 HPP 患者。AA 可以改变严重围产期和婴儿 HPP 病例的自然病程。68 名围产期/婴儿期发病的重度 HPP 患者（开始治疗的年龄：1 天至 78 个月）完成了至少 24 周的 ERT（每周 ≤ 9 mg/kg，皮下给药）。患者接受治疗后，生存率、肺功能、骨骼情况均显著改善[8]。同样，在青少年和成年 HPP 患者中，AA

治疗后患者均获得了临床症状、影像学及生化指标的改善。目前AA已在日本、加拿大、欧盟和美国被批准用于治疗HPP。但ERT的长期预后尚不完全清楚，有待进一步研究和观察。

2. 综合治疗

HPP目前尚无根治性治疗手段，所有年龄段患者的治疗都侧重于支持疗法，支持疗法需要多学科联合处理，以尽量减少疾病相关的并发症[1-2]。

（1）矿物质及维生素D的管理：对于HPP患者，过度补充钙剂可能会诱发或加重高钙血症、高尿钙及高磷血症，而对骨骼病变无益处。存在高钙血症、高磷血症和肾钙质沉着症的情况下，饮食或静脉输注应限制钙和磷酸盐类的摄入。同时，应注意监测维生素D水平，低维生素D会诱发继发性甲状旁腺功能亢进和骨吸收。也应避免高剂量的维生素D，以防止钙、磷吸收增加以及尿钙排泄增加和肾钙质沉着症。

（2）神经系统并发症管理：神经内科预防或前瞻性治疗癫痫发作和管理肌肉病变，维生素B6或吡哆醇与抗癫痫药联合使用可能对治疗癫痫有效。颅缝早闭可能随着患儿生长而改善，需要监测患儿颅缝情况。神经外科手术适用于有症状的颅缝早闭症，即有视乳头水肿、颅内高压症或Chiari畸形的患者。

（3）骨骼并发症管理：非甾体抗炎药[9]可改善HPP患者的临床症状，尤其是缓解骨痛，同时可减轻由于该病引起的炎性反应。使用时需要仔细监测肾功能，按需给药，以防止肾毒性。假性骨折和应力性骨折需要仔细评估是否需要骨科手术干预。对于骨折患者，研究报道[10]称使用重组人甲状旁腺激素可以明显改善骨痛，同时促进骨折愈合，但长期重组人甲状旁腺激素治疗的安全性尚需进一步观察。

（4）口腔并发症管理：HPP患者牙齿松动发生率较高，过早脱落过多牙齿会损害语言功能以及导致营养不良等问题。作为预防措施，应定期进行专业的口腔评估，监测牙周健康，清洁口腔以尽可能降低炎症反应的影响。对于成人HPP患者，可通过使用种植牙等方法来替换脱落的牙齿。

此外，还需要物理康复治疗改善患者活动能力以及心理治疗等。

【病例摘要】

足月新生儿，男。在孕22周产检时发现胎儿宫内发育迟缓，伴有长骨短缩，怀疑轻度成骨不全。胎儿足月出生后2h开始出现呼吸困难，进行气管插管。1周时影像学发现患儿四肢短小，颅骨矿化不足，肋骨薄伴肺发育不全，全身弥漫性矿化不全。后来逐渐出现高钙血症、颅缝早闭、肾钙质沉着症、肌张力减退和严重的喂养障碍等。实验室检查：高钙血症，ALP活性低至无法检测，血清5'-磷酸吡哆醛浓度升高。基因检测发现ALP基因突变。考虑患儿HPP诊断明确，且病情较重，给予Asfotase alfa治疗。患儿病情逐渐得到控制，41周时停止机器辅助通气。病例详细资料见二维码数字资源2-4。

数字资源2-4

【参考文献】

[1] LINGLART A, BIOSSE-DUPLAN M. Hypophosphatasia. Curr Osteoporos Rep, 2016, 14（3）: 95-105.

[2] WHYTE M P. Hypophosphatasia: an overview For 2017. Bone, 2017, 102: 15-25.

[3] WEISS M J, COLE D E, RAY K, et al. A missense mutation in the human liver/bone/kidney alkaline phosphatase gene causing a lethal form of hypophosphatasia. Proc Natl Acad Sci U S A, 1988, 85（20）: 7666-7669.

[4] WHYTE M P. Physiological role of alkaline phosphatase explored in hypophosphatasia. Ann N Y Acad Sci, 2010, 1192: 190-200.

[5] WHYTE M P, ZHANG F, WENKERT D, et al. Hypophosphatasia: validation and expansion of the clinical nosology for children from 25 years experience with 173 pediatric patients. Bone, 2015, 75: 229-239.

[6] MARINI J C, DO A N. Osteogenesis Imperfecta. Endotext [Internet] [DB/OL]. (2020-07-26) [2022-03-12]. https://www.ncbi.nlm.nih.gov/books/NBK279109/.

[7] WHARTON B, BISHOP N. Rickets. Lancet, 2003, 362（9393）: 1389-1400.

[8] WHYTE M P, ROCKMAN-GREENBERG C, OZONO K, et al. Asfotase alfa treatment improves survival for perinatal and infantile hypophosphatasia. J Clin Endocrinol Metab, 2016, 101（1）: 334-342.

[9] GIRSCHICK H J, SCHNEIDER P, HAUBITZ I, et al. Effective NSAID treatment indicates that hyperprostaglandinism is affecting the clinical severity of childhood hypophosphatasia.

Orphanet J Rare Dis, 2006, 1: 24.

[10] WHYTE M P, MUMM S, DEAL C. Adult hypophosphatasia treated with teriparatide. J Clin Endocrinol Metab, 2007, 92 (4): 1203-1208.

[11] ROUGIER H, DESRUMAUX A, BOUCHON N, et al. Enzymereplacement therapy in perinatal hypophosphatasia: case report and review of the literature. Arch Pediatr, 2018, 25 (7): 442-447.

第五节 黏多糖贮积症

【概述】

黏多糖贮积症（mucopolysaccharidosis，MPS）是一种复杂的、进行性多系统受累的溶酶体病，该病是因为细胞溶酶体缺乏降解糖胺聚糖（glycosaminoglycan，GAG，亦称酸性黏多糖，一种长链复合糖分子）的酶所致，溶酶体中大量堆积黏多糖，导致细胞功能障碍和一系列的临床异常，该病可以引起患者面容、神经系统、骨骼等多系统异常，以及肝脾增大、心脏病变、角膜混浊等[1-4]。

GAG依附于蛋白核心，由硫酸化的酸性糖-氨基糖二糖单位通过线性重复形成大分子复杂多聚物。GAG广泛分布于多种组织中，在细胞组织功能中发挥重要作用。人体内重要的黏多糖有透明质酸（HA）、硫酸皮肤素（DS）、硫酸角质素（KS）、硫酸软骨素（CS）和硫酸类肝素（HS）等。GAG为角膜、皮肤、筋膜、软骨骨骼、血管结缔组织和心瓣膜的结构成分。黏多糖的降解必须在溶酶体中进行，已知有10种酶参与其降解过程，其中任何一种酶的缺陷都会造成氨基葡聚糖链的分解障碍而积聚体内，引起细胞结构异常和功能异常[5-8]。该病的临床表型取决于酶缺乏所影响的底物转化与分布和残余酶的活性大小。

目前文献报道MPS患病率约为1/100 000，亚洲人群中Ⅱ型患者最多[9-10]，但该病缺乏大样本流行病学数据。

MPS共分为7型，涉及11个基因编码的11种溶酶体酶，除Ⅱ型为X连锁隐性遗传外，其余均为常染色体隐性遗传[11-16]。对于常染色体隐性遗传的类型，若父母均为杂合子基因型，其子女发病率为25%。MPS Ⅱ型的缺陷基因位于性染色体X上，若母亲为缺陷基因携带者，子代中男性患病以及女性成为携带者的概率各为50%。

酶学分析是MPS诊断的金标准。MPS分为Ⅰ型、Ⅱ型、Ⅲ型、ⅣA和ⅣB型、Ⅵ型、Ⅶ型和Ⅸ型（Ⅴ型和Ⅷ型目前已取消），每一型又分为2~4个亚型，其中Ⅰ、Ⅳ型最为常见且较具特征性，尤以Ⅰ型最典型，为黏多糖贮积症的原型[17-18]。MPS Ⅰ型的α-艾杜糖醛酸酶缺乏、MPS Ⅱ型的艾杜糖醛酸硫酸酯酶缺乏以及MPS Ⅶ型的β-葡萄糖醛酸酶缺乏，均导致硫酸软骨素和硫酸类肝素的降解受阻。MPS Ⅲ型的各种酶缺乏均可引起硫酸类肝素的降解障碍。MPS Ⅳ型的β-半乳糖苷酶缺乏主要影响硫酸角质素的降解。MPS Ⅵ型的酰基硫酸酯酶B缺乏主要使硫酸软骨素的降解受阻。不能降解的各种黏多糖成分在体内大量积蓄，并沉积于上述各组织中，引起器官损害及功能障碍[19-20]。同时，过多的黏多糖可从尿液中不断排出。

MPS疾病严重程度取决于残余酶量，残余酶量与患者基因密切相关。如果突变保留了少量的残余酶活性，则临床表现相对更轻。这种残余酶量可能小于正常量的1%，常规检测手段可能测不出。轻至中度疾病也称"轻型"（attenuated phenotype）。患病兄弟姐妹的表型可能因其他未知的遗传学因素或环境因素而不同。

【临床表现】

大多数患儿出生时正常，1岁以内的生长与发育亦基本正常，发病年龄因黏多糖贮积症的类型不同而各有差异。初发症状多为耳部感染、流涕和感冒等。

虽然各型黏多糖贮积症的病程进展与病情严重程度差异较大，但患儿在临床表现方面具有某些共同的特征：①身材矮小、特殊面容及骨骼系统异常等。②多数患儿都有关节改变和活动受限。③多器官受累见于所有的患儿。④部分患儿有角膜混浊，并可因此导致视力障碍甚至失明。⑤肝脾大以及心血管受累较为常见。⑥部分患儿可有智力发育进行性迟缓、生长缓慢、脑积水、脐疝和腹股沟疝、皮肤增厚、毛发增多、慢性流涕、耳部反复感染，并可致听力损害等。

各型黏多糖贮积症的特征：

MPS 按其主要临床特征，目前主要分为 4 大类：

（1）软组织贮积和骨骼病，伴或不伴脑病（MPS Ⅰ、Ⅱ和Ⅶ型）

（2）软组织和骨骼疾病，不伴脑病（MPS Ⅵ型）

（3）以骨骼病为主，不伴脑病（MPS ⅣA 和ⅣB 型）

（4）以中枢神经系统（central nervous system, CNS）异常为主（MPS Ⅲ A-D 型）

各分型具体临床表现如下。

1. 黏多糖贮积症Ⅰ型

患者出生时正常，于 6 个月～1 岁面容逐渐变"丑"，面中部变扁，角膜混浊，耳聋，鼻梁增宽，头大、前后径长，前额突出，关节僵硬，鸡胸，爪形手和腰椎后凸等。常于 2～5 岁出现心脏瓣膜增厚、心肌病或充血性心力衰竭。5 岁出现肝脾大，精神运动发育落后。一般存活至 10 岁左右。多死于心力衰竭和肺炎。

MPS Ⅰ型轻型患者 5 岁以后出现症状，轻度面容粗陋、角膜混浊和手足关节僵硬，智力正常，寿命相对较长。

2. 黏多糖贮积症Ⅱ型

此型为 X 连锁隐性遗传病。绝大多数患者为男性，极少数女性携带者发病。主要临床表现为面容粗陋、身材矮小、头大（有或无脑积水）、巨舌症、爪形手、肝脾大、脐疝或腹股沟疝、耳聋、声音嘶哑、腕管综合征和脊髓压迫，无角膜混浊。重型患者于 2 岁内发病，智力低下，有破坏性行为，严重的神经系统症状、呼吸系统通气障碍和心血管系统病变可导致重型患者于 10～20 岁死亡[21-22]。轻型患者智力正常，病情进展缓慢。

3. 黏多糖贮积症Ⅲ型

黏多糖贮积症Ⅲ型根据致病基因和酶缺陷不同分为 A、B、C 及 D 4 种亚型。临床表现相同，主要表现为严重智力发育落后。6 岁以后面容轻度粗陋。无角膜混浊，身高正常。X 线骨骼改变较轻。后期可出现关节僵硬、肝脾大和癫痫。

4. 黏多糖贮积症Ⅳ型

黏多糖贮积症Ⅳ型分为 A 和 B 亚型。临床表现相同，在儿童期发病的患者表型严重且病情发展快速，晚发的患者病情发展相对缓慢。患儿刚出生时表现正常，通常在 1～3 岁开始出现临床症状，主要影响骨骼的发育，造成短躯干侏儒，智力正常。首先出现鸡胸和脊柱后凸，逐渐加重致明显的颈短、短躯干和肋缘外翻，伴双手关节韧带松弛、角膜混浊、牙齿稀疏、膝外翻、牙釉质薄、耳聋（神经性或混合性），进行性运动能力减低。部分患者有心瓣膜病。严重骨骼畸形可致心肺功能减低和脊髓压迫等。

5. 黏多糖贮积症Ⅵ型

临床表现与 MPS Ⅰ型相似，不同之处是患者智力正常。

6. 黏多糖贮积症Ⅶ型

临床表现轻重不同，重者可表现为严重胎儿水肿，轻者表现为轻度脊柱骨骺发育不良。典型患者表现为骨骼异常，肝脾大，面容特殊，不同程度智力落后。

总体来说，除了 MPS Ⅶ型的重型以外，其余 MPS 类型在出生时往往没有症状和体征。大多数类型在出生后几年内表现出来，但部分轻型（MPS Ⅰ、Ⅱ型和部分Ⅵ、Ⅶ型）可能一直到青春期至成年早期才表现出来。

【辅助检查】

1. 骨骼 X 线检查

典型表现为多发性骨发育不良。

（1）椎体：胸腰椎后凸、侧凸畸形，枢椎齿状突发育不良，椎体形状扁平、不规则或前缘鸟喙状异常。

（2）长骨：远端桡骨与尺骨的成角异常，骨干变短、不规则，远端增宽，骨髓腔增宽。

（3）骨盆：髋外翻，髋臼浅，股骨头发育不良。

（4）肋骨：近脊柱端干骺端增宽呈"括弧状"，远端肋骨明显增宽呈"飘带状"，锁骨增宽。

（5）头颅：颅骨增厚，舟状头，蝶鞍 J 形，颅底可能会压迫颈椎或与之融合，伴发椎管狭窄。

（6）双手：掌骨近端呈子弹头状，尺桡骨远端呈"V"形。

2. 头颅 CT/MRI

典型表现为脑实质多发囊状改变，其他包括脑室增宽和脑积水等。

3. 心电图

心电图改变包括心肌肥厚、心律失常等。

4. 超声

B 型超声用于宫内检查时，可发现胎儿有无骨关节畸形、肝脾大和脑积水等异常。

5. 超声心动图

可见瓣膜病变（依次为二尖瓣、主动脉瓣、三尖瓣和肺动脉瓣），心肌肥厚，晚期见充血性心力衰竭等。

6. 尿黏多糖电泳分析

尿黏多糖电泳可以检出硫酸类肝素（HS）、硫酸皮肤素（DS）和硫酸角质素（KS）条带。黏多糖贮积症Ⅰ型患者出现异常硫酸类肝素（HS）及硫酸皮肤素（DS）条带。黏多糖贮积症Ⅳ型患者硫酸角质素（KS）阳性。

正常人的尿液黏多糖浓度在出生时最高，出生后头几个月大幅下降，随后在儿童期和青春期逐渐下降。除轻度受累患者以外，MPS Ⅰ型、Ⅱ型、Ⅵ型和Ⅶ型的尿GAG排泄显著增高，因此尿黏多糖分析对于以上疾病较敏感。

7. 尿甲苯胺蓝实验

可用作初筛检测。除MPS Ⅳ型可弱阳性外，其余各型均为强阳性。

8. 眼科检查

可发现不同程度的角膜混浊。

9. 酶活性测定

白细胞或血浆中黏多糖贮积症相应的酶活性明显降低或缺乏时，有确诊意义。

10. 基因分析

艾杜糖醛酸硫酸酯酶（IDS）检出一个致病突变可确诊MPS Ⅱ型。其他常染色体隐性遗传黏多糖贮积症致病基因检出2个等位基因致病突变时有确诊意义[23]。建议所有基因诊断的患者，进一步行相应的酶活性测定以支持基因诊断。

11. 组织病理检查

黏多糖在纤维细胞内沉积，染色成为气球样细胞，称为Hurler细胞，存在于肝、脾、淋巴组织的网状细胞中，在软骨细胞和成骨细胞、中枢神经系统和周围神经节、视网膜细胞和角膜细胞中也均有类似的物质堆积。在心内膜沉积形成斑状增厚，主动脉、肺动脉、冠状动脉和脑、肾、肝、脾和四肢的动脉壁均有沉积。骨髓或周围血淋巴细胞用瑞氏或吉姆萨染色时，在胞质中可见到紫色深染颗粒（Reilly小体），对诊断有辅助价值。

【诊断】

黏多糖贮积症的诊断依靠临床表现、实验室检查、酶活性测定和相应的基因分析。酶活性测定采用外周血白细胞、血清或培养成纤维细胞进行酶学分析，各型MPS的确诊都应以酶活性测定为准。DNA分析可诊断黏多糖代谢的各种酶的编码基因突变类型。

当患者出生时正常，逐渐出现关节僵硬、面容特殊、爪形手时，X线检查见肋骨异常，椎体前缘鸟喙状改变等，提示MPS Ⅰ型、Ⅱ型、Ⅵ型或Ⅶ型；当患者出生时正常，渐出现鸡胸和脊柱侧后凸，进行性加重伴双膝外翻，双手腕关节下垂等，提示MPS Ⅳ型；当患者出生正常，渐出现多动，智力发育落后，有攻击行为等，要考虑MPS Ⅱ型的可能。均需要进一步行酶活性测定或基因检测确诊及分型。

【鉴别诊断】

MPS需要与以下疾病相鉴别。

1. 多发性硫酸脂酶缺陷症

本病的临床表现与黏多糖贮积症有相似之处，但智力低下和神经系统症状较黏多糖贮积症出现更快，常类似于异染性白质萎缩症。患者常有肝大和固定的皮肤鱼鳞癣。实验室检查无黏多糖尿及细胞酶缺乏。

2. 黏脂贮积症Ⅱ型（I-cell disease）

黏脂贮积症Ⅱ型是*GNPTAB*基因突变所致的常染色体隐性遗传病。与黏多糖贮积症患儿相比，患者起病更早、更重，1岁之前即有面容特殊、关节僵硬、爪形手、牙龈增生明显、智力落后严重，大多数有身材矮小，常因心脏受累致心力衰竭，于学龄前期死亡。黏脂贮积症Ⅰ型患者头不大，尿黏多糖电泳分析正常，确诊有待于酶活性测定或基因突变分析。

3. 全身性神经节苷脂贮积症（GM1神经节苷脂贮积症）

该病兼有脂肪和黏多糖贮积病的临床特点。患儿在婴儿期即有严重的全身神经节苷脂沉积，智力发育迟缓，肌张力低下，肝脾大，半数以上的患者有眼底黄斑区樱桃红点。

4. 天冬氨酰葡糖胺尿症

该病容易与Hurler综合征及Hunter综合征相混淆。患儿出生时正常，逐渐出现宽鼻、塌鼻梁、鼻孔前屈、厚唇等丑陋面容，并有短颈，头颅不对称，脊柱侧凸，肝脾大，尿中含有大量的天冬氨酰葡糖胺。

5. 甘露糖苷贮积症

该病有精神运动发育迟缓、听觉丧失、丑陋面容、肝脾大、肌张力低下、轻度的多发性骨发育不良等。尿中有大量的甘露糖低聚糖，无黏多糖尿。

6. 脊柱骨骺干骺端发育不良

为一组基因突变所致的先天性骨骼发育不良性疾病。主要包括 COL2AI 基因突变导致的常染色体显性遗传性先天性脊柱骨骺发育不良，TRAPPC2 基因突变所致的 X 连锁迟发型脊柱骨骺发育不良，TRPV4 基因突变所致的常染色体显性遗传性脊柱干骺端发育不良等[24-25]。临床表现和 X 线检查均有相似之处，但是，黏多糖贮积症ⅣA 型患者在骨骼之外的表现，尤其是角膜混浊、心脏病变、听力损害等，都有助于鉴别。而且，家族史也能提供一定的鉴别诊断线索，黏多糖贮积症ⅣA 型是常染色体隐性遗传病，在一个家系中几乎不会出现两代人患同样疾病的现象。而其他 3 种疾病，都有可能见到两代人患同种疾病的可能。最后确诊有赖于尿黏多糖分析、酶活性测定和基因突变检测。

【治疗】

1. 对症治疗

主要针对呼吸及心血管系统合并症、耳聋、脑积水、外科矫正和康复等，改善生活质量。

（1）眼睛：定期检查眼底，及早发现视神经病变。

（2）听力：咽鼓管置管术可改善听力，必要时使用助听器。

（3）骨骼异常：物理治疗和康复锻炼可以一定程度地改善关节僵硬。定期骨科随诊脊柱和关节状况，必要时使用支具治疗减轻脊柱侧弯。关节严重畸形时可行关节置换术以改善功能。腕管综合征可行外科减压手术治疗。存在枢椎齿状突发育不全伴上颈椎稳定性差时，应行上颈椎减压和融合术。在生长板闭合之前，下肢轻中度膝外翻可行局部骨骼生长板切开调整术（growth modulation/guided growth）或线性对位骨切开术。

（4）心脏：定期心脏超声检查，及早发现心脏瓣膜和心肌病变。心脏瓣膜受累时可常规用抗生素预防细菌性心内膜炎。瓣膜严重病变时可行瓣膜置换以避免严重的心脏反流造成心力衰竭。

（5）其他：扁桃体和腺样体切除可以减轻上呼吸道梗阻。发生睡眠呼吸暂停时，可用简易呼吸器持续终末正压治疗。脑积水可行分流术治疗。

2. 酶替代治疗（enzyme replacement therapy, ERT）

国外已上市的药物包括针对 MPS Ⅰ型的 aldurazyme，MPS Ⅱ型的 hunterase 和 elaprase，MPS ⅣA 型的 vimizim，MPS Ⅵ型的 naglazyme 和 MPS Ⅶ型的 mepse Ⅶ。

其通过基因工程技术，利用人源细胞结合、转运内源性酶类至溶酶体的独特能力，在细胞系中高表达 DNA 重组人溶酶体酶，是一种已经确立的黏多糖贮积症治疗方法。主要不足在于目前尚不能提供足够的溶酶体酶来分解患者的黏多糖。

在 MPS Ⅰ型（Hurler 综合征、Hurler-Scheie 综合征和 Scheie 综合征）患者中，采用缺乏的酶[重组人 α-L-艾杜糖醛酸酶（laronidase）]进行治疗可减少黏多糖在肝的贮积，改善一些临床表现，同时稳定其他临床表现，laronidase 在美国获准用于 Hurler 综合征和 Hurler-Scheie 综合征 MPS Ⅰ型患者，以及有中重度症状的 Scheie 综合征患者。

3. 其他试验阶段的药物

包括小分子、基因、鞘内酶替代、融合蛋白、基因组编辑治疗等。基因治疗预计未来几年会进行有关 MPS ⅢA、ⅢB、Ⅱ和ⅠH 的人类基因治疗研究。

4. 骨髓移植/造血干细胞移植（hematopoietic stem cell therapy, HSCT）

该治疗使用脐带血或骨髓内的干细胞来提供足够酶活性以延缓病情的恶化。HSCT 可使血管腔和血管外腔内的酶缺乏造血干细胞被供者源性酶活性正常的干细胞逐步替代。

HSCT 推荐用于 MPS Ⅰ型、Ⅱ型和Ⅵ型，建议早期治疗。目前主要针对 MPS Ⅰ型 2 岁以下的患者。此疗法危险性大，存在较大争议。植入干细胞不稳定和引起移植物宿主排斥反应成为许多儿童进行 HSCT 的障碍，因此 HSCT 只可应用于经过谨慎挑选的患者。

目前该方法用于治疗 Hurler 综合征（MPS ⅠH 型）已有了初步疗效。在大多数成功移植的患者中，HSCT 可减少肝脾大，增加关节活动度，减少气道梗阻，改善心脏功能，降低脑脊液压力，改善或稳定听力，特别是在年轻患者中可稳定智力退化。

5. 手术治疗

MPS 细胞内的贮积物质引起骨骼、关节及韧带异常，这些问题会干扰生长、导致畸形、影响活动及引发疼痛。

椎体异常可导致脊柱不稳和脊柱侧后凸，并造成神经功能障碍。椎体融合术是重度胸腰段脊柱侧后凸的首选治疗方法。早期脊髓减压术可预防神经系统损伤。部分患者寰枢关节发育不良，在行气管插管时，要避免头过仰造成意外。由于患者气道和声门相对狭窄，应注意气管插管型号的选择和术中气道的维护。

结缔组织异常导致腹股沟疝和脐疝的情况较常见，对于Ⅰ型MPS患者出现的巨大脐疝，由于其体积较大可导致表面覆盖的皮肤破裂，可能的话应予以手术修补。

6. 底物减低疗法（substrate reduction therapy, SRT）

该技术以相似的分子来减低底物的贮积，目前世界各地主要针对个别的MPSⅠ型、MPSⅡ型、MPSⅢ型患者在进行试验。本治疗方法同时还要监测血液内的染料木素和临床疗效，从而找出最佳的剂量。

7. 遗传咨询

黏多糖贮积症除Ⅱ型外，均为常染色体隐性遗传病，患者父母再次生育再发风险为25%，黏多糖贮积症除Ⅱ型为X连锁遗传病，先证者同胞的患病风险取决于其母亲的携带状态。如果母亲为突变携带者，子代的风险为50%。遗传到突变的男性为患者，女性为携带者，女性携带者有少于10%的可能性会发病。应对所有患者及其家庭成员提供必要的遗传咨询，均可通过绒毛膜绒毛取样或羊膜穿刺行产前检测。如果携带者均已接受检测且已知家族突变，则首选基因分型（突变分析）作为产前检测方法。基因检测也可在着床前进行。如果不清楚具体突变，则行酶分析。通过绒毛膜绒毛活检取材行直接酶活性测定是最常用的检查方法。

【病例摘要】

患儿，女，12岁，1岁时家长发现其肋外翻、鸡胸，1岁后骨骼进行性改变，面容粗陋，自幼双肘关节无法伸直，双肩关节活动受限，智力发育正常，易疲劳，体格发育落后。外周血白细胞溶酶体酶活性测定β-葡萄糖醛酸苷酶活性显著降低，X线提示L2椎体形状发育异常；股骨干变短、不规则，骨髓腔增宽；左侧股骨头发育不良。基因检测结果和临床表现明确MPS Ⅶ型诊断。病例详细资料见二维码数字资源2-5。

数字资源2-5

【参考文献】

[1] NEUFELD E F, MUENZER J. The metabolic and molecular bases of inherited disease. New York: McGraw Hill, 2001: 3421-3452.

[2] MUENZER J. The mucopolysaccharidoses: a heterogeneous group of disorders with variable pediatric presentations. J Pediatr, 2004, 144（5 Suppl）: S27-34.

[3] BRUSIUS-FACCHIN A C, MALAGA D R, LEISTNER-SEGAL S, et al. Recent advances in molecular testing to improve early diagnosis in children with mucopolysaccharidoses. Expert Rev Mol Diagn, 2018, 18（10）: 855-866.

[4] VALSTAR M J, RUIJTER G J, DIGGELEN O P, et al. Sanfilippo syndrome: a mini-review. J Inherit Metab Dis, 2008, 31（2）: 240-252.

[5] TOMATSU S, MONTAÑO A M, OIKAWA H, et al. Mucopolysaccharidosis type IVA（Morquio A disease）: clinical review and current treatment. Curr Pharm Biotechnol, 2011, 12（6）: 931-945.

[6] GIUGLIANI R, HARMATZ P, WRAITH J E. Management guidelines for mucopolysaccharidosis VI. Pediatrics, 2007, 120（2）: 405-418.

[7] SCOTT H S, ASHTON L J, EYRE H J, et al. Chromosomal localization of the human alpha-L-iduronidase gene（IDUA）to 4p16.3. Am J Hum Genet, 1990, 47（5）: 802-807.

[8] VIJAY S, WRAITH J E. Clinical presentation and follow-up of patients with the attenuated phenotype of mucopolysaccharidosis type I. Acta Paediatr, 2005, 94（7）: 872-877.

[9] D'ACO K, UNDERHILL L, RANGACHARI L, et al. Diagnosis and treatment trends in mucopolysaccharidosis I: findings from the MPS I Registry. Eur J Pediatr, 2012, 171（6）: 911-919.

[10] MALM G, LUND A M, MÅNSSON J E, et al. Mucopolysaccharidoses in the Scandinavian countries: incidence and prevalence. Acta Paediatr, 2008, 97（11）: 1577-1581.

[11] CLEARY M A, WRAITH J E. The presenting features of mucopolysaccharidosis type IH（Hurler syndrome）. Acta Paediatr, 1995, 84（3）: 337-339.

[12] STEVENSON R E, HOWELL R R, MCKUSICK V A, et al. The iduronidase-deficient mucopolysaccharidoses: clinical and roentgenorgraphic features. Pediatrics, 1976, 57(1): 111-122.

[13] SUMMERS C G, PURPLE R L, KRIVIT W, et al. Ocular changes in the mucopolysaccharidoses after bone marrow transplantation. A preliminary report. Ophthalmology, 1989, 96(7): 977-984.

[14] BREDENKAMP J K, SMITH M E, DUDLEY J P, et al. Otolaryngologic manifestations of the mucopolysaccharidoses. Ann Otol Rhinol Laryngol, 1992, 101(6): 472-478.

[15] RUCKENSTEIN M J, MACDONALD R E, CLARKE J T, et al. The management of otolaryngological problems in the mucopolysaccharidoses: a retrospective review. J Otolaryngol, 1991, 20(3): 177-183.

[16] SEMENZA G L, PYERITZ R E. Respiratory complications of mucopolysaccharide storage disorders. Medicine (Baltimore), 1988, 67(4): 209-219.

[17] WIPPERMANN C F, BECK M, SCHRANZ D, et al. Mitral and aortic regurgitation in 84 patients with mucopolysaccharidoses. Eur J Pediatr, 1995, 154(2): 98-101.

[18] BRAUNLIN E A, HUNTER D W, KRIVIT W, et al. Evaluation of coronary artery disease in the Hurler syndrome by angiography. Am J Cardiol, 1992, 69(17): 1487-1489.

[19] TAYLOR D B, BLASER S I, BURROWS P E, et al. Arteriopathy and coarctation of the abdominal aorta in children with mucopolysaccharidosis: imaging findings. AJR Am J Roentgenol, 1991, 157(4): 819-823.

[20] NELSON J, SHIELDS M D, MULHOLLAND H C. Cardiovascular studies in the mucopolysaccharidoses. J Med Genet, 1990, 27(2): 94-100.

[21] KAUFMAN H H, ROSENBERG H S, SCOTT C I, et al. Cervical myelopathy due to dural compression in mucopolysaccharidosis. Surg Neurol, 1982, 17(6): 404-410.

[22] ROUBICEK M, GEHLER J, SPRANGER J. The clinical spectrum of alpha-L-iduronidase deficiency. Am J Med Genet, 1985, 20(3): 471-481.

[23] MASUDA H, MORISHITA Y, TAIRA A, et al. Aortic stenosis associated with Scheie's syndrome. Report of successful valve replacement. Chest, 1993, 103(3): 968-970.

[24] BUTMAN S M, KARL L, COPELAND J G. Combined aortic and mitral valve replacement in an adult with Scheie's disease. Chest, 1989, 96(1): 209-210.

[25] FISCHER T A, LEHR H A, NIXDORFF U, et al. Combined aortic and mitral stenosis in mucopolysaccharidosis type I-S (Ullrich-Scheie syndrome). Heart, 1999, 81(1): 97-99.

第六节 黏脂贮积症

【概述】

黏脂贮积症（mucolipidosis，ML）是一种遗传代谢性疾病，为常染色体隐性遗传病。最初命名黏脂贮积症时，是因为本病与黏多糖贮积症（mucopolysaccharidoses，MPS）和神经鞘脂贮积症的临床表现相似[1-2]。黏脂贮积症曾有4种分型（Ⅰ、Ⅱ、Ⅲ和Ⅳ型），然而，随着对黏脂贮积症的生化研究，改变了该病的分类。Ⅰ型（唾液酸贮积症）现被归为糖蛋白病[2]，而Ⅳ型现被归为神经节苷脂贮积症[3]。其他两种Ⅱ型和Ⅲ型在生化上是相似的，属于溶酶体贮积病。溶酶体是结合在细胞内膜中的颗粒，可分解某些脂肪和多糖，相关的多种酶缺乏会导致某些脂肪物质（黏脂）和某些多糖复合物（黏多糖）在身体许多组织的细胞内积聚，从而引起相应症状。黏脂贮积症Ⅱ型和Ⅲ型患者都缺乏N-乙酰葡糖胺-1-磷酸转移酶（N-acetylglucosamine-1-phosphotransferase，GlcNAc-1-PT）。该酶是由α2/β2/γ2构成的六聚物，GNPTAB基因负责编码α/β亚基前体，GNPTAG基因负责编码γ亚基，基因突变使GlcNAc-1-PT活性降低或缺乏，导致糖蛋白无法磷酸化，停留在细胞外而不能进入溶酶体，在大脑、内脏器官、肌肉组织以及骨骼中积聚，导致智力低下、骨骼畸形以及肝、脾、心和肺等重要器官功能不良。

黏脂贮积症Ⅱ型（MLⅡ型）又称为I细胞病（I-cell disease），是一种罕见的遗传病，目前该病报道了大约30例。MLⅡ型是由位于4号染色体长臂（4q21-q23）上的 GNPTAB 基因突变引起，GNPTAB 基因突变导致N-乙酰葡萄糖胺-1-磷酸转移酶缺乏，引起细胞内溶酶体酶水平降低。MLⅡ型特征是面部粗糙、骨骼异常和智力低下，症状通常在婴儿期变得明显[4]。

黏脂贮积症Ⅲ型（MLⅢ）起病较MLⅡ型晚，呈慢性进展性，分为MLⅢα/β型和MLⅢγ型，MLⅢα/β型与GNPTAB基因突变有关，而MLⅢγ型与GNPTAG基因突变有关。虽然MLⅡ型MLⅢα/β型都存在GNPTAB基因突变，但MLⅡ型的GlcNAc-1-PT活性完全缺失，MLⅢα/β型的GlcNAc-1-PT活性部分缺失，因此MLⅡ型的临床症状较MLⅢα/β型严重，通常于10岁前死亡[5]。MLⅢα/β型多在3岁左右起病，临床症状进展缓慢，可存活至成年，临床表现主要为面容粗糙化、关节僵硬、生长发育落后、角膜混浊、反复呼吸道感染、心脏瓣膜病变等。目前尚缺乏有关本病患病率和发病率的确切资料。国外有学者认为MLⅡ型和MLⅢα/β型是由同一基因GNPTAB引起的临床表型从轻度到重度的连续体。MLⅢγ型与GNPTAG基因突变有关，在临床表现上与MLⅢα/β型无法区别，由于GlcNAc-1-PT催化结构域位于α/β区，因此认为MLⅢγ型患者呈现更温和的临床表型。MLⅢγ型的发病率尚未知，该病被认为是非常罕见的。由于MLⅢγ型最近才与更常见的MLⅢα/β型区分开来，以前对MLⅢ型的描述可能包括了这两种疾病。因此，MLⅢγ型的临床表现和自然病程仍有待了解。

【临床表现】

黏脂贮积症Ⅱ型是一种症状较严重的黏脂贮积症分型。患者主要特征是面部粗糙、骨骼异常和智力低下。一些症状体征在出生时可能就已存在，如骨骼发育异常、粗糙的面容和关节活动受限。其他症状和体征一般在患儿6月龄时，开始出现明显症状。患者面部特征主要表现为面部粗糙、鼻梁凹陷、头部狭长、前额异常高而窄等。骨骼异常主要表现为脊柱侧凸、后凸畸形、脊柱椎体错位、先天性髋关节脱位、短颈畸形、肋间间距大等。患者通常智力低下，伴有运动系统发育迟缓、肌张力不足、听力丧失等[6]。此外，患者还会出现其他症状。患者常有某些器官的肥大，如肝（肝大）或脾（脾大），有时可见心脏瓣膜肥厚。患儿最终会出现角膜混浊，并且由于生长迟缓，出现短躯干侏儒症（躯干发育迟缓）。这些年轻的患者常伴有反复呼吸道感染，包括肺炎、中耳炎（中耳感染）、支气管炎。MLⅡ型的患儿一般寿命不超过10岁，往往死于充血性心力衰竭或反复呼吸道感染。

黏脂贮积症Ⅲ型患儿大多3~5岁时症状才明显，临床进展缓慢且表现多样。临床表现可有面容粗糙化、关节僵硬、生长发育落后、角膜混浊、反复呼吸道感染、心脏瓣膜病变等。MLⅢ型的患儿一般智力正常或仅有轻度智力低下[7]。面容粗化表现为前额高、内眦赘皮、眼睑肥厚、脸颊饱满、鼻梁扁平、鼻口上翻、嘴突出、轻微的牙龈增生。面容粗化较轻微，婴幼儿早期不能观察到明显的面容粗化特征，但逐渐进展。关节僵硬可累及所有关节，膝关节、髋关节活动受限及疼痛使患儿行走困难，无法正常活动和站立。多数患儿在出生时体重和身长在正常范围内，随着年龄增长，在儿童早期开始低于正常水平，表现为轻度到重度的生长运动发育迟缓，同时合并四肢骨短小、脊柱椎体扁平等多发性骨发育不全表现，同时，多数患儿合并骨质疏松。大多数患儿易出现支气管炎及支气管肺炎并发症。对于成年人，因肺组织、支气管硬化，会引起限制性肺疾病。部分患儿早期无心脏受累表现，但随着年龄增长，多数患者出现二尖瓣、主动脉瓣增厚，伴或不伴关闭不全。成年患者可见心室肥厚，射血分数下降，心功能不全。MLⅢ型常见死亡原因是心肺并发症，病情严重的患儿不能活过童年，然而，不同患者之间的差异性很大，大部分患者可存活至成年期。MLⅢ型患者眼部症状进展缓慢，可出现远视、散光、角膜混浊等。其中部分患者中耳炎发病频率较高，还可出现听力受损。

【辅助检查】

1. 溶酶体水解酶活性

患者血浆和其他体液中的溶酶体酶水平比正常人高5~20倍。一般测定血清α-甘露糖苷酶、β-己糖胺酶、芳基硫酸酯酶A、β-葡萄糖醛酸酶等酶的活性。但酸性水解酶在白细胞内减少，数量不定，不能通过测定白细胞中的酸性水解酶来诊断。

2. 尿液寡糖检测

是简便经济的检测方法。部分患者可检测到尿中过量的寡糖排泄，该检测对于诊断无特异性，但可提醒临床医生考虑溶酶体贮积病诊断的可能性。

3. 黏多糖（glycosaminoglycans，GAGs）检测

因ML患者临床表现与黏多糖贮积症（mucopolysaccharidosis，MPS）相似，初期可误诊

为 MPS，进行尿液黏多糖检测可进行鉴别。采取晨尿用苯胺蓝呈色法进行检测，尿斑处呈蓝紫色环状或点状为阳性，尿斑无色为阴性，也可采用尿黏多糖定量方法进行测定。ML 患者尿中黏多糖排泄是正常的。

4. N-乙酰葡萄糖胺-1-磷酸转移酶

通过测定由 GNPTAB 基因和 GNPTG 基因编码的成纤维细胞中 GlcNAc-1-PT 活性可证实诊断。

5. 影像学检查

影像学显示逐渐加重的骨质减少和多发性成骨不全［长骨骨干的干骺端增宽缩短，第一和（或）第二腰椎椎体的前下部呈钩状，四肢骨短小、脊柱椎体扁平以及耻骨和坐骨长度变长等］。

6. 基因检测

GNPTAB 基因和 GNPTAG 基因的突变筛查可明确诊断。

【诊断】

患儿通常在出生时或在儿童早期开始出现症状，早期症状可有骨骼发育异常、面容粗化、视力问题和发育迟缓，这类患儿应怀疑 ML 可能。智力低下和难以达到相应年龄标准的智商也可能由 ML 引起。根据全面的症状评估、详细的病史和体格检查中的典型体征，可以考虑黏脂贮积症。特定的检查可以明确诊断，包括检测血清中溶酶体酶活性的升高、白细胞或培养的结缔组织细胞（成纤维细胞）中酶水平的降低，以及基因检测。对于孕期超声检查发现异常的情况怀疑 ML，可检测羊水细胞或绒毛中尿苷二磷酸-N-乙酰葡萄糖胺-1-磷酸转移酶的活性。

【鉴别诊断】

因 ML 临床表现多变，患者在确诊前容易误诊为其他疾病，为及时诊断，需与以下疾病鉴别。

1. 黏多糖贮积症

ML Ⅲ与发病晚、表型较轻的 MPS 在临床表现上有诸多相似之处，如面容粗糙、角膜混浊、身材矮小、关节活动受限等。MPS 实验室检查有黏多糖尿，相关酶学检测及基因检测可与之鉴别。

2. α-甘露糖苷病

患者可有面容丑陋、精神运动发育迟缓，X 线检查可见骨发育不良，肝及其他组织活检显示酸性 α-甘露糖苷酶缺乏。

3. 唾液酸贮积症

即 ML Ⅰ型，患者可有面容粗糙、肝脾大、骨骼异常和神经发育迟缓，测量皮肤成纤维细胞、白细胞 α-神经氨酸酶提示活性降低。

4. 半乳糖唾液酸贮积症

与唾液酸贮积症临床表现相似，晚期婴儿及青少年型半乳糖唾液酸贮积症临床表型更温和，有时与 ML Ⅲ难以鉴别，生化检测提示半乳糖苷酶降低。

5. 多发性硫酸酯酶缺乏症

临床表现有精神发育迟缓、肝脾大、身材矮、角膜混浊等，临床特征以感觉和运动能力缺失的神经退行性病变为主。为 SUMF1 基因突变导致的罕见常染色体隐性遗传病，由至少 9 种硫酸酯酶缺乏所致，实验室检查有白细胞内多种硫酸酯酶活性降低。

6. 软骨发育不全

典型的临床表现为短肢型身材矮小，典型的外貌特征有头型大、鼻梁塌陷、前额突出、四肢管状骨短粗、三叉手等，智力通常正常，其血浆溶酶体酶活性正常。

【治疗】

黏脂贮积症目前暂无治愈方法，主要是对症和支持性治疗。

对于黏脂贮积症Ⅱ型患者，通常推荐营养支持，特别是铁和维生素 B12 的应用。针对骨骼异常方面，可予物理治疗改善运动发育迟缓和关节活动能力，部分关节脱位或病变患者可在青春期后行关节置换术。对于其他骨科并发症，可以采用相应对症处理。在呼吸系统疾病方面，如果患者出现肺部感染，可使用抗生素抗感染治疗，同时，每年可定期注射流感疫苗，警惕流感发生。对于智力低下患儿，可以进行语言治疗改善语言习得。对于其他并发症，手术治疗可以去除角膜混浊的薄层，以暂时缓解并发病。听力下降的患者可以采用助听器。

黏脂贮积症Ⅲ型治疗仅限于控制或缓解疾病相关症状。物理治疗，特别是水疗已被证明对缓解肌肉僵硬和增加肌肉活动能力有效。随着骨代谢异常的进展，可以使用拐杖、轮椅等辅助患者行走。必要时可以采用髋关节置换术、脊柱内固定技术等治疗髋关节病变、脊柱畸形等骨科并发症。随着疾病进展，部分患者可能需要行心脏瓣膜置换手术。酶替代疗法已被建议作为一种潜在疗法，但还需要进一步研究。

由于黏脂贮积症是一种遗传代谢性疾病，为常染色体隐性遗传病，遗传咨询非常重要，这对于降低缺陷患儿出生率、减轻家庭社会负担、提高人口综合素质具有重要意义。

数字资源 2-6

【病例摘要】

患儿，男，2 岁。患儿最初临床表现为体重增加低于同龄正常儿童，小头畸形，肌张力增加。后逐渐出现关节挛缩（膝关节、髋关节、肘关节）、双侧髋关节脱位、面部粗糙（眼球突出、小头畸形、耳朵低垂、厚嘴唇）、脊柱后凸、鸡胸和脐疝，以及轻微生长运动发育迟缓。溶酶体水解酶活性检测显示血清 α-艾杜糖苷酶 23.96 μM/h（正常值 > 1.32 μM/h）、艾杜糖醛-2-硫酸酯酶 210.78 μM/h（正常值 > 4.45 μM/h）、半乳糖-6-硫酸酯酶 6.26 μM/h（正常值 > 1.02 μM/h）、芳基硫酸酯酶 B 38.77 μM/h，（正常值 > 3.45 μM/h）、α-氨基己糖苷酶 76.35 μM/h（正常值 > 1.61 μM/h）活性升高。尿 GAG 排泄正常。X 线和脊柱 MRI 检测可见 C1/2 半脱位，L2 半椎体和脊柱后凸，膝关节、髋关节挛缩和髋关节脱位影像学表现。基因检测证实 *GNPTAB* 基因突变。结合患者临床表现及辅助检查，患者诊断为黏脂贮积症 Ⅲ α/β 型。病例详细资料见二维码数字资源 2-6。

【参考文献】

[1] DORLAND D. Mucolipidosis II. In: Dorland's medical dictionary, 32nd edition. Amsterdam, Netherlands: Elsevier, 2012.

[2] PLANTE M, CLAVEAU S, LEPAGE P, et al. Mucolipidosis II: a single causal mutation in the N-acetylglucosamine-1-phosphotransferase gene (GNPTAB) in a French Canadian founder population. Clin Genet, 73 (3): 236-244.

[3] BAMSHAD L B, JORDE J C, CAREY M J. Medical genetics, 4th edition. Philadelphia: Mosby/Elsevier, 2010.

[4] LE T, BHUSHAN V, SOCHAT M, et al. First aid for the USMLE step 1. New York: McGraw Hill Education, 2014: 77.

[5] CHAMPE P C, HARVEY R A. Lippincott's illustrated reviews: biochemistry, 3rd edition. Philadelphia: Lippincott-Raven, 2004: 167.

[6] TIEDE S, STORCH S, LÜBKE T, et al. Mucolipidosis II is caused by mutations in GNPTA encoding the alpha/beta GlcNAc-1-phosphotransferase. Nat Med, 2005, .11 (10): 1109-1112.

[7] NORD. I cell disease[DB/OL]. (2019-10-01) [2022-05-20]. https://rarediseases.org/gard-rare-disease/i-cell-disease/.

第七节　糖原贮积症

【概述】

糖原贮积症（glycogen storage disease，GSD）是一种糖原先天性代谢缺陷（inborn errors of metabolism，IEM）。IEM 是指缺乏参与氨基酸或其他代谢产物分解或脂肪和糖类向能量转化的特定酶而导致的疾病[1]。GSD 主要影响肝、骨骼肌、心脏，有时甚至影响中枢神经系统和肾，根据不同酶的缺乏、受影响的器官和可能的症状分为多个类型（0-Ⅹ，其中又分为不同亚型），这些疾病在症状发作的年龄、发病率和死亡率方面差异很大。这些酶的共同特点是调节糖原的合成或降解，即使特定的酶因基因突变而改变，其表型差异仍然很大，临床过程也各不相同。对于新生儿或婴儿，某些 GSD 会导致患儿出生的第一年内死亡，而一些其他 GSD 则相对无症状或仅引起运动不耐症[2]。

IEM 通常由编码特定蛋白质的单基因突变引起，可能在新生儿或儿童早期就表现出来，因此在对患病的新生儿进行鉴别诊断时，均应考虑是否有 IEM。通常，IEM 是由于特定酶水平的不足而产生的，这些酶的主要功能是将脂肪或糖类转化为能量、分解氨基酸或其他代谢产物，根据这个特点，GSD 可能是未能将糖原转化为能量和（或）有毒的糖原积聚而导致的。

糖原是一种支链聚合物，其单体单元为葡萄糖。肝中糖原的质量百分比最高（约10%），而肌肉则可存储约2%。然而，由于总的肌肉质量大于肝质量，因此肌肉中糖原的总质量约为肝中的2倍。当需要时，糖原聚合物可以分解为葡萄糖单体，并用于产生能量。这些过程的许多酶和转运蛋白是GSD病因的关键。对于GSD，低血糖是肝受累的主要指标；肌肉痉挛、运动不耐症、肌无力（低钾血症）和肌肉疲劳是骨骼肌糖原累积的典型特征，此外，外周和中枢神经系统、心肌和肾小管也可能有糖原异常积累。

临床上发病率最高的糖原贮积症分型为Ⅰa型（冯·基尔克病，von Gierke disease）、Ⅱ型（蓬佩病，Pompe disease）和Ⅲ型（科里/福布斯病，Cori disease；Forbes disease）。其中，Ⅱ型和Ⅲ型有骨骼肌受累的症状[3]。

【临床诊断】

GSDs在总体人群中发病率较低，其中因受累基因及病理病因的不同分为了许多亚型，其中最常见的几种类型有[4]：

1. 糖原贮积症Ⅰ型（GSDⅠ，von Gierke病）

特点是糖原和脂肪在肾和肝中积累，导致肾肿大和肝大，可能导致肝细胞腺瘤（HCA）甚至变成恶性肝细胞癌（HCC）[5]。GSDⅠ的总发病率为1/100 000，未接受药物治疗的新生患儿会出现严重的低血糖症，之后通常在出生后4个月出现肝大、乳酸性酸中毒、高尿酸血症、高脂血症、高甘油三酯血症或低血糖癫痫发作。同时可能会出现血小板功能受损，从而表现为出血和鼻衄。除了前面提到的并发症之外，变体GSDⅠb还合并中性粒细胞和单核细胞功能受损以及慢性中性粒细胞减少症，导致复发性细菌感染以及口腔和肠黏膜溃疡。

2. 糖原贮积症Ⅱ型（GSDⅡ，Pompe病）[6]

婴儿型蓬佩病：在12个月以下的儿童中，临床表现包括心肌病，这可能在母体中就已经凸显。然而，该病最典型的发作发生在出生后4个月左右，患者最常出现肌张力减退、全身性肌无力和肥厚型心肌病。这些患者通常有严重的进食和呼吸困难。如果不接受酶替代疗法治疗，患者通常会在2年内死于进行性左心室流出道梗阻和呼吸衰竭。

迟发性蓬佩病包括：①12个月前发病且无心肌病的个体；②所有12个月后发病的个体。其特征是近端肌肉无力和呼吸功能不全。临床上显著的心脏受累并不常见。

3. 糖原贮积症Ⅲ型（GSDⅢ，Cori/Forbes病）

发病率为1/100 000，其特征是肝、心肌和骨骼肌受累。GSDⅢa是最常见的亚型，存在于约85%的受影响个体中[7]。它表现为肝和肌肉受累。GSDⅢb仅涉及肝，约占所有GSDⅢ的15%。GSDⅢ的临床症状可从几乎没有症状到严重的心功能障碍、充血性心力衰竭，以及罕见的猝死。骨骼肌病表现为肌肉无力，但由于进展缓慢，在儿童时期很少见，多见于30～50岁。

4. 糖原贮积症Ⅴ型（GSDⅤ，McArdle病）

糖原贮积症Ⅴ型是一种代谢性肌病，其主要特征是运动不耐受。发病率大致达到1/100 000[8]。在症状上，患者表现为快速发作的疲劳、肌痛和肌肉痉挛[9]。运动时症状更严重，症状通常是在进行等长或持续的有氧运动时，患者需休息几分钟缓解肌痛和疲劳运动。通常GSDⅤ症状出现在10岁以内。25%的患者主要为近端肌肉无力。

综上所述，GSD的主要临床表现可能有不明原因或无明显诱因的低血糖症、脂代谢紊乱、肝肾功能障碍（包括无功能损伤的肝肾肿大）、肌肉疲劳、肌无力、婴儿时期的心肌受累、呼吸肌无力导致的呼吸功能障碍，少数病例可能有出血症状、白细胞（主要是粒细胞）减少导致的反复感染，成年患者心肌受累则很少见，任何发病年龄的心肌受累患者（多为婴儿）往往提示预后较差。

【辅助检查】

1. 实验室检查

在血液及尿液化验指标中，GSD造成的肝损伤会导致生化检验中ALT、AST及LDH的升高，同时血糖的波动也是重要的检验指标之一。在伴有肌肉损伤的GSD（如Ⅱ型、Ⅴ型及Ⅷ型）中，CK的升高是诊断的敏感指标，超过95%的患者有CK的异常。对于肝肾糖原异常积累的GSD（如Ⅺ型），高胆固醇血症和高脂血症的特征明显，可能引起急性胰腺炎，同时低磷血症及骨质疏松也是该疾病的主要特征，伴随的临床检验异常有胆固醇及血脂的升高、低磷血症[10]。

通过测量肺活量和肺通气量可以有效评价患者的肺功能，在直立和仰卧位测量肺活量有助于评估膈肌缺陷程度。

对于某些类型的糖原贮积症，如婴儿早发型蓬佩病，心脏受累明显，心肌损伤标志物（如C-TnI、CK-MB等）有明显升高。

2. 影像学检查

影像学检查包括心脏评估、肌肉评估以及器官受累等。X线可显示心脏肥大，同时还包括心电图及超声心动图的评估，其中心电图显示PR间期短、QRS波群高、QT离散度增加，超声心动图显示左心室壁厚度和质量增加，伴或不伴左心室流出道梗阻[11]。MRI有助于评估患者肌肉病变的程度以及对病变部位进行定位，用于确定肌肉活检的部位[3]。

3. 病理学检查

肌肉活检是判断肌肉组织学病变的重要手段，主要显示为空泡性病变，其程度通常与临床症状的严重程度相关。液泡对淀粉酶反应敏感，并且对酸性磷酸酶呈阳性反应，但肌肉活检在成年患者中的诊断价值有限，因为不同的肌群、甚至同一肌群内的纤维可表现出高度可变的病理结构。

对于糖原贮积症，最重要的诊断方法是相关酶活性检测及相关基因检测。如蓬佩病患者葡萄糖苷酶（GAA）活性缺乏，当在患者血液、皮肤成纤维细胞或肌肉活检中测量GAA活性为不存在或几乎不存在（＜1%）时提示该病。同时现今学术界还可通过对GAA进行突变分析来评估基因型-表型相关性，并为患者及家庭提供遗传咨询[12]。

【鉴别诊断】

因糖原贮积症主要引起血糖调节障碍、相关肌病、婴儿期的心脏病、肌张力减退等，需要与能够引起相关症状及表现的疾病，尤其是罕见疾病相鉴别。如重症肌无力、多肌炎、纤维肌痛、慢性疲劳综合征、肌原纤维疾病、先天性心脏病等。

同时，不同类型糖原贮积症也可引起类似症状，可通过病理学及基因学检测鉴别。

【治疗】

1. 对症治疗

对于一般症状，主要是低血糖症及肝、肾、骨骼肌功能受损，可以对症处理患者症状[6]。

饮食方面鼓励高蛋白低糖饮食，减少糖摄入，指导淀粉类食物替换。有证据表明，高蛋白饮食可以纠正如蓬佩病患者蛋白质的水平，有病例报道了高蛋白饮食干预后蓬佩病患者的身体和（或）肌肉功能改善，且相较于植物蛋白，牛奶和鸡蛋等优质蛋白提供的生物学价值更优，有助于更均衡的补充必需氨基酸。

在运动训练方面，有氧运动及阻抗运动相结合可以更有效且温和地改善患者肌肉骨骼情况，对良好预后有重要作用。而合理的呼吸训练，如通气呼吸训练或深呼吸训练等能够有效改善患者的呼吸肌力量和最大通气量。

2. 酶替代治疗

Neufeld等证明，来自两种不同溶酶体贮积症患者培养的成纤维细胞能够相互纠正，进一步研究发现分泌的溶酶体酶可以进入吞噬途径并通过细胞表面的阳离子非依赖性M6P受体到达溶酶体[13]。这种自然发生的代谢交叉校正提示GSD可能适合使用外源性功能性酶进行治疗，这一概念后来被称为酶替代疗法。

以蓬佩病为例[14]，蓬佩病是唯一一种以肌肉为主要靶点的糖原贮积症[6]。首次婴儿酶替代治疗临床试验由鹿特丹小组使用来自转基因兔奶的重组人酸性α-葡萄糖苷酶（rhGAA）进行，随后杜克小组使用从中国仓鼠卵巢细胞产生和纯化的酶进行了试验。这种疗法改变了疾病的自然过程，显著延长了婴儿的寿命；所有患者的心脏参数均显著持续改善，左心室质量指数和左心室壁厚度显著降低，心电图参数异常得到纠正，心功能改善，许多患者达到了运动发育的重要里程碑。然而，大多数长期幸存者仍然背负着疾病的负担，新出现的症状包括运动无力、听力损失、上睑下垂等，这些数据表明婴儿蓬佩病仍是一种危及生命的疾病，许多患者在没有呼吸机的情况下无法存活超过3岁，呼吸道感染和有创通气均可能危及生命。

在对婴儿型蓬佩病的治疗中，应用阿糖苷酶α治疗的Ⅲ期临床试验中，共涉及了90名患者，其中60名接受了药物治疗，30名接受了安慰剂治疗，为期78周，阿糖苷酶α治疗的患者显示步行距离有所改善、呼吸功能趋于稳定，但仍有一些患者接受治疗后病情恶化。而对于多数成人迟发型蓬佩病的患者，酶替代治疗与步行改善、运动功能改善、行走距离增加以及肺功能改善或稳定相关。

酶替代治疗的发展无疑是蓬佩病历史上的一项重大科学和商业成就，极大地改变了婴儿疾病的自然过程，有效延长患者生存期。无论疾病严重程度如何，酶替代治疗最可靠的作用是对心脏病理学和功能的影响，这也为其他糖原贮积症的相关治疗提供了信心和临床依据。

有研究表明[15]，由于阿糖苷酶α依赖于甘露糖-6-磷酸受体（M6PR）介导，因此对于如骨骼肌等 M6PR 浓度较低的细胞，药物摄取较少，可能对治疗反应较差，并且由于对低 pH 的要求，阿糖苷酶α仅针对溶酶体糖原积累作用较好。以上限制使得酶替代疗法具有局限性，从而促进了更多的酶治疗方法的研发。最近开发出的抗体-酶融合（antibody-enzyme fusions，AEFs）方法利用与 110 kDa rhGAA（VAL-1221）融合的 3E10 Fab 片段克服了这些障碍。VAL-1221 利用 M6PR 通路和平衡核苷转运体 2（ENT2）途径两条通路，保持外源酶在中性和低 pH 溶酶体中的活性，从而达到清除细胞质和溶酶体糖原的目的，是比传统的酶替代疗法更有优势的方法[16]。

3. 基因治疗

基因治疗是酶替代疗法的一个潜在替代方案，是将基因的功能拷贝（可视为转基因）递送到患者组织中，而不替换或去除患者自身基因组中包含的基因突变[17]。目前正在开发用于治疗蓬佩病以及其他遗传疾病的基因疗法，该方法依赖病毒载体传递转基因。使用腺病毒、腺相关病毒和逆转录病毒的初步研究证明了蓬佩病基因治疗的可行性[18]。然而，对逆转录病毒载体在临床研究中安全性的担忧仍然存在，因为它们可以在随机位点整合到基因组中并导致非靶向基因的意外突变或敲除。此外，病毒基因组的长末端重复序列可以促进患者自身基因组中癌基因的表达。因此，腺相关病毒载体因其非致病性成为了首选。与酶替代治疗相比，基因治疗可以为 GSD 患者提供多种好处。基因治疗可能更方便、更经济，因为它可能仅需要在患者的整个生命周期中进行一次治疗。相比之下，目前可用的酶替代治疗必须在每 2 周进行一次长达 6～7 h 的静脉输注药物治疗，给患者带来不适和不便。更重要的是，基因治疗可能比酶替代治疗更为有效，特别是在疾病发展的早期，优势包括某些病毒血清型能够穿过血脑屏障，改善神经系统相关症状。这已在小鼠黏多糖贮积症ⅢB型的基因治疗中得到证实[14, 19]。

在临床前研究中，使用 rAAV8 载体的肝靶向基因治疗有效地纠正了 GSD Ⅰa 和蓬佩病的糖原贮积。概念验证实验已成功逆转 GSD 在多种动物模型中的影响，但需要进一步优化以将基因治疗推进到 GSD Ⅰa 和蓬佩病以外的 GSD 临床试验。一种或多种 GSD 临床试验的成功将激发人们对基因治疗 GSD 潜力的乐观情绪。

4. 新生儿筛查

对新生儿进行相关 GSD 的基因及病理筛查极为重要，尽管理论上典型的婴儿型蓬佩病在诊断上并不难，但临床诊断的延误是不可避免的。首个蓬佩病新生儿筛查计划于十多年前在台湾成立[20]，筛查（2005—2007 年进行）覆盖了台湾地区近一半的新生儿，并测量了干血斑（DBS）中的 GAA 活性。诊断出的婴幼儿型蓬佩病（IOPD）病例数与未筛查对照人群中临床诊断出的婴儿数相似。

但新生儿筛查仍有其挑战，这些筛查病例需要就监测频率、随访评估方法以及对无法预测发病年龄的个体开始终身治疗的时间做出决定[21]，因整体人群发病率低，属罕见病范畴，因此政策制定者将蓬佩病添加到新生儿筛查小组可能仍需要一段时间。

【病例摘要】

患者，男性，17 岁，8 年前出现双下肢力量减低，不能跑步，平路行走尚可，未重视。后症状逐渐加重，6 年前出现蹲起费力，行走时频繁摔倒，伴双上肢无力，日常活动受限。1 年前症状进一步加重，伴呼吸、吞咽困难。查体：患者呈鸭步步态，四肢肌力普遍减低（3 级至 5－级），跟膝胫试验不能完成，双侧足跖反射阳性，病理征阴性。基因检测结果提示 GM 基因复合杂合突变；肌肉活检提示糖原贮积症Ⅱ型改变；GAA 酶活性提示 8.38 h/mg；肺功能检查提示重度限制性通气功能障碍。综合临床表现、辅助检查及基因检测结果，明确"糖原贮积症Ⅱ型"的诊断。病例详细资料见二维码数字资源 2-7。

数字资源 2-7

（冯天昊　孙浩林）

【参考文献】

[1] ELLINGWOOD S S，CHENG A. Biochemical and clinical

aspects of glycogen storage diseases. J Endocrinol, 2018, 238（3）: R131-141.

[2] STONE W L, BASIT H, ADIL A. Glycogen Storage Disease. StatPearls［Internet］［DB/OL］.（2022-06-11）［2022-07-01］. https://www.ncbi.nlm.nih.gov/books/NBK459277/.

[3] VISSING J, LUKACS Z, STRAUB V. Diagnosis of Pompe disease: muscle biopsy vs blood-based assays. JAMA Neurol, 2013, 70（7）: 923-927.

[4] MOLARES-VILA A, CORBALÁN-RIVAS A, CARNERO-GREGORIO M, et al. Biomarkers in glycogen storage diseases: an update. Int J Mol Sci, 2021, 22（9）: 4381.

[5] PARIKH N S, AHLAWAT R. Glycogen Storage Disease Type I. StatPearls［Internet］［DB/OL］.（2022-06-11）［2022-07-01］. https://www.ncbi.nlm.nih.gov/books/NBK534196/.

[6] KOHLER L, PUERTOLLANO R, RABEN N. Pompe disease: from basic science to therapy. Neurotherapeutics, 2018, 15（4）: 928-942.

[7] SCHREUDER A B, ROSSI A, GRÜNERT S C, et al. Glycogen storage disease type Ⅲ .GeneReviews®［Internet］［DB/OL］.（2022-01-06）［2022-07-01］. https://www.ncbi.nlm.nih.gov/books/NBK26372/.

[8] MCMILLAN B M, HIRSHBERG J S, COSGROVE S C. McArdle disease causing rhabdomyolysis following vaginal delivery. Anaesth Rep, 2019, 7（2）: 73-75.

[9] MARTÍN M A, LUCIA A, ARENAS J, et al. Glycogen storage disease type V. GeneReviews®［Internet］［DB/OL］.（2019-01-20）［2022-07-01］. https://www.ncbi.nlm.nih.gov/books/NBK1344/.

[10] AHMED S, AFROZE B. Glycogen storage diseases-time to flip the outdated diagnostic approach centered on liver biopsy with the molecular testing. Pak J Med Sci, 2020, 36（2）: 290-292.

[11] KISHNANI P S, STEINER R D, BALI D, et al. Pompe disease diagnosis and management guideline. Genet Med, 2006, 8（5）: 267-288.

[12] KISHNANI P S, GOLDSTEIN J, AUSTIN S L, et al. Diagnosis and management of glycogen storage diseases type VI and IX: a clinical practice resource of the American College of Medical Genetics and Genomics（ACMG）. Genet Med, 2019, 21（4）: 772-789.

[13] HOUT H V, REUSER A J, VULTO A G, et al. Recombinant human alpha-glucosidase from rabbit milk in Pompe patients. Lancet, 2000, 356（9227）: 397-398.

[14] TAVERNA S, CAMMARATA G, COLOMBA P, et al. Pompe disease: pathogenesis, molecular genetics and diagnosis. Aging（Albany NY）, 2020, 12（15）: 15856-15874.

[15] ZHOU Z, AUSTIN G L, SHAFFER R, et al. Antibody-mediated enzyme therapeutics and applications in glycogen storage diseases. Trends Mol Med, 2019, 25（12）: 1094-1109.

[16] YI H, SUN T, ARMSTRONG D, et al. Antibody-mediated enzyme replacement therapy targeting both lysosomal and cytoplasmic glycogen in Pompe disease. J Mol Med（Berl）, 2017, 95（5）: 513-521.

[17] KISHNANI P S, SUN B, KOEBERL D D. Gene therapy for glycogen storage diseases. Hum Mol Genet, 2019, 28（R1）: R31-41.

[18] WISSELAAR H A, KROOS M A, HERMANS M M, et al. Structural and functional changes of lysosomal acid alpha-glucosidase during intracellular transport and maturation. J Biol Chem, 1993, 268（3）: 2223-2231.

[19] FU H, DIROSARIO J, KILLEDAR S, et al. Correction of neurological disease of mucopolysaccharidosis IIIB in adult mice by rAAV9 trans-blood-brain barrier gene delivery. Mol Ther, 2011, 19（6）: 1025-1033.

[20] CHIEN Y H, CHIANG S C, ZHANG X K, et al. Early detection of Pompe disease by newborn screening is feasible: results from the Taiwan screening program. Pediatrics, 2008, 122（1）: e39-45.

[21] CHIEN Y H, LEE N C, HUANG H J, et al. Later-onset Pompe disease: early detection and early treatment initiation enabled by newborn screening. J Pediatr, 2011, 158（6）: 1023-1027.

第三章 肌 病

第一节 先天性肌营养不良

【概述】

先天性肌营养不良（congenital muscular dystrophy，CMD）是一组在出生后不久或婴儿早期就发病的遗传性肌肉疾病的总称，主要临床表现是肌无力和肌张力低下。先天性肌营养不良的症状是渐进性加重的，肌肉的崩解随着年龄增长而增加[1]。先天性肌营养不良的分类基于肌肉活检和基因检测。肌肉活检常见的表现是肌纤维萎缩和纤维脂肪组织浸润。

先天性肌营养不良最初是根据临床特征和组织病理学来诊断的，随着基因诊断的日益普及，人们越来越多地认识到表型变异的广度和先天性肌营养不良亚型之间的重叠。先天性肌营养不良患者的肌无力从出生起就存在，或者在出生后第一年就表现得很明显，但临床严重程度和进展速度个体间的差异非常大，而这取决于特定基因突变的亚型和严重程度。

根据致病基因和受累的蛋白质的位置的不同，先天性肌营养不良主要分为三大类：①基底膜或细胞外基质蛋白相关的CMD，②α-肌养蛋白聚糖相关的CMD，③细胞内和细胞核蛋白相关的CMD。常见CMD的详细分型见表3-1-1。

【临床表现及分型】

一、基底膜或细胞外基质蛋白相关的CMD

1. 层粘蛋白缺陷型CMD

层粘蛋白缺陷型先天性肌营养不良，又称为LAMA2相关性先天性肌营养不良，典型病例表现为先天性的肌张力低下和肌无力，运动能力发育迟缓或停滞，喂养困难，常伴手脚的先天性关节挛缩，脊柱僵硬强直以及进展性的限制性呼吸功能障碍。层粘蛋白完全缺失的患者的运动更加困难，仅能在外力辅助下坐或者站[3]。而层粘蛋白部分缺失的患者发病更晚，临床症状较轻但差异较大。大部分患者的精神认知功能是正常的。约30%的患者有癫痫发作的风险[4]。

2. Ⅵ型胶原相关CMD

Ⅵ型胶原相关先天性性肌营养不良有一系列严

表 3-1-1 常见 CMDs 根据相关蛋白位置不同的分类[2]

CMD 分型	缩写	基因	定位	编码蛋白
基底膜或细胞外基质蛋白相关的 CMD				
层粘蛋白缺陷型 CMD	MDC1A	*LAMA2*	6q22～23	层粘连蛋白 α2/层粘蛋白
Ⅵ型胶原相关 CMD	UCMD	*COL6A1/6A2/6A3*	21q22.3/2q37	胶原蛋白 6α1/6α2/6α3
整联蛋白 α7 缺陷型 CMD		*ITGA7*	12q13	整联蛋白 α7
α-肌养蛋白聚糖相关的 CMD				
Walker-Warburg 综合征	WWS	*POMT1*	9q34.1	POMT1
肌-眼-脑病	MEB	*POMGnT1*	1P34～33	POMGnT1
福山型 CMD	FCMD	*FKTN*	9q31	Fukutin
胞内和细胞核蛋白相关的 CMD				
先天性强直性肌营养不良 1 型	RSMD1	*SEPN1*	1p35-36	硒蛋白 N
LMNA 相关 CMD	LMNA-CMD	*LMNA*	1q22	核膜层蛋白 A/C

重、中度和轻度的表型，包括乌尔里希型先天性肌营养不良和贝特莱姆肌病。Ⅵ型胶原相关先天性肌营养不良的特点是进行性肌肉无力，远端关节松弛和近端关节挛缩相结合[3]。表型异质性是Ⅵ型胶原相关先天性肌营养不良的标志，其严重程度从极严重的乌尔里希型先天性肌营养不良症到较轻的贝特莱姆肌病。乌尔里希型先天性肌营养不良的症状表现为新生儿期或儿童早期进行性虚弱，经常导致10岁之前失去活动能力，甚至更早出现呼吸障碍[4-6]。在贝特莱姆肌病中，虚弱和关节挛缩始于儿童中期或青春期，但进展缓慢，活动能力一直保留到成年。在临床症状中，关节挛缩很常见，甚至在肌肉力量得到保护的患者中也可能进展迅速，并对功能产生重大影响。尚未见该型患者心脏受累的报道。最近报道了一些患者有自发性气胸的风险[7]。

3. 整联蛋白 α7 缺陷型 CMD

整联蛋白 α7 缺陷型 CMD 的常见临床表现是：出生时发病，全身肌张力低下，肌无力，运动发育迟缓，可伴发智力障碍，先天性髋关节脱位，关节挛缩，也有病例报道了呼吸肌受累的情况[8]。

二、α-肌养蛋白聚糖相关的 CMD

1. 肌-眼-脑病（muscle-eye-brain disease，MEB）

主要临床特点为全身肌张力低下和四肢肌无力等 CMD 的典型表现伴严重近视、视网膜变性、视神经萎缩、巨脑回、多小脑回、脑积水、透明隔和胼胝体发育不全或缺损[9]。

2. Walker-Warburg 综合征（WWS）

临床特点为全身肌张力低下和四肢肌无力等 CMD 的典型表现伴Ⅱ型无脑回畸形或称滑脑症、脑积水、小脑及脑干发育不良、广泛脑白质异常。典型眼部病变包括前房、后房功能障碍、巨角膜、牛眼或小眼球、虹膜缺损、白内障、视神经发育不良和视网膜异常。病情严重，出生后即出现面肌和四肢肌张力低下，脑部症状突出[10]。

3. 福山型 CMD（FCMD）

出现在日本，其他国家少有报道。主要临床特点为进行性肌营养不良伴广泛的神经系统先天畸形，包括多小脑回、巨脑回、Ⅱ型无脑回畸形。眼部病变包括近视、眼球运动异常，也可有视神经发育不良、视网膜剥离等。患儿多在出生后6个月内发病，出现肌无力和肌张力低下，抬头、端坐延迟，面肌受累明显，常有腓肠肌假肥大和关节挛缩。智力低下，癫痫[11]。

三、细胞内和细胞核蛋白相关的 CMD

1. CMD 伴早期脊柱强直

是内质网糖蛋白硒蛋白 N1 受累所引起的，主要临床表现是肌张力低下，颈肌无力，早期脊柱侧弯，肌无力，呼吸功能不全。出生后和婴儿期出现肌张力低下，头部不能控制，运动发育迟缓。脊柱僵硬是突出的临床表现，多数有脊柱侧弯，进行性加重的脊柱活动受限。多数患者还可伴有膝关节和肘关节挛缩。呼吸肌受累较常见，儿童早期常出现呼吸功能不全，可早于行走功能丧失而出现。智力正常，无中枢神经系统受累症状[12-13]。

2. LMNA 相关 CMD

LMNA 相关先天性肌营养不良是核膜蛋白 lamin A/C 受累所引起，在第一年开始出现严重的肌无力，伸颈肌明显无力，导致所谓的头部下垂综合征[14-15]。在较轻的病例中，受影响的人尽管颈部有明显的肌无力，但仍能独立行走。一般来说，几年内就会失去行走能力。和其他与肢体带状肌营养不良症（LMNA）相关的疾病一样，心律失常常见，密切的心脏监测是必不可少的。与 CMD 伴早期脊柱强直相似，呼吸功能不全在儿童早期很常见，可能先于失去行走能力而出现[16-17]。

【辅助检查】

1. 血清 CK

血清肌酸激酶（CK）通常是怀疑先天性肌营养不良时进行的第一项检测。肌酸激酶升高意味着肌浆膜通透性的破坏，从而使肌酸激酶从细胞质中渗出。这在先天性肌营养不良中十分常见。轻微的 CK 升高可能是由许多与肌肉疾病无关的不同因素引起，包括种族、性别、药物和体力活动。CK 升高 5 倍或更多应考虑 CMD 的诊断。

2. 肌肉活检

肌肉活检一直是疑似先天性肌营养不良患者的主要诊断手段[18]。先天性肌营养不良患者的肌肉活检结果通常包括纤维化、脂肪浸润和坏死等营养不良。纤维化和脂肪替代是肌肉活检的共同特征。同时需做层粘蛋白（Merosin）的特异性染色。

3. 超声和 MRI

超声和 MRI 肌肉成像是指导先天性肌营养不良鉴别诊断的重要无创性工具，可以指导合理选择肌肉部位进行活检。先天性肌营养不良一些表型已经确定了特征的受累模式，包括Ⅵ型胶原相关先天性肌营养不良患者的股直肌出现"中央云"现象[19]，以及 RYR1 相关肌病患者的股直肌明显稀疏。目前针对特定类型 CMD，例如 CMD 伴早期脊柱强直，已开发了模式识别算法来识别受影响的肌肉或肌肉群[20]。

4. 基因检测

随着测序技术的迅速发展，基因检测已成为疑似先天性肌营养不良患者检查的最重要部分。评估早期进行基因检测可加快诊断速度，避免更昂贵和更具侵入性的检测，如神经传导研究和肌电图、成像和肌肉活检。近来，与先天性肌营养不良相关的基因数量迅速增加。准确的分类诊断有助于遗传咨询、复发风险的估计，并指导适当的监测。

【诊断】

受先天性肌营养不良影响的胎儿在产前可能会出现羊水过多，这是由于羊水吞咽减少和运动减少所致。在出生时，这些患者在检查时可能会出现微弱的哭声和肢体的微小自发活动，并伴有低眼压，最严重的类型在出生时可能会有挛缩[21]。多有吸吮不良和进食困难的病史，以及严重的运动发育延迟。出生时或生后数月内出现的肌力、肌张力低下和关节挛缩；肌酶多升高；肌肉病理可见肌营养不良改变；肌肉免疫染色见特异蛋白缺陷。确诊需检测到相关致病基因。

【鉴别诊断】

1. 先天性肌病

该病病程多无进展，肌酶正常或接近正常，肌肉组织病理可发现先天性肌病的典型病理改变：无明显的肌纤维变性坏死，多数存在肌纤维类型分布异常，可发现杆状体、轴空结构、中心核等，结合基因检测，可有助于鉴别这两种疾病[22]。

2. Prader-Willi 综合征

与染色体 15q11Prader-Willi 判别区域（Prader-Willi critical region，PWCR）的双亲特异的甲基化印迹异常有关。早婴期严重肌张力低下和喂养困难，晚婴期以后出现食欲增加和病理性肥胖。伴一定程度认知障碍和特异行为异常表型[23]。

3. 脊髓性肌萎缩

为运动神经元存活基因突变所致，出现进行性肌无力、萎缩，智力正常，CK 正常，肌电图呈神经源性损害，肌活检为神经源性改变[24]。

4. 先天性强直性肌营养不良

为 DMPK 基因的 CTG 三核苷酸重复扩展所致。出生时即表现严重的全身肌张力低下和肌无力，伴有足、关节畸形等。多有逆 V 字形上唇，腱反射通常存在。CK 正常，肌电图可有肌强直放电，但 1 岁内多无强直表现。肌活检显示肌营养不良改变，伴随较多肌纤维核内移现象[25]。

【治疗】

目前尚无针对先天性肌营养不良的特定治疗方法，这类疾病的治疗大多是支持性的，特定蛋白质和基因的替换主要在动物模型中尝试。这些药物和基因疗法在人类中的使用已经进入临床试验阶级。虽然先天性肌营养不良在遗传和表型上存在相当的异质性，但只要正确认识某些疾病的特定特征，治疗方法是相似的，并进行相应的预防，例如某些先天性肌营养不良的早期呼吸损害，以及先天性心脏病等问题。因此护理重点放在适当的预见性指导和解决症状问题上，需要跨专业的团队，以帮助照顾者有效照护这些患者。先天性肌营养不良护理指南已经出版，应广泛关注骨科、呼吸、心脏、营养和社会问题[26-27]。

1. 康复训练

多进行伸展运动以提高活动能力，防止关节挛缩。使用机械辅助装置如轮椅等改善运动能力。整形外科矫正骨骼畸形如脊柱侧弯、足部畸形、关节挛缩等。

2. 喂养问题

婴儿期有喂养困难者，可予以鼻饲喂养。营养支持在这些患者的长期治疗中扮演着重要的角色，因为其通常体重不足，而缺乏大量/微量营养素可能会使潜在的肌肉无力更加严重。抗癫痫药物治疗积极控制癫痫发作。

3. 呼吸监测

因存在呼吸肌受累，随着病程进展可出现不同程度的呼吸功能不全，应定期监测呼吸功能，必要时采取机械辅助通气。

4. 心脏

有心脏合并症的患者可用血管紧张素转换酶抑制剂（ACEI）及 β 受体拮抗剂治疗扩张型心肌病。对于 LMNA 相关先天性肌营养不良，应强调早期诊断、定期监测心电图、及时给予植入起搏器治疗。

5. 眼科治疗

对眼部异常者可于眼科进行对症诊治。

6. 心理支持

许多患者可能具有正常的智力，因此需要心理学家和精神病学家的支持，以帮助他们应对慢性病的压力。

【病例摘要】

患儿，男，4岁7个月。患儿无家族史，出生时肌张力低下。患儿9个月会独坐，1岁2个月会独走，但走路姿势异常，呈"外八字"，双足背伸、外翻，足底扁平，双足跟腱紧张，且走路后有明显的疲劳感。患儿1岁10个月时行"跟腱延长术"。查体：颈屈2级，握力4级，屈肘4级，伸肘5-级，肩内收、外展4级。手腕、手指及足趾远端弹性过度，肩关节轻度挛缩；屈髋、伸膝5-级，足背伸5-级，屈膝4级，膝反射（+）。磷酸肌酸激酶轻度升高，MRI示肌营养不良可能，肌电图结果提示肌源性损害（近端肌）为主，伴轻度神经源损害（下肢远端肌）。肌肉病理提示肌营养不良改变。基因检测提示：*COL6A3* 基因变异。诊断为Ⅵ型胶原相关CMD。病例详细资料见二维码数字资源3-1。

数字资源 3-1

【参考文献】

[1] ZAPATA-ALDANA E, CEBALLOS-SÁENZ D, HICKS R, et al. Prenatal, neonatal, and early childhood features in congenital myotonic dystrophy. J Neuromuscul Dis, 2018, 5（3）：331-340.

[2] FU X N, XIONG H. Genetic and clinical advances of congenital muscular dystrophy. Chin Med J（Engl）, 2017, 130（21）：2624-2631.

[3] OKADA M, KAWAHARA G, NOGUCHI S, et al. Primary collagen VI deficiency is the second most common congenital muscular dystrophy in Japan. Neurology, 2007, 69（10）：1035-1042.

[4] NIHEI K, KAMOSHITA S, ATSUMI T. A case of Ullrich's disease（Kongenitale, Atonisch-Sklerotische Muskeldystrophie）. Brain Dev, 1979, 1（1）：61-67.

[5] NADEAU A, KINALI M, MAIN M, et al. Natural history of Ullrich congenital muscular dystrophy. Neurology, 2009, 73（1）：25-31.

[6] FOLEY A R, QUIJANO-ROY S, COLLINS J, et al. Natural history of pulmonary function in collagen VI-related myopathies. Brain, 2013, 136（Pt 12）：3625-3633.

[7] FRASER K L, WONG S, FOLEY A R, et al. Pneumothoraces in collagen VI-related dystrophy: a case series and recommendations for management. ERJ Open Res, 2017, 3（2）：00049-2017.

[8] HAYASHI Y K, CHOU F L, ENGVALL E, et al. Mutations in the integrin alpha7 gene cause congenital myopathy. Nat Genet, 1998, 19（1）：94-97.

[9] SHENOY A M, MARKOWITZ J A, BONNEMANN C G, et al. Muscle-Eye-Brain disease. J Clin Neuromuscul Dis, 2010, 11（3）：124-126.

[10] SUTHAR R, ANGURANA S K, SINGH U, et al. Walker-Warburg syndrome. Neurol India, 2018, 66（6）：1849-1850.

[11] TODA T, KOBAYASHI K, KONDO-IIDA E, et al. The Fukuyama congenital muscular dystrophy story. Neuromuscul Disord, 2000, 10（3）：153-159.

[12] MAH J K, KORNGUT L, FIEST K M, et al. A systematic review and meta-analysis on the epidemiology of the muscular dystrophies. Can J Neurol Sci, 2016, 43（1）：163-177.

[13] MARINO M, STOILOVA T, GIORGI C, et al. SEPN1, an endoplasmic reticulum-localized selenoprotein linked to skeletal muscle pathology, counteracts hyperoxidation by means of redox-regulating SERCA2 pump activity. Hum Mol Genet, 2015, 24（7）：1843-1855.

[14] CHEMLA J C, KANTER R J, CARBONI M P, et al. Two children with "dropped head" syndrome due to lamin A/C mutations. Muscle Nerve, 2010, 42（5）：839-841.

[15] QUIJANO-ROY S, MBIELEU B, BÖNNEMANN C G, et al. De novo LMNA mutations cause a new form of congenital muscular dystrophy. Ann Neurol, 2008, 64（2）：177-186.

[16] YUAN W L, HUANG C Y, WANG J F, et al. R25G mutation in exon 1 of LMNA gene is associated with dilated cardiomyopathy and limb-girdle muscular dystrophy 1B. Chin Med J（Engl）, 2009, 122（23）：2840-2845.

[17] MERCURI E, POPPE M, QUINLIVAN R, et al. Extreme variability of phenotype in patients with an identical missense mutation in the lamin A/C gene: from congenital onset with severe phenotype to milder classic Emery-Dreifuss variant. Arch Neurol, 2004, 61（5）：690-694.

[18] COOPER L T. Myocarditis. N Engl J Med, 2009, 360（15）：1526-1538.

[19] MERCURI E, LAMPE A, ALLSOP J, et al. Muscle

[20] QUIJANO-ROY S, CARLIER R Y, FISCHER D. Muscle imaging in congenital myopathies. Semin Pediatr Neurol, 2011, 18（4）: 221-229.

[21] ISHIGAKI K, IHARA C, NAKAMURA H, et al. National registry of patients with Fukuyama congenital muscular dystrophy in Japan. Neuromuscul Disord, 2018, 28（10）: 885-893.

[22] HARMELINK M. Differentiating congenital myopathy from congenital muscular dystrophy. Clin Perinatol, 2020, 47（1）: 197-209.

[23] BUTLER M G, MILLER J L, FORSTER J L. Prader-Willi syndrome—clinical genetics, diagnosis and treatment approaches: an update. Curr Pediatr Rev, 2019, 15（4）: 207-244.

[24] ROSS L F, KWON J M. Spinal muscular atrophy: past, present, and future. Neoreviews, 2019, 20（8）: e437-451.

[25] TURNER C, HILTON-JONES D. Myotonic dystrophy: diagnosis, management and new therapies. Curr Opin Neurol, 2014, 27（5）: 599-606.

[26] WANG C H, BONNEMANN C G, RUTKOWSKI A, et al. Consensus statement on standard of care for congenital muscular dystrophies. J Child Neurol, 2010, 25（12）: 1559-1581.

[27] WANG C H, DOWLING J J, NORTH K, et al. Consensus statement on standard of care for congenital myopathies. J Child Neurol, 2012, 27（3）: 363-382.

第二节　进行性假肥大性肌营养不良

【概述】

肌营养不良是一组遗传性进行性肌源性疾病，由正常肌肉功能所需的一些基因发生缺陷导致[1]。进行性假肥大性肌营养不良（Duchenne muscular dystrophy，DMD）是由抗肌萎缩蛋白基因突变引起，因此也称为抗肌萎缩蛋白病，为X连锁隐性遗传。因为肌纤维变性是主要的病理过程，所以主要症状为肌无力。Duchenne是位法国神经学家，他在19世纪60年代发现并阐述了进行性假肥大性肌营养不良这一原发性疾病，在肌营养不良领域做出里程碑式的贡献。

在欧洲和北美的研究中，DMD在活产男婴中的患病率为（1.3～2.1）/10 000[2-4]。

【临床表现】

DMD的临床症状较其他表型的抗肌萎缩蛋白病往往更严重，且发病更早。DMD患者常在大约13岁前就要借助轮椅，并在青少年后期或二十几岁时死于呼吸功能不全或心肌病；只有少数DMD患者能够存活至超过二十岁。

1. 肌无力

虽然在DMD男性患儿中，可能从出生起就可观察到肌病的组织学和实验室证据，但肌无力的临床发作通常在2～3岁时才出现，尽管男性患儿通常行走较晚[5]。在2～3岁时，常见奔跑缓慢且笨拙。有些病例的症状发作更迟。肌无力选择性地累及肢体肌肉，近端早于远端，下肢早于上肢。患儿因此出现跑、跳和上台阶困难。当男性患儿从地面站起时，可能还会先用手把自己支撑到直立位，这个动作被称为Gower征。通常还能观察到反常的蹒跚步态、腰椎前凸和小腿肚增大。疾病早期患者也可能诉腿痛。其他可能出现的运动体征和症状包括用脚趾行走、耐力下降、拉至坐位时头部控制力下降、平足、频繁跌倒、笨拙、粗大运动发育延迟、跟不上同龄人、运动技能丧失及肌肉疼痛或痉挛痛[6]。体格检查显示腓肠肌和（偶尔）股四头肌假性肥大、腰椎前凸、蹒跚步态、跟腱短缩、肌张力过低及反射减退或消失。患者常在12岁前就需借助轮椅。依赖轮椅的儿童尤其容易出现脊柱侧凸伴肺功能差的征象。

2. 生长延迟

DMD患儿在出生后最初几年的生长速度通常低于正常水平，导致身材矮小，即使未接受过糖皮质激素治疗的男孩也是如此[7]。

3. 心肌病

DMD可导致相关的扩张型心肌病和传导异常（尤其是心房内和心房间，但也可累及房室结），以及多种心律失常（以室上性为主）。这种心肌病的特征是左室壁后侧基底段的广泛纤维化，导致出现特征性心电图改变：右侧心前区R波增高伴R/S比值增加，Ⅰ、aVL 和 V_5～V_6 导联深 Q 波。随着病情进展，纤维化可以蔓延至左心室的外侧游离壁。由于后乳头肌受累，常存在明显的二尖瓣关闭不全。DMD 患者的症状性心肌病发病率在青少年期逐渐上升。例如，一项病例系列研究纳入 328 例 DMD 男性患儿，在 14 岁前约 1/3 的患儿可见临床上明显的心肌病，到 18 岁时约有一半，18 岁后全部患者均可见[8]。在收缩功能障碍和明显心肌病发作的很久之前，超声检查就可检出心肌结构性改变。尽管 DMD 相关的扩张型心肌病的发病率高，但大多数 DMD 患儿在病程到达较晚期之前相对无症状，这可能是因为他们无法运动。疾病晚期阶段可能发生心力衰竭和心律失常，尤其是并发感染或手术期间。极少数病例以心力衰竭为主，并且是呼吸功能未明显受损的情况下导致死亡的直接原因。

4. 骨科并发症

DMD 患者常发生上肢和下肢骨折。一项纳入 378 例 DMD 患者（1～25 岁）的病例系列研究发现，79 例（21%）经历过骨折[9]。最常见的骨折机制是跌倒；大约一半的骨折发生于能独立行走的患者。使用糖皮质激素治疗时，椎骨骨折也很常见。一份报告显示，在 75 例接受糖皮质激素治疗的患者中，32% 的患者发生了椎体压缩性骨折[10]。几乎所有 DMD 患儿都会发生进行性脊柱侧凸。脊柱侧凸联合进行性肌无力可导致肺功能受损。随着疾病进展，患者最终可能出现急性呼吸衰竭。

5. 认知和行为障碍

DMD 患儿常有不同程度的轻度认知损害或全面发育迟缓。然而，偶有患儿的智力水平可能达到或高于平均水平。与普通人群相比，DMD 患者人群还可见自闭症谱系障碍、注意缺陷/多动障碍、强迫症和焦虑的发病率增加[11]。

【辅助检查】

1. 生化检验

在出现疾病的任何临床征象之前，DMD 患儿的血清肌酸激酶（creatine kinase，CK）浓度升高，甚至在新生儿中也可观察到 CK 浓度升高[12]。血清 CK 在 2 岁时达到峰值，通常为正常上限的 10～20 倍，也可能更高。随着越来越多的肌肉被脂肪和纤维化替代，血清 CK 随后以每年约 25% 的速度逐步降低，许多患者最终会达到正常范围。醛缩酶水平及其他肌酶如 AST 和 ALT 水平也升高。

2. 基因监测

对于血清 CK 水平升高且临床表现提示抗肌萎缩蛋白病的患者，需进行分子基因检测。如果识别出 *DMD* 基因的致病突变，则可确诊。考虑到缺失和重复的频率很高，建议首先进行"大"缺失/重复基因检测，若结果为阴性，则继续进行序列分析，不仅包括"小"突变扫描，还包括微缺失/重复分析。多重连接依赖式探针扩增（multiple ligation probe amplification，MLPA）是用于检测 *DMD* 基因缺失和重复的主要技术。然而，许多实验室现在使用下一代测序联合缺失和重复检测。先证者和女性携带者都可使用 MLPA 检测，采用 MLPA 或微阵列-MLPA 技术[13-14]。大约 98% 的缺失还可通过多重聚合酶链反应（polymerase chain reaction PCR）检出[15]。其他方法包括：荧光原位杂交（fluorescence in situ hybridization，FISH）、定量 PCR、长片段 PCR，以及包括 *DMD* 基因/染色体片段在内的染色体微阵列分析（chromosomal microarray，CMA）。基于肌肉活检的方法使突变检出率提高到近 100%，该方法是将基于蛋白质和 RNA 的分析直接与 cDNA 测序相结合[16]。作为一种补充技术，肌肉 RNA 的转录组测序（RNA 测序）分析可能有助于检测和解读标准诊断性基因技术遗漏的致病编码区和非编码区变异。如果先证者有一个未知的 *DMD* 基因突变，也许可通过连锁分析来确定有风险女性的携带者状态。

（1）散发病例

对于临床表型提示 DMD 且无家族史的患者，应首先进行基因检测以查找 *DMD* 基因突变。若是阳性，可确诊 DMD。若是阴性，可使用肌营养不良基因全套检测。若结果仍是阴性，则应取肌肉进行骨骼肌的组织学检查、针对抗肌萎缩蛋白的多种抗体免疫组化检测及 Western 印迹分析。

（2）家族性病例

对于有 X 连锁抗肌萎缩蛋白病家族史的典型 DMD 病例，若已经确定家族性突变，则分子诊断比较简单，因为可提供针对家族性突变的靶向基因检测以确认临床诊断。在这种情况下，年龄较大的受累亲属的临床病程通常（但非总是）可以预测其他家族成员的疾病严重程度。如果先前未对先证者采用抗肌萎缩蛋白或 DNA 分析确诊抗肌萎缩蛋白病，则应首先尝试基于 DNA 的缺失/重复检测，如果为阴性，则进行 *DMD* 基因测序。如果这种分析未能检测到抗肌萎缩蛋白基因异常，在大多数情况下，可行更广泛的肌病基因全套检测（基于下一代测序）。如果 DMD 和肌病基因全套检测结果为阴性，下一步需取肌肉活检以进行组织学检查、免疫组化检查和抗肌萎缩蛋白分析，包括转录组分析。

3. 肌肉活检和抗萎缩肌蛋白分析

肌肉活检和抗肌萎缩蛋白分析曾经是诊断 DMD 和相关疾病的重要手段。然而，如今只在极少数情况下需要肌肉活检，因为几乎所有患者都可通过基因检测确诊。然而，对于极少数的突变阴性病例，肌肉活检联合抗肌萎缩蛋白分析仍有助于证实 DMD 的临床诊断。从肌肉活检标本中提取抗肌萎缩蛋白进行 Western 印迹分析也可用于预测疾病的严重程度。

4. 肌电图

对于 DMD，肌电图均显示肌病性改变，通常包含小的多相电位。然而，肌电图几乎从未用于诊断 DMD。

【诊断】

当怀疑抗肌萎缩蛋白病时，应检测 CK 水平，若 CK 水平升高，则与该诊断相符，应进行遗传分析。在大多数情况下，分子基因检测可以确诊抗肌萎缩蛋白病，而无需依靠肌肉活检。当全面的分子基因检测未发现致病突变时，应取肌肉活检以进行抗肌萎缩蛋白分析。

【鉴别诊断】

DMD 的鉴别诊断包括导致进行性神经肌肉无力的多种疾病。

1. 埃默里-德赖弗斯肌营养不良

埃默里-德赖弗斯肌营养不良（Emery-Dreifuss muscular dystrophy，EDMD）是一种遗传性异质性疾病，遗传方式为 X 连锁隐性遗传、常染色体显性遗传和常染色体隐性遗传，而 DMD 为 X 连锁疾病，EDMD 的症状通常发生于 20 岁以内。基本特征是早发性挛缩、儿童期起病的缓慢进行性肱腓型分布的肌无力/肌萎缩，以及表现为传导缺陷、心律失常和心肌病。EDMD 的典型特征（即，挛缩、肱腓型分布的肌无力、心脏传导缺陷和 CK 轻度升高）有助于将其与 DMD 区分开来。对于有典型的 EDMD 临床特征和支持性家族史的病例，基因检测可确诊。对于缺乏其他 EDMD 典型特征的早发性挛缩病例，肌电图和肌肉活检示肌病性改变支持诊断。

2. 脊髓性肌萎缩

脊髓性肌萎缩（spinal muscular atrophy，SMA）的特征是脊髓前角细胞和低位脑干运动神经核变性，导致进行性肌无力和肌萎缩。与 DMD 不同，SMA 常见类型的遗传方式是常染色体隐性遗传。SMA 2 型（最常出现在 3~15 月龄）和 SMA 3 型（通常出现在 18 月龄至成年期间）都可能与 DMD 相混淆。SMA 患者尚可获得无辅助情况下坐着的能力，但可能会推迟。然而，与 DMD 不同的是，其始终无法实现独立站立和行走。肌无力主要发生在近端，对下肢的影响大于上肢。其他表现包括面肌及眼肌不受累、舌肌萎缩伴肌束颤动、反射消失、累及远端肢体的细微震颤样肌阵挛（微小多发性肌阵挛）、吞咽困难和呼吸功能不全。肌无力通常导致进行性脊柱侧凸；呼吸肌无力合并脊柱侧凸可能导致限制性肺疾病。有些患者会出现关节挛缩和下颌关节强直。通常在青少年时期丧失独坐能力。有助于与 DMD 相区分的其他 SMA 特征包括弥漫性反射消失或反射减退、CK 轻度升高、舌肌肌束颤动和肌电图神经源性损害。对于疑似 SMA 的婴儿和儿童，分子基因检测发现 *SMN1* 基因第 7 外显子纯合性缺失可以确诊。

【治疗】

1. 糖皮质激素治疗

糖皮质激素是 DMD 的主要治疗方法，对于运动技能保持平台期或正在下降的 4 岁及以上患者给予该治疗[17]。首选泼尼松，0.75 mg/（kg·d），或每周给予 10 mg/kg、周末 2 日给药。或者也可给予 0.9 mg/（kg·d）的地夫可特。地夫可特是泼尼松的一种噁唑啉类衍生物，它与泼尼松的估计等效剂量关系为 1.3∶1。因此 1.3 mg 地夫可特与 1.0 mg 泼尼松大致等效。必须监测糖皮质激素治疗的益处和副作用。计时肌肉功能测试、肺功能测定和丧失独立行走能力的年龄是对评估益处有用的参数。潜在副作用包括体重增加、毛发过度生长、类库欣面容、身材矮小、身高生长速度下降、青春期延迟、长骨和椎骨骨折、痤疮、胃肠道症状、白内障和行为改变。如果副作用可耐受且可处理，最好维持糖皮质激素剂量。如果副作用不可耐受或难以处理，则将糖皮质激素剂量减少 25%~35%，并在 1 个月时再次评估。如果不可耐受的副作用持续存在，可再将剂量减少 25%。泼尼松逐渐减量至低至 0.3 mg/（kg·d）时，仍可提供部分益处。如无显著肥胖和不可耐受的副作用，甚至是无法行走的患者，应继续使用糖皮质激素，因为治疗可能减慢或延迟脊柱侧凸、肺功能下降以及心力衰竭的发生。对于长期接受糖皮质激素治疗的DMD患者，建议采取预防措施以尽量减少骨丢失。此类措施包括膳食钙和维生素D补充，以及每年进行双能X线吸收法（dual energy X-ray absorptiometry，DXA）扫描和检测25-羟维生素D（25-hydroxyvitamin D，25OHD）水平。尚不明确糖皮质激素对DMD患者产生有益作用的机制。

2. 心脏疾病治疗

对于心脏影像学检查发现心室功能障碍证据[即左室射血分数（left ventricular ejection fraction，LVEF）＜55%或左心室扩张]的DMD儿童，建议使用血管紧张素转化酶抑制剂（angiotensin converting enzyme inhibitor，ACEI）和（或）β-受体阻滞剂进行治疗。对于显性的心力衰竭，使用其他治疗方式（如利尿剂和地高辛），这与无肌营养不良儿童的治疗一样。

3. 呼吸疾病治疗

2010年发表的共识指南推荐，DMD患者按以下顺序进行呼吸干预[18-19]。

第1步：当肺活量小于预测值的40%，应用自充气式手控通气袋或机械性吸-呼气技术进行容量复张/深部肺充气。

第2步：当有下述情况时，采用手法和机械辅助咳嗽技术：
- 出现呼吸道感染且基线咳嗽峰流速度小于270 L/min。
- 基线咳嗽峰流速度小于160 L/min或最大呼气压小于40 cmH_2O。
- 年龄较大青少年或成人患者的基线肺活量小于预测值的40%或小于1.25 L。

第3步：当有下述情况时，采用夜间通气：
- 有通气不足的体征或症状（肺活量＜预测值30%的患者风险特别高）。
- 基线脉搏血氧测定值小于95%和（或）清醒时血或呼气末CO_2大于45 mmHg。
- 多导睡眠图显示呼吸暂停-低通气指数大于10次/小时，或有4次或以上脉搏血氧测定值小于92%，或睡眠时脉搏血氧测定值每小时至少下降4%。
- 最好应始终在开始无创通气前进行肺容量复张以及辅助咳嗽技术。

第4步：以下情况时应行日间通气：
- 自行将夜间通气延长到清醒时段。
- 通过辅助通气可减轻由呼吸困难引起的吞咽异常。
- 不能一口气说出完整的句子，和（或）存在低通气症状伴基线脉搏血氧测定值小于95%和（或）清醒时血或呼气末二氧化碳分压大于45 mmHg。
- 对于在急性病或麻醉期间插管的患者，持续无创辅助通气加机械辅助咳嗽有助于气管拔管，如果可行，随后逐步过渡到夜间无创辅助通气。

第5步：气管造口术的指征包括：
- 患者和临床医生的偏好；指南推荐合适的患者长期每日应用小于等于24 h的无创通气。
- 患者不能成功使用无创通气。
- 当地医疗基础设施不能支持无创通气。
- 患者危重病期间尽管优化应用了无创通气和机械辅助咳嗽，但3次拔管失败。
- 防止分泌物误吸入肺的咳嗽辅助无创方法失败、血氧饱和度测量值降至低于95%或基线值，从而需通过气管造口术频繁进行直接气管吸引。

4. 骨科干预

根据患者的要求和疾病严重程度还可能使用多种其他干预和（或）治疗方式：
- 如果在睡眠期间足部维持在跖屈位，应该使用轻型塑料踝足矫形器。
- 使用长腿支具可能维持站立和（或）行走。
- 可能进行外科手术松解屈髋肌群、髂胫束和跟腱的挛缩。
- 站立和行走可预防脊柱侧凸。
- 稳定或纠正脊柱侧凸的手术可提高患者的舒适度，特别对那些只能依靠轮椅的患者，并且对肺功能也可能有益。然而，还没有随机对照试验评估DMD的脊柱侧凸手术[20]。

【病例摘要】

患儿，女，14岁，2岁时方能行走，但频繁摔倒，其母亲发现其肢体近端无力，但未予以重视。9岁时诊为进行性假肥大性肌营养不良。查体：脑神经正常；下肢近端肌力2级，双侧小腿肥大；肩关节外展肌力2级；腱反射消失，Gower征（+）；双侧肘关节、髋关节及膝关节屈曲挛缩；无舌肥大，无不自主活动。辅助检查：肌酸激酶：2210 U/L。肌电图呈肌病性改变。多重连接依赖式探针扩增检测显示杂合性抗肌营养不良蛋白外显子45-52缺失。MRI可见肌肉有明显的脂肪浸润。根据病史、症状、体征及辅助检查明确进行性假肥大性肌营养不良诊断。病例详细资料见二维码数字资源3-2。

数字资源3-2

【参考文献】

[1] EMERY A E. The muscular dystrophies. Lancet, 2002, 359 (9307): 687-695.

[2] RYDER S, LEADLEY R M, ARMSTRONG N, et al. The burden, epidemiology, costs and treatment for Duchenne muscular dystrophy: an evidence review. Orphanet J Rare Dis, 2017, 12 (1): 79.

[3] MOAT S J, BRADLEY D M, SALMON R, et al. Newborn bloodspot screening for Duchenne muscular dystrophy: 21 years experience in Wales (UK). Eur J Hum Genet, 2013, 21 (10): 1049-1053.

[4] ROMITTI P A, ZHU Y, PUZHANKARA S, et al. Prevalence of Duchenne and Becker muscular dystrophies in the United States. Pediatrics, 2015, 135 (3): 513-521.

[5] GARDNER-MEDWIN D. Clinical features and classification of the muscular dystrophies. Br Med Bull, 1980, 36 (2): 109-115.

[6] BIRNKRANT D J, BUSHBY K, BANN C M, et al. Diagnosis and management of Duchenne muscular dystrophy, part 1: diagnosis, and neuromuscular, rehabilitation, endocrine, and gastrointestinal and nutritional management. Lancet Neurol, 2018, 17 (3): 251-267.

[7] WOOD C L, STRAUB V, GUGLIERI M, et al. Short stature and pubertal delay in Duchenne muscular dystrophy. Arch Dis Child, 2016, 101 (1): 101-106.

[8] NIGRO G, COMI L I, POLITANO L, et al. The incidence and evolution of cardiomyopathy in Duchenne muscular dystrophy. Int J Cardiol, 1990, 26 (3): 271-277.

[9] MCDONALD D G, KINALI M, GALLAGHER A C, et al. Fracture prevalence in Duchenne muscular dystrophy. Dev Med Child Neurol, 2002, 44 (10): 695-698.

[10] KING W M, RUTTENCUTTER R, NAGARAJA H N, et al. Orthopedic outcomes of long-term daily corticosteroid treatment in Duchenne muscular dystrophy. Neurology, 2007, 68 (19): 1607-1613.

[11] BANIHANI R, SMILE S, YOON G, et al. Cognitive and neurobehavioral profile in boys with Duchenne muscular dystrophy. J Child Neurol, 2015, 30 (11): 1472-1482.

[12] MENDELL J R, SHILLING C, LESLIE N D, et al. Evidence-based path to newborn screening for Duchenne muscular dystrophy. Ann Neurol, 2012, 71 (3): 304-313.

[13] LALIC T, VOSSEN R H, COFFA J, et al. Deletion and duplication screening in the DMD gene using MLPA. Eur J Hum Genet, 2005, 13 (11): 1231-1234.

[14] ZENG F, REN Z R, HUANG S Z, et al. Array-MLPA: comprehensive detection of deletions and duplications and its application to DMD patients. Hum Mutat, 2008, 29 (1): 190-197.

[15] CHAMBERLAIN J S, CHAMBERLAIN J R, FENWICK R G, et al. Diagnosis of Duchenne and Becker muscular dystrophies by polymerase chain reaction. A multicenter study. JAMA, 1992, 267 (19): 2609-2615.

[16] DEBURGRAVE N, DAOUD F, LLENSE S, et al. Protein—and mRNA-based phenotype-genotype correlations in DMD/BMD with point mutations and molecular basis for BMD with nonsense and frameshift mutations in the DMD gene. Hum Mutat, 2007, 28 (2): 183-195.

[17] BUSHBY K, FINKEL R, BIRNKRANT D J, et al. Diagnosis and management of Duchenne muscular dystrophy, part 1: diagnosis, and pharmacological and psychosocial management. Lancet Neurol, 2010, 9 (1): 77-93.

[18] BUSHBY K, FINKEL R, BIRNKRANT D J, et al. Diagnosis and management of Duchenne muscular dystrophy, part 2: implementation of multidisciplinary care. Lancet Neurol, 2010, 9 (2): 177-189.

[19] BIRNKRANT D J, BUSHBY K M, AMIN R S, et al. The respiratory management of patients with duchenne muscular dystrophy: a DMD care considerations working group specialty article. Pediatr Pulmonol, 2010, 45 (8): 739-748.

[20] CHEUK D K, WONG V, WRAIGE E, et al. Surgery for scoliosis in Duchenne muscular dystrophy. Cochrane Database Syst Rev, 2015, 2015 (10): CD005375.

第三节 埃默里-德赖弗斯肌营养不良

【概述】

埃默里-德赖弗斯肌营养不良（Emery-Dreifuss muscular dystrophy，EDMD）是一种以上肢近端肌肉和胫前肌无力、萎缩为主要表现的罕见遗传性肌病，其患病率约为1/40万。该病常在儿童期发病，根据其发病机制，可分为X连锁隐性遗传型和常染色体显性遗传型。X连锁隐性遗传型的致病基因定位于Xq28；常染色体显性遗传型则多由染色体1q21-q23上的LMNA基因异常导致核纤层蛋白A/C缺陷所致。

在遗传病因学机制明确之前，EDMD多年来被描述为一个典型的临床实体，即患者身体中出现的某种具体病理形态、组织结构或病变特征。1902年Cestan和Lejonne描述了以早期肌肉挛缩为表现的肌营养不良症[1]。1955年，Becker和Kiener描述了一种缓慢进展的X连锁肌营养不良症，比DMD发病晚，平均寿命略短[2]。直到1966年，Emery和Dreifuss对该病的临床特征和典型进展进行了更详细的描述。1979年，这种疾病正式命名为埃默里-德赖弗斯肌营养不良[3]。

EDMD的患病率约为1/40万。在常染色体显性和隐性遗传型EDMD中，男性和女性发病率相近，而X连锁型EDMD主要累及男性，女性基因携带者也有一些疾病表现[4]。

EDMD的发病与多种基因相关，其中EMD、LMNA、SYNE1、SYNE2、FHL1和TMEM43分别对应不同的EDMD亚型（EDMD1、EDMD2及EDMD3、EDMD4、EDMD5、EDMD6和EDMD7）。其他与此疾病相关的基因还有SUN1、SUN2以及TTN等[5]，目前仍然存在多种致病基因尚未被发现。

EMD和LMNA基因突变是EDMD最常见的遗传发病机制，约占病例总数的40%[6-7]。定位于Xq27-28区域EMD基因编码emerin蛋白，是一种由254个氨基酸组成的核膜蛋白，存在于肌肉和其他一些组织中[8]。EMD的突变导致emerin的合成完全受阻，并导致EDMD1的相应病理表现[8-10]。定位于染色体1q11-q23的LMNA基因为EDMD2相关基因[11]。LMNA突变导致层蛋白A/C（LMNA）的破坏，其典型的遗传方式为常染色体显性遗传[10]。

与其他类型的层蛋白疾病相比，EDMD2为致病基因出现错义突变而致[12]，其中新生突变十分常见（可达76%）[13]。LMNA的常染色体隐性突变也与EDMD发病有关，此类已归为EDMD3亚型[13-15]。SYNE1和SYNE2分别为EDMD4和EDMD5两种亚型的致病基因，分别编码突触核膜蛋白Nesprin-1和Nesprin-2，Nesprins蛋白对于核膜定位和结构完整性至关重要[16-18]。FHL1为EDMD6的致病基因，它定位于Xq26.3[19]，其编码的FHL1蛋白在EDMD相关蛋白的细胞定位中发挥重要作用，但该蛋白位于肌节和肌膜而非核膜[20]。TMEM43为EDMD7的致病基因，该基因编码一种与emerin和LMNA结合的核膜蛋白LUMA，参与核膜的结构组成和细胞核形态的维持[21-22]。突变型LUMA可致细胞核形态异常。LUMA也可能在emerin的准确定位中发挥作用，并与SUN2有重要的交互作用，突变体LUMAs可能结合SUN2而阻碍其核定位并促使其破坏[21]。

既往认为由同名基因编码的SUN1蛋白是一种在LMNA突变环境下累积的蛋白质，但目前多认为其致病机制为SUN1的变异在原发性EDMD突变环境下加重了细胞缺陷[21]。TTN突变与多种表型有关，包括胫骨远端肌病、肢带型肌营养不良（limb girdle muscular dystrophy，LGMD）（LGMD R10与肌肽相关，以前称为LGMD2J）、扩张型心肌病。最近报道表明TTN突变（包括隐性截断突变）也与EDMD表型有关，这些患者只有一部分合并有心肌病[23-24]。

【发病机制】

EDMD通常是由一个或多个构成核膜的蛋白质结构或功能缺陷引起的，因而又称为"核膜病"[25]。其中一个统一的致病机制可能是蛋白质导入细胞核失败[26-27]。核膜为双层膜结构，由内、外核膜和核纤层共同构成细胞核的结构框架。任何提供这种框架的蛋白质缺陷或编码基因突变都会导致细胞核结构完整性丧失，这尤其对包括心肌和骨骼肌等常处于压力状态下的组织结构构成威胁。这些蛋白质包括emerin，LMNA、nesprin1、nesprin2、LUMA、SUN1、SUN2，分别由EMD、LMNA、SYNE1、SYNE2、TMEM43、SUN1和SUN2基因编码。具体来说，核骨架与细胞骨架连接复合体 (LINC) 位于核膜，它由 emerin，LMNA，nesprin1 及 nesprin2、SUN1 和 SUN2 组成[7, 28]。而由同名基因编码的 FHL1 蛋白定位于肌节和肌膜，其有助于肌节的组装[20, 29]。

EMD 基因突变编码的突变型 emerin 蛋白向内层核膜的运输减少[30]，并与核内陷减少和核 Ca^{2+} 瞬变异常有关[31]。LMNA 基因编码 LMNA 蛋白在成熟肌细胞、骨骼肌干细胞和卫星细胞中普遍表达[32]。因此，LMNA 基因突变可导致肌肉再生受损，最终导致进行性肌营养不良[33]。有证据表明，在 LMNA 杂合子突变的小鼠中存在房室结细胞凋亡和心脏传导缺陷[34]。此外，一些核蛋白的缺陷可以导致其与其他组件的错误定位。例如，突变体 LUMA 的过表达可以干扰 emerin 和 SUN2 的核定位，其引起的下游效应类似于 emerin 缺乏[35-36]。

核膜相关蛋白在核膜上的定位异常是 EDMD 有别于其他类型肌营养不良的一个显著的生物学特征。然而，核膜的各种缺陷如何导致肌纤维的广泛破坏，如何导致 EDMD 典型的临床表现以及各种 EDMD 亚型的不同临床特征，其机制尚不清楚。

【临床表现】

典型的 EDMD 临床表现可归纳为双重三联征，典型的三联征包括早期挛缩、进行性肌肉无力和萎缩以及心脏异常；第二重为挛缩三联征，最显著的是颈部伸展、肘部屈曲和跟腱绷紧。

挛缩通常在 10 岁以前出现，随着年龄的增长，可在发育高峰期产生严重的影响，尤其是椎旁韧带和颈后肌肉组织的挛缩，导致患者颈部被固定在一个伸展位置。颈椎僵硬可明显改变颈部解剖结构，从而导致吞咽困难[37]。

常见的早期运动症状是行走或跑步困难。至 20 岁或 30 岁时，肌肉无力和萎缩变得更加明显。这种肌肉无力通常表现为一种"肱骨-腓骨"模式，即影响上肢近端和下肢远端肌肉。上肢近端肌肉无力以肱二头肌和肱三头肌为重，而三角肌和冈下肌相对较轻；下肢远端肌肉无力主要累及腓骨肌，而大腿和足部固有肌肉一般不受累。患者普遍存在颈部肌肉无力，此外由于前锯肌无力而导致的翼状肩胛也较为常见，然而患者的面部肌肉却较少受累[13]。

大多数 EDMD 患者都存在心脏并发症。心律失常和心肌病为最常见的表现，其中常见的心律失常类型有房性快速型心律失常、房性停顿、室性快速型心律失常等。此类症状通常出现在 20 岁以后，包括心悸、先兆晕厥和晕厥、运动不耐受和心力衰竭等相关症状。心脏表现通常先于明显的骨骼肌肉无力而发生。与普通人群相比，女性 EDMD1 携带者发生心脏并发症如传导异常和猝死的风险增加，然而通常没有显著的神经肌肉症状[4]。50 岁以上的 LMNA 突变患者，包括 EDMD 患者，其心力衰竭的发生率可超过 60%[38]。

EDMD1 和 EDMD2 是最为常见的亚型，二者表现型有显著的相似性，表明它们的蛋白产物（分别为 emerin 和 LMNA）之间存在功能相关性[10]。然而，这两种亚型之间也有明确的临床区别。总体来说，EDMD2 患者的病情比 EDMD1 患者更严重，包括更明显且呈进行性加重的肱二头肌萎缩[13, 39]。EDMD2 中也有股四头肌和指短伸肌肥大的报道，但在 EDMD1 中尚未发现，此种肥大是真性肥大，在肌肉活检中结缔组织浸润并不明显[13, 40]。在 EDMD1 中，骨骼肌症状通常发生在心脏受累之前，而 EDMD2 的心脏症状更有可能是最初的表现。此外，与大多数 X 连锁疾病一样，包括骨骼肌和心脏受累在内的 EDMD1 的临床表主要在男性中显现。尽管约 20% 的女性携带者可能会出现心脏受累，甚至有时需要植入起搏器等治疗，但女性携带者通常不会出现肌肉受累的症状或体征[41]。EDMD1 的心脏并发症主要表现为房室传导受阻，包括完全心脏传导阻滞、心房麻痹和心房扑动[42]。EDMD1 患者的尸检显示心肌逐渐被纤维组织和脂肪组织取代，尤其是在心房和房室结部位，后期累及心室肌[43-44]。

与 EDMD1 相比，EDMD2 的一个显著特征是其临床表现范围更广、更多样，甚至有些 LMNA 突变的患者被归为非 EDMD 疾病类别。这些非典型的表现型包括由严重的颈部肌肉无力引起的先天性肌营养不良伴明显的"头下垂"综合征[44]、常染色体显性扩张型心肌病伴传导障碍[45]、家族部分脂肪营养不良（FPLD）[46-47]、常染色体隐性轴突 CMT（Charcot-mary-tooth）神经病变[48] 和 Hutchinson-Gilfor 儿童早衰[49-50]。值得注意的是，既往认为常染色体显性 LGMD 的一个亚型 LGMD1B 与 LMNA 突变相关[51]。然而，最近对 LGMDs 的重新分类将核纤层蛋白病变视为一种单独的肌肉疾病[52]。这两种亚型的区别还在于，EDMD2 的骨骼肌症状严重程度比 EDMD1 更难预测。一般来说，大多数 EDMD2 患者在 30 岁前病程进展缓慢，此后病程进展加快。

然而，在某些病例中，症状却出现得非常早（在 3 岁之前），肌肉无力和挛缩进展得更快；大多数患者行走困难，行走需要支持，部分患者在 40 岁时失去行走能力[13]。在一项研究中，5 名具有早期和快速进展表型的患者中有 3 名在 8～13 岁就失去了行走能力[13, 53-54]。LMNA 突变所见的表型变异似乎与突变类型没有直接联系，证据是具有相同突变的家族之间以及同一家族成员之间的严重程度显著不一致[13]。例如，一个家族共有的单核苷酸缺失（第 6 外显子中的 c.959Tdel）可导致多种临床表型，包括伴有传导障碍的单纯扩张型心肌病（DCM），具有 EDMD 样骨骼肌异常的 DCM，以及具有 LGMD 样骨骼肌营养不良的 DCM[55]。

EDMD3 与 LMNA 突变有关，但为隐性遗传，要比常染色体显性遗传 II 型少见得多。首例报道的病例为 14 个月时开始发病，表现为非常严重的肌肉疾病，其特征为明显的肌挛缩、显著且进行性肌肉无力和萎缩、不能行走，但智力正常，且心脏并未受累[56]。然而，一个患有 EDMD3 的家庭中 4 名成员出现了心脏后遗症，包括室上性和（或）室性心律失常[55]。

与 SYNE1 或 SYNE2 突变相关的临床表型变异很大，从几乎无症状的高氧血症到合并有需要心脏移植的严重 DCM 的肌营养不良不等[18]。在这一范围内，大多数伴有 SYNE1 突变的 EDMD4 患者表现为逐渐进行性的肌肉无力和萎缩、关节挛缩，且没有明显的心脏受累[57-58]。而 EDMD5 的典型表现为肌无力和心脏受累（如心律失常、DCM、心力衰竭），但无明显的挛缩表现[37]。

EDMD6 是由 FHL1 突变引起的。EDMD6 可伴有骨骼肌肥大，虽然在一些肌肉活检中可见到间质组织，但此类肥大为真性肥大[19]。其他潜在症状包括声带麻痹伴发声困难、面部无力、上睑下垂、吞咽困难和呼吸障碍等。女性携带者可能有心脏缺陷，伴或不伴有轻度的骨骼肌受累[19, 37, 41]。FHL1 突变也与其他肌病相关，包括躯体肌病、肩胛腓骨肌病、伴体位性肌萎缩的 X 连锁肌病和肥厚型心肌病[59-60]。

EDMD7 是由 TMEM43 杂合子突变引起，是一种常染色体显性亚型。所报道的患者均为成年后发病。其明确的临床特征为近端肌无力和萎缩、心脏受累（房颤和心动过缓且需要植入起搏器）[21]。

仅报道过 1 例 EDMD 患者由 SUN1 和 SUN2 原发性突变致病[61]。该 SUN1 突变患者在 10 岁时开始出现轻度肌肉无力、脊柱僵硬、中等程度的血清 CK 升高，在病程早期心脏并未受累。目前，SUN2 突变患者的详细表型信息尚不清楚。

与 TTN 突变相关的 EDMD 表型通常包括进行性肢带肌无力、早发性挛缩，而面部、球部和动眼肌组织并未受累。如上所述，心肌病变似乎是多变的[23-24]。本病往往开始于婴儿期或儿童期，最终在 13～36 岁永久性丧失行走能力[23]。

【辅助检查】

1. 肌酸激酶（CK）水平

在骨骼肌受累的患者中，CK 水平可从正常到正常上限的 15 倍。在单纯心脏受累的患者中，CK 水平一般正常[13]。因此，CK 水平升高可能有助于诊断评估，但 CK 水平正常并不能排除 EDMD 的诊断。

2. 肌电图

总体来说，EDMD 的肌电图（EMG）表现与其他肌病相似，包括低幅度、短时间的运动单元动作电位和早期募集模式[62]。然而，针刺检查也可能发现"不规则"的运动单元动作电位，包括高振幅，多相频率增加，正常或持续时间延长；这些通常被认为是神经源性特征[62]，因此有可能会给诊断造成困扰，这一系列的肌电图表现可能反映了肌纤维的变化（如肥大和分裂）和整体纤维大小的变化（包括肥大和萎缩），这些均可能发生在缓慢进展的肌病中[62-64]。异常自发活动并非普遍存在[65]，可能只存在于特定的肌肉中[65]，但有病例报道了异常自发电活动的富集呈肌强直放电[64, 66]。

3. 肌肉成像

骨骼肌成像是一项有用的辅助工具，常与其他诊断方式一起使用。少数文献指出，在 EDMD 背景下的肌肉影像学研究中可以看到不同的肌肉受累模式，有时提示特定的疾病亚型。

对包括 5 例 EDMD2 在内的 22 例核纤层蛋白病患者的肌肉 MRI 研究显示半膜肌、股二头肌长短头、大收肌和股直肌脂肪浸润，而股直肌相对较少。这些患者中只有一例在小腿肌肉出现了类似的脂肪浸润模式[67]。

肌肉 CT 成像可以区分 EDMD 与胶原蛋白相关肌病。它们均表现为骨骼肌挛缩，在贝特莱姆肌病或乌尔里希型先天性肌营养不良中，脂肪浸润多见于股直肌，而 EDMD 中大腿后肌群浸润更明显，EDMD 患者也表现为小腿后肌受累更严重[68]。骨骼肌成像还有助于区分不同亚型 EDMD。如 EDMD1 与 EDMD2 均存在椎旁肌、内收肌、臀肌、股四头肌、股二头肌、半腱肌、半膜肌、比目鱼肌和腓肠肌受累。与 EDMD2 相比，EDMD1 患者的腓骨肌更常受累，提示这些肌肉可能有助于区分两种亚型[69]。此外腓肠肌受累的模式可能有助于将 EDMD2 患者与其他亚型区分开来。腿部肌肉 MRI 可发现 EDMD2 患者累及腓肠肌内侧头，而外侧头相对不受累。而 EDMD1 或其他类型均无此类肌肉受累模式[70]。

4. 肌肉病理

通常肌肉活检被用于怀疑患有 EDMD 的患者的诊断评估。在存在骨骼肌受累的患者中，肌肉活检典型地表现出营养不良或其他肌病特征，包括肌纤维大小的变异、内部核的显著增加，偶有肌内结缔组织和坏死纤维的轻度增加[13]。

EDMD 1、EDMD 2 和 EDMD 6 等亚型可发现肌纤维结构的破坏[25,71]，同时也可见异常形状的细胞核[21]。但肌肉结构上的改变并不是 EDMD 所特有，因此肌肉活检在诊断 EDMD 方面一定的局限性。

免疫组化可在某些 EDMD 亚型中发现有用的诊断证据。例如，在 EDMD1 中，抗-emerin 抗体显示内核膜染色的缺失[8-9]，这一现象不仅可以在肌肉中看到，还可以在外周血白细胞、皮肤成纤维细胞和口腔颊细胞中看到[72]。在女性携带者的骨骼肌中，emerin 蛋白水平变化较大，从低于正常水平的 5% 到正常水平不等[73]。在 LMNA 正常的患者中，EDMD2 的免疫组化不如 EDMD2 的染色有用。然而，除了 EDMD7 之外，这些患者的 LUMA 染色也被证实减少[21]。在 EDMD7 中，由于 TMEM43 突变，不仅 LUMA 的核染色降低，而且 emerin 和 SUN2 的核染色也降低，这可能是 LUMA 与这些其他核膜蛋白相互作用的结果[21]。在其他 EDMD 亚型中，还没有明确的、有临床意义的免疫组化异常发现[74]。

5. 遗传学监测

基因检测是建立 EDMD 亚型特异性诊断的金标准，目前已有相关商品化的检测手段：EMD、LMNA、FHL1、SYNE1、SYNE2、TMEM43、SUN1、SUN2 和 TTN。特定的基因和相关的表型如上所述。目前，大多数针对该疾病的基因检测依赖于基于新一代测序技术的靶向序列捕获面板[75-76]。为了进一步扩大突变捕获范围，如外显子水平的缺失，通常测序面板还附加特定的缺失-重复测试[77]。老一代的 Sanger 测序技术目前仅用于某些特定的情景，如验证特定的单核苷酸突变。外显子组测序也可以捕获许多致病突变，但难以检测到更大范围的缺失和重复。

【诊断】

由于 EDMD 的罕见性和表型与其他形式的肌营养不良，如先天性肌营养不良和 LGMD 有一定重叠，因此 EDMD 的诊断具有一定的挑战性。该病的典型三联征为早期挛缩、进行性近端肌无力以及心脏相关损害。相关的临床线索包括颈部伸肌无力、典型的挛缩、心肌病、慢速型心律失常和快速型心律失常等。儿童时期出现相关的病损表现要怀疑该病的可能。必要的化验或辅助检查有助该病的诊断：CK 水平升高提示可能存在骨骼肌损害；同时加做相关部位的 CT/MR，如果发现肌肉挛缩，则对诊断有重要意义。心脏损害方面，心电图可发现节律异常，超声心动图能发现相关心肌损害。诊断有困难或亟须确诊的患者还可进行肌肉活检，加做免疫组化可对疾病分型提供相关证据。此外，基因检测对该病的分型诊断特异性高，目前多采用新一代基因测序技术。

【鉴别诊断】

一些神经肌肉疾病导致类似的肌肉受累、关节挛缩或心脏疾病，但大多数不具有 EDMD 完全的三联征表现。主要鉴别诊断包括伴有关节挛缩的其他形式的肌病，伴或不伴心脏受累，部分相关疾病类型的特点及鉴别要点见表 3-3-1。

1. 强直性肌营养不良

为常染色体显性遗传，任何年龄均可发病，多首先累及远端手部和足部的小肌肉，早期常表现为远端肢体的无力，进展缓慢，逐渐出现肌强直和肌萎缩。肌肉萎缩以四肢远端为主，可发展至面肌、咬肌、颞肌及胸锁乳突肌，晚期可出现瘫痪和心肌损害，肌电图及肌肉病理有助于鉴别。

2. 慢性多发性肌炎

无遗传病史，病情进展较缓慢，症状常有起伏，肌无力的程度比肌萎缩明显。常有疼痛和压痛，ESR 增快。血清肌酶正常或轻度升高，肌肉病理符合肌炎的改变，皮质类固醇治疗效果较好。

3. 重症肌无力

是一种由神经-肌肉接头处传递功能障碍所引起的自身免疫性疾病，临床主要表现为部分或全身骨骼肌无力和易疲劳，在运动后加重，休息后减轻，

表 3-3-1　部分疾病与 EDMD 的鉴别要点

疾病名称	基因	遗传类型	临床表现			
			肌肉损害	关节挛缩	心脏受累	鉴别要点
Ⅵ型胶原蛋白相关贝特莱姆肌病	COL6A1 COL6A2 COL6A3	常染色体显性	+++	++	—	无心脏受累；具有特异性肌肉影像表现
多微小轴空病	SELENON（SEPN1）	常染色体隐性	+++	++	—	无心脏受累；早期而严重的呼吸衰竭
FKRP 相关性肌病	FKRP	常染色体隐性	+++	±	±	多种心脏受累表现；可出现中枢神经系统受累
TTN 相关性肌病	TTN	常染色体显性；常染色体隐性	+++	+++	±	多种心脏受连累表现；严重的呼吸功能损害；特异性肌肉病理表现
面肩肱型肌营养不良	DNMT3B；DUX4L1；SMCHD1	常染色体显性	+++（肩胛肌萎缩）	—	—	无早期关节挛缩或心脏受累
X 连锁空泡性肌病伴心肌病	LAMP2	X 连锁	+++	—	++	无关节损害
先天性肌营养不良	DMD	X 连锁	+++	—	++	无关节挛缩；无心脏传导障碍/节律异常

无肌肉萎缩和假性肌肥大。抗胆碱酯酶剂治疗有效。肌电图和肌肉活检有助于鉴别。

【治疗】

EDMD 的管理包括适当的临床监测和对症治疗。鉴于 EDMD 的复杂性及常合并有多系统器官并发症，患者最好在医学多学科诊所或在多学科专家团队协调和沟通的临床环境中进行监测和管理。

1. 遗传咨询

应该向所有患者及其家属提供遗传咨询，以帮助他们更好地了解生育再发该疾病的风险以及对家族其他成员的潜在风险。遗传顾问也可以指导患儿家庭采取计划生育措施，以减少再发的风险，如胚胎植入前基因诊断。遗传咨询还有助于携带者对可能危及生命的心脏并发症进行适当的监测[53]。

2. 治疗挛缩

以伸展为主的物理治疗往往是 EDMD 最初的管理措施，然而，严重的挛缩可能需要手术治疗，如踝关节挛缩时需要行跟腱延长。为了使患者持续获益，常常需要多次手术干预。而如果在青少年发育高峰之后进行手术治疗，其临床效果可能会持续更长时间[13, 44, 53]。总体来说，踝关节挛缩的手术治疗效果最好，而肘关节挛缩的手术治疗更为复杂，且治疗效果往往不能持久。颈部挛缩必要时也可考虑采取手术干预措施，通常需要用内固定治疗，尽管在决策之前应该反复权衡其获益及潜在的风险（包括瘫痪）。

3. 心脏评估

所有 EDMD 患者在诊断时都应进行全面的心脏评估，包括体格检查、心电图、超声心动图和动态心电图等[78-79]。尤其对于 LMNA 突变者，必须认识到其高外显率，特别是在心脏症状方面（在 60 岁时几乎完全表现）和其潜在的严重程度（可能最开始即表现为心脏性猝死）。因此，任何携带这些突变的人都需要进行全面的心脏评估和持续的监测[80-81]。

心电图异常包括 P 波波幅降低、PR 间期延长，快速型心律失常，如常见的房颤、房扑，及室上性和室性心动过速，极可能是由进行性的心房、心室和房室结纤维化导致的[82]。这些心电图异常有较高的风险可进展为完全性传导阻滞和（或）心房停顿/心搏骤停[83-85]，后者可能与交界区逸搏心律有关[82]。

超声心动图对于扩张型或肥厚型心肌病的筛查十分必要。心脏并发症的严重程度与骨骼肌无力的程度无关。在 LMNA 相关的 EDMD 病程早期，通常心脏纤维化的征象明显，且在超声心动图和心脏 MRI 上可以看到心室功能障碍的微小征象[86]。心脏 MRI 对于检测心脏纤维化有独特的作用。然而，许多患儿需要镇静才能做这项检查[86]。

X连锁型EDMD的女性携带者，都应该被告知发生心肌病和心力衰竭的风险。对于没有心脏症状的患者，一经诊断应当立即进行心脏评估，之后定期监测。一旦出现任何心脏症状，则进行完整的心脏评估，包括临床检查、心电图、超声心动图和动态心电图，然后每年进行随访评估[41]。

4. 药物疗法

所有射血分数（EFs）降低的患者推荐使用血管紧张素转化酶抑制剂（ACEI）或血管紧张素受体拮抗剂（ARBs）[79]。在心功能障碍进展的情况下，其他常用的治疗心力衰竭的药物也可考虑；然而，由于房室传导阻滞的发生率较高，β受体阻滞剂的使用应十分谨慎。

5. 植入心脏起搏器／植入式心律转复除颤器

对任何程度房室传导阻滞（包括一度房室传导阻滞）的EDMD患者放置起搏器，因为随着时间的推移，其终将进展为完全性房室传导阻滞[79]。因为存在潜在的心室功能障碍可能，一种较新的方法，心脏再同步化治疗（CRT），即双室起搏器，在某些情况下也可考虑[78]，然而，此装置在EDMD中的应用尚未得到广泛的研究支持。相较于EMD而言，关于LMNA突变引发的心脏并发症方面的研究更为深入。后者有30%的猝死风险。在LMNA突变的情况下，由于致命的快速性心律失常发生的高风险，许多报道均建议同时放置植入式心律转复除颤器（ICD）与起搏器[38, 87-88]。也有研究建议，一旦检测到室性心动过速，就应立即放置ICD[89]。

6. 血栓预防

尚无相关研究证实对EDMD合并房颤和房扑患者进行抗血小板或抗凝预防的疗效；然而，由于有发生脑梗死和心肌梗死的危险，如无禁忌，建议采取抗血栓预防措施[4, 89]。

7. 心脏移植

心脏移植已应用于患有EDMD并逐渐出现心力衰竭者[4, 90-91]。合适的情况下可以考虑。

8. 呼吸道管理

呼吸功能障碍通常不是EDMD典型表现之一，但可以成为病程中的一个因素。因此，应进行呼吸监测和定期肺功能检测。对于有呼吸衰竭的患者，可以考虑呼吸支持，特别是在夜间，最好应用无创设备。

9. 研究性治疗

EDMD的研究性治疗主要针对EDMD2[92]。一些临床前期研究结果较为乐观，主要集中在心脏表型方面。一种治疗策略的靶点是丝裂原活化蛋白激酶（MAPK）激活通路，特别是细胞外信号调节激酶（ERK）支路[93]。有前景的抑制MAPK/ERK激活的方法包括PD98059[93]、司美替尼（selumetinib）[94]、"molecule 8"[95]和ACEI类药物贝那普利[96]。ARRY-371797针对MAPK级联的一个不同分支p38α，并在一个EDMD2小鼠模型中起到预防心脏并发症的作用[97]。另一种治疗方案是使用替西罗莫司抑制哺乳动物雷帕霉素靶点（mTOR）通路，该通路也参与了EDMD的发病过程[98]。N-乙酰半胱氨酸可以减轻EDMD2中的氧化应激[99]。此外，烟酰胺核苷作为一种烟酰胺腺嘌呤二核苷酸（NAD＋）的天然前体，可改善核纤层蛋白病小鼠模型的心脏功能[100]。

与许多其他遗传性神经肌肉疾病一样，基因疗法用于EDMD治疗也在研究中。在细胞培养中，反义寡核苷酸介导的LMNA第5外显子跳变已获得成功，作为一种潜在治疗该外显子显性突变患者的基因疗法具有一定的应用前景[101-102]。其他可能在EDMD中发挥作用的分子疗法，如基于腺相关病毒（AAV）的基因替换和基因编辑技术，迄今尚未在该疾病中正式开展相关研究。

【病例摘要】

患者，男，10岁，主因"行走不稳8年，发现房室传导阻滞1年余"入院。2岁起病，表现为行走不稳，容易摔跤，上楼、蹲起及跑跳差。双上臂上抬稍困难，1年前出现关节挛缩，8年来定期检测心电图，1年余前发现一度房室传导阻滞。查体，步态异常，高尔征（＋），肘关节挛缩，低头受限，跟腱紧，双手不能伸直合拢，双上肢近端肌力5－，远端5，双下肢近端5，远端5－。双侧腱反射未引出，病理征（－）。

查血CK最高为810 U/L，肌电图示所查股四头肌放松时可见纤颤和正相电位。行肌肉活检提示可见再生肌纤维，小角化肌纤维。基因检测（高通量测序＋荧光定量PCR）LMNA Exon2－12 del，杂合变异，来源于母亲；c.130 G＞C（p.Val44Leu），杂合变异，来源于父亲。超声心动图提示心脏扩大，左室收缩期射血分数减低，三尖瓣轻度反流。动态心电图提示全程一度房室传导阻滞，间断二度Ⅱ型房室传导阻滞及窦房传导阻滞。

根据患者肌力减退、关节挛缩,结合相关辅助检查、基因检测,诊断为 EDMD 2。

针对患儿情况,考虑心脏表现与原发 *LMNA* 基因突变有关,根据现有循证医学证据,患儿房室传导阻滞可继续进展至高度及三度房室传导阻滞,并可能出现心房静止、房扑、房颤、恶性室性心律失常及扩张型心肌病,甚至心脏停搏及猝死风险,建议植入 ICD 或者心脏起搏器(VVI 模式),与家属沟通后家属表示暂不植入而选择保守治疗并继续随访观察。给予卡托普利口服,辅酶 Q10 口服,磷酸肌酸钠及维生素 C 静脉输液等治疗。患儿住院期间生命体征平稳。嘱患者出院后定期复查心电图、动态心电图、超声心动图等,遵医嘱口服卡托普利及辅酶 Q10。

【参考文献】

[1] CESTAN R, LAJONNE N J. Dystrophie musculaire. Iconogr Salpetriere, 1902, 155: 35.

[2] BECKER P E, KIENER F. A new x-chromosomal muscular dystrophy. Arch Psychiatr Nervenkr Z Gesamte Neurol Psychiatr, 1955, 193(4): 427-448.

[3] ROWLAND L P, FETELL M, OLARTE M, et al. Emery-Dreifuss muscular dystrophy. Ann Neurol, 1979, 5(2): 111-117.

[4] BORIANI G, GALLINA M, MERLINI L, et al. Clinical relevance of atrial fibrillation/flutter, stroke, pacemaker implant, and heart failure in Emery-Dreifuss muscular dystrophy: a long-term longitudinal study. Stroke, 2003, 34(4): 901-908.

[5] HELLER S A, SHIH R, KALRA R, et al. Emery-Dreifuss muscular dystrophy. Muscle Nerve, 2020, 61(4): 436-448.

[6] BONNE G, YAOU R B, BÉROUD C, et al. 108th ENMC International Workshop, 3rd Workshop of the MYO-CLUSTER project: EUROMEN, 7th International Emery-Dreifuss Muscular Dystrophy(EDMD)Workshop, 13-15 September 2002, Naarden, The Netherlands. Neuromuscul Disord, 2003, 13(6): 508-515.

[7] MEINKE P, NGUYEN T D, WEHNERT M S. The LINC complex and human disease. Biochem Soc Trans, 2011, 39(6): 1693-1697.

[8] MANILAL S, NGUYEN T M, SEWRY C A, et al. The Emery-Dreifuss muscular dystrophy protein, emerin, is a nuclear membrane protein. Hum Mol Genet, 1996, 5(6): 801-808.

[9] NAGANO A, KOGA R, OGAWA M, et al. Emerin deficiency at the nuclear membrane in patients with Emery-Dreifuss muscular dystrophy. Nat Genet, 1996, 12(3): 254-259.

[10] BROWN C A, LANNING R W, MCKINNEY K Q, et al. Novel and recurrent mutations in lamin A/C in patients with Emery-Dreifuss muscular dystrophy. Am J Med Genet, 2001, 102(4): 359-367.

[11] WYDNER K L, MCNEIL J A, LIN F, et al. Chromosomal assignment of human nuclear envelope protein genes LMNA, LMNB1, and LBR by fluorescence in situ hybridization. Genomics, 1996, 32(3): 474-478.

[12] MAGGI L, D'AMICO A, PINI A, et al. LMNA-associated myopathies: the Italian experience in a large cohort of patients. Neurology, 2014, 83(18): 1634-1644.

[13] BONNE G, MERCURI E, MUCHIR A, et al. Clinical and molecular genetic spectrum of autosomal dominant EmeryDreifuss muscular dystrophy due to mutations of the lamin A/C gene. Ann Neurol, 2000, 48(2): 170-180.

[14] BONNE G, BARLETTA M R, VARNOUS S, et al. Mutations in the gene encoding lamin A/C cause autosomal dominant Emery-Dreifuss muscular dystrophy. Nat Genet, 1999, 21(3): 285-288.

[15] FELICE K J, SCHWARTZ R C, BROWN C A, et al. Autosomal dominant Emery-Dreifuss dystrophy due to mutations in rod domain of the lamin A/C gene. Neurology, 2000, 55(2): 275-280.

[16] ZHANG Q, BETHMANN C, WORTH N F, et al. Nesprin-1 and -2 are involved in the pathogenesis of Emery Dreifuss muscular dystrophy and are critical for nuclear envelope integrity. Hum Mol Genet, 2007, 16(23): 2816-2833.

[17] KANDERT S, LÜKE Y, KLEINHENZ T, et al. Nesprin-2 giant safeguards nuclear envelope architecture in LMNA S143F progeria cells. Hum Mol Genet, 2007, 16(23): 2944-2959.

[18] ZHANG X, XU R, ZHU B, et al. Syne-1 and Syne-2 play crucial roles in myonuclear anchorage and motor neuron innervation. Development, 2007, 134(5): 901-908.

[19] GUENEAU L, BERTRAND A T, JAIS J P, et al. Mutations of the FHL1 gene cause Emery-Dreifuss muscular dystrophy. Am J Hum Genet, 2009, 85(3): 338-353.

[20] BROWN S, MCGRATH M J, OOMS L M, et al. Characterization of two isoforms of the skeletal muscle LIM protein 1, SLIM1. Localization of SLIM1 at focal adhesions and the isoform slimmer in the nucleus of myoblasts and cytoplasm of myotubes suggests distinct roles in the cytoskeleton and in nuclear-cytoplasmic communication. J Biol Chem, 1999, 274(38): 27083-27091.

[21] LIANG W C, MITSUHASHI H, KEDUKA E, et

al. TMEM43 mutations in Emery-Dreifuss muscular dystrophy-related myopathy. Ann Neurol, 2011, 69 (6): 1005-1013.

[22] MUKAI T, MORI-YOSHIMURA M, NISHIKAWA A, et al. Emery-Dreifuss muscular dystrophy-related myopathy with TMEM43 mutations. Muscle Nerve, 2019, 59 (2): E5-7.

[23] CID R D, YAOU R B, ROUDAUT C, et al. A new titinopathy: childhood-juvenile onset Emery-Dreifuss-like phenotype without cardiomyopathy. Neurology, 2015, 85 (24): 2126-2135.

[24] CHAUVEAU C, BONNEMANN C G, JULIEN C, et al. Recessive TTN truncating mutations define novel forms of core myopathy with heart disease. Hum Mol Genet, 2014, 23 (4): 980-991.

[25] ASTEJADA M N, GOTO K, NAGANO A, et al. Emerinopathy and laminopathy clinical, pathological and molecular features of muscular dystrophy with nuclear envelopathy in Japan. Acta Myol, 2007, 26 (3): 159-164.

[26] BUSCH A, KIEL T, HEUPEL W M, et al. Nuclear protein import is reduced in cells expressing nuclear envelopathy causing lamin A mutants. Exp Cell Res, 2009, 315 (14): 2373-2385.

[27] KELKAR P, WALTER A, PAPADOPOULOS S, et al. Nesprin-2 mediated nuclear trafficking and its clinical implications. Nucleus, 2015, 6 (6): 479-489.

[28] ZHOU C, LI C, ZHOU B, et al. Novel nesprin-1 mutations associated with dilated cardiomyopathy cause nuclear envelope disruption and defects in myogenesis. Hum Mol Genet, 2017, 26 (12): 2258-2276.

[29] MCGRATH M J, COTTLE D L, NGUYEN M A, et al. Four and a half LIM protein 1 binds myosin-binding protein C and regulates myosin filament formation and sarcomere assembly. J Biol Chem, 2006, 281 (11): 7666-7683.

[30] PFAFF J, MONROY J R, JAMIESON C, et al. Emery-Dreifuss muscular dystrophy mutations impair TRC40-mediated targeting of emerin to the inner nuclear membrane. J Cell Sci, 2016, 129 (3): 502-516.

[31] SHIMOJIMA M, YUASA S, MOTODA C, et al. Emerin plays a crucial role in nuclear invagination and in the nuclear calcium transient. Sci Rep, 2017, 7: 44312.

[32] LATTANZI G, CENNI V, MARMIROLI S, et al. Association of emerin with nuclear and cytoplasmic actin is regulated in differentiating myoblasts. Biochem Biophys Res Commun, 2003, 303 (3): 764-770.

[33] FROCK R L, KUDLOW B A, EVANS A M, et al. Lamin A/C and emerin are critical for skeletal muscle satellite cell differentiation. Genes Dev, 2006, 20 (4): 486-500.

[34] HOLASKA J M. Emerin and the nuclear lamina in muscle and cardiac disease. Circ Res, 2008, 103 (1): 16-23.

[35] RAHARJO W H, ENARSON P, SULLIVAN T, et al. Nuclear envelope defects associated with LMNA mutations cause dilated cardiomyopathy and Emery-Dreifuss muscular dystrophy. J Cell Sci, 2001, 114 (Pt 24): 4447-4457.

[36] SULLIVAN T, ESCALANTE-ALCALDE D, BHATT H, et al. Loss of A-type lamin expression compromises nuclear envelope integrity leading to muscular dystrophy. J Cell Biol, 1999, 147 (5): 913-920.

[37] MADEJ-PILARCZYK A. Clinical aspects of Emery-Dreifuss muscular dystrophy. Nucleus, 2018, 9 (1): 268-274.

[38] BERLO J H, VOOGT W G, KOOI A J, et al. Meta-analysis of clinical characteristics of 299 carriers of LMNA gene mutations: do lamin A/C mutations portend a high risk of sudden death? J Mol Med (Berl), 2005, 83 (1): 79-83.

[39] EMERY A E. X-linked muscular dystrophy with early contractures and cardiomyopathy (Emery-Dreifuss type). Clin Genet, 1987, 32 (5): 360-367.

[40] EMERY A E, DREIFUSS F E. Unusual type of benign X-linked muscular dystrophy. J Neurol Neurosurg Psychiatry, 1966, 29 (4): 338-342.

[41] MADEJ-PILARCZYK A, KOCHAŃSKI A. Emery-Dreifuss muscular dystrophy: the most recognizable laminopathy. Folia Neuropathol, 2016, 54 (1): 1-8.

[42] HSU D T. Cardiac manifestations of neuromuscular disorders in children. Paediatr Respir Rev, 2010, 11 (1): 35-38.

[43] FISHBEIN M C, SIEGEL R J, THOMPSON C E, et al. Sudden death of a carrier of X-linked Emery-Dreifuss muscular dystrophy. Ann Intern Med, 1993, 119 (9): 900-905.

[44] VERHAERT D, RICHARDS K, RAFAEL-FORTNEY J A, et al. Cardiac involvement in patients with muscular dystrophies: magnetic resonance imaging phenotype and genotypic considerations. Circ Cardiovasc Imaging, 2011, 4 (1): 67-76.

[45] FATKIN D, MACRAE C, SASAKI T, et al. Missense mutations in the rod domain of the lamin A/C gene as causes of dilated cardiomyopathy and conduction-system disease. N Engl J Med, 1999, 341 (23): 1715-1724.

[46] CAO H, HEGELE R A. Nuclear lamin A/C R482Q mutation in canadian kindreds with Dunnigan-type familial partial lipodystrophy. Hum Mol Genet, 2000, 9 (1): 109-112.

[47] SHACKLETON S, LLOYD D J, JACKSON S N, et al. LMNA, encoding lamin A/C, is mutated in partial lipodystrophy. Nat Genet, 2000, 24 (2): 153-156.

[48] SANDRE-GIOVANNOLI A D, CHAOUCH M, KOZLOV

[48] S, et al. Homozygous defects in LMNA, encoding lamin A/C nuclear-envelope proteins, cause autosomal recessive axonal neuropathy in human (Charcot-Marie-Tooth disorder type 2) and mouse. Am J Hum Genet, 2002, 70 (3): 726-736.

[49] ERIKSSON M, BROWN W T, GORDON L B, et al. Recurrent de novo point mutations in lamin A cause Hutchinson-Gilford progeria syndrome. Nature, 2003, 423 (6937): 293-298.

[50] MOUNKES L C, KOZLOV S, HERNANDEZ L, et al. A progeroid syndrome in mice is caused by defects in A-type lamins. Nature, 2003, 423 (6937): 298-301.

[51] MUCHIR A, BONNE G, KOOI A J, et al. Identification of mutations in the gene encoding lamins A/C in autosomal dominant limb girdle muscular dystrophy with atrioventricular conduction disturbances (LGMD1B). Hum Mol Genet, 2000, 9 (9): 1453-1459.

[52] STRAUB V, MURPHY A, UDD B, et al. 229th ENMC international workshop: limb girdle muscular dystrophies—nomenclature and reformed classification Naarden, the Netherlands, 17-19 March 2017. Neuromuscul Disord, 2018, 28 (8): 702-710.

[53] MADEJ-PILARCZYK A, MARCHEL M, OCHMAN K, et al. Low-symptomatic skeletal muscle disease in patients with a cardiac disease—diagnostic approach in skeletal muscle laminopathies. Neurol Neurochir Pol, 2018, 52 (2): 174-180.

[54] VYTOPIL M, BENEDETTI S, RICCI E, et al. Mutation analysis of the lamin A/C gene (LMNA) among patients with different cardiomuscular phenotypes. J Med Genet, 2003, 40 (12): e132.

[55] BRODSKY G L, MUNTONI F, MIOCIC S, et al. Lamin A/C gene mutation associated with dilated cardiomyopathy with variable skeletal muscle involvement. Circulation, 2000, 101 (5): 473-476.

[56] BARLETTA M R, RICCI E, GALLUZZI G, et al. Different mutations in the LMNA gene cause autosomal dominant and autosomal recessive Emery-Dreifuss muscular dystrophy. Am J Hum Genet, 2000, 66 (4): 1407-1412.

[57] CHEN Z, REN Z, MEI W, et al. A novel SYNE1 gene mutation in a Chinese family of Emery-Dreifuss muscular dystrophy-like. BMC Med Genet, 2017, 18 (1): 63.

[58] FANIN M, SAVARESE M, NASCIMBENI A C, et al. Dominant muscular dystrophy with a novel SYNE1 gene mutation. Muscle Nerve, 2015, 51 (1): 145-147.

[59] COWLING B S, COTTLE D L, WILDING B R, et al. Four and a half LIM protein 1 gene mutations cause four distinct human myopathies: a comprehensive review of the clinical, histological and pathological features. Neuromuscul Disord, 2011, 21 (4): 237-251.

[60] WILDING B R, MCGRATH M J, BONNE G, et al. FHL1 mutants that cause clinically distinct human myopathies form protein aggregates and impair myoblast differentiation. J Cell Sci, 2014, 127 (Pt 10): 2269-2281.

[61] MEINKE P, MATTIOLI E, HAQUE F, et al. Muscular dystrophy-associated SUN1 and SUN2 variants disrupt nuclear-cytoskeletal connections and myonuclear organization. PLoS Genet, 2014, 10 (9): e1004605.

[62] ROWIŃSKA-MARCIŃSKA K, SZMIDT-SAŁKOWSKA E, FIDZIAŃSKA A, et al. Atypical motor unit potentials in Emery-Dreifuss muscular dystrophy (EDMD). Clin Neurophysiol, 2005, 116 (11): 2520-2527.

[63] HAUSMANOWA-PETRUSEWICZ I. The Emery-Dreifuss disease. Neuropatol Pol, 1988, 26 (3): 265-281.

[64] ADAB H Z, FIROOZABADI S M, CHALAVI S, et al. Simulation and analysis of needle electromyogram in Emery-Dreifuss muscular dystrophy by using line source model. Annu Int Conf IEEE Eng Med Biol Soc, 2008, 2008: 338-342.

[65] MILLER R G, LAYZER R B, MELLENTHIN M A, et al. Emery Dreifuss muscular dystrophy with autosomal dominant transmission. Neurology, 1985, 35 (8): 1230-1233.

[66] KISSEL J T, DIMBERG E L, EMSLIE-SMITH A M, et al. A 49-year-old man with contractures, weakness, and cardiac arrhythmia. Neurology, 2009, 72 (23): 2036-2043.

[67] LIN H T, LIU X, ZHANG W, et al. Muscle magnetic resonance imaging in patients with various clinical subtypes of LMNA-related muscular dystrophy. Chin Med J (Engl), 2018, 131 (12): 1472-1479.

[68] DECONINCK N, DION E, YAOU R B, et al. Differentiating Emery-Dreifuss muscular dystrophy and collagen VI-related myopathies using a specific CT scanner pattern. Neuromuscul Disord, 2010, 20 (8): 517-523.

[69] DÍAZ-MANERA J, ALEJALDRE A, GONZÁLEZ L, et al. Muscle imaging in muscle dystrophies produced by mutations in the EMD and LMNA genes. Neuromuscul Disord, 2016, 26 (1): 33-40.

[70] MERCURI E, COUNSELL S, ALLSOP J, et al. Selective muscle involvement on magnetic resonance imaging in autosomal dominant Emery-Dreifuss muscular dystrophy. Neuropediatrics, 2002, 33 (1): 10-14.

[71] SELCEN D, BROMBERG M B, CHIN S S, et al. Reducing bodies and myofibrillar myopathy features in FHL1 muscular dystrophy. Neurology, 2011, 77 (22): 1951-1959.

[72] MANILAL S, SEWRY C A, MAN N, et al. Diagnosis of X-linked Emery-Dreifuss muscular dystrophy by protein analysis of leucocytes and skin with monoclonal antibodies. Neuromuscul Disord, 1997, 7 (1): 63-66.

[73] MANILAL S, RECAN D, SEWRY C A, et al. Mutations in Emery-Dreifuss muscular dystrophy and their effects on emerin protein expression. Hum Mol Genet, 1998, 7 (5): 855-864.

[74] THANH P L, MEINKE P, KORFALI N, et al. Immunohistochemistry on a panel of Emery-Dreifuss muscular dystrophy samples reveals nuclear envelope proteins as inconsistent markers for pathology. Neuromuscul Disord, 2017, 27 (4): 338-351.

[75] NALLAMILLI B R, CHAKRAVORTY S, KESARI A, et al. Genetic landscape and novel disease mechanisms from a large LGMD cohort of 4656 patients. Ann Clin Transl Neurol, 2018, 5 (12): 1574-1587.

[76] PARK J, OH H M, PARK H J, et al. Usefulness of comprehensive targeted multigene panel sequencing for neuromuscular disorders in Korean patients. Mol Genet Genomic Med, 2019, 7 (10): e00947.

[77] ANKALA A, SILVA C D, GUALANDI F, et al. A comprehensive genomic approach for neuromuscular diseases gives a high diagnostic yield. Ann Neurol, 2015, 77 (2): 206-214.

[78] SOMMERVILLE R B, VINCENTI M G, WINBORN K, et al. Diagnosis and management of adult hereditary cardioneuromuscular disorders: a model for the multidisciplinary care of complex genetic disorders. Trends Cardiovasc Med, 2017, 27 (1): 51-58.

[79] FEINGOLD B, MAHLE W T, AUERBACH S, et al. Management of cardiac involvement associated with neuromuscular diseases: a scientific statement from the american heart association. Circulation, 2017, 136 (13): e200-231.

[80] HAUSMANOWA-PETRUSEWICZ I, MADEJ-PILARCZYK A, MARCHEL M, et al. Emery-Dreifuss dystrophy: a 4-year follow-up on a laminopathy of special interest. Neurol Neurochir Pol, 2009, 43 (5): 415-420.

[81] PASOTTI M, KLERSY C, PILOTTO A, et al. Long-term outcome and risk stratification in dilated cardiolaminopathies. J Am Coll Cardiol, 2008, 52 (15): 1250-1260.

[82] HONG J S, KI C S, KIM J W, et al. Cardiac dysrhythmias, cardiomyopathy and muscular dystrophy in patients with Emery-Dreifuss muscular dystrophy and limb-girdle muscular dystrophy type 1B. J Korean Med Sci, 2005, 20 (2): 283-290.

[83] ACHMAD C, ZADA A, AFFANI M, et al. A novel de novo mutation in Lamin A/C gene in Emery Dreifuss muscular dystrophy patient with atrial paralysis. J Atr Fibrillation, 2017, 9 (6): 1511.

[84] BUCKLEY A E, DEAN J, MAHY I R. Cardiac involvement in Emery Dreifuss muscular dystrophy: a case series. Heart, 1999, 82 (1): 105-108.

[85] WOŻAKOWSKA-KAPŁON B, BĄKOWSKI D. Atrial paralysis due to progression of cardiac disease in a patient with Emery-Dreifuss muscular dystrophy. Cardiol J, 2011, 18 (2): 189-193.

[86] SMITH G C, KINALI M, PRASAD S K, et al. Primary myocardial dysfunction in autosomal dominant EDMD. A tissue doppler and cardiovascular magnetic resonance study. J Cardiovasc Magn Reson, 2006, 8 (5): 723-730.

[87] MEUNE C, BERLO J H, ANSELME F, et al. Primary prevention of sudden death in patients with lamin A/C gene mutations. N Engl J Med, 2006, 354 (2): 209-210.

[88] ANSELME F, MOUBARAK G, SAVOURÉ A, et al. Implantable cardioverter-defibrillators in lamin A/C mutation carriers with cardiac conduction disorders. Heart Rhythm, 2013, 10 (10): 1492-1498.

[89] FINSTERER J, STÖLLBERGER C, KELLER H. Arrhythmia-related workup in hereditary myopathies. J Electrocardiol, 2012, 45 (4): 376-384.

[90] CHRISANT M R, DRUMMOND-WEBB J, HALLOWELL S, et al. Cardiac transplantation in twins with autosomal dominant Emery-Dreifuss muscular dystrophy. J Heart Lung Transplant, 2004, 23 (4): 496-498.

[91] DELL'AMORE A, BOTTA L, SUAREZ S M, et al. Heart transplantation in patients with Emery-Dreifuss muscular dystrophy: case reports. Transplant Proc, 2007, 39 (10): 3538-3540.

[92] ARIMURA T, HELBLING-LECLERC A, MASSART C, et al. Mouse model carrying H222P-Lmna mutation develops muscular dystrophy and dilated cardiomyopathy similar to human striated muscle laminopathies. Hum Mol Genet, 2005, 14 (1): 155-169.

[93] MUCHIR A, PAVLIDIS P, DECOSTRE V, et al. Activation of MAPK pathways links LMNA mutations to cardiomyopathy in Emery-Dreifuss muscular dystrophy. J Clin Invest, 2007, 117 (5): 1282-1293.

[94] MUCHIR A, KIM Y J, REILLY S A, et al. Inhibition of extracellular signal-regulated kinase 1/2 signaling has beneficial effects on skeletal muscle in a mouse model of Emery-Dreifuss muscular dystrophy caused by lamin A/C gene mutation. Skelet Muscle, 2013, 3 (1): 17.

[95] WU W, CHORDIA M D, HART B P, et al. Macrocyclic MEK1/2 inhibitor with efficacy in a mouse model of

[96] MUCHIR A, WU W, SERA F, et al. Mitogen-activated protein kinase kinase 1/2 inhibition and angiotensin Ⅱ converting inhibition in mice with cardiomyopathy caused by lamin A/C gene mutation. Biochem Biophys Res Commun, 2014, 452(4): 958-961.

[97] MUCHIR A, WU W, CHOI J C, et al. Abnormal p38α mitogen-activated protein kinase signaling in dilated cardiomyopathy caused by lamin A/C gene mutation. Hum Mol Genet, 2012, 21(19): 4325-4333.

[98] CHOI J C, MUCHIR A, WU W, et al. Temsirolimus activates autophagy and ameliorates cardiomyopathy caused by lamin A/C gene mutation. Sci Transl Med, 2012, 4(144): 144ra102.

[99] RODRIGUEZ B M, KHOUZAMI L, DECOSTRE V, et al. N-acetyl cysteine alleviates oxidative stress and protects mice from dilated cardiomyopathy caused by mutations in nuclear A-type lamins gene. Hum Mol Genet, 2018, 27(19): 3353-3360.

[100] VIGNIER N, CHATZIFRANGKESKOU M, RODRIGUEZ B M, et al. Rescue of biosynthesis of nicotinamide adenine dinucleotide protects the heart in cardiomyopathy caused by lamin A/C gene mutation. Hum Mol Genet, 2018, 27(22): 3870-3880.

[101] DOWLING J J, GONORAZKY H D, COHN R D, et al. Treating pediatric neuromuscular disorders: the future is now. Am J Med Genet A, 2018, 176(4): 804-841.

[102] SCHARNER J, FIGEAC N, ELLIS J A, et al. Ameliorating pathogenesis by removing an exon containing a missense mutation: a potential exon-skipping therapy for laminopathies. Gene Ther, 2015, 22(6): 503-515.

第四节　面肩肱型肌营养不良

【概述】

面肩肱型肌营养不良（fascioscapulohumeral muscular dystrophy，FSHD）是继进行性假肥大性肌营养不良和先天性强直性肌营养不良之后，最常见的遗传性肌营养不良，据报道发病率为1/(8 000~20 000)[1]。患者常出现缓慢进展的肌肉变性，伴随着逐渐加重的肌力减退以及肌肉萎缩，其中以面、肩和上臂肌肉发病最早且程度最重[2]。患者通常有家族史，但是在同一家族中各人发病情况不一，通常具有遗传早现性，此外少部分患者为散发病例，考虑为基因突变的可能性大[3]。发病年龄多数在10~30岁，无明显性别差异，但儿童FSHD导致的肌无力往往更加严重，有时还影响听力、视力和智力[4]。FSHD几乎都是由遗传缺陷造成的，存在两种遗传亚型：经典亚型（FSHD1），与4号染色体上的D4Z4重复序列病理性收缩有关；FSHD2，与Smchd1（18p11.32）突变相关[5-6]。既往研究发现上述基因缺陷导致4号染色体的染色质松弛及异常甲基化，增加毒性DUX4基因在骨骼肌中的表达，从而引起肌肉变性及功能障碍[7]。

【临床表现】

特征性表现为不对称起病的肌无力，不同FSHD患者临床表现存在显著的个体差异性[8]。FSHD的进展通常非常缓慢，并且很少影响心脏或呼吸系统，所以一般认为它不会危及生命。其主要临床表现如下。

1. 进行性肌无力

1）面肌无力：面肌无力表现，如闭目无力（睁眼睡觉）、鼓气吹哨不能、口轮匝肌假性肥大（嘴唇翘凸）等。

2）肩部及上臂无力：固定肩胛骨的肌肉无力使肩胛骨过度地移动，行走时肩胛骨凸出向颈部上移，出现"翼状肩"姿态，同时手臂抬起、手腕活动的力量也部分消失。

3）臀部及下肢肌无力：胫前肌无力较早出现，患者行走或爬楼困难。下肢近端肌无力相对出现较晚，患者可出现摇摆步态，长期可导致脊柱前凸等畸形。

2. 肌肉萎缩

主要发生在双上肢近端、双下肢远端，尤以胫前肌萎缩多见，常致患者足下垂。

3. 肌外症状

肌无力发展到一定的程度时会导致关节挛缩和脊柱前/侧凸畸形。少数患者还会出现轻度内耳听力障碍、视网膜血管病变、心脏及呼吸系统异常、癫痫、智力障碍等[9]。有报道称有的FSHD患者首发症状即表现为晚期外层渗出性视网膜病变新生血管性青光眼[10]。

【辅助检查】

FSHD诊断的金标准为基因检测[11]，一些缺乏特异性的实验室检查及影像学检查可作为鉴别诊断的辅助。

1. 基因检测

通过经典Southern blot或第三代光学图谱技术（Bionano）等方法确定4号染色体上的结构变化。FSHD1的诊断通过识别4号染色体上允许的4QA等位基因的D4Z4致病性收缩（D4Z4重复数小于10）来实现，D4Z4单位的剩余数量与病情严重程度成反比。当FSHD表型和D4Z4致病性收缩无关时，以及在诊断为7～10个D4Z4重复和严重表型的FSHD1家系中，应筛查Smchd1突变[12-13]。

2. 血清学检测

肌酸激酶（CK）、乳酸脱氢酶（LDH）等在肌细胞破坏时增高，FSHD患者往往正常或轻度增高。

3. 肌电图和肌肉活检

更好地解释基因检测结果和肌肉病变关系，但缺乏特异性且有创，不作为FSHD的决定性诊断依据。

4. 肌肉MRI

可发现肌肉组织存在的炎性病变及脂肪替代，帮助明确受累肌群的分布特点和病变程度。

【诊断】

当患者出现上述特征性的肌无力和肌萎缩或其他肌外组织受累表现，存在家族遗传史等情况，通过基因检测明确诊断。

【鉴别诊断】

能够引起FSHD类似临床表现的其他神经肌肉病包括运动神经元病，如脊肌萎缩症和其他肌肉病，如其他肌营养不良、炎性肌病、代谢性肌病等。

1. 脊肌萎缩症

以肢体近端无力萎缩为主要表现，血肌酶轻度升高或正常，肌电图可见广泛神经源性损害

2. 其他类型肌营养不良

能够引起肌酶明显升高并有假肥大体征的其他类型肌营养不良，包括贝克肌营养不良、肌聚糖蛋白病、肢带型肌营养不良，这些类型肌营养不良肌酸激酶可数十倍升高，常染色体隐性遗传且涉及多个基因，通过基因检测明确鉴别。

3. 炎性肌病

包括多发性肌炎、皮肌炎、包涵体肌炎等，在各个年龄均可发病，通常起病和进展较快。血肌酶谱升高明显。肌电图提示肌源性损害，合并大量自发电位等活跃期表现。肌肉活检可见肌肉组织炎性细胞浸润和肌纤维膜MHC-Ⅱ表达增强。

4. 代谢性肌病

包括糖原累积性肌病、脂质沉积性肌病、线粒体病等，通常病程呈波动性，发病期常快速进展，血肌酶升高。肌肉活检可见肌细胞内糖原沉积、脂肪增多或破碎红纤维等特征性改变。

【治疗】

针对FSHD没有特异治疗方法，目前的治疗多为对症治疗，目的为缓解疼痛，改善肌肉运动功能，防治关节挛缩和脊柱畸形[14]。

1. 口服药物治疗

由于FSHD常伴有炎症，因此一些抗炎药（非甾体抗炎药NSAIDs）经常被用于减轻患者的不适和增加患者的活动能力。

2. 物理疗法

后背支撑、紧身胸衣、紧身内衣及特殊胸罩等器械可以部分对抗背部肌力的减弱；小腿支架（ankle-foot orthoses，AFOs）可以弥补小腿肌无力，从而减少摔倒风险。

3. 康复及适度有氧运动

有经验的康复科医师指导下坚持适度康复和有氧运动，能够延缓疾病造成的关节挛缩、姿势异常等。

4. 外科手术

通过外科手术使肩胛骨复位固定对某些FSHD患者很有帮助，手术使肩胛骨固定在肋骨上，增加患者上肢活动度。对于疾病进展中出现的关节挛缩和脊柱侧弯，矫形手术可纠正脊柱和关节结构畸形，有利于维持患者肌肉运动功能，保持良好的呼吸功能。

5. 宣教和心理辅导

宣教"与疾病共存"理念，辅导患者正确接受病情并自我管理，教育患者家庭给予合理护理和支持。

【病例摘要】

患儿，男，9岁，6岁时发现行走姿势异常，且进行性加重，7岁开始出现脊柱畸形，左侧凸及前凸明显，且进行性加重，活动耐力稍下降。8岁时行脊柱支具治疗，效果欠佳，近1年来，脊柱畸形加重明显，影响行走，行走50 m后即出现背部疼痛，活动耐力明显下降，需借助辅助工具方可继续行走。患儿智力稍落后，吐字不清，咀嚼无力，面部表情少。家族中无类似发病者。查体：腰椎前凸及脊柱左侧凸明显，脊柱前屈、后伸及左右旋转明显受限；骨盆前倾、右高左低。面部肌无力，双侧翼状肩胛，四肢肌肉萎缩；四肢肌力3～4级；Gower征（+）；双侧髋关节挛缩、双侧马蹄内翻足。肺功能：混合型通气功能障碍。脊柱全长X线检查：脊柱侧弯畸形，胸腰段以L3椎体为中心向左侧明显凸弯；骨盆前倾、右高左低。CT及MRI：脊柱侧弯，胸腰椎以L3椎体为中心向左凸弯，胸椎以T6椎体为中心轻度向右凸弯。基因检测：1条4号染色体（4q35）亚端粒区多态性EcoRI/p13E-11片段长度缩短至12.5 kb（正常参考值为38～300 kb），符合面肩肱型肌营养不良症。结合患者病史及基因检测结果明确面肩肱型肌营养不良症的诊断。病例详细资料见二维码数字资源3-4。

数字资源3-4

【参考文献】

[1] 张成，李欢. 面-肩-肱型肌营养不良症研究进展史. 中国现代神经疾病杂志，2019，19（5）：299-311.

[2] 沈乃君. 面肩肱型肌营养不良临床特点. 上海：复旦大学. 2008.

[3] HAWKINS A K. Rethinking the genetic basis and inheritance of fascioscapulohumeral muscular dystrophy. Clin Genet，2012，82（3）：219-220.

[4] 田杨，侯池，杨志晓，等. 一例以智力低下为首发症状的面肩肱型肌营养不良患儿D4Z4区的变异分析. 中华医学遗传学杂志，2020，37（2）：150-152.

[5] 林晓丹. 面肩肱型肌营养不良症表型-基因型4q35-D4Z4/PAS区域甲基化相关研究. 福建：福建医科大学. 2018.

[6] 何君洁. 中国人面肩肱型肌营养不良症的临床表型及基因突变分析. 福建：福建医科大学. 2017.

[7] 申本昌，张成. 面肩肱型肌营养不良症发病机制的研究进展. 中国优生与遗传杂志，2006，14（3）：4-6，53.

[8] 曾缨，苏全喜，张为西，等. 面肩肱型肌营养不良症的早期诊断与症状前诊断. 中国神经精神疾病杂志，2002，28（1）：23-26.

[9] BINDOFF L A, MJELLEM N, SOMMERFELT K, et al. Severe fascioscapulohumeral muscular dystrophy presenting with Coats' disease and mental retardation. Neuromuscul Disord 2006，16（9-10）：559-563.

[10] 曹绪胜，彭晓燕. Coats病临床诊断中的问题分析. 中华眼底病杂志，2005，21（6）：377-380.

[11] SCIONTI I, GRECO F, RICCI G, et al. Large-scale population analysis challenges the current criteria for the molecular diagnosis of fascioscapulohumeral muscular dystrophy. Am J Hum Genet，2012，90（4）：628-635.

[12] 苏全喜，申本昌，曾缨，等. 50例面肩肱型肌营养不良症的基因诊断与临床特征. 中华神经医学杂志，2006，5（7）：709-712.

[13] 曾缨，张成，苏全喜. 面肩肱型肌营养不良症的基因诊断. 中华医学遗传学杂志，2001，18（3）：213-215.

[14] DESIMONE A M, PAKULA A, LEK A, et al. Facioscapulohumeral muscular dystrophy. Compr Physiol，2017，7（4）：1229-1279.

第五节 肢带型肌营养不良

【概述】

肢带型肌营养不良（limb-girdle muscular dystrophy，LGMDs）是一组非X连锁的、发病年龄不定的非先天性肌营养不良的总称[1-3]，可导致腿部和手臂肌肉无力、萎缩[4]。LGMDs是一种罕见疾病，根据地区的不同，其总患病率为（4～7）/10万[5]。

LGMDs于1954年由沃尔顿和纳特拉斯首次定义[6]。在接下来的三四十年里陆续出现关于LGMDs的报道突出了这组肌肉疾病的遗传异质性，其以常染色体显性或隐性方式遗传[4,7]。1995年欧洲神经肌肉中心（ENMC）提出了一个新的分类系统，将常染色体显性型标记为LGMD1，常染色体隐性型标记为LGMD2。两组按照基因位点的发现顺序，以英文字母系统排序[8-9]。2017年，LGMDs的定义进一步细化，并出现了新的命名法[10]。

这类疾病通常是非综合征性质的，临床表现常局限于骨骼肌[11]。LGMDs临床表现多样、病程长短不一，其临床特征包括行走和跑步困难、步态蹒跚、肩胛骨摆动和病程晚期呼吸衰竭，但面部和颈部肌肉不受影响[1]。LGMDs可发生于任何年龄段的患者，部分早期患者症状严重，部分晚期患者症状轻微。某些LGMD患者的心脏肌肉和呼吸系统有累及。尽管这些患者多智力正常，但发育迟缓和精神残疾已有报道。最常见的肌肉病变表现是髋部、大腿、肩带和上臂无力。症状和体征可能开始于任何年龄段，常随时间的推移而逐渐恶化[4,12-14]。

这类疾病可以通过基因和蛋白质分析来区分。LGMDs是由超过25个基因突变引起的，这些基因编码肌纤维、收缩器、核膜、肌膜或细胞质的组成部分[15-16]，导致肌营养不良的肌肉病理学改变（图3-5-1）。LGMDs可经常染色体显性或隐性遗传[12]。常染色体显性LGMD被称为LGMD1，目前有8种亚型（LGMD1A～1H）。常染色体隐性LGMD被称为LGMD2，有17个亚型（LGMD2A～2Q）。LGMD2A是LGMD最常见的亚型[1,17]。还有其他术语曾被用来描述肌营养不良，但已不再广泛使用，现在统一归类为LGMDs。这些术语包括肩胛肱骨肌营养不良、骨盆股（Leyden-Mobius）肌营养不良和严重儿童常染色体隐性肌营养不良（SCARMD）[18]。

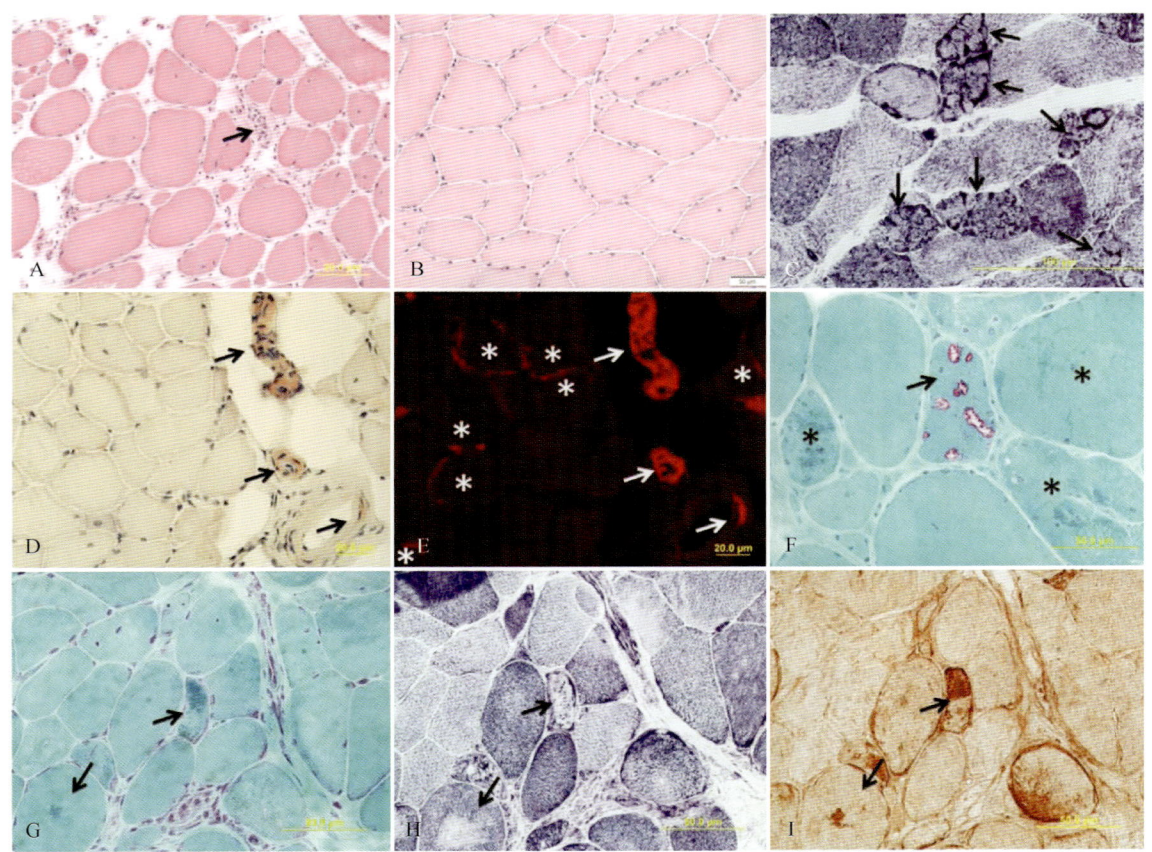

图3-5-1 肌营养不良的肌肉病理学检测。A.患者表现为营养不良特征，包括坏死纤维（箭头）、不同大小的纤维、内核增多、纤维分裂和间质纤维化（苏木精和伊红）。B.显性钙蛋白酶病患者表现出轻微的非特异性肌病改变，包括纤维大小的变化和内核的增加（苏木精和伊红染色）。C.隐性钙蛋白酶病患者表现出大量的分叶状纤维（箭头）（烟酰胺腺嘌呤二核苷酸染色）。D.～E.刚果红染色切片显示肌营养不良患者肌内血管壁（箭头）和散在肌内膜部位（星号）有淀粉样沉积。淀粉样沉淀物，尤其是肌内膜的淀粉样沉淀物，在罗丹明光学（E）下比光学显微镜（D）下更清晰可见。F.肌原纤维肌病患者显示边缘空泡（箭头）和含有无定形透明物质（星号）的纤维（modified Gomori trichrome）。G.～I.来自另一位肌原纤维肌病患者的连续切片在modified Gomori trichrome染色切片（G）（箭头）上显示无定形透明物质，其对应于烟酰胺腺嘌呤二核苷酸染色（H）（箭头）上显示的缺乏氧化酶活性的区域。这些无定形材料对αB-crystallin（I）有免疫反应（箭头）[12]

【临床表现】

LGMDs 是一种以常染色体隐性或显性遗传的疾病。常染色体隐性遗传型约占 90%[13]。LGMD2D 主要临床症状是严重无力，先后出现在骨盆带、肩带肌肉，严重时还表现为远端肌肉无力、脊柱侧凸、肩胛骨翼状突起，偶见面部无力[1-2]（图 3-5-2）。MRI 显示大腿肌肉主要受累于内收肌（大收肌）、腘绳肌（半腱肌、半膜肌和股二头肌长头肌）和臀小肌，缝匠肌、股薄肌、股四头肌、股二头肌短头和髂腰肌相对较少[1]。LGMDs 的主要类型有一些共同特征，但其发病年龄、严重程度和症状进展可能因病例而异，甚至同一个家族成员也存在差异。患者表面上彼此相似，但在进展速度和伴随疾病方面有重要差异[19]。有些病例成年期发病，症状轻微、进展缓慢；有些病例儿童期或早期出现严重残疾，如爬楼梯和走路困难；有些患者最终需要轮椅。大多数情况下，儿童期发病的 LGMD 往往更严重，其进展比青少年或成人发病的病例更快[13]。患者最常见的主诉包括行动受限、活动困难、社会角色受限和情绪困扰[3]。其主要临床表现如下。

1. 肌无力

LGMDs 的主要症状是进行性消瘦及髋部、肩部近端肌肉无力[17]。肌无力的进展通常是对称的，但在个体和遗传类型之间是可变的。LGMDs 表现为广泛的肌肉受累和萎缩，从严重的早期发病和快速进展，如儿童期，到较轻的晚期发病[2]。近端肌肉是最接近身体中心的肌肉，如肩部、骨盆、上臂和大腿等肌肉[20]。肌无力可能从近端肌肉进展到远端肌肉。远端肌肉是指那些离身体中心较远的肌肉，包括前臂和小腿、手和足的肌肉。大多数患者表现为缓慢进行性对称性无力[9]。肌无力常首先影响骨盆和臀部的肌肉，患者难以坐立或上楼梯。臀部和大腿肌肉的乏力可能会导致明显的蹒跚步态。后期肌无力会影响上臂和肩膀的肌肉，患者将难以将手臂举过头顶或搬运重物。肌无力可能与肌肉酸痛和关节痛有关。在某些情况下，呼吸系统的肌肉也可能受累，导致吞咽困难、口齿不清和呼吸困难，呼吸困难可能会逐渐加重[13]。神经肌肉相关无力导致的呼吸衰竭患者通常在呼吸衰竭发作之前没有呼吸困难等症状[9]。由于膈肌和呼吸肌受累，许多 LGMD 患者在晚期常出现呼吸问题。部分患者仍能走动时就已发生呼吸衰竭，可能需要呼吸支持。非恢复性睡眠、清晨和白天过度嗜睡可能提示夜间换气不足[11]。

2. 心脏病变

心肌病在 LGMD R9 型患者中普遍存在[21]。某些特殊类型 LGMD 可能发生心肌衰弱，称为心肌病。心肌病是一种进展性疾病，可能导致心脏泵血能力受损、疲劳、心脏传导阻滞、心律失常和心力衰竭。心脏异常并非与所有形式的 LGMDs 相关。当临床怀疑有心肌病时，超声心动图仍然是首选检查，具有成本低和检查便利的优势[21]。心脏受累是肌萎缩性心肌病的主要临床特征之一，可表现为传导缺陷和（或）扩张型心肌病，也可不常表现为肥厚型心肌病。这类患者有发生严重或致命性心脏事件的风险，需要密切的心脏监护[11]。

3. 脊柱关节病变

LGMDs 患者可能出现其他异常表现，包括脊柱矢状位畸形（脊柱侧凸）、脊柱冠状位畸形（脊柱前凸）。软组织增厚和缩短可导致畸形并限制受影响区域的活动，尤其是关节（挛缩），以及某些肌肉的过

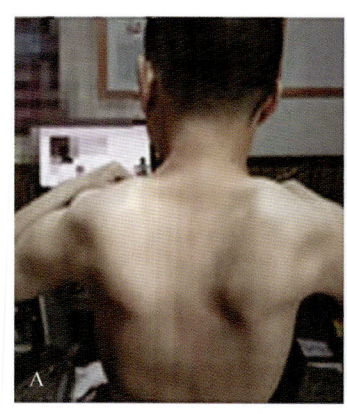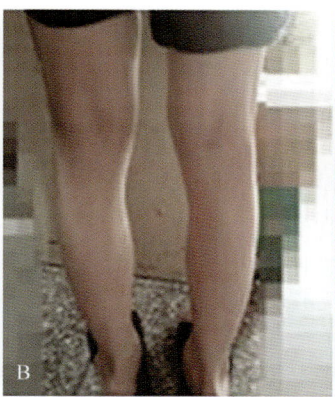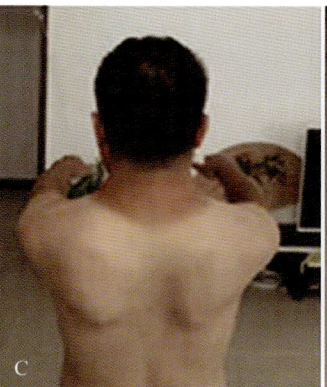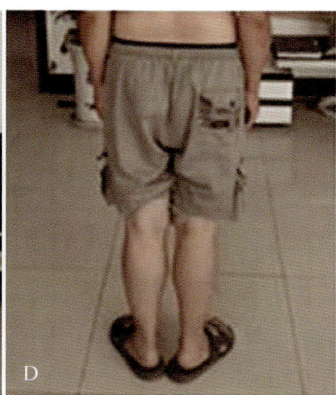

图 3-5-2 患者的解剖特征。A. 患者的上背部和 B. 腿部后视图。C. 患者的上背部和 D. 腿部后视图。翼状肩胛与小腿假性肥大无关[1]

度生长（肥大），如小腿肌肉。

【辅助检查】

2017年，欧洲神经肌肉中心完善了LGMDs的定义[10]：肢带型肌营养不良是一种主要影响骨骼肌的遗传性疾病，可导致进行性近端肌肉无力，造成肌肉纤维损失。作为肢带型肌营养不良的一种形式，必须在至少两个不相关的家庭中被描述，血清肌酸激酶活性升高，肌肉成像显示退行性变，肌肉组织学显示营养不良改变，最终导致受累肌肉的终末期病理改变。并非所有LGMD患者的病程中都会持续出现上述特征，但大多数患者在病程中都会表现出这些标准的大部分[12]。临床上考虑到该病后，通过病史、体格检查、实验室检查、神经电生理检测、肌肉MRI成像和肌肉活检，最后进行基因检测明确诊断。

1. 血清肌酸激酶（CK）检测

血液检查可能显示肌酸激酶（CK）水平升高，当肌肉受损时该酶的水平异常升高[11]。CK水平升高发生在部分LGMD病例中[16]。常染色体隐性型LGMD的CK水平明显高于常染色体显性型LGMD。血清CK水平在不同患者之间差异很大，范围从正常到高于正常水平10倍以上，在某些情况下可高达正常水平的100倍（如LGMD2B）[9]。肌酸激酶水平升高可以证实肌肉受损或炎症，但不能证实LGMD的诊断。

2. 肌电图检查

肌电图（EMG）显示该病特征为低振幅短时运动单位，在弱肌肉中有早期复张模式，但在轻度病例中可能改变很轻微[16]。肌电图可以排除神经疾病，如运动神经元病和周围神经病变，也可以排除神经肌肉接头疾病，如肌无力综合征，其中一些可能表现为肢带无力。肌电图不诊断特定的LGMD亚型，但可用于排除其他诊断。

3. 肌肉组织MRI检查

MRI可以用来分辨基因检测中存在的兼容表型，还可确定受影响和非受影响的肌肉。内收肌（大收肌）、腘绳肌和臀小肌等大腿肌肉受累较多，缝匠肌、股薄肌、股四头肌、肱二头肌短头肌和髂腰肌相对较少[22]（图3-5-3）。

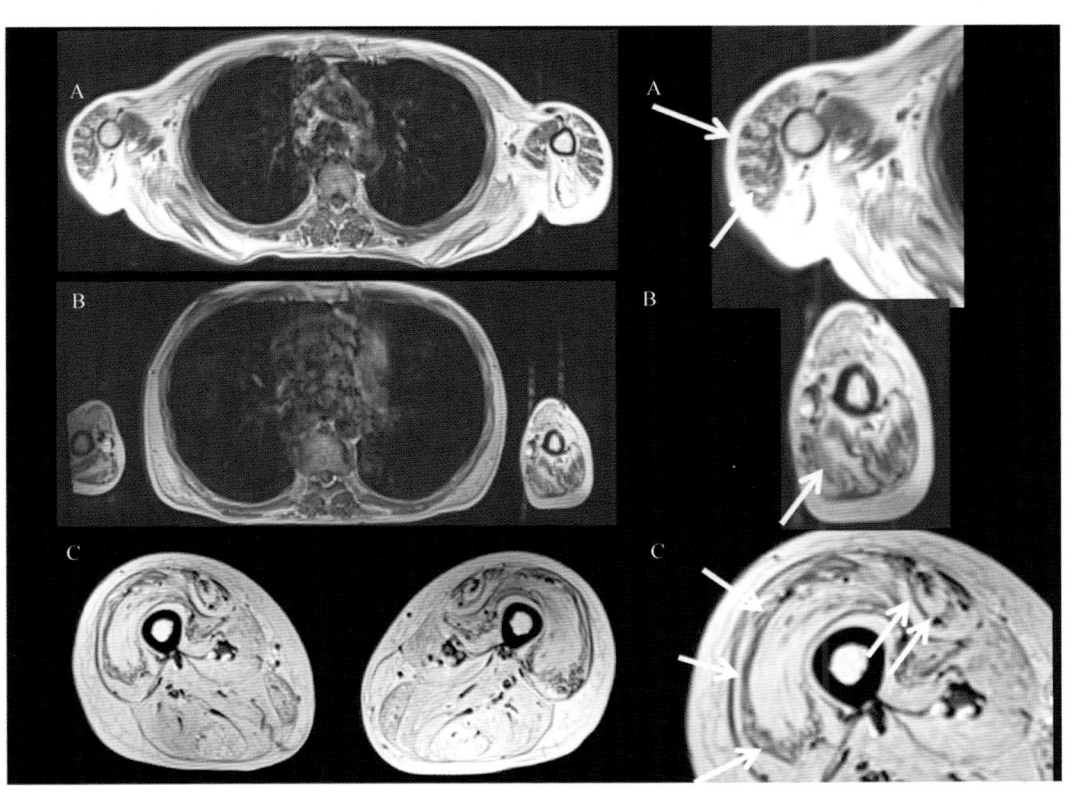

图3-5-3 一名30岁以上的LGMDR1患者的三个T1W MRI扫描图像代表"假胶原征"。肩胛带（A）、手臂远端（B）和大腿中部（C）。三角肌（A）和Ⅵ型胶原肌营养不良一样，呈扇形外观（白色箭头）。肱三头肌（B）中央部分的肌肉表现为一条"带状"的外观，被描述为胶原蛋白Ⅵ（白色箭头）聚集。在股四头肌（C）中，股外侧肌和股直肌中可见一条由脂肪包围的条带，形成一个"U"形（白色箭头）[22]

4. 肌肉组织活检

肌肉组织活检可以确定肌肉细胞内特定蛋白的存在和表达水平，活检技术包括免疫染色、免疫荧光或免疫印迹等。这些技术使用对某些肌肉蛋白质有反应的特异性抗体。肌肉活检的组织样本暴露于这些抗体中，检测结果可以确定是否存在特定的肌肉蛋白以及含量。某些肌肉蛋白的缺乏表明存在某种类型的 LGMD。常规肌肉活检常显示非特异性肌病特征。典型的营养不良改变包括肌肉变性/再生、肌纤维大小改变、不同程度的纤维化和脂肪组织浸润[16]。

5. 基因检测

对于首诊高度怀疑 LGMDs 的患者可进行基因检测。分子遗传学检测通过对脱氧核糖核酸（DNA）的检测以确定特定的基因突变。这是目前诊断 LGMDs 的金标准，还可对其家庭成员进行特殊诊断和检测。分子检测包括序列分析和拷贝数变异，可以对 LGMDs 不同亚型进行无创性确认，但不影响所有患者进行肌肉活检的必要性[16]。高通量测序技术/下一代测序技术（NGS）诊断率（33.8%）与以往文献报道一致，强调了 NGS 技术在 LGMDs 分子遗传学评价中的有效性和重要性[20]。

【诊断】

基于实验室结果（如 CK 升高、肌肉活检、组织病理学特征、MRI 改变）、临床特征和遗传病史来诊断 LGMDs[11]。精确诊断具有重要的意义，可使患者及其家人得到正确的遗传建议，恰当的个体化并发症的处理指导，尤其与心脏或呼吸系统并发症的风险有关。初步诊断为 LGMDs 的患者，可以应用精确检测评估并获得更准确的分子诊断[13]。LGMDs 的诊断基于详尽的临床评估、详细的病史、特征性症状的识别（如肌无力和萎缩的具体分布），以及专项检查，如手术切除受影响的肌肉组织进行活检。下列检查可揭示肌肉纤维的特征性变化：评估肌肉、控制肌肉的神经健康状况的检查（肌电图）；血液学检查；评估某些肌蛋白质的存在和数量的实验检查（免疫组织化学）；分子遗传检测[13, 15]。

最新的 LGMD 诊断标准包括进行性肌无力的临床特征、血清 CK 水平升高、肌肉显像存在退行性改变、肌肉活检存在营养不良改变和遗传特性[10, 23]。基因检测在预防侵入性检测方面很重要。NGS 在 LGMD 的诊断中起着关键作用[1]。

【鉴别诊断】

下列疾病的症状可能与 LGMDs 相似，需要进行鉴别。

1. 肌营养不良蛋白病

肌营养不良蛋白病是由位于 X 染色体上的 DMD 基因突变引起的一系列肌肉疾病[24]，包括进行性假肥大性肌营养不良和贝克肌营养不良[25]。进行性假肥大性肌营养不良是最常见的儿童肌营养不良症，常见于 3～6 岁，并且有一个相对快速的、进行性的病程[24]。进行性假肥大性肌营养不良初发特征是骨盆区域肌肉无力和消瘦（萎缩），随后累及肩部肌肉，后蔓延到躯干和前臂，并逐渐累及主要肌肉[26]。贝克肌营养不良常见于 20～30 岁及以上的男性，常表现为臀部和肩部的肌肉减弱，行走异常，可能出现轻度智力低下。上述两种肌营养不良症都是 X 连锁隐性遗传[13]。

2. 面肩肱型肌营养不良（FSHD）

面肩肱型肌营养不良（FSHD），又称为 Landouzy Dejerine 型肌营养不良，是另一种神经肌肉疾病，其症状与 LGMD 可能重叠。该病通常发生在 20 岁以上，但也可累及其他年龄段。该病典型起病模式：面部和肩带肌肉先受到影响，然后是下肢[24]，症状通常在青春期或成年早期出现，偶发于婴儿期或儿童早期。该病典型特征：面部、肩部和（或）上臂肌肉无力，可能出现闭眼能力受损、嘴唇活动受限以及手臂难举过头顶，病程终末期也可能出现乏力和相关臀部、大腿肌肉消瘦（萎缩）和（或）小腿肌肉受累[27]。FSHD 的病程、症状的范围和严重程度等均可存在差异，但 FSHD 最典型的特征是进展相对缓慢。FSHD 多为常染色体显性遗传，但大约 30% 的患者没有明显的家族病史[13]。

3. 埃默里-德赖弗斯肌营养不良（EDMD）

埃默里-德赖弗斯肌营养不良（EDMD）是一种罕见的、常缓慢进展的肌营养不良症，影响手臂、腿部、面部、颈部、脊柱和心脏的肌肉[25]。该病包括某些肌肉退化，关节固定在弯曲或伸展位置（挛缩），以及心脏异常（心肌病）。主要症状包括肌肉萎缩和乏力，尤其是在上肢和上臂，以及肘部、跟腱和上背部肌肉挛缩。大多数情况下，肌无力是缓慢进行的。心脏异常可能导致危及生命的并发症。EDMD通常作为X连锁隐性性状遗传，但也可为常染色体显性或常染色体隐性性状遗传[13]。

4. 脊髓性肌萎缩（SMA）

脊髓性肌萎缩（SMA）是一种常染色体隐性遗传的神经退行性疾病，可导致中枢神经系统、外周神经系统和骨骼肌的运动神经元进行性丢失[24]。SMA是由5号染色体上SMN基因缺失引起的一种遗传性进行性神经肌肉疾病，其特征是脑干下部的运动核和脊髓的运动神经元（前角细胞）退化。运动神经元是将神经脉冲从脊髓或大脑（中枢神经系统）传递到肌肉或腺组织的神经细胞。SMA的典型症状是缓慢进行性肌肉无力和肌肉萎缩，受累者肌肉张力差，身体两侧肌肉无力，面部肌肉没有或很少受累，舌头抽搐，腱反射减弱或消失[13]。

【治疗】

肌无力临床上多缓慢进展。耐力下降、心血管受损、疲劳、运动不耐受和久坐的生活方式是LGMD患者的常见症状[17]。LGMD患者的治疗建议包括：①多学科神经肌肉诊所进行医疗管理；②心胸外科、骨科的评估和治疗；③参与物理、职业和语言治疗，以及获得矫形和医疗设备服务；④通过基因检测、医学咨询服务鼓励患者积极生活[25]。

目前任何类型的LGMD都不存在治愈方法[14]。治疗需针对每个患者的具体症状。治疗方案包括物理治疗提高肌肉力量和防止挛缩[3]；使用各种设备（如手杖、背带、步行器、轮椅）协助行走；纠正脊柱侧凸等畸形的手术；定期监测心脏和呼吸系统，预防可能与某些LGMD相关并发症的发生[13]。心肌病、心律失常和呼吸衰竭的治疗可延长神经肌肉疾病患者的生命、改善其生活质量[9]。

LGMD的治疗多为保守、支持治疗，包括控制体重以避免肥胖，物理治疗和伸展运动以促进肌肉活动和防止肌肉挛缩，使用机械工具辅助行走和活动，并发症的手术干预，必要时使用呼吸辅助工具，LGMD类型心肌病的监测，社会及情感支持[15]。

现有证据表明，LGMDs人群受益于力量和有氧健身训练计划。由于肌营养不良的肌肉退行性变，在超负荷、高强度运动后，可能出现运动性肌肉损伤、肌红蛋白尿和过度劳累无力。多项随机对照试验将各种神经肌肉疾病患者的力量训练计划、有氧运动计划进行比较，或两者与非训练进行比较，发现力量训练和有氧运动计划安全、无明显有害影响[9]。肌肉萎缩症患者进行温和、低冲击的有氧运动（游泳、固定自行车）可以改善心血管功能，提高肌肉效率，减轻疲劳。临床医生建议肌营养不良患者运动时充分补充水分，避免超负荷、高强度运动[9]。LGMD患者外骨骼辅助跑步机训练可以安全地进行，并且可以进行高强度的重复性运动训练。所有患者都受益于这种创新方法[17]。

部分晚期LGMD患者因肌肉大量丢失、脂肪化和纤维化等原因，可能无法从矫正治疗中获益。对这些患者来说，成肌细胞、卫星细胞和干细胞疗法的前景仍很遥远。然而，这些领域的进一步进展可能比先前预期的要近得多[25]。

【预后】

典型LGMD是渐进性的临床进程，但它因个别基因突变的严重程度而高度可变。大多数儿童期发病的LGMD患者（特别是快速进展型）可以实现步行。其他类型的LGMD患者可以保持步行，并且只在晚年才需要轮椅辅助[15]。

【病例摘要】

患者，男性，30岁，足球运动员，因"进行性乏力4年"就诊于神经外科。患者身高1.98米，体重138公斤，26岁踢球时首次出现症状，新发的持续性肌肉酸痛与剧烈的体力活动无关。27岁时，多次"肝功能指标升高"、肌酸激酶（CK）水平由11 000 U/L升至16 000 U/L，伴肌肉疼痛反复发作（即使在淡季不锻炼）。29岁时，站立困难，腿部肌肉乏力（4+/5）。30岁时，检查显示二头肌力量为4+/5，下肢近端和远端肌群轻度无力，股四头肌近端和远端萎缩，下蹲时部分股四头肌呈菱形。肌肉活检仅显示轻度肌病改变，但肌膜上也没有dysferlin免疫染色。

基因检测显示DYSF中存在杂合致病性变体[25]。

【参考文献】

[1] ZHENG J, XU X, ZHANG X, et al. Variants of CAPN3 cause limb-girdle muscular dystrophy type 2A in two Chinese families. Exp Ther Med, 2021, 21(2): 104.

[2] PEGORARO V, ANGELINI C. Circulating miR-206 as a biomarker for patients affected by severe limb girdle muscle dystrophies. Genes(Basel), 2021, 12(1): 85.

[3] GOEDEE H S, HERRAETS I J, VISSER L H, et al. Nerve ultrasound can identify treatment-responsive chronic neuropathies without electrodiagnostic features of demyelination. Muscle Nerve, 2019, 60(4): 415-419.

[4] TAGHIZADEH E, REZAEE M, BARRETO G E, et al. Prevalence, pathological mechanisms, and genetic basis of limb-girdle muscular dystrophies: a review. J Cell Physiol, 2019, 234(6): 7874-7884.

[5] NORWOOD F L, HARLING C, CHINNERY P F, et al. Prevalence of genetic muscle disease in Northern England: in-depth analysis of a muscle clinic population. Brain, 2009, 132(Pt 11): 3175-3186.

[6] WALTON J N, NATTRASS F. On the classification, natural history and treatment of the myopathies. Brain, 1954, 77(2): 169-231.

[7] BUSHBY K. Diagnostic criteria for the limb-girdle muscular dystrophies: report of the ENMC Consortium on limb-girdle dystrophies. Neuromuscul Disord, 1995, 5(1): 71-74.

[8] BUSHBY K M, BECKMANN J S. The limb-girdle muscular dystrophies—proposal for a new nomenclature. Neuromuscul Disord, 1995, 5(4): 337-343.

[9] NARAYANASWAMI P, CARTER G, DAVID W, et al. Evidence-based guideline summary: diagnosis and treatment of limb-girdle and distal dystrophies: report of the Guideline Development Subcommittee of the American Academy of Neurology and the Practice Issues Review Panel of the American Association of Neuromuscular & Electrodiagnostic Medicine. Neurology, 2015, 84(16): 1720-1721.

[10] STRAUB V, MURPHY A, UDD B, et al. 229th ENMC international workshop: limb girdle muscular dystrophies—nomenclature and reformed classification Naarden, the Netherlands, 17-19 March 2017. Neuromuscul Disord, 2018, 28(8): 702-710.

[11] ANGELINI C, GIARETTA L, MAROZZO R. An update on diagnostic options and considerations in limb-girdle dystrophies. Expert Rev Neurother, 2018, 18(9): 693-703.

[12] LIEWLUCK T, MILONE M. Untangling the complexity of limb-girdle muscular dystrophies. Muscle Nerve, 2018, 58(2): 167-177.

[13] SHAMBERGER R C, WELCH K J, UPTON J. Surgical treatment of thoracic deformity in Poland's syndrome. J Pediatr Surg, 1989, 24(8): 760-765.

[14] LASA-ELGARRESTA J, MOSQUEIRA-MARTÍN L, NALDAIZ-GASTESI N, et al. Calcium mechanisms in limb-girdle muscular dystrophy with CAPN3 mutations. Int J Mol Sci, 2019, 20(18): 4548.

[15] FOKIN A A, ROBICSEK F. Poland's syndrome revisited. Ann Thorac Surg, 2002, 74(6): 2218-2225.

[16] CHU M L, MORAN E. The limb-girdle muscular dystrophies: is treatment on the horizon? Neurotherapeutics, 2018, 15(4): 849-862.

[17] SCZESNY-KAISER M, KOWALEWSKI R, SCHILDHAUER T A, et al. Treadmill training with HAL exoskeleton-a novel approach for symptomatic therapy in patients with limbgirdle muscular dystrophy-preliminary study. Front Neurosci, 2017, 11: 449.

[18] NORD. Limb-girdle muscular dystrophies [DB/OL]. (2019-10-01)[2022-05-20]. https://rarediseases.org/rare-diseases/limb-girdle-muscular-dystrophies/.

[19] WICKLUND M P, KISSEL J T. The limb-girdle muscular dystrophies. Neurol Clin, 2014, 32(3): 729-749.

[20] ÖZYILMAZ B, KIRBIYIK Ö, ÖZDEMIR T R, et al. Impact of next-generation sequencing panels in the evaluation of limb-girdle muscular dystrophies. Ann Hum Genet, 2019, 83(5): 331-347.

[21] LIBELL E M, RICHARDSON J A, LUTZ K L, et al. Cardiomyopathy in limb girdle muscular dystrophy R9, FKRP related. Muscle Nerve, 2020, 62(5): 626-632.

[22] BARP A, LAFORET P, BELLO L, et al. European muscle MRI study in limb girdle muscular dystrophy type R1/2A(LGMDR1/LGMD2A). J Neurol, 2020, 267(1): 45-56.

[23] PILATO C M, WALKER M S, NGUYEN A M, et al. Dystrophic muscle distribution in late-stage muscular dystrophy. Autops Case Rep, 2020, 10(4): e2020221.

[24] CHIU W, HSUN Y H, CHANG K J, et al. Current genetic survey and potential gene-targeting therapeutics for neuromuscular diseases. Int J Mol Sci, 2020, 21(24): 9589.

[25] WICKLUND M P. The limb-girdle muscular dystrophies. Continuum(Minneap Minn), 2019, 25(6): 1599-1618.

[26] CARTER J C, SHEEHAN D W, PROCHOROFF A, et al. Muscular dystrophies. Clin Chest Med, 2018, 39(2): 377-389.

[27] COTTA A, CARVALHO E, DA-CUNHA-JÚNIOR A L, et al. Common recessive limb girdle muscular dystrophies differential diagnosis: why and how? Arq Neuropsiquiatr, 2014, 72(9): 721-734.

第六节 软骨营养不良性肌强直

【概述】

软骨营养不良性肌强直（Schwartz-Jampel syndrome，SJS）是一种罕见的引起肌肉僵硬的遗传性疾病。1962年，儿科医生 Oscar Schwartz 和眼科医生 Robert Jampel 报告了软骨营养不良性肌强直的家族病例并描述了该病的典型特征。患儿为5岁男孩和其3岁妹妹，具有先天性睑裂（小睑裂）、特殊面容（表情僵硬、悲伤，耳朵低垂）、关节活动受限（挛缩）、身材矮小、肌肉强直以及骨骼畸形（如短颈和鸡胸）等表现，故又称 Schwartz-Jampel 综合征[1]。实际上 Catel 在1951年也曾报告过患有类似肌肉、骨骼和关节疾病综合征的两位患者（姐妹关系），这可能是关于 SJS 最早的文献记载[2]。Aberfeld 等在1965年再次探讨了 Schwartz 和 Jampel 最初报告的两位兄妹，重点描述了骨骼异常和肌强直[3]。1969年 Mereu 等也报告了类似病例，并建议用 Schwartz-Jampel 综合征来命名[4]。Aberfeld 等回顾了 Mereu 发表的病例，并称其为软骨营养不良性肌强直，并强调了肌肉肥大的发生[5]。1969年，Huttenlocher 等注意到这类患者有"休息时肌肉的持续性电活动"，将其命名为骨骼肌营养不良症[6]。

【临床表现】

SJS 常见的临床表现有明显的面部和骨骼畸形，身材矮小，肌强直，静息状态下持续的肌纤维活动和关节挛缩。SJS 的常见特征在表3-6-1中进行了总结，该表记录了文献中有详细记载的23例患者常见症状和体征发生的频率。

这些患者的一般特征包括短颈、腹部隆起和皮下组织松弛。可有明显的多毛症。关节挛缩通常累及肘关节、腕关节和肩关节。肩部前倾，手臂内旋。

SJS 的典型面部表现包括在水平和垂直方向上的小睑裂，最初被 Schwartz 和 Jampel 称为"睑裂畸形"。小睑裂的原因尚不清楚，但可能与眼轮匝肌的连续肌纤维活动有关。患者紧闭嘴唇；下颌可能有凹痕或颤动；眉毛突出，发际线低，耳朵低垂；有些患者有两排褶皱的睫毛；面部表情僵硬，肌肉持续收缩；高弓上颚，高音调，鼻音常见；眼睛异常

表3-6-1 文献报告的23例 SJS 患者的临床特点[1, 3, 9, 11, 15-18, 20-21, 23-24, 26-30]

临床特点	发生频率
异常面容	100%
身材矮小	91%
肌强直	96%
肌肉肥大	70%
挛缩	61%
鸡胸畸形	70%
短颈	70%
反射减退	43%
肌肉萎缩	9%
肌酶升高	43%
SJS 的面部特征	
面具脸	57%
小睑裂	87%
小噘嘴	83%
小颌	43%
耳朵低垂	43%
发际线低	13%
多毛症	26%

包括不同程度的眼肌麻痹、近视和远视。

大多数患者2~3岁表现出临床症状（肌肉型或骨骼型）。面部外观异常随年龄增长更加明显，具有衰老的特征。Farrell 等报告了一例新生儿期的 SJS 病例，其他学者也观察到该综合征严重的早发病例[8]。新生儿和婴儿的症状可能包括喂养困难、窒息和呼吸衰竭。

SJS 的骨性结构异常通常在疾病早期就表现出来。已报告的异常包括：鸡胸、脊柱后凸、马蹄内翻足、髋关节发育不良、股骨头扁平、关节面不规则、颅底扁平和扁平的小椎体。

患者的运动技能，尤其是行走能力可能会延迟发育。身体逐渐变得僵硬和宽大。尽管许多研究表明 SJS 存在静止期，但长期随访结果显示，病情会缓慢进展，骨骼病变、无力或僵硬最终导致残疾。中枢神经系统通常是正常的，智力通常不受

影响。

少数患者有肌肉萎缩，而其他患者为肌肉肥大。部分患者远端肢体肌肉萎缩，肢体轴向和近端肌肉肥大。肌肉肥大在男性中可能更明显。肌力通常正常，尽管老年患者可能表现出进行性力弱，尤其是远端肌肉。骨骼肌粗大，僵硬，并抵抗被动运动。

几乎所有患者都有肌张力障碍和叩击性肌强直。四肢在休息和睡眠时会出现肌肉僵硬。四肢肌肉可见细微的颤动，类似于持续肌纤维活动的表现。SJS的独特之处在于患者同时具有肌强直和持续性肌肉纤维活动。

与SJS相关疾病的个案报告包括脑积水[6]、腕管综合征[9]、压迫性脊髓病[10]、von Willbrand's病[11]和恶性高热反应[12]。

一旦临床医生熟悉该综合征，诊断就显而易见。部分患者最初被诊断为先天性肌强直，因为这两种疾病都可能表现为肌肉粗大和肌强直。肌强直放电导致一些患者被误诊为强直性肌营养不良。然而，先天性肌强直和强直性肌营养不良的患者不具有持续的肌纤维活动、关节挛缩、骨骼异常或SJS面容。其他SJS患者因挛缩和骨骼异常而被纳入儿童肌营养不良症的临床范畴，但未能得到明确诊断。连续肌纤维活动的其他综合征无临床或电性肌强直、骨骼异常或SJS的典型面容。

【辅助检查】

1. 实验室检查

约半数SJS患者会有轻至中度的肌酸激酶和其他骨骼肌酶升高。血液和尿液的常规实验室检查通常正常。有报道发现患者可能缺乏选择性免疫球蛋白A。心电图偶尔会出现异常。正如SJS患者的特征性外观，各种骨性异常可通过影像学检查证实（表3-6-2）。

2. 肌电图检查

神经传导检查通常是正常的。有一名患有SJS的7岁女孩双侧正中神经麻痹（腕管综合征）的个案报道。

针刺肌电图（EMG）检查结果明显异常。在休息时会发生自发、持续、高频、低电压放电，并随着针极插入、肌肉撞击或主动移动而增加。有些高频放电类似于调高或调低振幅和频率的肌强直放电。与强直性肌营养不良和先天性肌强直的典型放电相比，SJS放电通常具有较高的频率，并且倾向于在肌肉静止时也不消失或减轻。此外，SJS的放电与典型的肌强直放电相比，呈持续性，起伏不明显。在SJS病例中，休息时、睡眠中和全麻下都观察到了肌肉的高频放电。有研究发现几例接受神经或神经肌肉阻滞的患者其自发电活动消失[14-16]。休息和全麻下持续存在的高频放电在神经肌肉阻滞后放电消失，这类似于神经性肌强直，提示可能存在神经来源的持续性肌肉收缩。然而，也有几项研究发现，用箭毒进行神经肌肉传导阻滞并没有使高频放电消失，这提示在肌层中存在类似于肌颤的电现象[17-18]。Cadilhac等[14]认为某些类型的放电在神经肌肉阻滞后消失，而其他放电未受影响，这表明肌肉纤维活动可能是神经源性的，也可能是肌肉源性的。

Jablecki和Schultz[19]认为电活动代表着复杂的重复放电。他们推测异常的肌肉纤维运动单位在神经刺激之后继续独立地放电，可能来自旁突触传递或非正常的肌肉纤维膜环形运动。

有一例患者表现为肌颤搐放电（图3-6-1）类似于神经性肌强直，提示至少有些肌肉性现象来源于周围神经。必须强调在针刺肌电图检查中患者有显著的自发性电活动，可类似于非典型的肌强直或神经性肌强直。

此外，SJS病例中可能存在各种不同类型的自发性异常的重复放电，产生于运动单元（周围神经、肌肉内神经末梢、肌肉纤维）的不同位点。运动单元的潜能大多数是正常的或略减小（肌源性）。

表3-6-2　SJS患者的影像学异常

异常	发生频率
髋外翻/内翻	50%
鸡胸	25%
短椎体	30%
面骨增生	25%
髋臼发育不良	20%
颅底扁平	10%
干骺端肥大	15%
扁平骨骺	10%
弓状长骨	10%
骨龄减小	20%
骨质疏松	30%

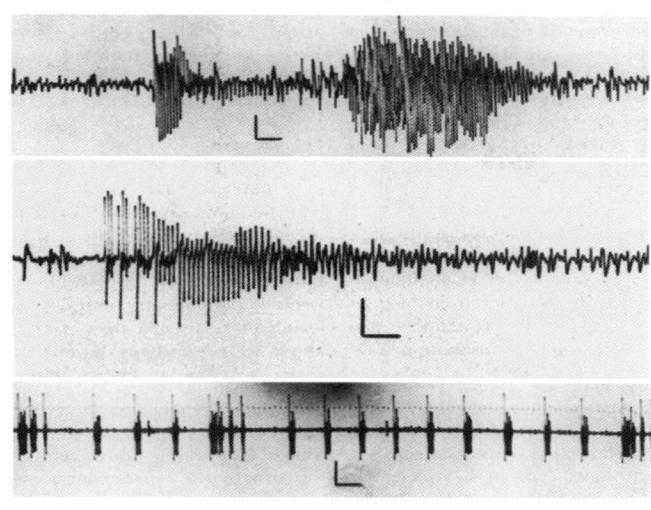

图 3-6-1 SJS 患者的 EMG 记录显示高频自发放电（A、B，校准，扫描 0.1s，增益 = 50 μV）和肌源性放电（C，校准，扫描 1.0 s，增益 = 50 μV）

3. 肌肉活检

肌肉活检可能显示各种非特异性的肌源性异常，偶尔也有报告显示正常[4-6, 16, 20-21]。已观察到肌纤维大小、形状的变化、内核增大、内膜和外膜结缔组织增加、纤维分裂和局灶性萎缩。组织化学检查可能显示一种肌纤维类型优于另一种（一些报告为 1 型优势，一些报告为 2 型优势），纤维类型分布不均，一种或两种纤维类型肥大。超微结构研究也显示非特异性异常，包括肌浆网扩大、线粒体增大、Z 线和肌浆网终池中致密物质增加。周围神经研究较少，且多无异常[22]。

【发病机制】

除了观察到该疾病是遗传性而非获得性外，目前对 SJS 的发病机制了解甚少。Schwartz 和 Jampel 认为肌腱和肌肉发育的停滞或延迟可能会产生临床表现。骨改变与莫基奥（Morquio）综合征中所见相似，从而引发了"是否属于黏多糖代谢障碍类型"的疑问。然而迄今为止，SJS 患者的黏多糖代谢分析结果均是正常的。Fowler 等[23]推测在胎儿发育期间存在代谢异常。他们认为肌膜对神经的异常反应导致了膜离子电导的调节异常和对乙酰胆碱的敏感性异常。Osame 等[24]发现 1 例 SJS 患者的酸性糖胺聚糖尿排泄异常，提示硫酸软骨素代谢异常。然而未在其他患者中出现硫酸软骨素或者酸性糖胺聚糖的异常。

因为临床显著的肌强直、持续性的肌肉纤维活动和 EMG 记录上的自发电活动，寻找膜离子通道中的缺陷是合乎逻辑的。Huttenlocher 等[6]认为肌肉易激惹可能是由于肌肉纤维细胞膜不能维持正常钾和钠梯度，导致静息肌纤维膜电位降低。Taylor 等[16]发现箭毒能够终止持续性肌肉活动，因此认为肌肉中的放电起源于突触前的周围神经，或是因终板异常导致对乙酰胆碱敏感性增加。Spaans 等[18]对一名 SJS 患者一系列电现象进行了全面分析，肌电图上存在的持续自发电活动，在针刺过程中最大化，并且不受箭毒的影响，得出的结论是电现象来源于肌纤维内并且与肌强直相似。来自同一组患者（Lehmann-Horn 等[25]）的肌纤维体外生理学研究显示了一定数量的特异性肌肉纤维膜生理学异常，包括氯化物电导降低和钠通道门控异常。此外，静息细胞内钙离子浓度比对照组有所增加。箭毒、妥卡尼或苯妥英钠对这些异常无影响。然而，普鲁卡因胺抑制了过度兴奋，可能是通过阻断同步开放的钠通道所致[19]。

迄今为止，几乎所有 SJS 病例报告均为散发或同代患病，男女发病比例基本相同，符合常染色体隐性遗传模式。但 Ferrannini 等[26]报告了一个常染色体显性遗传模式的家庭，Pascuzzi 等[20]描述了非近亲结婚家庭父子患病的典型 SJS 病例。这些观察提示在偶发病例中存在显性遗传的可能性。

【治疗】

目前 SJS 的治疗主要是针对该疾病的特定症状和预防潜在并发症。挛缩和骨骼畸形可能需要矫形治疗、物理治疗和康复治疗。苯妥英钠已用于治疗一些患者的持续肌纤维活动，并使症状获得了一定程度的改善[15-16]。Lehmann Horn 等[25]在体外试验中发现普鲁卡因酰胺可以使电活动改善。Huttenlocher 等[6]用普鲁卡因酰胺治疗患者得到了良好的效果。Spaans 等[18]也尝试在患者中使用该药物，予 500 mg 每天 4 次的剂量，患者活动能力明显提高，而临床肌强直和易疲劳性缓解。普鲁卡因酰胺也用于治疗其他类型肌强直和持续性肌纤维活动，因此，用该药来治疗 SJS 似乎是可行的。

（张道俭）

【参考文献】

[1] SCHWARZ O, JAMPEL R S. Congenital blepharophimosis associated with a unique generalized myopathy. Arch Ophthalmol, 1962, 68: 52-57.

[2] CATEL W. Differential-diagnostische symptomatologic von Krankheiten des Kindersalters. Stuttgart: Georg Thieme, 1951: 48-51.

[3] ABERFELD D C, HINTERBUCHNER L P, SCHNEIDER M. Myotonia, dwarfism, diffuse bone disease and unusual ocular and facial abnormalities (a new syndrome). Brain, 1965, 88 (2): 313-322.

[4] MEREU T R, PORTER I H, HUG G. Myotonia, shortness of stature, and hip dysplasis. Schwartz-jampel syndrome. Am J Dis Child, 1969, 117 (4): 470-478.

[5] ABERFELD D C, NAMBA T, VYE M V, et al. Chondrodystrophic myotonia: report of two cases. Myotonia, dwarfism, diffuse bone disease, and unusual ocular and facial abnormalities. Arch Neurol, 1970, 22 (5): 455-462.

[6] HUTTENLOCHER P R, LANDWIRTH J, HANSON V, et al. Osteo-chondro-muscular dystrophy. A disorder manifested by multiple skeletal deformities, myotonia, and dystrophic changes in muscle. Pediatrics, 1969, 44 (6): 945-958.

[7] FARRELL S A, DAVIDSON R G, THORP P. Neonatal manifestations of Schwartz-Jampel syndrome. Am J Med Genet, 1987, 27 (4): 799-805.

[8] HUNZIKER U A, SAVOLDELLI G, BOLTSHAUSER E, et al. Prenatal diagnosis of Schwartz-Jampel syndrome with early manifestation. Prenat Diagn, 1989, 9 (2): 127-131.

[9] MARTÍNEZ A C, ARPA J, CONDE M C, et al. Bilateral carpal tunnel in childhood associated with Schwartz-Jampel syndrome. Muscle Nerve, 1984, 7 (1): 66-72.

[10] SMITH D L, SHOUMAKER R, SHUMAN R. Compressive myelopathy in the Schwartz-Jampel syndrome. Ann Neurol, 1981, 10 (5): 497.

[11] KURIYAMA M, SHINMYOZU K, OSAME M, et al. Schwartz-Jampel syndrome associated with von Willebrand's disease. J Neurol, 1985, 232 (1): 49-51.

[12] SEAY A R, ZITER F A. Malignant hyperpyrexia in a patient with Schwartz-Jampel syndrome. J Pediatr, 1978, 93 (1): 83-84.

[13] KIRSCHNER B S, PACHMAN L M. Letter: IgA deficiency and recurrent pneumonia in the Schwartz-jampel syndrome. J Pediatr, 1976, 88 (6): 1060-1061.

[14] CADILHAC J, BALDET P, GREZE J, et al. EMG studies of two family cases of the Schwartz and Jampel syndrome (osteo-chondro-muscular dystrophy with myotonia). Electromyogr Clin Neurophysiol, 1975, 15(1): 5-12.

[15] EDWARDS W C, ROOT A W. Chondrodystrophic myotonia (Schwartz-Jampel syndrome): report of a new case and follow-up of patients initially reported in 1969. Am J Med Genet, 1982, 13 (1): 51-56.

[16] TAYLOR R G, LAYZER R B, DAVIS H S, et al. Continuous muscle fiber activity in the Schwartz-Jampel syndrome. Electroencephalogr Clin Neurophysiol, 1972, 33 (5): 497-509.

[17] CAO A, CIANCHETTI C, CALISTI L, et al. Schwartz-Jampel syndrome: clinical, electrophysiological, and histopathological study of a severe variant. J Neurol Sci, 1978, 35 (2-3): 175-187.

[18] SPAANS F, THEUNISSEN P, REEKERS A D, et al. Schwartz-Jampel syndrome: I. Clinical, electromyographic, and histologic studies. Muscle Nerve, 1990, 13 (6): 516-527.

[19] JABLECKI C, SCHULTZ P. Single muscle fiber recordings in the Schwartz-Jampel syndrome. Muscle Nerve, 1982, 5 (9S): S64-69.

[20] PASCUZZI R M, GRATIANNE R, AZZARELLI B, et al. Schwartz-Jampel syndrome with dominant inheritance. Muscle Nerve, 1990, 13 (12): 1152-1163.

[21] SAADAT M, MOKFI H, VAKIL H, et al. Schwartz syndrome: myotonia with blepharophimosis and limitation of joints. J Pediatr, 1972, 81 (2): 348-350.

[22] HUFFELEN A C, GABREËLS F J, HORST J S, et al. Chondrodystrophic myotonia. A report of two unrelated Dutch patients. Neuropadiatrie, 1974, 5 (1): 71-90.

[23] FOWLER W M, LAYZER R B, TAYLOR R G, et al. The Schwartz-Jampel syndrome. Its clinical, physiological and histological expressions. J Neurol Sci, 1974, 22 (1): 127-146.

[24] OSAME M. Chondroitin 4-sulfaturia in Schwartz-Jampel syndrome. Ada Med Univ Kagoshima, 1981, 23: 45-54.

[25] LEHMANN-HORN F, IAIZZO P A, FRANKE C, et al. Schwartz-Jampel syndrome: II. Na+ channel defect causes myotonia. Muscle Nerve, 1990, 13 (6): 528-535.

[26] FERRANNINI E, PERNIOLA T, KRAJEWSKA G, et al. Schwartz-Jampel syndrome with autosomal-dominant inheritance. Eur Neurol, 1982, 21 (3): 137-146.

[27] FARIELLO R, MELOFF K, MURPHY E G, et al. A case of Schwartz-Jampel syndrome with unusual muscle biopsy findings. Ann Neurol, 1978, 3 (1): 93-96.

[28] MOLLICA F, MESSINA A, STIVALA F, et al. Immunodeficiency in Schwartz-Jampel syndrome. Acta Pediatr Scand, 1979, 68 (1): 133-135.

[29] SCRIBANU N, IONASESCU V. Schwartz-Jampel syndrome: a case report. Stimulatory effect of calcium and A23187 calcium ionophore for protein synthesis in muscle cell cultures. Eur Neurol, 1981, 20(1): 46-51.

[30] PAVONE L, MOLLICA F, GRASSO A, et al. Schwartz-Jampel syndrome in two daughters of first cousins. J Neurol Neurosurg Psychiatry, 1978, 41(2): 161-169.

[31] MALLINENI S K, YIU C K, KING N M. Schwartz-Jampel syndrome: a review of the literature and case report. Spec Care Dentist, 2012, 32(3): 105-111.

第四章 神经系统疾病

第一节 遗传性痉挛性截瘫

【概述】

遗传性痉挛性截瘫（hereditary spastic paraplegia，HSP）是一组异质性的遗传性神经退行性疾病，其中脊髓神经元损伤最严重。其临床特征是进行性痉挛和下肢无力，病理特征是皮质脊髓束和后束的逆行轴突变性[1-3]。HSP 可发生于不同种族的个体，患病率约每 10 万人中出现 1.2～9.6 人[4]。基因突变是 HSP 的主要致病因素。目前已经有 80 多个不同的基因座和 67 个基因被证明和 HSP 有关[2-3, 5-7]。这些基因位点按发现的顺序编号为 SPG1 至 SPG80。与其他遗传异质性疾病的大群体一样，HSP 的主要临床表现（下肢痉挛和无力）的严重程度，以及神经系统异常，在其基因类型之间（和内部）存在广泛的临床变异[6]。HSP 的临床症状以双下肢痉挛和无力为主，每种症状都有不同的程度、不同的发病年龄和不同的进展[8-9]。该病按临床特征分为单纯型和复杂型两大类，按遗传方式分为常染色体显性遗传、常染色体隐性遗传和 X 连锁遗传[10-11]。单纯型 HSP 的神经系统受累较为集中，以缓慢进行性双下肢痉挛性瘫痪为主要表现，可合并高张力性排尿障碍和轻度深感觉障碍。复杂型 HSP 则在此基础上合并其他神经系统损害，如共济失调、认知障碍、癫痫、锥体外系受累、周围神经病等[12-13]。

HSP 各种形式的细胞和分子病理类别中的一个致病机制是磷脂、鞘脂和脂肪酸代谢紊乱。磷脂酶 A2 基因（*PLA2G6*）突变导致常染色体隐性遗传的婴儿神经轴突营养不良[14]，出现痉挛性四肢瘫和脑细胞铁积聚相关的复杂神经退行性变，这些脂肪酸和磷脂紊乱的致病机制（如脂质介导的信号转导变化或膜刚性/流动性变化）尚不清楚。HSP 基因功能异质性表明皮质脊髓束轴突易受多种不同的分子干扰。因此，将 HSP 的多种形式整合到单一潜在致病机制的理念是不成熟和过于简单的[15]。对 HSP 的认识正在迅速扩展，而且已有近 20 个相关基因被定位，但尚未完全阐明其生物学功能。此外，与 HSP 的致病机制不同，不同分子功能的紊乱可能导致相对选择性的神经退行性变，且主要累及皮质脊髓束。在这方面，HSP 可能类似于肌萎缩侧索硬化症，其是一组异质性的运动神经元疾病，涉及许多不同的潜在分子过程（包括兴奋性毒性损伤、胶质异常、RNA 处理障碍和蛋白质错误折叠）[8, 16]。

【临床表现】

HSP 多见于男性，特别是在没有基因诊断的单纯病例中。疾病严重程度随病程延长而增加[1]。早发患者病情常较轻。特定的并发症包括认知障碍、锥体外系或外周运动受累和共济失调，这些并发症和疾病的严重程度相关。同时，疾病的严重程度也取决于基因型。HSP 患者保持独立行走能力的中位病程为 22 年。早发患者的自由行走时间明显延长，依赖轮椅的风险更小[13]。

HSP 是由运动（皮质脊髓束）和感觉（薄束和楔束纤维）轴突的长度依赖性远端变性引起的[17]。患者初发症状轻微，多表现为经常跌倒、腿部僵硬、肌肉痉挛、步态异常或不稳。该病通常进展缓慢，但患者多需要辅助（拐杖步行或轮椅）。由于痉挛步态的不断进展，大多数患者表现出类似的临床特征，包括行走时明显的双腿痉挛、肌肉无力、反射亢进和巴宾斯基征阳性。其他症状包括膀胱功能不全和踝关节振动觉丧失。若上述症状和体征是唯一的临床表现，则为单纯型 HSP。相比之下，其他以复杂形式出现的症状可能是神经系统或神经系统外的，包括认知/精神障碍、小脑共济失调、周围神经病变、癫痫、视神经萎缩、视网膜改变、白内障、肌张力障碍和帕金森病等[8]。

几乎所有患者（94.1%）的下肢都存在腱反射亢进，而只有小部分患者（23.5%）的上肢存在腱反射亢进，巴宾斯基征阳性86.7%。几乎所有患者（92.9%）都有体位和振动觉障碍，64.3%的患者有体表感觉障碍。超过半数的患者出现下肢运动节律障碍（57.1%），只有少数患者出现上肢运动节律障碍（14.3%）。约43.8%的患者出现尿急或尿失禁[18]。HSP主要临床表现如下：

1. 肌力减弱

当HSP在儿童早期出现时（例如，2岁时首先表现为脚趾行走），症状在几十年内也可能相对不进展[8]。HSP患者由于双下肢乏力和痉挛，主要表现为行走困难，而且双下肢症状的程度常相近。HSP患者的乏力程度变化较大，范围从无乏力（全身力量）到明显乏力（截瘫）。乏力并不影响所有腿部肌肉，而是在影响髋关节屈曲（髂腰肌）、髋关节外展（臀中肌）、膝关节屈曲（腘绳肌）和足背伸（胫骨前肌）的肌肉中最为明显。在单纯性HSP中，腿部伸展（股四头肌）和足部伸展（腓肠肌，比目鱼肌）的肌肉通常不受影响[13, 19]。

2. 步态异常

"痉挛步态"的行走模式包括以下因素，每个因素在不同的个体中都有不同的程度：①脚跟向前移动；②脚背伸减少；③步幅变短；④可能有"迂回"或"剪"，一条腿交叉进入另一条腿的路径；⑤膝盖保持弯曲；⑥大腿靠近；⑦髋部弯曲（提膝）减少。HSP患者平衡困难，黑暗中或不平坦路面上行走时加重。HSP患者腿部紧绷和腿部肌肉痉挛在夜间并不少见。异常行走模式会导致脚踝、膝盖、臀部和背部的劳损和疼痛[19]。

3. 其他临床表现

部分HSP患者仅表现为腿部痉挛无力和尿急，被称为"单纯性HSP"。非单纯性HSP往往与其他症状有关，包括共济失调、视力受损、癫痫发作、肌肉萎缩、手臂和腿部神经紊乱（神经病变）和认知能力紊乱（智力障碍和痴呆）[6, 9, 19]。过去的研究认为HSP只引起腿部症状，不影响上肢力量或协调，也不影响说话或吞咽。随着HSP类型和数量的增加，研究发现某些复杂遗传类型的HSP，前臂、手、语言、吞咽和排尿功能都可能受到影响[19, 20-22]。

【辅助检查】

根据病史和体格检查初步诊断HSP时，需要通过脑部MRI检查确定小脑及脊髓病变的特点，排除其他神经系统病变。在此基础上进行神经肌电图的相关检查，最后进行基因检测明确诊断。

1. 脑部MRI检查

脑部和脊髓MRI是诊断HSP的重要辅助检查，且有助于排除其他疾病，如多发性硬化以及脑部和脊髓的结构异常。单纯型HSP的常规脑部MRI结果多无异常。复杂HSP在MRI技术弥散张量成像中常显示更广泛的神经通路异常。

尽管已知的病理改变不多，但脑部MRI仍可以帮助区分SPG的类型。39%~95%的SPG7病例出现小脑萎缩，主要表现为小脑蚓部轻度萎缩（图4-1-1[23]），但这种萎缩在其他罕见的HSP病例中也有报道[23]。齿状核通常在T2加权成像上呈低信号、等信号或高信号。在一项纳入42例SPG7患者的研究中，86%的病例与脑桥白质相关，这可能是一个重要的发现。几乎所有SPG11和SPG15病例（图4-1-1）以及其他较少见的复杂HSP亚型中，都出现胼胝体变薄和脑室周围白质高信号，称为猞猁耳征。SPG11和SPG15与一种特殊的T2模式胼胝体前钳的加权高信号相关。高达50%的复杂SPG5病例中可见特定的白质病变[23]。

SPG5患者的脑和脊髓MRI表现如图4-1-2[18]所示，T2和FLAIR图像上主要表现为双侧枕顶叶白质异常。13例患者中10例（76.9%）曾接受过脑部MRI检查。7例患者中4例（57.1%）的脑部MRI出现轻度小脑萎缩。与健康对照组相比，SPG5患者C2处脊髓前后径明显减小[18]。

2. 神经电生理检查

Martinuzzi等[24]对意大利70例HSP患者（多数为SPG4和SPG11）的神经电生理学结果进行了系统研究。32例患者中有31例患者下肢运动中枢传导时间延迟或缺失。在31例下肢异常患者中，14例患者的上肢运动中枢传导时间异常。44例中30例体感诱发电位异常。肌电图和神经传导研究证实49例HSP患者中23例存在远端轴索运动神经病变和相关的神经源性改变，其中大多数为SPG7、SPG11和SPG15，少数为SPG3A、SPG4和SPG5。对HSP的SPG31亚型进行的生理学研究发现，8名患者均至少有一个局灶性单神经病变，包括7例（16只手中

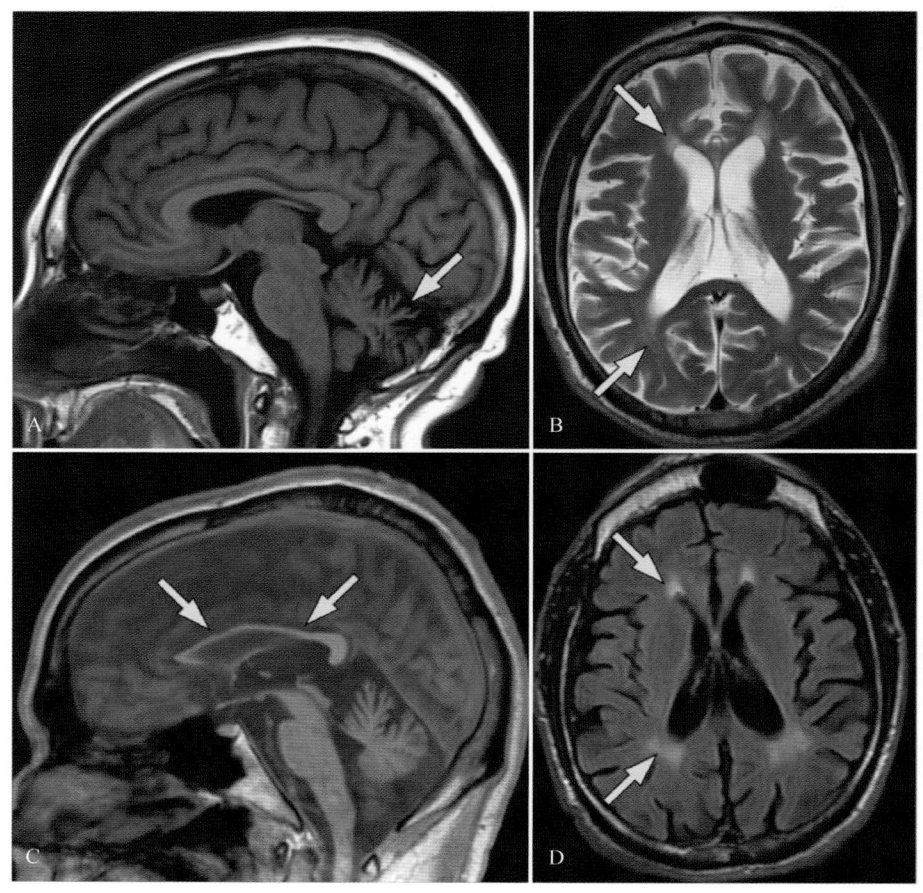

图 4-1-1 SPG7 和 SPG15 患者的脑部 MRI 图像。A. T1 矢状位图像显示 SPG7 患者的小脑萎缩。B. T2 轴位和 D. T2 轴位液体衰减反转恢复序列（FLAIR）图像显示 SPG15 患者的白质高信号。C. T1 矢状位图像显示 SPG15 患者的胼胝体变薄。在 SPG11 患者中也可见白质高信号和胼胝体变薄[23]

的 13 只）腕管综合征，1 例多灶性压迫性神经病变，均提示周围神经病变。因此，神经电生理学检查显示神经系统异常在 HSP 中很常见，似乎并不特定于某一亚型，但局灶性单神经病变除外，尤其是上肢，这在 SPG31 病例中很常见[21]。

3. 基因检测

基因检测是确诊 HSP 最有意义的检查。根据临床信息解释基因检测结果是很重要的。临床诊断 HSP 可以通过确定一个潜在的致病性基因来确诊。基因变异患者的 HSP 合并疾病可通过基因诊断排除[9]。当基因检测发现具有未知临床意义的 HSP 基因变体，或在临床表现不符合 HSP 的患者中发现潜在致病性 HSP 基因变体时，诊断的确定性存疑[17]。

目前技术上可对单个 HSP 基因、包含数十个 HSP 基因的面板进行基因检测，也可对所有基因进行分析（全外显子组和全基因组分析）。基因检测通常能够发现具有一级亲属家族史的 HSP 患者的致病基因突变[19]。

【诊断】

病史采集和神经系统检查是诊断 HSP 的重要依据。首先，其帮助确立诊断，排除其他或共存的疾病，其中一些疾病可能有特定的治疗方法。其次，神经学检查有助于确定个体行走障碍的具体特征，了解哪些特定的肌肉需要加强、哪些特定的肌肉需要减少痉挛（通过药物、肉毒杆菌注射和拉伸），以及平衡、速度和运动精度的损害程度，有助于神经学家和理疗师进行积极治疗，以保持和提高患者行走能力，限制不正常的行走方式对脚踝、膝盖、臀部和脊柱的累积影响。基因检测、神经电生理学检查和神经影像学检查有助于临床诊断。常规实验室检查（如血细胞计数、血清电解质、肾、肝和内分泌功能检查）包括脑脊液分析在大多数类型的 HSP 患者中都是正常的。这些检测的主要作用是帮助进

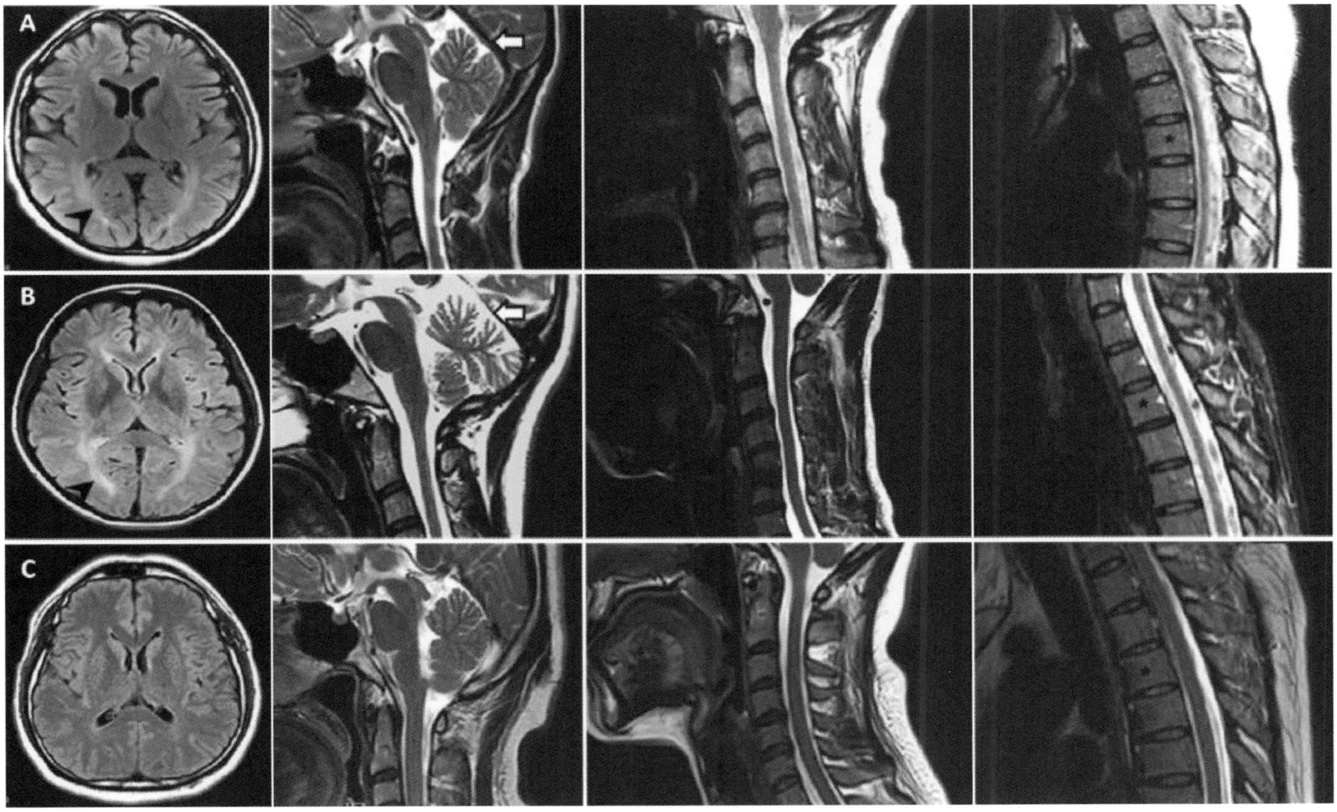

图 4-1-2　SPG5 患者的代表性神经影像。31 岁女性患者脑脊髓 MRI T2 加权像或液体衰减反转恢复像，与正常对照组（C）相 A. 31 岁女性患者脑脊髓 MRI T2 加权像和液体衰减反转恢复像。B. 44 岁纯合突变的女性患者脑脊髓 MRI T2 加权像和液体衰减反转恢复像。与正常对照组（C）相比，A 和 B 显示双侧枕顶叶区白质高信号（箭头）、轻度小脑萎缩（箭头）、颈髓和胸髓萎缩（T4 用星号标记）[18]

行鉴别诊断。

【鉴别诊断】

HSP 需与其他造成双下肢截瘫的疾病相鉴别，包括获得性疾病和其他基因缺陷性疾病[1]。诊断困难的原因[17]：①没有类似疾病的家族史，不能排除非遗传性疾病；②基因检测无法负担或不完整；③存在合并症（如糖尿病神经病变、颈脊髓病或早产儿）；④有明显的其他神经或神经影像异常（如中枢神经系统白质紊乱的证据）；⑤当症状持续时间太短（例如＜ 5 年）而不能排除其他疾病的特异性体征出现时（如表明肌萎缩侧索硬化的下运动神经元体征或原发性侧索硬化症的皮质球肌或上肢受累的出现）。需重点鉴别的疾病如下[12]。

1. 脊髓炎

脊髓感染性炎症，特别是病毒感染所致痉挛性截瘫需与 HSP 重点鉴别。另外，梅毒螺旋体感染所致脊髓炎，根据累及脊髓节段不同，临床表现为不同平面截瘫。病原学检测可鉴别。

2. 颈胸段脊髓压迫

颈胸段椎管内肿瘤、脊髓型颈椎病、胸段脊髓压迫以及脊髓栓系等结构压迫性或牵拉性病因，均可造成双下肢截瘫，同时可能伴有上肢症状，需通过病史、查体及影像学检查鉴别。

3. 脊髓血管病

可造成横贯性或部分横贯性脊髓损害，引起双下肢截瘫、感觉障碍及大小便障碍。动脉疾病常起病较急，静脉疾病可呈缓慢上升性发展。

4. 运动神经元病

如肌萎缩侧索硬化，特别是原发性侧索硬化，临床表现与单纯型 HSP 十分类似[16]。常见原发性侧索硬化，起病晚、发展快，后期可出现上下运动神经元同时受累的表现，而非痉挛性截瘫[16]。根据家族史、基因检测可鉴别。

5. 脑白质营养不良

肾上腺脑白质营养不良、异染性脑白质营养不良等，轻型可成人起病，临床表现与 HSP 类似，鉴别时需要考虑。

【治疗】

尽管实验研究取得了许多令人鼓舞的进展[25]，HSP的治疗目前仍仅限于减轻肌肉无力、痉挛和尿急等症状，以改善症状、延长独立行走时间等对症支持治疗为主。

1. 肌肉力量练习

肌肉力量练习的目标是：①改善和维持心血管健康；②扭转久坐的生活方式导致的肌肉功能减退、僵硬和乏力，这种生活方式常伴慢性步态障碍，并与HSP导致的步行障碍相叠加；③改善步行能力和行走反射下的神经回路，减少跌倒，保持骨骼和关节健康；④最大限度地提高个人的独立性和控制感[13, 19]。

目前还没有专门的治疗方法来预防、阻止或逆转HSP的病理过程。许多（但不是所有）经常参加体育锻炼的HSP患者表示耐力提高，步行能力增强，疼痛减轻[26]。基于此，学者们建议HSP患者每天完成一项运动计划，该计划会随着时间的推移而改变，但需要一直坚持。建议患者咨询理疗师，设计一个方案来加强肌肉组织（特别是核心肌、髂腰肌、腘绳肌和胫前肌）并促进拉伸、平衡和速度。复杂的练习（如在游泳池中散步、坐-站-坐和爬楼梯）值得推荐[17]。

学者们建议在理疗师或私人教练的指导下，针对每位患者独特的症状群制订个体化的日常锻炼方案。这项建议不是基于文献报道，而是基于大量HSP受试者的报告，报告显示运动有助于症状的改善、减少运动可能会增加症状[19]。HSP症状是可变的，一种锻炼方式未必对所有人都有利。运动计划应该由神经科医生、理疗师或私人教练制订，他们有治疗HSP或类似疾病的经验，并且应该关注特定个体难以行走的特定因素。建议个人在开始运动计划之前咨询保健医生，从低强度运动逐级增加，设定运动目标并记录进展，增加运动的多样性和创新性[11, 19, 27]。对一些患者来说，某些肌肉的乏力是导致行走困难的最重要因素，日常锻炼计划应侧重于维持和增加这些薄弱肌肉力量的阻力练习。对其他患者来说，痉挛是限制行走能力的主要因素，因此伸展运动和肌肉松弛剂治疗可能比单纯的肌肉强化运动更有益。专家建议进行多种运动，包括浅水游泳池步行、水上有氧运动、游泳、骑自行车（包括反向蹬踏以锻炼髋关节屈曲的力量和速度）、瑜伽、舞蹈、核心练习、平衡练习和治疗性骑马等[7, 19]。

2. 药物治疗

减轻痉挛的药物（如利奥瑞沙、丹特罗林）可能对以肌肉痉挛为主要症状的患者有帮助。鞘内注射巴氯芬（Lioresal）已使选定的患者受益（那些没有明显乏力的患者，其试验剂量已明确证明行走能力得到改善）。肉毒素可能有助于减少痉挛，特别是腘绳肌和内收肌。尿急通常需要药物治疗（例如用奥克丁宁）[17]。

一般来说，当乏力不是限制行走能力的主要因素时，常通过药物减轻痉挛来改善行走。当乏力是主要因素时，明显减轻痉挛，可能使腿部过度放松（甚至低张或"松弛"），使行走和站立更加困难。对于膀胱或肠道症状较严重的患者，建议分别咨询泌尿科或胃肠科专家[19]。

3. 矫形器治疗

足部伸展（脚趾向下）会导致脚趾拖拽和绊倒，踝足矫形器可能有助于减轻这种趋势。踝足矫形器通常与药物（如利奥瑞沙或肉毒杆菌）结合使用，以减少肌肉痉挛[19]和脚趾拖拽。

【参考文献】

[1] SALINAS S, PROUKAKIS C, CROSBY A, et al. Hereditary spastic paraplegia: clinical features and pathogenetic mechanisms. Lancet Neurol, 2008, 7(12): 1127-1138.

[2] STREGAPEDE F, TRAVAGLINI L, REBELO A P, et al. Hereditary spastic paraplegia is a novel phenotype for germline de novo ATP1A1 mutation. Clin Genet, 2020, 97(3): 521-526.

[3] BIS-BREWER D M, DANZI M C, WUCHTY S, et al. A network biology approach to unraveling inherited axonopathies. Sci Rep, 2019, 9(1): 1692.

[4] ERICHSEN A K, KOHT J, STRAY-PEDERSEN A, et al. Prevalence of hereditary ataxia and spastic paraplegia in southeast Norway: a population-based study. Brain, 2009, 132(Pt 6): 1577-1588.

[5] FARD M A, REBELO A P, BUGLO E, et al. Truncating mutations in UBAP1 cause hereditary spastic paraplegia. Am J Hum Genet, 2019, 104(4): 767-773.

[6] PARODI L, COARELLI G, STEVANIN G, et al. Hereditary ataxias and paraparesias: clinical and genetic update. Curr Opin Neurol, 2018, 31(4): 462-471.

[7] BOUTRY M, MORAIS S, STEVANIN G. Update on the genetics of spastic paraplegias. Curr Neurol Neurosci Rep, 2019, 19(4): 18.

[8] FINK J K. Hereditary spastic paraplegia: clinico-pathologic

features and emerging molecular mechanisms. Acta Neuropathol, 2013, 126（3）: 307-328.

[9] BLACKSTONE C. Early-onset hereditary spastic paraplegia: the possibility of a genetic diagnosis. Dev Med Child Neurol, 2020, 62（9）: 1011.

[10] BLACKSTONE C. Hereditary spastic paraplegia. Handb Clin Neurol, 2018, 148: 633-652.

[11] SOUZA P V, PINTO W B, BATISTELLA G N, et al. Hereditary spastic paraplegia: clinical and genetic hallmarks. Cerebellum, 2017, 16（2）: 525-551.

[12] GUERRA B, RECIO C, ARANDA-TAVÍO H, et al. The mevalonate pathway, a metabolic target in cancer therapy. Front Oncol, 2021, 11: 626971.

[13] SCHÜLE R, WIETHOFF S, MARTUS P, et al. Hereditary spastic paraplegia: clinicogenetic lessons from 608 patients. Ann Neurol, 2016, 79（4）: 646-658.

[14] KHATEEB S, FLUSSER H, OFIR R, et al. PLA2G6 mutation underlies infantile neuroaxonal dystrophy. Am J Hum Genet, 2006, 79（5）: 942-948.

[15] NOREAU A, DION P A, ROULEAU G A. Molecular aspects of hereditary spastic paraplegia. Exp Cell Res, 2014, 325（1）: 18-26.

[16] APARICIO-ERRIU I M, PREHN J H. Molecular mechanisms in amyotrophic lateral sclerosis: the role of angiogenin, a secreted RNase. Front Neurosci, 2012, 6: 167.

[17] FINK J K. Hereditary spastic paraplegia: clinical principles and genetic advances. Semin Neurol, 2014, 34（3）: 293-305.

[18] CHOU C T, SOONG B W, LIN K P, et al. Clinical characteristics of Taiwanese patients with hereditary spastic paraplegia type 5. Ann Clin Transl Neurol, 2020, 7（4）: 486-496.

[19] GÖBEL A, RAUNER M, HOFBAUER L C, et al. Cholesterol and beyond—the role of the mevalonate pathway in cancer biology. Biochim Biophys Acta Rev Cancer, 2020, 1873（2）: 188351.

[20] WALUSINSKI O. A historical approach to hereditary spastic paraplegia. Rev Neurol (Paris), 2020, 176（4）: 225-234.

[21] TOFT A, BIRK S, BALLEGAARD M, et al. Peripheral neuropathy in hereditary spastic paraplegia caused by REEP1 variants. J Neurol, 2019, 266（3）: 735-744.

[22] JOUSSAIN C, LEVY J, CHARLANES A, et al. Urological dysfunction in patients with hereditary spastic paraplegia. Neurourol Urodyn, 2019, 38（4）: 1081-1085.

[23] SHRIBMAN S, REID E, CROSBY A H, et al. Hereditary spastic paraplegia: from diagnosis to emerging therapeutic approaches. Lancet Neurol, 2019, 18（12）: 1136-1146.

[24] MARTINUZZI A, MONTANARO D, VAVLA M, et al. Clinical and paraclinical indicators of motor system impairment in hereditary spastic paraplegia: a pilot study. PLoS One, 2016, 11（4）: e0153283.

[25] JULIEN C, LISSOUBA A, MADABATTULA S, et al. Conserved pharmacological rescue of hereditary spastic paraplegia-related phenotypes across model organisms. Hum Mol Genet, 2016, 25（6）: 1088-1099.

[26] NONNEKES J, LITH B, WARRENBURG B P, et al. Pathophysiology, diagnostic work-up and management of balance impairments and falls in patients with hereditary spastic paraplegia. J Rehabil Med, 2017, 49（5）: 369-377.

[27] FABER I, PEREIRA E R, MARTINEZ A R, et al. Hereditary spastic paraplegia from 1880 to 2017: an historical review. Arq Neuropsiquiatr, 2017, 75（11）: 813-818.

第二节　多灶性运动神经病

【概述】

多灶性运动神经病（multifocal motor neuropathy, MMN）是一种自身免疫相关的单纯运动神经受累的多发单神经病，在1988年由Pestronk等首先命名[1-2]。MMN是一种罕见疾病，患病率大概为0.6～2例/10万人。通常在20～50岁发病，平均发病年龄为30～40岁，但也有报道在6岁以下儿童和老年人中发现了这种疾病。男性比女性更常受累，二者之比为2.7∶1[3-4]。

该病确切的病因和发病机制尚不明确，目前多数学者认为MMN为免疫介导的疾病。在既往研究中，静脉使用免疫球蛋白（intravenous immune globulin, IVIG）治疗后MMN患者得到临床改善[5-6]。同时，在30%～80% MMN患者体内血清中存在GM1抗体[4,7]。这些研究支持了MMN为免疫介导的疾病。

与感觉神经相比，运动神经髓鞘中的 GM1 更加丰富，可以解释 MMN 表现为典型运动神经受累。有研究表明，在外周运动神经郎飞结处的 GM1 浓度更高，GM1 抗体可能会引起郎飞结或其周围的钠和钾通道功能障碍，导致周围神经郎飞结处神经兴奋传导阻滞，从而引起周围神经功能和结构异常[6-8]。然而不是所有患者中均存在 GM1 抗体，目前尚不清楚 GM1 抗体是参与了 MMN 的发病机制，还是仅为该病的一个附带现象。

【临床表现】

MMN 患者临床主要表现为亚急性或慢性的进行性不对称肌无力，任何年龄均可发病。多为隐匿起病，缓慢发展或阶段性进展，可有长时间的稳定期。

MMN 症状主要表现为多发性单神经病。早期以单侧上肢某一根或多根神经受累多见，表现为相应神经支配区域的肌肉无力，远端为主，可伴有肌束颤动或痛性痉挛[2]。MMN 常见的初始症状是腕下垂和手无力[9]，也可出现下肢神经受累。在上肢起病的患者中，肌无力通常是先进展到对侧手臂，然后进展到双下肢[4, 7]。随着病情发展，可以出现肌肉萎缩，病程较长者，可有多个肢体的多根神经受累。MMN 通常不伴相关的感觉缺失，患者可有轻微感觉异常的主诉，但缺乏客观感觉受累的体征。在 MMN 患者中，颅神经、延髓和呼吸肌大多未受累。MMN 患者肌无力分布的不对称表现为同一肢体不同神经受累程度不同，或双侧肢体的神经受累程度不同，或上下肢神经受累程度不同，甚至可见同一神经支配的不同肌肉无力程度不同。受累神经的不对称性可不明显，而呈现为类似多发性周围神经病的分布。

MMN 患者体征主要表现为受累运动神经远端肌群的无力。比如，桡神经受累时，腕伸肌和手指伸肌群无力表现较肱三头肌更加明显。腱反射通常为正常或减弱，在少数病例中可能出现腱反射活跃，但无上运动神经元受累体征[3]。

【辅助检查】

对于慢性或阶段性进展的不对称性肢体无力而无客观感觉障碍的多发单神经病，要考虑到 MMN 的可能性。目前，相关的辅助检查主要是肌电图检测、实验室检测和影像学检查。

1. **肌电图检测**

肌电图检测可见运动神经部分传导阻滞，上肢神经受累多见。远端复合肌肉动作电位波幅可正常或减低，跨越传导阻滞部位的运动传导速度可减低。感觉神经传导通常正常，包括跨运动传导阻滞部位的感觉传导也正常。临床可采用欧洲周围神经病学会推荐的传导阻滞电生理诊断标准[2, 10]：常规神经节段测定时，当近端与远端比较负相波波幅或面积下降≥50%，负相波时限增宽≤30%，则为神经传导阻滞。当近端与远端比较负相波波幅或面积下降≥30%，负相波时限增宽≤30%；或近端与远端比较负相波波幅或面积下降≥50%，负相波时限增宽＞30%，则可能为运动传导阻滞。传导阻滞可见于多种疾病，其产生机制多样，如慢性炎性脱髓鞘性多发性神经病、压迫、药物。在非嵌压部位，检测到运动神经传导阻滞是诊断 MMN 的重要依据。如果跨越嵌压部位（例如桡神经在腕部的部分）检测到神经传导阻滞，则不能作为诊断 MMN 的依据。

在常规神经传导检查中，传导阻滞可被漏检，尤其是当脱髓鞘位于近端或呈斑片状时，对多根神经由远端至近端分段测定，有助于提高 MMN 诊断的敏感度。

针极肌电图可见异常自发电位，运动单位电位时限增宽，波幅增高，募集减少；可存在同一肢体不同神经支配肌肉针电极检测正常与异常并存现象。

2. **实验室检测**

MMN 患者的常规血液和尿液实验室检查无异常。脑脊液（CSF）常规检测白细胞正常，蛋白水平通常正常或轻度升高（一般不超过 1 g/L）。

血和脑脊液抗 GM1 抗体 IgM 阳性有助于 MMN 诊断。但 GM1 抗体只存在于 30%～80% 的患者，因此 GM1 抗体阴性并不能排除 MMN。同时 GM1 抗体对 MMN 不是特异性的，也可出现在急性运动轴索神经病（AMAN）等疾病中。

3. **影像学检查**

磁共振检查：在部分患者臂丛或腰骶丛神经磁共振平扫和增强检查发现增粗的神经，呈长 T2 信号或局限性增强，有助于证实更多的病灶。在 MMN 患者中，这些信号是不对称的，并且通常是单边的[11-12]。

神经超声检查：可见局灶性神经增粗的表现。神经超声除了可以对臂丛神经进行观察，还可以更加快捷地对周围神经干进行扫描，判断有无形态学异常[2]。

诊断 MMN 时，在电生理检查尚无定论的情况下，神经超声（US）和磁共振成像（MRI）可以提供重要的诊断数据。当 MMN 诊断明确时，则无须进行影像学检查，因为影像学所见并非 MMN 特有。

【诊断】

MMN 诊断主要依据病史、临床表现、神经传导和肌电图，以及 GM1 抗体的测定。MMN 的预后不同于肌萎缩侧索硬化，早期诊断和及时治疗非常重要。

欧洲神经病学联盟/外周神经学会（European Federation of Neurological Societies/Peripheral Nerve Society，EFNS/PNS）在 2010 年给出了 MMN 的临床标准、电生理传导阻滞标准以及实验室检测、影像学检查标准[10]。

1. 临床标准

两条核心标准（必须都满足）：①缓慢进展的局灶性不对称性肢体无力；即至少有两条运动神经支配区受累，病程超过 1 个月。如果症状和体征仅存在于一条神经的支配区，只能做出疑诊。②除下肢振动觉轻微异常外，没有客观的感觉异常体征。

支持性临床标准：①以上肢受累为主。②受累肢体的腱反射减退或消失。③颅神经未受累。④患肢痛性痉挛和肌束颤动。⑤对免疫治疗（IVIG）有反应。

排除标准：①上运动神经元体征。②明显的延髓受累。③下肢的感觉障碍比振动觉轻微缺失更明显。④在最初的几周内表现为弥漫性对称性无力。

2. 传导阻滞的电生理标准

见肌电图检测部分。

3. 支持性标准

1）检测到 GM1 抗体。
2）脑脊液蛋白增高（＜1 g/L）。
3）MR T2 像可见高信号（神经的弥漫性水肿）。
4）对 IVIG 免疫治疗有效。

结合患者的临床症状、电生理检测、实验室检测和影像学检测，MMN 诊断标准：①确定的 MMN：满足临床标准的核心标准+排除标准，且电生理检测显示运动神经传导阻滞，同时感觉神经传导正常。②可能的 MMN：满足临床标准的核心标准+排除标准，但电生理检测显示运动神经可能传导阻滞。

【鉴别诊断】

应注意与各种原因导致的多发单神经病进行鉴别，包括鉴别嵌压性周围神经病，结缔组织病相关多发单神经病，占位性病变如肿瘤、结节病所致周围神经病，多灶性获得性髓鞘性感觉运动神经病，遗传压迫易感性周围神经病。在运动神经元病早期，以下运动神经元受累为主者，也是临床重点鉴别疾病之一。另外还需要与青少年上肢远端肌萎缩、颈椎或腰椎神经根病等相鉴别。

1. 肌萎缩侧索硬化（ALS）

ALS 和 MMN 均表现为进行性单纯肌无力症状，但与 ALS 相比，MMN 进展通常较慢。此外，MMN 无上运动神经元、呼吸肌和颅神经受累。

2. 慢性炎性脱髓鞘性多发性神经病（CIDP）

CIDP 表现为慢性肌无力，腱反射减弱或消失，电生理检测可能存在传导阻滞。但 CIDP 的肌无力通常是对称的，并且下肢受累多于上肢，感觉受累很常见（与 MMN 不同）。同时，CIDP 脑脊液检测发现白蛋白升高，出现明显细胞-蛋白分离，且通常不存在 GM1 抗体。

3. 遗传压迫易感性周围神经病（HNPP）

HNPP 可表现出不对称肌无力，并存在传导阻滞。但 HNPP 的传导阻滞通常位于神经嵌压部位（例如，正中神经在腕部，尺神经在肘部）。此外，感觉症状在 HNPP 中很明显。HNPP 是常染色体显性遗传，患者通常具有家族病史，可以通过基因测试证实。

【治疗】

1. IVIG 治疗

目前国际多项临床研究证实，IVIG 治疗可以改善患者无力和生活质量，有可能延缓周围神经轴索变性的发生[5, 10, 13]。IVIG 治疗初始可给予 0.4 g/kg，连用 5 天，总剂量为 2 g/kg，观察肢体无力变化。部分患者使用后 1 周内即可出现无力的改善，但疗效维持时间通常仅 1 个月左右，少数患者可长达数月，通常需要每 2~6 周进行 1 次 IVIG 维持输注。在初次使用有效后，可以根据具体情况，个体化间断使用不同剂量的 IVIG 维持治疗。有些患者需继续使用全剂量 IVIG，而其他患者采用较低的剂量就有效。如果在最初的 5 日疗程中患者的耐受性良好，则维持 IVIG 通常以更短的时间给药。例如，全剂量的维持 IVIG（总共 2 g/kg）可分 2 日给予，每日 1 g/kg。由于需要长期使用 Ig 治疗，目前已有研究人血免疫球蛋白皮下注射剂型，国外已开始使用，患者可在家自行使用，并证实和静脉使用疗效相似[14]。

2. 免疫抑制剂

对于 IVIG 效果不佳，或其他因素限制无法使用 IVIG，无禁忌证且耐受的患者，可试用环磷酰胺，在部分患者中可能有效[2, 15-16]。有文献报道，环磷酰胺联合 IVIG 可以降低 IVIG 的用量，但具有明显的副作用[17]。免疫抑制剂治疗 MMN 的效果还需要进一步评估，且可能引起严重的毒性，需密切注意其不良反应，权衡利弊。其他药物如干扰素 β-1a、硫唑嘌呤、环孢素，均有小样本和个案报道，针对个别患者有效[18]。

3. 糖皮质激素和血浆置换

糖皮质激素和血浆置换治疗有可能加重病情，不建议常规使用[6, 19]。

大部分 MMN 患者病情发展缓慢，通常 10 余年后仍能生活自理。但是，随着病情进展，通常会出现受累肢体的无力萎缩，而导致不同程度的残疾。若 MMN 患者不接受治疗，则会出现缓慢进展和失能[16, 20]，目前尚无自发缓解的报道。对于进展非常缓慢且失能极轻微的患者，也许可推迟免疫调节治疗，以避免副作用风险。然而，如果日常活动受到影响，应在疾病早期开始治疗[4, 7]。

【病例摘要】

患者，男，45 岁。主诉"进行性肢体无力 2 年"。患者 2 年前无明显诱因开始出现右手无力，日常生活握持物体受影响，后逐渐出现左手、左下肢无力。患者病程中无肢体感觉异常。既往无外伤或重体力劳动史，无家族史。查体：肩外展、肘关节屈曲肌力 3/5；右侧肘部、腕部、手指伸展肌力 2/5，左侧为 4/5；左侧足背伸、外翻肌力 4/5；其他肌力正常。腱反射：右上肢腱反射减弱。感觉：无感觉减退或痛觉过敏。实验室检查：抗 GM1 IgM 抗体阳性。肌电图检测：右侧尺神经、右侧桡神经、左侧正中神经、双侧胫神经部分传导阻滞。感觉神经正常。考虑患者 MMN 诊断明确。给予患者英夫利昔单抗（IVIg）治疗。治疗 1 个月后，患者除了右手腕、手指伸展外，其余肢体肌力完全恢复正常。后继续予以患者每 4 周维持输注治疗，在 6 个月时，患者无力症状完全消失，右手腕、手指伸展肌力恢复到 4/5。病例详细资料见二维码数字资源 4-2。

数字资源 4-2

【参考文献】

[1] PESTRONK A, CORNBLATH D R, ILYAS A A, et al. A treatable multifocal motor neuropathy with antibodies to GM1 ganglioside. Ann Neurol, 1988, 24（1）：73-78.

[2] 中华医学会神经病学分会，中华医学会神经病学分会周围神经病协作组，中华医学会神经病学分会肌电图与临床神经电生理学组，中华医学会神经病学分会神经肌肉病学组. 中国多灶性运动神经病诊治指南 2019. 中华神经科杂志，2019，52（11）：889-892.

[3] CATS E A, POL W L, PIEPERS S, et al. Correlates of outcome and response to IVIg in 88 patients with multifocal motor neuropathy. Neurology, 2010, 75（9）：818-825.

[4] NOWACEK D G, TEENER J W. Multifocal motor neuropathy. Semin Neurol, 2012, 32（5）：500-505.

[5] KUWABARA S, MISAWA S, MORI M, et al. Intravenous immunoglobulin for maintenance treatment of multifocal motor neuropathy: a multi-center, open-label, 52-week phase 3 trial. J Peripher Nerv Syst, 2018, 23（2）：115-119.

[6] VLAM L, POL W L, CATS E A, et al. Multifocal motor neuropathy: diagnosis, pathogenesis and treatment strategies. Nat Rev Neurol, 2011, 8（1）：48-58.

[7] BEADON K, GUIMARÃES-COSTA R, LÉGER J M. Multifocal motor neuropathy. Curr Opin Neurol, 2018, 31（5）：559-564.

[8] TAYLOR B V, DYCK P J, ENGELSTAD J, et al. Multifocal motor neuropathy: pathologic alterations at the site of conduction block. J Neuropathol Exp Neurol, 2004, 63（2）：129-137.

[9] MEUTH S G, KLEINSCHNITZ C. Multifocal motor neuropathy: update on clinical characteristics, pathophysiological concepts and therapeutic options. Eur Neurol, 2010, 63（4）：193-204.

[10] JOINT TASK FORCE OF THE EFNS AND THE PNS. European Federation of Neurological Societies/Peripheral Nerve Society guideline on management of multifocal motor neuropathy. Report of a joint task force of the

European Federation of Neurological Societies and the Peripheral Nerve Society--first revision. J Peripher Nerv Syst, 2010, 15 (4): 295-301.

[11] ANDREISEK G. Can MR neurography differentiate between amyotrophic lateral sclerosis and multifocal motor neuropathy? Radiology, 2019, 292 (1): 157-158.

[12] KRONLAGE M, KNOP K C, SCHWARZ D, et al. Amyotrophic lateral sclerosis versus multifocal motor neuropathy: utility of MR neurography. Radiology, 2019, 292 (1): 149-156.

[13] PATWA H S, CHAUDHRY V, KATZBERG H, et al. Evidence-based guideline: intravenous immunoglobulin in the treatment of neuromuscular disorders: report of the Therapeutics and Technology Assessment Subcommittee of the American Academy of Neurology. Neurology, 2012, 78 (13): 1009-1015.

[14] RACOSTA J M, SPOSATO L A, KIMPINSKI K. Subcutaneous versus intravenous immunoglobulin for chronic autoimmune neuropathies: a meta-analysis. Muscle Nerve, 2017, 55 (6): 802-809.

[15] BRANNAGAN T H, ALAEDINI A, GLADSTONE D E. High-dose cyclophosphamide without stem cell rescue for refractory multifocal motor neuropathy. Muscle Nerve, 2006, 34 (2): 246-250.

[16] SO Y T. Immune-mediated neuropathies. Continuum (Minneap Minn). 2012, 18 (1): 85-105.

[17] MEUCCI N, CAPPELLARI A, BARBIERI S, et al. Long term effect of intravenous immunoglobulins and oral cyclophosphamide in multifocal motor neuropathy. J Neurol Neurosurg Psychiatry, 1997, 63 (6): 765-769.

[18] STIEGLBAUER K, TOPAKIAN R, HINTERBERGER G, et al. Beneficial effect of rituximab monotherapy in multifocal motor neuropathy. Neuromuscul Disord, 2009, 19 (7): 473-475.

[19] CARPO M, CAPPELLARI A, MORA G, et al. Deterioration of multifocal motor neuropathy after plasma exchange. Neurology, 1998, 50 (5): 1480-1482.

[20] LANGE D J, WEIMER L H, TROJABORG W, et al. Multifocal motor neuropathy with conduction block: slow but not benign. Arch Neurol, 2006, 63 (12): 1778-1781.

第三节 脊髓小脑共济失调

【概述】

共济失调是一种以身体运动控制障碍为特征的神经系统疾病。脊髓小脑共济失调（spinocerebellar ataxia，SCA），又称为常染色体显性小脑共济失调，是一类生物学上有近30种亚类的神经系统疾病。随着基因测序技术的发展，SCA的许多新致病基因已经被测序技术鉴定。SCA的主要发病机制包括中毒因素导致的RNA功能异常、线粒体功能障碍、通道病、自噬和转录失调等。最近的研究也证明了DNA修复途径在胞嘧啶-腺嘌呤-鸟嘌呤（CAG）三核苷酸重复序列扩增修饰SCA中的重要性。目前认为致病机制是由进行性小脑及其他相连区域的退化，导致临床表现为渐进性共济失调的一种神经系统退变性疾病，是具有复杂基因型的高度异质性疾病组-表型谱的一类疾病[1]。许多SCA是由CAG编码多聚谷氨酰胺的核苷酸重复扩增以及产生有毒的多聚谷酰胺（polyQ）引起的。SCA的发病率文献报道约为3/100 000[2]。然而疾病的亚型区域差异较大，其中SCA3是全球最为常见的亚型[3]。

【临床表现】

SCAs的典型核心症状包括步态失协调及共济失调、眼球震颤、视觉问题和构音障碍。患者可以呈现其他特征，如锥体系、锥体外系受累体征、眼肌麻痹和特定SCA的认知障碍等。1982年哈丁提出的关于常染色体显性小脑共济失调（autosomal dominant cerebellar ataxia，ADCA）的临床分类法仍广泛用于临床[4]。ADCA1型临床表现包括小脑共济失调体征，锥体系及锥体外系受累体征和肌萎缩，ADCA1型主要包括SCA1-4、8、10、12-14、15、17-22、25、27、28、31、32、34-37、38、42-44、46、47[5-8]。ADCA2型临床表现主要包括小脑共济失调体征和色素性共济失调症状，ADCA2型主要包括SCA7[5]。ACDA3型临床表现为单纯的小脑共济失调症状，包括SCA 5、6、11、23、26、30、37、41和45[5,9]。不同类型的SCA除了小脑共济失调外还有各自特征性临床表现，有助于相互鉴别。如SCA12、15和27有上肢姿势性震颤[10-12]，SCA14有肌阵挛和特异性肌张力障碍[13]，SCA36可有面舌肌肌颤及感音性听力损害[14]。国际帕金森及运动障碍协会也提出了一个新的分类，将 SCA 分为单纯共济失调及复杂共济失调。临床中对有失平衡发作史，构音障碍、眩晕和（或）复视持续数小时及数天的应考虑进行原发性发作性共济失调（episodic ataxias，EA）的基因检测。EA 多好发于 20 岁以前，是一种常染色体显性遗传疾病[15]。其可能与其他阵发性神经系统疾病相关，如偏头痛、癫痫和肌张力障碍等。SCAs 的突出临床特征是进行性共济失调，SCA 患者的共济失调主要起源于小脑，而传入性共济失调和前庭性共济失调则是其全部症状的原因。大多数病例，患者起始异常为步态不稳。随着共济失调的进展，四肢协调能力下降，导致写作困难和精细运动技能的丧失。几乎所有 SCA 的患者都会有构音障碍和吞咽困难。临床检查时，许多 SCA 患者因为小脑功能障碍伴有动眼神经异常。这些异常情况包括眼球不能平稳追随物体运动，保持偏心注视困难（注视诱发），眼球震颤和快速眼跳运动的不准确性（异常眼跳）等。有些患者主诉重影复视。SCA 的临床表现随病情发展会出现一些非共济失调症状，包括运动症状（肌力减弱、痉挛和肌萎缩）、运动障碍（如帕金森病、肌张力障碍和舞蹈病）、与脑干有关的动眼神经功能障碍（如快速眼跳减慢、运动或凝视麻痹）、感觉症状、癫痫、肌阵挛、认知和智力功能障碍及泌尿系统症状等。视网膜变性引起的视力丧失是 SCA7 的特征。SCAs 患者也常出现睡眠及精神障碍，包括不宁腿综合征、快速眼动睡眠行为障碍、白天睡眠过多、失眠、睡眠呼吸暂停。一般认为智力症状不属于 SCAs 的典型临床谱，神经心理学测试揭示了此类患者在视觉-空间处理、语言功能、情感调节、执行功能等方面与正常人有细微差异[16]。这些症状属于小脑认知情感综合征，被认为是由于小脑，主要是第六小叶和第七小叶通过齿状核与额叶皮质相连的丘脑和大脑认知部分异常引起的功能障碍。认知能力下降导致明显的痴呆症在此类疾病患者中很少见。SCA 患者中抑郁症的发生率为 17%～26%，并对患者疾病状态具有较大的影响。抑郁、神经退行性变和疾病严重性之间的关系很复杂。虽然抑郁症状随着疾病的进展而恶化，但它不仅仅是 SCAs 引起的运动功能障碍所导致的[17-19]。

【辅助检查】

1. 神经影像学检查

头颅 MRI 及 CT 是常用的影像学检查方法，可以排除包括占位性病变、脱髓鞘、血管事件等其他共济失调原因。最常见的影像学阳性表现为小脑萎缩。小脑萎缩在 SCA2 中最突出，在较轻的分型如 SCA5 和 SCA6 中，萎缩最不明显。而 SCA1、SCA2 和 SCA7 以脑干萎缩为主要的影像学特征。PET 检查不作为常规使用，它可以评估病情恶化的速度与可能性。

2. 电生理学检查

对于一些特定类型 SCA 具有一定意义。如 SCA4 可出现神经传导障碍，可出现腓肠神经动作电位缺如。SCA7 因出现黄斑变性出现视觉诱发电位异常。SCA10 因癫痫发作可导致发作期脑电图出现异常。

3. 基因检测技术

对于有小脑性共济失调阳性家族史的患者，基因检测是确定共济失调症状病因及识别共济失调亚型最有效且明确的方法。通过血样采集可检测已知所有的 SCA 常见突变亚型，常用的包括 SCA1、SCA2、SCA3、SCA6、SCA7、SCA8、SCA10、SCA17 和 DRPLA 等。目前这一技术对临床诊断及治疗均有一定的指导意义。

【诊断】

SCA 患者的诊断主要基于患者有进行性共济失调的临床表现，以及没有证据证明是后天原因引起的，而上一代经遗传检测 SCA 基因型有类似疾病。临床上不同类型的 SCA 之间的临床特征相当明显，了解这些临床特征可以指导临床治疗，只有在特殊情况下才能选择分子遗传试验，例如 SCA7 引起的共济失调和视觉障碍患者。其他诊断项目，如 MRI、神经传导研究和自主认知测试等，可以有助于确定临床症状并排除某些情况，通常不进行某种选择基因的分子检测。如果已知特定 SCA 基因型存在于共济失调患者的家庭，则可以考虑进行有针对性的基因检测，在某种特殊情况下，可以基于某种临床特征（例如 SCA7 中的视力丧失）或该地区 SCA 的患病率患者来源（例如，古巴的 SCA2）来进行基因型的诊断。对于大多数 SCA 患者来说，诊断还是应该以系统化步骤进行，目前对于基因检测具体的内容和顺序并未获得共识。由于技术进步而迅速变化，所以一般很难形成这方面的共识。此外，基因检测技术在很多情况下并不是进行疾病诊断的常规手段。因此在临床上，可疑 SCAs 的患者，应首先检测 CAG 突变导致重复序列的情况，因为这种情况是较为常见的。如果 CAG 突变检测阴性可以再考虑进行其他基因的测序工作。全外显子测序对于一些已经排除普通突变导致的共济失调患者，仍可获得22.6%的确诊率[20]。全外显子测序的数据在SCA基因型仍不能明确时可以进行重复分析。这些数据在随着后期发现确诊基因后仍可被利用。需要注意的是，这项技术检测不到重复突变的情况。因此要评估所有引起SCA的基因型，对于未翻译的重复突变基因如SCA8、SCA10、SCA12、SCA31、SCA36和SCA37重复突变是必须要进行的检测项目。目前对于是否涉及ATXN8的扩展引起的共济失调仍有争论，因此对于SCA8的基因检测仍需要特别注意[21]。对于ITPR1中的大范围基因缺失导致SCA15/SCA16可使用全外显子测序技术进行检测，但是目前在基因检测中对于此种情况还不是常规项目。因此，我们建议临床医生在进行诊断时应首先检查是否存在CAG重复扩张；一旦这种情况被排除，临床医生可以根据具体实验室情况来决定对哪一个基因进行检测。目前随着全外显子测序技术的逐渐成熟和成本的降低，SCAs中对多聚谷氨酰胺SCAs的基因检测易于执行，并在全球范围内广泛使用。然而，尤其是在CAG重复序列突变的初步检测结果为阴性时，其他检测仍显得费时而且费用较高，未能作为常规的诊断方法。由于缺乏系统的研究，目前对于究竟有多少常染色体显性遗传的共济失调患者，虽经系统基因检测，但仍未确诊的病例数仍是未知的。在SCA临床诊断中，我们也面对着很多无家族史的散发性共济失调患者，这些患者往往是由一个新的基因突变所引起，如基因错配或缺失，或外显子表达率低等因素。对于此类患者，评估共济失调的非遗传因素也是必不可少的，包括详细仔细的查体、磁共振检查和实验室检查等[22]。在SCA已知致病突变的家族中，预测性基因检测可用于筛查如亨廷顿病，一种目前认为有发展为共济失调的疾病。父母有SCA的孩子会有50%的概率发病。临床诊断检测的项目包括临床体格检查、病史采集和心理咨询，除此以外，还包括分子检测。对于SCA的预测因地域不同而有一定差异。目前在世界范围内，使用基因检测技术预测SCAs发病情况的基因数目远低于同样使用该技术进行风险预测的亨廷顿病。如在法国，10个医疗中心为亨廷顿病进行预测的基因约有712个，而SCAs只有约46个。然而，一些国家中某种SCA的流行率很高，例如古巴（SCA2）、巴西（SCA3/MJD）和葡萄牙（SCA3/MJD），已开始建立用于大数据评估的检测项目。目前对于此类预测的研究项目仍较少，并且大多数都是女性患者参与的。值得注意的是，接受SCA筛查的个体通常很少完成整个筛选程序。也有报道一些严重事件，主要是基因测试结果披露后引起的自杀未遂事件等。由于目前还未有SCAs疾病预防和治疗方法，因此通过预测性基因检测进行早期诊断仍具有重要意义。预测性基因检测可以对家庭生育计划进行指导，建议对于一些有风险的家庭个体进行该项检测计划，并结合检测结果做出相应的决定。

【鉴别诊断】

主要与其他可能类似于SCA的共济失调症的疾病相鉴别。主要包括：

1. 齿状核-红核-苍白球-路易体萎缩症（DRPLA）

当患者除了表现为典型的共济失调外，还表现为强直伴随舞蹈手足徐动症、肌阵挛性癫痫及痴呆时要考虑DRPLA可能，此外，常还表现为反射亢进和扫视运动减慢。头颅MRI或CT常显示小脑和脑干萎缩、基底节钙化以及白质营养不良改变[23]。从区域来说日本较为高发，欧美发病率较低，日本平均起病年龄约47岁，在成年发病时，小脑性共济失调、舞蹈手足徐动症和痴呆是主要的表现。目前认为该病是染色体12p区域ATN1基因的CAG序列重复扩增49～88次所致。在父系遗传时，特别是当通过父亲遗传时，这种扩增可导致遗传早现。

2. Haw River综合征

Haw River综合征被认为是DRPLA的一个变异型，它的特点是特征性的肌阵挛性癫痫较为少见，目前认为它是由与DRPLA相同的重复扩增引起的。

3. 脆性X染色体相关震颤/共济失调综合征（FXTAS）

好发于携带脆性X智力障碍（精神发育迟滞）1基因（FMR1）前突变的年龄较大的男性。脆性X染色体综合征致病机制是由相同FMR1基因上三核苷酸CGG扩增引起的，通常重复200次以上，临床上是表现为男性智力障碍（精神发育迟滞）的常见遗传疾病。起初认为FXTAS只见于男性前突变携带者，但是随后的报道发现女性中也有FXTAS发生，但是因为女性有两个X染色体，另一个正常的X染色体有一定保护作用，所以女性发生FXTAS的可能性比男性更小，并且女性所患疾病比男性更轻。FXTAS的主要临床特征是晚发性共济失调伴姿势性震颤，其他一些症状还包括短期记忆丧失、执行功能障碍、认知功能下降、帕金森综合征、周围神经病、下肢近端肌无力及自主神经功能障碍等。头颅 MRI 等影像学检查有助于鉴别，其典型影像学表现包括脑部 MRI 的 T2 和 FLAIR 序列可见脑萎缩以及小脑中脚、胼胝体压部有特征性高信号病灶。神经病理检查可见与星形胶质细胞病变相关的白质疾病，在脑和脊髓的神经元和星形胶质细胞内可见核内包涵体。基因检测如 FMR1 DNA 检测具有一定的意义，目前临床上对于 50 岁以上男性出现无法解释的小脑性共济失调及动作性震颤、帕金森综合征或痴呆，并且有发育迟缓、孤独症、智力障碍建议进行基因检测来明确有无 FXTAS 可能。

4. 杰茨曼-斯脱司勒-史茵克（Gerstmann-Sträussler-Scheinker，GSS）综合征

目前认为是一种朊病毒病，表现为共济失调合并认知、运动功能下降，病理学检查可见出现典型的含朊蛋白的淀粉样斑块的特征性病理表现。

【治疗】

1. 药物治疗

SCA 的药物治疗有效性因不同的亚型药效存在差异。在过去的几十年里一些临床药物实验显示某些药物治疗对共济失调治疗是有效的。利鲁唑、丙戊酸钠、伐仑克林和碳酸锂在一些 RCT 的临床研究中体现出良好的临床效果，但目前缺乏临床大量使用的相关数据。Riluzole 可以通过抑制突触前谷氨酸释放，激活钙依赖钾通道，曾用于治疗 ALS，目前认为可用于治疗 SCA。一项临床研究显示在 55 例共济失调的患者中应用 Riluzole，患者的 SARA 评分优于安慰剂组[24]。有研究也发现抗惊厥药物丙戊酸钠可以作为 SCA3/MJD 的药物治疗选择，它的作用推测是可以抑制泛组蛋白脱乙酰酶而发挥神经保护作用[25]。有一项小样本的研究显示大剂量丙戊酸钠对共济失调症状有积极作用，具有一定的临床意义。Varenicline 作为一种尼古丁相关乙酰胆碱 α4β2 神经元的部分激动剂，可用于帮助戒烟。在一些患有 SCA 患者的戒烟过程中，发现其对共济失调症状具有一定的改善作用。但在随后用于 SCA3/MJD 患者的研究中发现，因恶心、失眠、头晕等副作用有 40% 的患者不能继续服用该药物。

2. 支持治疗

综合的支持治疗包括物理治疗、职业治疗还有相关语言治疗等。不同类型的治疗方法和方案已经在一些研究和实验中得到有效的结果。支持治疗包括住院和门诊治疗，以及以家庭为基础的相关康复训练或一些训练内容的组合。患者接受培训时间的长短和后续评估也因病情的类型不同而不同。物理康复治疗是支持治疗的重要组成部分，重点是改善步态、平衡、协调、姿势和肌肉力量训练等。干预措施可能包括常规的理疗练习、电脑辅助训练、跑步机训练与生物反馈治疗。系统性评价提示这种康复的干预措施可以有效改善共济失调患者的功能和活动能力。对于有吞咽困难的 SCA 患者，支持治疗与其他神经系统疾病引起的这些症状一样，需要营养师配合进行饮食调整，优化热量和液体的摄入。语言治疗师可以教育和培训患者及家人通过在吞咽过程中进行监测而降低呼吸困难、误吸和肺部感染的风险。

总体来看，SCAs 的治疗需要定期的神经系统检查及随访评估疾病进展情况。在每次随访后，根据患者表现的共济失调和非共济失调的症状来综合考虑，如果可能应尽快开始相关的药物治疗。见表 4-3-1。

【病例摘要】

一名 75 岁的男性自诉从 60 岁起表现为渐进性平衡困难，并且近 3 个月内出现口腔和舌头的不自主运动。询问病史否认服用过抗多巴胺能药物及其他抗精神病药、抗抑郁药或其他药物。遗传调查发现 SCA 2 家族史阳性（患者兄弟和兄弟的儿子）。查体发现患者伴有躯干共济失调、肢体节律障碍、构音障碍、所有肢体轻度张力增加、上肢反射减弱和下肢反射亢进；右侧第一背侧骨间肌和右侧冈上肌萎缩，肩部的肌束萎缩也很明显。休息时，观察到下颌、口腔和舌的孤立的非自主咀嚼运动，在压力和自主运动期间表现得更加明显。此外，它们非常频繁，持续时间短，部分可抑制，与面部或身体其他部位的感觉成分或运动障碍/多动和其他功能性运动无关。认知检查显示额叶执行功能障碍、记忆障碍和注意力缺陷。脑脊液分析正常。肌电图显示双侧三角肌、肱肌、趾总伸肌、拇短展肌、第一背侧骨间肌、股内侧肌、胫骨前肌和腓肠肌内侧肌束伴有不同程度的神经源性损害。经颅磁刺激可明显延长左侧胫前肌的中枢运动传导时间。视觉诱发电位显示双侧 P100 波潜伏期增加。左侧脑干听觉诱发电位异常，体感诱发电位与中枢感觉通路的弥漫性改变相一致。脑磁共振成像（MRI）显示慢性脑血管病的后室周体征和明显的桥小脑萎缩，如容积 MRI 分

表 4-3-1 SCA 患者非共济失调神经症状的治疗

症状	可选择的药物治疗	可选择的非药物治疗
痉挛	巴氯芬、乙哌立松、替扎尼定、苯二氮䓬类局部肌肉注射肉毒毒素	理疗和拉伸
神经病理性疼痛和感觉异常	普瑞巴林、加巴喷丁、卡马西平和度洛西汀	针灸
帕金森病	左旋多巴和多巴胺激动剂	无
舞蹈症	川芎嗪与抗精神病药	无
肌张力异常	苯二氮䓬、三己基苯基、联哌啶和局部肌肉注射肉毒毒素治疗	脑深部刺激
睡眠障碍	苯二氮䓬类、唑吡坦、褪黑素、曲唑酮和米氮平	无
不宁腿综合征	苯二氮䓬类和普拉克索	无
睡眠呼吸暂停	无	无创通气治疗
吞咽困难	无	饮食康复改良和经皮穿刺内镜胃造口术
排尿异常	抗胆碱能药物，α1-选择性 α 受体阻滞剂 β3 肾上腺素能受体激动剂	导尿
癫痫和肌阵挛	抗癫痫药和苯二氮䓬类	无
抑郁症	选择性 5-羟色胺再摄取抑制剂	心理支持治疗
行为异常	选择性 5-羟色胺再摄取抑制剂、稳定情绪药物、抗癫痫药物、苯二氮䓬类、抗精神病药	无

引自 Spinocerebellar ataxia. Klockgether T, Mariotti C, Paulson HL. Nat Rev Dis Primers. 2019 Apr 11；5（1）：24.

析所证实。由于上述运动障碍，还进行了多巴胺转运体成像扫描，并显示双侧壳核和尾状核摄取减少。根据患者家族史，进行 *ATXN2* 基因分析，发现 36 个 CAG 重复扩增，从而确认 SCA2 的诊断。

【参考文献】

[1] PAULSON H L, SHAKKOTTAI V G, CLARK H B, et al. Polyglutamine spinocerebellar ataxias—from genes to potential treatments. Nat Rev Neurosci, 2017, 18（10）: 613-626.

[2] RUANO L, MELO C, SILVA M C, et al. The global epidemiology of hereditary ataxia and spastic paraplegia: a systematic review of prevalence studies. Neuroepidemiology, 2014, 42（3）: 174-183.

[3] COUTINHO P, RUANO L, LOUREIRO J L, et al. Hereditary ataxia and spastic paraplegia in Portugal: a population-based prevalence study. JAMA Neurol, 2013, 70（6）: 746-755.

[4] HARDING A E. The clinical features and classification of the late onset autosomal dominant cerebellar ataxias. A study of 11 families, including descendants of the 'the Drew family of Walworth'. Brain, 1982, 105（Pt 1）: 1-28.

[5] PERLMAN S. Hereditary Ataxia Overview. GeneReviews® [Internet][DB/OL].（1998-10-28）[2022-01-16]. https://www.ncbi.nlm.nih.gov/books/NBK1138/.

[6] WINKELMANN J, LIN L, SCHORMAIR B, et al. Mutations in DNMT1 cause autosomal dominant cerebellar ataxia, deafness and narcolepsy. Hum Mol Genet, 2012, 21（10）: 2205-2210.

[7] PFEFFER G, BLAKELY E L, ALSTON C L, et al. Adult-onset spinocerebellar ataxia syndromes due to MTATP6 mutations. J Neurol Neurosurg Psychiatry, 2012, 83（9）: 883-886.

[8] GENNARINO V A, PALMER E E, MCDONELL L M, et al. A mild PUM1 mutation is associated with adult-onset ataxia, whereas haploinsufficiency causes developmental delay and seizures. Cell, 2018, 172（5）: 924-936.

[9] NIBBELING E A, DUARRI A, VERSCHUUREN-BEMELMANS C C, et al. Exome sequencing and network analysis identifies shared mechanisms underlying spinocerebellar ataxia. Brain, 2017, 140（11）: 2860-2878.

[10] HOLMES S E, O'HEARN E E, MCINNIS M G, et al. Expansion of a novel CAG trinucleotide repeat in the 5' region of PPP2R2B is associated with SCA12. Nat Genet,

1999, 23(4): 391-392.
[11] SYNOFZIK M, BEETZ C, BAUER C, et al. Spinocerebellar ataxia type 15: diagnostic assessment, frequency, and phenotypic features. J Med Genet, 2011, 48(6): 407-412.
[12] SWIETEN J C, BRUSSE E, GRAAF B M, et al. A mutation in the fibroblast growth factor 14 gene is associated with autosomal dominant cerebellar ataxia [corrected]. Am J Hum Genet, 2003, 72(1): 191-199.
[13] CHEN D H, BRKANAC Z, VERLINDE C L, et al. Missense mutations in the regulatory domain of PKC gamma: a new mechanism for dominant nonepisodic cerebellar ataxia. Am J Hum Genet, 2003, 72(4): 839-849.
[14] KOBAYASHI H, ABE K, MATSUURA T, et al. Expansion of intronic GGC CTG hexanucleotide repeat in NOP56 causes SCA36, a type of spinocerebellar ataxia accompanied by motor neuron involvement. Am J Hum Genet, 2011, 89(1): 121-130.
[15] JEN J C, GRAVES T D, HESS E J, et al. Primary episodic ataxias: diagnosis, pathogenesis and treatment. Brain, 2007, 130(Pt 10): 2484-2493.
[16] GIOCONDO F, CURCIO G. Spinocerebellar ataxia: a critical review of cognitive and socio-cognitive deficits. Int J Neurosci, 2018, 128(2): 182-191.
[17] LO R Y, FIGUEROA K P, PULST S M, et al. Depression and clinical progression in spinocerebellar ataxias. Parkinsonism Relat Disord, 2016, 22: 87-92.
[18] SCHMITZ-HÜBSCH T, COUDERT M, GIUNTI P, et al. Self-rated health status in spinocerebellar ataxia--results from a European multicenter study. Mov Disord, 2010, 25(5): 587-595.
[19] JACOBI H, MONTCEL S T, BAUER P, et al. Long-term evolution of patient-reported outcome measures in spinocerebellar ataxias. J Neurol, 2018, 265(9): 2040-2051.
[20] COUTELIER M, HAMMER M B, STEVANIN G, et al. Efficacy of exome-targeted capture sequencing to detect mutations in known cerebellar ataxia genes. JAMA Neurol, 2018, 75(5): 591-599.
[21] SCHÖLS L U, BAUER I, ZÜHLKE C, et al. Do CTG expansions at the SCA8 locus cause ataxia? Ann Neurol, 2003, 54(1): 110-115.
[22] KLOCKGETHER T. Sporadic ataxia with adult onset: classification and diagnostic criteria. Lancet Neurol, 2010, 9(1): 94-104.
[23] KOIDE R, ONODERA O, IKEUCHI T, et al. Atrophy of the cerebellum and brainstem in dentatorubral pallidoluysian atrophy. Influence of CAG repeat size on MRI findings. Neurology, 1997, 49(6): 1605-1612.
[24] SCHMITZ-HÜBSCH T, FIMMERS R, RAKOWICZ M, et al. Responsiveness of different rating instruments in spinocerebellar ataxia patients. Neurology, 2010, 74(8): 678-684.
[25] LEI L F, YANG G P, WANG J L, et al. Safety and efficacy of valproic acid treatment in SCA3/MJD patients. Parkinsonism Relat Disord, 2016, 26: 55-61.

第四节 肌萎缩侧索硬化

【概述】

肌萎缩侧索硬化（amyotrophic lateral sclerosis, ALS），又名渐冻症，是一种发病机制尚不明确、影响运动神经元和其他神经细胞的神经退行性疾病，主要临床表现为上运动神经元与下运动神经元受损所出现的肌肉无力、消瘦和肌肉痉挛、强直、笨拙、功能受限等，疾病会导致严重残疾，患者最终死于呼吸衰竭[1-4]，发病后的中位生存期通常不到5年。此外人们认识到运动外系统也参与肌萎缩侧索硬化，尽管程度不同。例如，一些患者在额颞叶皮层出现神经元丢失，大约一半的患者出现认知和行为体征或症状[5-7]，表现为额颞叶痴呆（frontotemporal dementia, FTD）。

1869年，法国神经学家夏科特将肌萎缩侧索硬化描述为一种影响下运动神经元和上运动神经元的神经退行性疾病[8]。它也因为著名运动员的罹患而被称为Lou Gehrig病和运动神经元病（motor neuron disease, MND）。最近的研究报告指出，肌萎缩侧索硬化的总发病率为（0.6～3.8）/10万人年[9-10]。在欧洲，肌萎缩侧索硬化的发病率更高，为（2.1～3.8）/10万人年[9-10]。ALS的平均或中位发病年龄为51～66岁，中国的肌萎缩侧索硬化患者的平均发病年龄为51岁[11]，男性一直被认为是肌萎缩侧索硬化的危险因素。最近的研究报告了男女比例为（1～2）:1[12]。

肌萎缩侧索硬化的神经退变机制尚不完全清楚。涉及的细胞和分子过程包括线粒体功能障碍[13]、轴突运输、毒性蛋白聚集、蛋白酶体或自噬的蛋白降解受损、朊病毒样扩散、兴奋性毒性、非神经细胞的神经营养支持减少、氧化应激、高代谢、炎症、RNA代谢缺陷[1, 14]、RNA毒性[15-16]等。肌萎缩侧索硬化的主要病理表现是大脑皮层和脊髓运动神经元死亡。脊髓腹根神经纤维数量减少会导致一系列神经症状[17-18]。额颞叶萎缩可能发生在额颞叶痴呆（FTD）的病例中。其他发现包括星形胶质细胞、小胶质细胞和少突胶质细胞的增殖，提示神经炎症[19]。

基因学方面，第一个被发现的与肌萎缩侧索硬化相关的基因是 SOD1，于1993年被发现，到2014年初，已有20多个基因被确认为引起肌萎缩侧索硬化或与肌萎缩侧索硬化高度相关，自2014年以来，又发现了7个与肌萎缩侧索硬化相关的基因（MATR3、CHCHD10、TBK1、TUBA4A、NEK1、C21orf2 和 Ccnf）[14]，其中绝大多数家族性病例与基因改变有关，主要与 SOD1、TDP-43、FUS 和 C9orf72 基因有关。

【临床表现】

1. 运动神经元损害表现

运动神经元损害表现是ALS患者最常见的临床症状，包括上运动神经元损害和下运动神经元损害，其中上运动神经元损害多表现为全身性肌肉强直、肌肉痉挛、精细活动受限、反射亢进等，下运动神经元损害多表现为坏死神经支配区域的肌肉出现肌无力、消瘦、痉挛等症状。通常，症状开始于单侧上肢远端，并逐渐累及球部、四肢、胸部和呼吸肌的肌肉，患者逐渐出现失语、呼吸困难等症状[1]。

2. 额颞叶痴呆（frontotemporal dementia FTD）

是ALS患者的另一主要临床表现[5-6]，5%～15%的ALS患者会有FTD。高达50%的ALS患者将在FTD范围内发生认知或行为改变，如易激惹、暴怒、固执、淡漠和抑郁等[1]。

3. 延髓麻痹

约30%的ALS患者以延髓麻痹为主要症状。它在更年期妇女中最常见，预后最差，多表现为症状从下颈部延伸至腰骶部，伴有吞咽困难、饮水呛咳、发音障碍等[1]。

【辅助检查】

目前对于ALS的诊断仍然缺乏客观的检查标准，肌电图可以明确神经损伤的情况。影像学检查可以明确神经损伤的程度和范围，但是很难在早期做出诊断。临床上依赖于医生的仔细查体，常见的阳性体征包括病变区域的感觉异常，以及相应神经损害所造成的肌肉强直、反射亢进、病理征阳性、肌无力、肌肉萎缩等多变体征，不同的患者由于神经损害不一致，体格检查也不具有共识性。

【诊断】

肌萎缩侧索硬化仍然是一种没有特殊检测手段的疾病。肌萎缩侧索硬化的临床诊断是基于进行性、无痛性虚弱的病史，以及上下运动神经元功能障碍的查体结果。肌萎缩侧索硬化的最初症状在不同的患者之间有所不同[20]，这取决于上下运动神经元受累的程度以及身体的受累部位。相应神经的功能障碍决定了患者可能会观察到的症状。肌萎缩侧索硬化的发病通常表现为四肢无力、语言障碍或吞咽困难。58%～82%的肌萎缩侧索硬化患者有脊髓症状，肌萎缩侧索硬化的最初症状是非特异性的，可能会与其他神经肌肉疾病的症状相似，在早期误诊很常见[21]。肌萎缩侧索硬化的诊断只有在大量运动神经元死亡后通过临床症状评估才有可能明确。由于运动神经元病变区域的异质性[20]，早期症状多不典型且患者之间差异较大，此外由于缺乏有效的诊断生物标志物，ALS往往需要随症状的逐渐显现才能做出诊断，因此会延误ALS的诊断时机[21-23]。

【鉴别诊断】

1. 脊髓型颈椎病

当ALS患者颈部脊髓发生损伤时可以表现出与脊髓型颈椎病相类似的神经症状和神经表现，影像学上，脊髓型颈椎病患者X线上伴有典型的颈椎退行性变，根据MRI上是否存在颈椎神经压迫可以鉴别。肌电图在二者的鉴别中具有很大的参考价值。

2. 原发性侧索硬化

原发性侧索硬化（PLS）是成人运动系统的一种神经退行性疾病。以缓慢进展的上运动神经元综合征为特征，其预后较ALS好，病情进展速度较ALS慢。目前区分PLS和以上运动神经元受累为主的ALS仍然是一个重大的挑战。

【分期】

研究最广泛的方法是 Milano-Torino（MiToS）功能分期和 King's 临床分期系统[24-25]。其中 Milano-Torino（MiToS）功能分期多用于评价患者的功能受累情况，MiToS 系统分为 6 个阶段，从 0 级到 5 级，0 级为正常功能，1 级为出现功能障碍，2 级为症状累及 2 个区域，3 级为症状累及 3 个区域，4 级为症状累及 4 个区域，5 级为死亡。King's 系统多用于评价疾病的解剖学传播。King's 系统使用 5 个阶段，从 1 级到 5 级，其中 1 级为出现症状，5 级为死亡。

【治疗】

虽然目前还没有治愈的方法，但提供多学科的护理，使用批准的 ALS 药物治疗，以及积极的呼吸、营养和症状管理，给予对症支持治疗[26]，如早期无创通气可以提高 ALS 的生活质量和存活率[3-4, 27-28]。

（1）利鲁唑：自 20 世纪 90 年代以来，被广泛用于治疗肌萎缩侧索硬化，可以提高约 3 个月的生存周期[29]。

（2）右美沙芬/奎尼丁：在 2011 年被批准用于治疗与肌萎缩侧索硬化相关的情绪不稳定。并对患者的语言与吞咽功能恢复有一定效果[30-31]。

（3）依达拉奉：最近在日本、韩国、美国被批准用于治疗肌萎缩侧索硬化，但在欧洲没有被批准。依达拉奉是一种自由基清除剂，每月静脉注射剂量为 60 毫克/天，连续 2 周。依达拉奉的三期临床双盲安慰剂对照试验显示，在治疗 6 个月后，ALSFRS-R 量表测定的功能评分下降明显放缓[32]。

（4）气道管理：包括无创呼吸机的使用以及其他辅助呼吸治疗手段，可以显著提高 ALS 患者的生活质量和存活率[2-4]。

【病例摘要】

患者，男性，68 岁，双下肢力弱 1 年余，半年后出现双下肢无力加重，伴有四肢及躯干间断痉挛，双上肢逐渐出现无力，出现呼吸困难、咳嗽费力。高血压、糖尿病病史，颈椎术后。查体：上肢肌力均 5 级；下肢髋伸屈、膝伸屈、足跖背屈、跨趾跖背屈肌力均为 4 级，左侧查多克征（+），右侧巴宾斯基征（+），右侧查多克征（+），双侧奥本海姆征、戈登征、双划征均（+），其余病理征均为阴性。膈肌超声提示双侧膈肌深吸气、sniff 动作移动度明显缩小。肌电图提示左拇短展肌、右股四头肌、胫前肌呈神经源性损害；双侧腓浅神经、右侧腓肠神经 SNAP 未引出。双侧腓总神经运动神经传导远端记录 SNAP 未引出，CMAP 波幅降低。MEP：双侧拇短展肌记录：皮层、C6 分别磁刺激，MEP 潜伏期正常，中根传导时间正常双侧胫前肌记录：皮层、L4 分别磁刺激，MEP 均未引出。综合症状、神经查体和辅助检查，诊断为肌萎缩侧索硬化。病例详细资料见二维码数字资源 4-4。

数字资源 4-4

（穆冠璋　孙浩林）

【参考文献】

[1] OSKARSSON B, GENDRON T F, STAFF N P. Amyotrophic lateral sclerosis: an update for 2018. Mayo Clin Proc, 2018, 93（11）: 1617-1628.

[2] NIEDERMEYER S, MURN M, CHOI P J. Respiratory failure in amyotrophic lateral sclerosis. Chest, 2019, 155（2）: 401-408.

[3] SORIANI M H, DESNUELLE C. Care management in amyotrophic lateral sclerosis. Rev Neurol（Paris）, 2017, 173（5）: 288-299.

[4] BOENTERT M. Sleep and sleep disruption in amyotrophic lateral sclerosis. Curr Neurol Neurosci Rep, 2020, 20（7）: 25.

[5] RANGANATHAN R, HAQUE S, COLEY K, et al. Multifaceted genes in amyotrophic lateral sclerosis—frontotemporal dementia. Front Neurosci, 2020, 14: 684.

[6] ABRAMZON Y A, FRATTA P, TRAYNOR B J, et al. The overlapping genetics of amyotrophic lateral sclerosis and frontotemporal dementia. Front Neurosci, 2020, 14: 42.

[7] HÄKKINEN S, CHU S A, LEE S E. Neuroimaging in genetic frontotemporal dementia and amyotrophic lateral sclerosis. Neurobiol Dis, 2020, 145: 105063.

[8] CHARCOT J M, JOFFROY A. Deux cas d'atrophie musculaire progressive: avec let'sions de la substance grise et des faisceaux antérolatéraux de la moelle épinière. Arch Physiol Norm Pathol, 1869, 2: 744-760.

[9] LONGINETTI E, FANG F. Epidemiology of amyotrophic lateral sclerosis: an update of recent literature. Curr Opin

[10] LONGINETTI E, WALLIN A R, SAMUELSSON K, et al. The Swedish motor neuron disease quality registry. Amyotroph Lateral Scler Frontotemporal Degener, 2018, 19（7-8）: 528-537.

[11] DORST J, CHEN L, ROSENBOHM A, et al. Prognostic factors in ALS: a comparison between Germany and China. J Neurol, 2019, 266（6）: 1516-1525.

[12] INGRE C, ROOS P M, PIEHL F, et al. Risk factors for amyotrophic lateral sclerosis. Clin Epidemiol, 2015, 7: 181-193.

[13] SMITH E F, SHAW P J, VOS K J. The role of mitochondria in amyotrophic lateral sclerosis. Neurosci Lett, 2019, 710: 132933.

[14] CHIA R, CHIÒ A, TRAYNOR B J. Novel genes associated with amyotrophic lateral sclerosis: diagnostic and clinical implications. Lancet Neurol, 2018, 17（1）: 94-102.

[15] ZHAO M, KIM J R, BRUGGEN R, et al. RNA-binding proteins in amyotrophic lateral sclerosis. Mol cells, 2018, 41（9）: 818-829.

[16] SUK T R, ROUSSEAUX M W. The role of TDP-43 mislocalization in amyotrophic lateral sclerosis. Mol Neurodegener, 2020, 15（1）: 45.

[17] SABERI S, STAUFFER J E, SCHULTE D J, et al. Neuropathology of amyotrophic lateral sclerosis and its variants. Neurol Clin, 2015, 33（4）: 855-876.

[18] TAKEDA T, KITAGAWA K, ARAI K. Phenotypic variability and its pathological basis in amyotrophic lateral sclerosis. Neuropathology, 2020, 40（1）: 40-56.

[19] TURNER M R, HARDIMAN O, BENATAR M, et al. Controversies and priorities in amyotrophic lateral sclerosis. Lancet Neurol, 2013, 12（3）: 310-322.

[20] GOYAL N A, BERRY J D, WINDEBANK A, et al. Addressing heterogeneity in amyotrophic lateral sclerosis CLINICAL TRIALS. Muscle Nerve, 2020, 62（2）: 156-166.

[21] AGRAWAL M, BISWAS A. Molecular diagnostics of neurodegenerative disorders. Front Mol Biosci, 2015, 2: 54.

[22] BROOKS B R, MILLER R G, SWASH M, et al. Escorial revisited: revised criteria for the diagnosis of amyotrophic lateral sclerosis. Amyotroph Lateral Scler Other Motor Neuron Disord, 2000, 1（5）: 293-299.

[23] KIERNAN M C, SHEFNER J M, KAJI R, et al. Amyotrophic lateral sclerosis: a new diagnostic paradigm. J Neurol Neurosurg Psychiatry, 2020, 91（9）: 903-904.

[24] CHIÓ A, HAMMOND E R, MORA G, et al. Development and evaluation of a clinical staging system for amyotrophic lateral sclerosis. J Neurol Neurosurg Psychiatry, 2015, 86（1）: 38-44.

[25] ROCHE J C, ROJAS-GARCIA R, SCOTT K M, et al. A proposed staging system for amyotrophic lateral sclerosis. Brain, 2012, 135（Pt 3）: 847-852.

[26] HOBSON E V, MCDERMOTT C J. Supportive and symptomatic management of amyotrophic lateral sclerosis. Nat Rev Neurol, 2016, 12（9）: 526-538.

[27] NORRIS S P, LIKANJE M N, ANDREWS J A. Amyotrophic lateral sclerosis: update on clinical management. Curr Opin Neurol, 2020, 33（5）: 641-648.

[28] MAJMUDAR S, WU J, PAGANONI S. Rehabilitation in amyotrophic lateral sclerosis: why it matters. Muscle Nerve, 2014, 50（1）: 4-13.

[29] LACOMBLEZ L, BENSIMON G, LEIGH P N, et al. A confirmatory dose-ranging study of riluzole in ALS. ALS/Riluzole Study Group-II. Neurology, 1996, 47（6 Suppl 4）: S242-250.

[30] BROOKS B R, THISTED R A, APPEL S H, et al. Treatment of pseudobulbar affect in ALS with dextromethorphan/quinidine: a randomized trial. Neurology, 2004, 63（8）: 1364-1370.

[31] SMITH R, PIORO E, MYERS K, et al. Enhanced bulbar function in amyotrophic lateral sclerosis: The Nuedexta Treatment Trial. Neurotherapeutics, 2017, 14（3）: 762-772.

[32] EDARAVONE（MCI-186）ALS 19 STUDY GROUP. Safety and efficacy of edaravone in well defined patients with amyotrophic lateral sclerosis: a randomised, double-blind, placebo-controlled trial. Lancet Neurol, 2017, 16（7）: 505-512.

第五节　脊髓延髓性肌萎缩

【概述】

脊髓延髓性肌萎缩（spinal and bulbar muscular atrophy，SBMA），又称肯尼迪病（Kennedy disease），为 X 连锁隐性遗传性疾病，是由染色体 Xq11-12 的雄激素受体基因外显子 1 中 CAG 串联重复序列的不稳定扩增引起的。起病年龄为20～60岁，表现为累及面部、延髓和肢体肌肉的缓慢进行性肌无力和肌萎缩，患者症状可对称或不对称，可以近端为主，也可以远端为主。患者存在脑干核团和脊髓的下运动神经元变性。部分患者也伴有内分泌紊乱症状，包括迟发性男性乳房发育、精子发生缺陷及雄激素抵抗。这些男性患者的雄激素受体基因中N端的谷氨酰胺重复序列数量增多，从通常的20个重复序列增至超过40个[1]。脊髓延髓性肌萎缩的发病机制尚未完全清楚，但越来越多的证据显示神经元变性、死亡与有毒性作用的扩增型雄激素受体累积有关[2]。

脊髓延髓性肌萎缩最早由William R. Kennedy在1968年报道[3]。脊髓延髓性肌萎缩发病率约为1～2例/100 000[4-5]，主要发病人群为男性，女性携带者一般无明显症状。

【临床表现】

1. 运动系统表现

脊髓延髓性肌萎缩患者就诊的最常见症状为下肢力弱，约占90%[6-7]。通常，近端肌力减弱早于远端。体格检查可发现肌肉萎缩、腱反射减弱或消失。有时高频率的姿势性肌肉震颤可能早于肌力减弱出现。震颤通常出现在手部，有时也出现在下肢[8]。接近80%的患者会出现吞咽困难症状，尤其在疾病的晚期阶段[9]。有时也可出现构音障碍、下颌颤抖[2]。

2. 非运动系统表现

麻木和刺痛等感觉症状通常在疾病的晚期阶段出现，多出现在肢体远端[10]。男性患者可从青少年阶段开始出现男性乳房发育、生育能力下降和睾丸萎缩[11]。这类患者往往因出现睡眠呼吸暂停而导致睡眠质量下降，有时在睡眠过程中会出现周期性肢体活动。这类患者可能伴有代谢性疾病，如总胆固醇、低密度脂蛋白、甘油三酯水平升高及糖尿病[12]。疾病有时累及中枢系统，使得额叶区域的灰质含量减少及白质萎缩，从而引起行为异常[13]。

【辅助检查】

1. 生化检查

约80%的SBMA患者出现血清肌酸激酶（CK）升高，且CK升高多见于临床症状出现前数年。SBMA患者血清睾酮降低，还可出现血丙氨酸转氨酶、乳酸脱氢酶、尿酸、甘油三酯、低密度脂蛋白以及空腹血糖水平升高[12]。腰穿脑脊液检验通常正常。

2. 神经电生理检查

90%的患者会存在神经传导异常[14]。肌电图常呈广泛脊髓前角细胞损害，可出现巨大电位；神经传导速度正常或减慢；复合肌肉动作电位（CMAP）和感觉神经动作电位的波幅下降，且后者异常较前者更常见。尽管多数患者就诊时未诉感觉异常，但肌电图常提示感觉神经存在髓鞘和轴索损害。舌肌压力测量能够反映SBMA患者的吞咽功能，且舌肌压力下降多出现在患者主观意识到吞咽困难之前，因此舌肌压力测量可作为SBMA的一种新型生物标志物，并适用于早期检测。

3. 影像学检查

弥散张量成像分析发现，SBMA患者脑干部分各向异性值降低，MRI显示白质有广泛改变，应用全脑体素的形态测量学显示额叶、小脑和脑干背部白质萎缩，提示中枢神经系统中的白质存在整体性的微小改变，未见萎缩的主要运动皮质区同样存在部分各向异性降低，可能与运动皮质的重组有关，但大脑的各区域中，仅脑干的各向异性值降低与患者的年龄或疾病的耐受力有关。

4. 基因分析

SBMA是由位于Xqll-12的雄激素受体（andragen receptor，AR）基因第一号外显子中CAG重复序列异常扩增所致。CAG异常扩增的长度与发病年龄和起病症状有关，与疾病的进展无关。与其他突变基因重复扩增的疾病相似，SBMA亦呈现"遗传早现"现象，重复拷贝数在传代过程中不断增加，导致发病时间逐代提前，症状逐代加重。2011年欧洲神经科学联合会指南将CAG重复序列数目≥35次作为诊断SBMA的依据。目前检测CAG重复扩增的方法中，应用最多的是PCR产物测序，这项技术复杂且耗时。毛细管电泳法具有简便、可靠、高通量的特点，但价格较昂贵。使用半定量的微芯片电泳对SBMA患者进行基因检测更加方便，并且可用于大量样本的筛选。

5. 肌肉活检

主要表现为神经源性损害，有时可合并肌源性损害特征。

6. 神经活检

腓肠神经活检可见大的有髓纤维减少，少量纤维脱髓鞘，施万细胞变性。

【诊断】

脊髓延髓性肌萎缩的诊断建立在基因检测发现存在染色体 Xq11-12 的雄激素受体基因外显子 1 中的不稳定 CAG 串联重复序列扩增的基础上。结合患者病史、症状、体征、基因监测、生化检查等得出最终诊断。

【鉴别诊断】

1. 肌萎缩侧索硬化症

其临床特征是同时存在上运动神经元和下运动神经元的病变症状与体征。肌无力、反射亢进及痉挛这些上运动神经元受损表现由额运动神经元变性所致。下运动神经元受损表现如肌无力、萎缩，以及肌束颤动是由脑干与脊髓下运动神经元变性所致。非对称性肢体无力是肌萎缩侧索硬化最常见的表现（80%）。若以延髓性肌无力起病，通常表现为（运动障碍性）构音障碍或吞咽困难，是位居第二的常见表现（20%）。但起病部位和节段（颅、颈、胸或腰骶）、传播的模式和速度，以及上下运动神经元功能障碍程度的不同导致疾病表现的个体差异性较大。一些患者发生认知损害，这通常与额颞叶执行功能障碍有关。此外，肌萎缩侧索硬化无雄激素不敏感表现，结合基因检测、电生理、生化、影像学方法可鉴别。

2. 重症肌无力

重症肌无力的主要特征是骨骼肌无力的程度波动。在全身型重症肌无力中，四肢受累通常导致与其他肌肉疾病类似的近端肌无力。上睑下垂、复视、面肌无力是重症肌无力常见但非普遍的特征。然而，患者可仅表现为肢体近端肌无力。应尽可能通过免疫学和（或）电生理学检查确诊重症肌无力。

3. 脊髓性肌萎缩Ⅳ型

脊髓性肌萎缩Ⅳ型发病年龄与脊髓延髓性肌萎缩相似，脊髓性肌萎缩Ⅳ型是脊髓性肌萎缩疾病谱中的最轻型，患者可达到所有运动发育里程碑，且通常终身保持行走能力，且寿命正常。Ⅳ型 SMA 患者的 *SMN2* 基因通常有 4~8 个拷贝，通常无男性乳腺发育及睾丸萎缩表现。

4. 进行性肌萎缩

是一种遗传性下运动神经元疾病，常累及颈髓，多以单侧肢体远端肌无力、肌萎缩起病，并逐渐向近端进展。与脊髓延髓性肌萎缩的不同点在于，进行性肌萎缩患者延髓受累较少见，肌电图检查可见远端 CMAP 波幅明显下降，感觉神经传导测定常表现为正常。脊髓延髓性肌萎缩由于较多累及近端肌肉，其远端 CMAP 多处于正常范围，而感觉神经动作电位的波幅下降。

5. 其他疾病

包括免疫介导性（如多灶性运动神经病、多发性肌炎），内分泌相关性（如甲状腺功能亢进），遗传性疾病（如肌营养不良、线粒体疾病）等引起的肢体无力，均应与 SBMA 相鉴别。

【治疗】

目前尚无被证实完全有效的对因治疗方法，因此对于脊髓延髓性肌萎缩的治疗主要集中在预防疾病并发症上，例如预防摔倒、骨折、误吸、活动能力下降等。对症治疗有助于缓解震颤、内分泌异常、肌肉痉挛、呼吸衰竭、吞咽困难等症状。对于痛性痉挛，镁剂、替扎尼定、巴氯芬、加巴喷丁、丙戊酸钠、卡马西平等均可选用。若患者存在糖尿病，则按照现行诊疗原则进行治疗。男性乳房发育如对激素治疗无效，可考虑行手术切除。若患者因吞咽困难出现营养不良，可行经皮内镜胃造瘘。对于出现呼吸功能障碍的患者，无创正压机械通气可以改善患者症状。若患者晚期出现呼吸衰竭，必要时可根据患者意愿决定是否行机械辅助通气。

目前，临床上仍缺乏针对疾病发病机制的有效对因治疗方法，一些针对潜在治疗靶点的药物仍处于研究阶段。在 SBMA 症状开始后使用手术或化学阉割的方法可降低 SBMA 小鼠血清睾酮水平，改善症状。雄激素抑制治疗已成功用于动物模型。通过促性腺激素释放激素类似物（如亮丙瑞林）治疗可减少睾酮释放，减少异常 AR 在细胞核中沉积，起到延缓病情进展的作用。在最近一项纳入 50 名受试者的随机对照试验中，与安慰剂组患者相比，接受亮丙瑞林注射治疗的患者功能评分增加，吞咽指数明显改善，睾酮水平较高和疾病持续时间小于 10 年的患者经亮丙瑞林治疗效果更好[15]。度他雄胺可抑制 5α-还原酶活性，阻止睾酮向双氢睾酮转化，改善患者肌力[16]。其他一些药物包括热休克蛋白（Hsp）诱导剂、组蛋白去乙酰化酶抑制剂、ASC-J9 等在动物模型中已取得显著疗效，有望成为治疗 SBMA 的新型药物。

【病例摘要】

43岁，男性，因"肢体力弱6年"就诊。

现病史：患者6年前出现肢体近端力弱和肌肉震颤，下肢为著。近2年症状逐渐加重，运动耐力逐年下降，目前只能行走1 km，伴有勃起功能障碍。

体格检查：双侧舌肌萎缩，双侧乳腺发育，双侧股四头肌肌力4级，双侧腱反射减弱，双侧高尔征（一）。

辅助检查：肌酸激酶：658 IU/L，血糖：6.7 mmol/L，甘油三酯：1.82 mmol/L，低密度脂蛋白：151 IU/L。胸部CT未发现胸腺瘤，新斯的明试验（一）。肌电图：神经源性损害，重复电神经刺激未发现特征性改变。右侧股四头肌肌肉活检：肌肉纤维萎缩退变。基因检测：AR基因第一号外显子中CAG重复序列数目为42次。

诊断：脊髓延髓性肌萎缩。

治疗：目前无标准的治疗方案，针对目前症状进行对症治疗。

【参考文献】

[1] SPADA A R, WILSON E M, LUBAHN D B, et al. Androgen receptor gene mutations in X-linked spinal and bulbar muscular atrophy. Nature, 1991, 352（6330）：77-79.

[2] FINSTERER J. Perspectives of Kennedy's disease. J Neurol Sci, 2010, 298（1-2）：1-10.

[3] KENNEDY W R, ALTER M, SUNG J H. Progressive proximal spinal and bulbar muscular atrophy of late onset. Neurology, 1968, 18（7）：671-680.

[4] FISCHBECK K H. Kennedy disease. J Inherit Metab Dis, 1997, 20（2）：152-158.

[5] GUIDETTI D, SABADINI R, FERLINI A, et al. Epidemiological survey of X-linked bulbar and spinal muscular atrophy, or Kennedy disease, in the province of Reggio Emilia, Italy. Eur J Epidemiol, 2001, 17（6）：587-591.

[6] FRATTA P, NIRMALANANTHAN N, MASSET L, et al. Correlation of clinical and molecular features in spinal bulbar muscular atrophy. Neurology, 2014, 82（23）：2077-2084.

[7] ATSUTA N, WATANABE H, ITO M, et al. Natural history of spinal and bulbar muscular atrophy（SBMA）：a study of 223 Japanese patients. Brain, 2006, 129（6）：1446-1455.

[8] NISHIYAMA A, SUGENO N, TATEYAMA M, et al. Postural leg tremor in X-linked spinal and bulbar muscular atrophy. J Clin Neurosci, 2014, 21（5）：799-802.

[9] WARNECKE T, OELENBERG S, TEISMANN I, et al. Dysphagia in X-linked bulbospinal muscular atrophy（Kennedy disease）. Neuromuscul Disord, 2009, 19（10）：704-708.

[10] JOKELA M E, UDD B. Diagnostic clinical, electrodiagnostic and muscle pathology features of spinal and bulbar muscular atrophy. J Mol Neurosci, 2016, 58（3）：330-334.

[11] FISCHBECK K H. Spinal and bulbar muscular atrophy. J Mol Neurosci, 2016, 58（3）：317-320.

[12] ROSENBOHM A, HIRSCH S, VOLK A E, et al. The metabolic and endocrine characteristics in spinal and bulbar muscular atrophy. J Neurol, 2018, 265（5）：1026-1036.

[13] SOUKUP G R, SPERFELD A D, UTTNER I, et al. Frontotemporal cognitive function in X-linked spinal and bulbar muscular atrophy（SBMA）：a controlled neuropsychological study of 20 patients. J Neurol, 2009, 256（11）：1869-1875.

[14] RHODES L E, FREEMAN B K, AUH S, et al. Clinical features of spinal and bulbar muscular atrophy. Brain, 2009, 132（Pt 12）：3242-3251.

[15] KATSUNO M, BANNO H, SUZUKI K, et al. Efficacy and safety of leuprorelin in patients with spinal and bulbar muscular atrophy（JASMITT study）：a multicentre, randomised, double-blind, placebo-controlled trial. Lancet Neurol, 2010, 9（9）：875-884.

[16] FERNÁNDEZ-RHODES L E, KOKKINIS A D, WHITE M J, et al. Efficacy and safety of dutasteride in patients with spinal and bulbar muscular atrophy：a randomised placebocontrolled trial. Lancet Neurol, 2011, 10（2）：140-147.

第六节　脊髓性肌萎缩

【概述】

脊髓性肌萎缩（spinal muscular atrophy，SMA）的特征为脊髓前角细胞和低位脑干运动神经核变性，导致进行性肌无力和肌萎缩。这种疾病首先在18世纪90年代由Werdnig[1]和Hoffmann[2]报道。

染色体 5q 相关 SMA 的遗传方式是常染色体隐性遗传，染色体 5q13.2 上的 *SMN1* 基因发生双等位基因缺失或突变会造成 SMN1 蛋白缺乏，从而引起不同类型的 5q-SMA[3]。*SMN1* 基因最常见的突变是外显子 7 缺失，大约 94% 的临床典型 SMA 患者具有外显子 7 的纯合性缺失。SMN 蛋白似乎在运动神经元 mRNA 的合成中具有一定作用，还可能抑制细胞凋亡[4]。*SMN1* 和 *SMN2* 基因有超过 99% 的相同序列，且都位于染色体 5q13.2 的反向重复序列内[5]。SMN 蛋白活性及表型表达的差异在某种程度上与修饰基因 *SMN2* 有关。*SMN1* 基因位于端粒侧，*SMN2* 基因位于着丝粒侧，两者主要差异是 *SMN2* 基因外显子 7 中发生 C-T 转换[6]。这种改变的后果是大多数 *SMN2* 来源的 mRNA 会翻译生成无功能性截短 SMN 蛋白。但源自 *SMN2* 的 mRNA 中有 10%～15% 含有外显子 7，并可产生一些有功能的完整长度 SMN 蛋白[7]。因此，SMN1 蛋白的缺失可部分被 SMN2 蛋白代偿，这种机制可解释 SMA 患者的部分（但非所有）表型变异。SMA 的疾病严重程度通常与 *SMN2* 基因拷贝数呈负相关（正常人群的 *SMN2* 基因拷贝数为 0～8 不等），其次与 SMN 蛋白水平有一定的负相关[7]。存在 3 个或以上 *SMN2* 拷贝的患者与较轻度表型相关[8]。虽然最常见的 SMA 类型是由染色体 5q 上 *SMN1* 基因缺失或突变引起（即，5q SMA），但仍存在一些罕见的非 5q 原因所致的 SMA[9]。

SMA 的发病率为 4～10 例/100 000 活产儿，致病性 *SMN1* 突变的携带率为 1/90～1/47[3]。SMA 是导致婴儿死亡最常见的单基因病因[10]。

【临床表现】

SMA 的特征为脊髓前角细胞及低位脑干运动核的变性，导致进行性肌无力和肌萎缩，但不会影响认知功能[11]。这类疾病过去通常根据起病年龄和临床病程分为 1～3 型，目前分为 0～Ⅳ 型。SMA 0 型（出生前起病）和 SMA Ⅰ 型（婴儿期起病）是最常见且最严重的类型。SMA Ⅱ 型和 SMA Ⅲ 型起病较晚，病情的严重程度较低。SMA Ⅳ 型（成年期起病）是最轻的类型。虽然这些亚型在临床上对考虑预后和治疗有用，但实际上多个 SMA 表型的严重程度构成一个连续谱，并没有明确的分界。所有类型的 SMA 患者都有弥漫性对称性近端肌无力，下肢受累比上肢更严重，并伴有深部腱反射显著减弱或消失[12]。此外，SMA 还伴有限制性、进行性呼吸功能不全，尤其是 SMA 0 型和 Ⅰ 型[13]。较少情况下，SMA 儿童患者可发生睡眠障碍，SMA 0 型患者可能伴发先天性心脏病[14-15]。

1. SMA 0 型

SMA 0 型即为出生前发病的 SMA，SMA 0 型患儿的母亲可能会在妊娠晚期察觉到胎动减少或无胎动[16]。SMA 0 型患儿出生时有重度肌无力和肌张力过低，常伴有反射消失、双侧面瘫和先天性心脏缺损，可能存在关节弯曲（多发性关节挛缩）。所有运动发育里程碑均未达到。呼吸衰竭导致患儿 6 月龄前死亡，但通常发生于 1 月龄前。新生儿期起病的 SMA 患者可能有胎儿运动不能畸形序列征的表现，包括羊水过多、宫内生长受限、骨骼异常（有多发性关节挛缩），以及肺发育不良[17]。SMA 0 型婴儿的 *SMN2* 基因通常仅有 1 个拷贝[7]。

2. SMA Ⅰ 型

SMA Ⅰ 型也称为婴儿型脊髓性肌萎缩或 Werdnig-Hoffmann 病，通常于出生后 6 个月内起病[12]。患儿在症状出现前可能表现正常，但很快便出现严重的对称性弛缓性麻痹，且永远无法在无外力支持下坐立。因为位置靠上的颅神经大多未受累，SMA Ⅰ 型患者通常有敏锐的表情，可皱眉，并且眼球运动正常。然而，延髓肌无力可导致哭声低微、吮吸及吞咽反射弱、分泌物滞留、舌肌肌束颤动，以及误吸和生长停滞风险升高[18]。呼吸肌无力可导致进行性呼吸衰竭。肋间肌受累通常比膈肌更明显，从而导致反常呼吸（吸气用力引起胸廓向内运动而腹部向外运动）及发生特征性钟形胸廓畸形。重度肌张力低下性腿肌无力常表现为平躺时呈"蛙腿"。心肌似乎不受累，因此 SMA 不导致扩张型心肌病。症状进展迅速，大多数婴儿在 2 岁前死于呼吸衰竭，但也有长期存活者的报道[19]。这在某种程度上可能得益于慢性呼吸功能不全的治疗进步，以及采取了更积极的治疗措施。SMA Ⅰ 型患者的 *SMN2* 基因通常有 2 个或 3 个拷贝[18]。

3. SMA Ⅱ 型

SMA Ⅱ 型（中间型，Dubowitz 病）在所有 SMA 病例中约占 20%，病程严重程度比 SMA Ⅰ 型低，大多在 3～15 月龄时发病[12, 18]。患儿可能某些时候能够在无辅助下坐立，但这种情况可能会推迟出现，但患儿永远不可能实现独立站立和行走。肌无力主要累及近端，下肢重于上肢。常见特征包括脸部和眼部肌肉不受累、舌肌萎缩伴肌束颤动、反射消失、累及肢体远端的细微震颤样肌阵挛（多发性微小肌阵挛）、吞咽困难及呼吸功能不全。肌无力可导致几乎所有患者发生进行性脊柱侧凸，呼吸肌无力联合脊柱侧凸可能导致限制性肺病。一些患者还可发生关节挛缩和颌部僵硬，通常在青少年时期丧失独立坐着的能力。预期寿命不定，一项报告发现约 2/3 的 SMA Ⅱ 型患者活过了 25 岁[19]。SMA Ⅱ 型患者的 SMN2 基因通常有 3 个拷贝[18]。

4. SMA Ⅲ 型

SMA Ⅲ 型（青少年型；Kugelberg-Welander 病）在所有病例中约占 30%，通常于 18 月龄至成人期之间起病[12]。患者起初可独立行走。主诉症状通常是近端肌无力表现，下肢重于上肢，如跌倒和爬楼梯困难。随着时间推移和肌无力进展，许多患者丧失独立站立或行走的能力，逐渐依赖轮椅。而可以行走的患者则可能发生足畸形[20]。然而，大部分患者并不会发生脊柱侧凸或严重影响日常活动能力的肌无力。SMA Ⅲ 型患者的预期寿命正常[19]。SMA Ⅲ 型患者的 SMN2 基因通常有 3 个或 4 个拷贝[18]。

5. SMA Ⅳ 型

SMA Ⅳ 型（晚发型）在所有病例中的占比不足 5%，起病年龄并无严格定义[12]。一些专家使用 30 岁及以后起病作为区分 SMA Ⅳ 型与 Ⅲ 型的界限，而其他专家则接受青少年期发病的定义[18-19]。SMA Ⅳ 型是 SMA 疾病谱中的最轻型，患者可达到所有运动发育里程碑，且通常终生均保持行走能力，寿命正常。SMA Ⅳ 型患者的 SMN2 基因通常有 4～8 个拷贝[18]。

【辅助检查】

1. 基因监测

采用针对性突变分析进行分子遗传学检测，若发现 SMN1 基因的外显子 7 纯合性缺失就可确诊 SMA[12]。外显子 7 缺失是迄今为止在 SMA 中最常见的突变，但也可发生点突变。因此，如果临床表现符合典型的 SMA 但仅识别出 1 个等位基因缺失，则应行 SMN1 基因测序以寻找点突变。

2. 肌电图

SMA 患者的肌电图显示异常的自发纤颤电位和正尖波，运动单位动作电位的平均持续时间和振幅增加，并且很多是多相性的。

3. 肌肉活检

肌肉活检显示大组的 1 型和 2 型圆形萎缩肌纤维散布于 1 型肥大纤维束间。增大的纤维为正常纤维的 3～4 倍，通过存活神经纤维的芽生获得神经再支配。对新生儿进行组织学诊断可能更困难，因为可能仅发现肌纤维广泛萎缩，但随后再次活检通常显示神经再支配形成后肥大纤维与萎缩纤维同时存在的情况。

肌电图与肌肉活检曾经是 SMA 标准诊断评估的内容，但目前由于分子遗传学检测已普及，所以几乎不需要使用这两项检查。

【诊断】

对于任何存在不明原因肌无力或肌张力过低的婴儿，均应怀疑 SMA。提示婴儿、儿童或成人存在 SMA 的其他线索包括：运动困难史、丧失运动能力、查体发现近端肌无力、反射减退或消失、舌肌肌束颤动及下运动神经元病体征。分子遗传学检测可帮助明确诊断。

【鉴别诊断】

SMA 的鉴别诊断因起病年龄不同而各异。

1. 胎儿期至 6 月龄期间起病

出生前和新生儿 SMA（0 型和 Ⅰ 型）的鉴别诊断包括其他可导致婴儿肌肉松弛（肌张力低下）的疾病。

（1）X 连锁婴儿型脊髓性肌萎缩：X 连锁婴儿型 SMA（即，XL-SMA 或 SMAX2）是一种罕见疾病，特征是先天性肌张力低下、反射消失、先天性挛缩和（或）骨折，以及前角细胞丢失。XL-SMA 的病程与重型经典新生儿 SMA（0 型和 Ⅰ 型）类似，该病与泛素活化酶 1 基因（即 UBA1 或 UBE1 基因）突变有关[21]。

（2）脊髓性肌萎缩伴呼吸窘迫 1 型：也称为常染色体隐性遗传远端型脊髓性肌萎缩 1（distal spinal muscular atrophy 1，DSMA1），特点是在生命早期（一般为 1～6 月龄）出现膈肌麻痹和呼吸衰竭[22]。宫内生长迟缓及早产的发生率较高。胸部 X 线片上可见膈膨出。出生后头 2 年临床症状持续恶化，随后变得稳定，少数时候可有一定的改善。尽管所有患儿仍依赖机械通气并需要全天护理，但部分患儿能够参与日常活动和上学。该病是由免疫球蛋白 μ 结合蛋白 2（immunoglobulin mu binding protein 2，IGHMBP2）双等位基因突变引起。

（3）先天性肌无力综合征：先天性肌无力的新生儿往往有上睑下垂，这与一过性肌无力患儿不同。此外，他们通常表现出眼肌麻痹、延髓肌无力和呼吸肌无力。受累婴儿可能出现波动性的全身性肌张力过低、肌无力，以及危及生命的呼吸暂停发作。患儿出生时即可存在关节弯曲。

（4）先天性肌病：先天性肌病（如线状体肌病、中央轴空病、肌管性肌病和先天性肌纤维类型不均）表现为近端重于远端的肌张力过低和肌无力。腱反射减弱与肌无力程度相称。

（5）先天性强直性肌营养不良：先天性强直性肌营养不良（DM1）的特点为严重肌张力过低、双侧面瘫、喂养困难、关节弯曲（尤其是下肢）及呼吸衰竭。患儿具有双侧面瘫所致的特征性V形上唇。部分DM1病例可能在胎儿期即表现出羊水过多、马蹄内翻足和胎动减少。患儿1岁前通常不会出现肌强直。呼吸系统受累较常见，是新生儿期死亡的首要原因。

（6）缺氧缺血性脊髓病：重度缺氧缺血性损伤有时可导致肌张力过低或弛缓性麻痹，伴有反射减退或消失，这些表现由脊髓运动神经元死亡引起。在这些病例中，婴儿通常存在脑病，并且可能出现癫痫发作或其他终末器官损伤的征象。

（7）创伤性脊髓病：高位颈髓创伤引起的脊髓病是婴儿肌张力过低的罕见原因。这种情况可导致弛缓性麻痹（可能不对称）及反射消失。体格检查可能发现创伤的证据，如瘀斑或骨折。如果没有合并脑损伤，婴儿应神志清醒，没有颅神经异常。针刺面部会引起面部痛苦表情，但颈部以下没有反应。一个有助于诊断的体征是肢体受到伤害性刺激时会回缩但无自发活动。随着脊髓病进展，患者通常数日内可出现膀胱膨胀、异常勃起和脊髓病变平面以下无汗。

（8）糖原贮积症Ⅱ型：典型的婴儿型糖原贮积症Ⅱ型（蓬佩病）的特点是肥厚型心肌病和出生后头几个月出现的严重全身性肌张力过低。舌可能增大。患儿也可能出现肝大，通常由心力衰竭引起。

（9）普拉德-威利综合征：新生儿肌张力过低是普拉德-威利综合征的标志性特征之一。严重的肌张力过低可导致窒息。受累婴儿往往存在喂养困难（包括吮吸无力），可能会导致生长迟滞。其他常见的特征包括哭声低微和生殖器发育不全。与SMA Ⅰ型中肌张力过低进行性恶化不同，普拉德-威利综合征引起的肌张力过低在婴儿期会逐渐改善。

（10）脑肝肾综合征：患脑肝肾综合征的新生儿表现为特征性颅面畸形。神经系统异常包括肌张力过低和肌无力伴反射消失、听力和视力严重受损、新生儿癫痫发作以及发育迟缓。肝大较常见。

2. 6月龄至儿童期起病

中间型SMA（即Ⅱ型和Ⅲ型）的鉴别诊断包括多种神经肌肉疾病，如肌病、神经肌肉接头疾病、炎症性神经病及其他运动神经元疾病。

（1）进行性假肥大性肌营养不良与贝克肌营养不良：进行性假肥大性肌营养不良中肌无力的临床起病通常出现在2~3岁。患儿常会出现走路延迟（18个月以后才会走路），且通常有不同程度的轻型认知障碍。肌无力先累及近端肢体，然后累及远端。其他特征包括心肌病、神经传导异常、骨折和脊柱侧凸。体格检查显示腓肠肌假性肥大，偶尔可见股四头肌假性肥大，以及腰椎前凸、蹒跚步态、跟腱缩短及反射减退或消失。血清肌酸激酶水平通常很高（如达到几千U/L）。贝克肌营养不良的表现与进行性假肥大性肌营养不良相似，但通常前者起病较晚且临床病程的严重程度较轻。

（2）吉兰-巴雷综合征：吉兰-巴雷综合征（Guillain-Barré syndrome，GBS）常由前驱感染诱发，前驱感染可引起针对周围神经髓鞘或轴突的免疫反应，最终导致急性多神经病。GBS是健康婴儿与儿童发生急性弛缓性麻痹的最常见病因。GBS有数种变异型。GBS的经典表现为一种上行性麻痹伴进行性、大多对称的肌无力，且深腱反射减弱或消失。非典型变异型表现为特定肌群或神经的局部或区域性受累。

（3）迟发性己糖胺酶A缺乏：迟发性己糖胺酶A缺乏可导致多种相关的神经变性疾病，以溶酶体内贮积GM2神经节苷脂为特征[69]。急性婴儿变异型又称为Tay-Sachs病。青少年型（亚急性）、慢性及成年发病型的特征为疾病进展较慢且具有多种神经系统表型，包括肌张力障碍、小脑变性、运动神经元病变和（或）精神病。

3. 成年期起病

成年患者要考虑的鉴别诊断包括迟发性神经肌肉疾病，尤其是肌萎缩侧索硬化（amyotrophic lateral sclerosis，ALS）和脊髓延髓性肌萎缩。

（1）肌萎缩侧索硬化：ALS 的临床特征是同时存在上运动神经元和下运动神经元的体征与症状。肌无力、反射亢进及痉挛这些上运动神经元受损表现由额运动神经元变性所致。下运动神经元受损表现如肌无力、萎缩，以及肌束颤动是由脑干与脊髓下运动神经元变性导致。非对称性肢体无力是 ALS 的最常见表现（80%）。若以延髓性肌无力起病，通常表现为（运动障碍性）构音障碍或吞咽困难，是位居第二的常见表现（20%）。但起病部位和节段（颅、颈、胸或腰骶）、传播的模式和速度，以及上下运动神经元功能障碍程度的不同导致疾病表现的个体差异性较大。一些患者发生认知损害，这通常与额颞叶执行功能障碍有关。

（2）脊髓延髓性肌萎缩：脊髓延髓性肌萎缩（肯尼迪病）是一种 X 连锁急性遗传性疾病，以 20~60 岁开始缓慢进行性肌无力和肌萎缩为特征，累及面部、延髓肌和肢体肌肉，可为对称性或非对称性，可以近端受累为主，也可以远端受累为主。相关内分泌紊乱包括迟发型男性乳房发育、精子发生缺陷，以及激素水平符合雄激素抵抗的情况。

【治疗】

1. 支持治疗

（1）肺：分泌物的清除技术包括：体位引流、手法辅助咳嗽和（或）应用机械性吸-呼技术设备（咳痰机）等人工或机械性胸部物理治疗。对于部分呼吸衰竭的儿童，可使用无创经鼻通气代替气管造口术和常规呼吸机支持。采取无创呼吸支持早期干预可提高 SMA Ⅰ 型婴儿患者的生存质量。当无创通气效果渐弱时，应根据患者具体情况决定是否开始应用呼吸机支持[23]。

（2）营养和胃肠道：延髓肌功能障碍（喂养困难、误吸及生长迟滞风险）是 SMA Ⅰ 型的普遍表现。SMA Ⅱ 型患者的延髓肌功能障碍可随时间进展为一个严重的问题。SMA 的其他常见问题，尤其是无法坐立/站立的患者，包括胃肠道反流、胃排空延迟和便秘。可行走的患者相对不容易发生营养和胃肠道并发症。处理方法包括改变食物搭配，从而改善食物摄入和预防误吸。SMA Ⅰ 型婴儿患者早期行胃造口术可有助于维持合理的营养及降低误吸风险。

（3）骨和骨骼肌：物理治疗可能有所帮助。脊柱支具可用于延缓肌无力引起的进行性脊柱侧凸的发展。然而，SMA Ⅰ 型或 Ⅱ 型患者在坐位时使用脊柱支具可显著降低呼气潮气量，因此应谨慎使用。行脊柱侧凸矫形手术可能是一种治疗选择，但关于该疗法的效果尚未达成共识[18]。

2. 药物治疗

对于不依赖呼吸机的 SMA 婴儿和极年幼儿童（<2 岁），推荐有条件时用诺西那生、onasemnogene abeparvovec 或 risdiplam 进行治疗。尚不清楚 onasemnogene abeparvovec 对 2 岁及以上儿童的有效性。对于有中度 SMA 症状的年龄较大儿童（≥ 2 岁）和成人，建议使用诺西那生和 risdiplam。短期试验显示，对于不治疗会导致严重失能和死亡的疾病，这些疗法有轻度疗效。

（1）诺西那生：诺西那生是一种反义寡核苷酸，可修饰 $SMN2$ 基因的剪接以增加正常完整长度 SMN 蛋白的生成，而 SMA 患者体内缺乏这种蛋白。一项多中心双盲 ENDEAR 试验的最终结果显示，诺西那生组 73 例婴儿中有 37 例运动发育里程碑改善（51%），而假治疗组 37 例婴儿均无改善（0%）[24]。诺西那生的给药方法为鞘内注射，最初在 8 周内给予 4 次负荷剂量，此后每 4 个月给予一次维持剂量。

（2）Onasemnogene abeparvovec：SMA 的另一种治疗方法为基因置换，即用正常的 $SMN1$ 基因置换突变的 $SMN1$ 基因。Onasemnogene abeparvovec 是一种重组腺相关病毒载体，含编码正常人类 SMN 蛋白的互补 DNA（$SMN1$）。美国 FDA 于 2019 年 5 月批准将 onasemnogene abeparvovec 用于治疗携带 $SMN1$ 双等位基因突变的 2 岁以下 SMA 儿童。Onasemnogene abeparvovec 为一次静脉输注单剂给药，剂量为 $1.1×10^{14}$ 载体基因组/千克，输注 60 min。应在 onasemnogene 输注前 1 日开始给予全身性糖皮质激素治疗［口服泼尼松龙 1 mg/（kg·d）的等效剂量］，持续 30 日。在 30 日治疗结束时，应行体格检查和实验室检查重新评估肝功能。若肝功能正常，应在接下来的 28 日内逐渐减停糖皮质激素。若肝功能受损，应继续糖皮质激素治疗［口服泼尼松龙 1 mg/（kg·d）的等效剂量］，直到肝功能无明显异常，此时应在接下来的 28 日内逐渐减停糖皮质激素。

（3）Risdiplam：Risdiplam 是一种小分子物质，可修饰 $SMN2$ 基因的剪接，与 $SMN2$ 信使 RNA 前体上的两个位点结合，从而纠正 $SMN2$ 的剪接缺陷，增加完整长度 SMN 蛋白的水平。美国 FDA 于 2020 年 8 月批准将 Risdiplam 用于治疗 ≥ 2 月龄的 SMA 患者。Risdiplam 使用口服注射器于餐后经口给药，一日 1 次。推荐的每日剂量根据年龄和体重确定。

【病例摘要】

患儿，男性，13 岁，18 个月时才能独立站立，3 岁时基因检测发现 *SMN1* 基因外显子 7～8 纯合性缺失。查体：下肢近端肌力 2 级，肩关节外展肌力 3 级；腱反射消失，高尔征（＋）。辅助检查：肌酸激酶 312 IU/L，轻度升高。肌电图：胫神经复合肌肉动作电位降低，测试肌肉的运动单位动作电位的平振幅增加。MRI 可见明显的肌肉脂肪浸润。HFMSE 29 分。MRCSS 42 分。6 分钟行走距离 87.5 m。肺功能：FVC：4.65L(114%)，FEV1：3.55 L(103%)，FEV1/FVC：89%。根据病史、症状、体征及基因检测结果明确脊髓性肌萎缩诊断。病例详细资料见二维码数字资源 4-6。

数字资源 4-6

【参考文献】

[1] WERDNIG G. Two early infantile hereditary cases of progressive muscular atrophy simulating dystrophy, but on a neural basis. Arch Neurol, 1971, 25（3）：276-278.

[2] HOFFMANN J. On chronic spinal muscular atrophy in childhood, with a familial basis. Dtsch Z Nervenheilkd, 1893, 3：427-470.

[3] ROSS L F, KWON J M. Spinal muscular atrophy: past, present, and future. Neoreviews, 2019, 20（8）：e437-e451.

[4] KERR D A, NERY J P, TRAYSTMAN R J, et al. Survival motor neuron protein modulates neuron-specific apoptosis. Proc Natl Acad Sci U S A, 2000, 97（24）：13312-13317.

[5] LEFEBVRE S, BÜRGLEN L, REBOULLET S, et al. Identification and characterization of a spinal muscular atrophy-determining gene. Cell, 1995, 80（1）：155-165.

[6] MONANI U R, LORSON C L, PARSONS D W, et al. A single nucleotide difference that alters splicing patterns distinguishes the SMA gene SMN1 from the copy gene SMN2. Hum Mol Genet, 1999, 8（7）：1177-1183.

[7] BUTCHBACH M E. Copy number variations in the survival motor neuron genes: implications for spinal muscular atrophy and other neurodegenerative diseases. Front Mol Biosci, 2016, 3：7.

[8] MAILMAN M D, HEINZ J W, PAPP A C, et al. Molecular analysis of spinal muscular atrophy and modification of the phenotype by SMN2. Genet Med, 2002, 4（1）：20-26.

[9] PEETERS K, CHAMOVA T, JORDANOVA A. Clinical and genetic diversity of SMN1-negative proximal spinal muscular atrophies. Brain, 2014, 137（11）：2879-2896.

[10] DARRAS B T. Spinal muscular atrophies. Pediatr Clin North Am, 2015, 62（3）：743-766.

[11] GONTARD A, ZERRES K, BACKES M, et al. Intelligence and cognitive function in children and adolescents with spinal muscular atrophy. Neuromuscul Disord, 2002, 12（2）：130-136.

[12] ARNOLD W D, KASSAR D, KISSEL J T. Spinal muscular atrophy: diagnosis and management in a new therapeutic era. Muscle Nerve, 2015, 51（2）：157-167.

[13] LOOS C, LECLAIR-RICHARD D, MRAD S, et al. Respiratory capacity course in patients with infantile spinal muscular atrophy. Chest, 2004, 126（3）：831-837.

[14] PERA M C, ROMEO D M, GRAZIANO A, et al. Sleep disorders in spinal muscular atrophy. Sleep Med, 2017, 30：160-163.

[15] RUDNIK-SCHÖNEBORN S, HELLER R, BERG C, et al. Congenital heart disease is a feature of severe infantile spinal muscular atrophy. J Med Genet, 2008, 45（10）：635-638.

[16] GROTTO S, CUISSET J M, MARRET S, et al. Type 0 spinal muscular atrophy: further delineation of prenatal and postnatal features in 16 patients. J Neuromuscul Dis, 2016, 3（4）：487-495.

[17] DIOS J G, FRÍAS M L, CARRERA I A, et al. Role of signs of fetal hypokinesia in the diagnosis of spinal muscular atrophy of neonatal onset. An Esp Pediatr, 2002, 56（3）：233-240.

[18] KOLB S J, KISSEL J T. Spinal Muscular Atrophy. Neurol Clin, 2015, 33（4）：831-846.

[19] ZERRES K, RUDNIK-SCHÖNEBORN S. Natural history in proximal spinal muscular atrophy. Clinical analysis of 445 patients and suggestions for a modification of existing classifications. Arch Neurol, 1995, 52（5）：518-523.

[20] MOOSA A, DUBOWITZ V. Spinal muscular atrophy in childhood. Two clues to clinical diagnosis. Arch Dis Child, 1973, 48（5）：386-388.

[21] DRESSMAN D, AHEARN M E, YARIZ K O, et al. X-linked infantile spinal muscular atrophy: clinical definition and molecular mapping. Genet Med, 2007, 9 (1): 52-60.
[22] ECKART M, GUENTHER U, IDKOWIAK J, et al. The natural course of infantile spinal muscular atrophy with respiratory distress type 1 (SMARD1). Pediatrics, 2012, 129 (1): e148-156.
[23] SCHROTH M K. Special considerations in the respiratory management of spinal muscular atrophy. Pediatrics, 2009, 123 (Suppl 4): S245-249.
[24] FINKEL R S, MERCURI E, DARRAS B T, et al. Nusinersen versus sham control in infantile-onset spinal muscular atrophy. N Engl J Med, 2017, 377 (18): 1723-1732.

第七节 进行性神经性腓骨肌萎缩症

【概述】

进行性神经性腓骨肌萎缩症（Charcot-Marie-Tooth disease，CMT）是一组由不同基因突变导致的遗传性周围神经病[1]。目前发现的致病突变基因有 70 余种，这些基因编码的蛋白表达于周围神经的髓鞘或者轴索，突变导致周围神经髓鞘形成缺陷或轴索功能异常[2]。患者出现慢性进行性、长度依赖的运动及感觉异常，缓慢进展的肢体远端肌肉萎缩、无力和感觉缺失[3]。根据上肢运动神经传导速度主要分为髓鞘型和轴索型，根据遗传方式、临床表现和电生理，CMT 主要亚型包括 CMT1-4 以及 CMTX，此外还有 CMT5-7、dHMN（远端型遗传性运动神经病）、HNPP（遗传性压迫易感性周围神经病）。在每个亚型中，不同字母代表不同基因突变（如 CMT1A，CMT1B）[4-7]。

CMT 的总发病率约为 1/2500，发病率在人种间无明显差异。遗传方式为常染色体显性遗传、常染色体隐性遗传和 X 连锁遗传等[8]。常见的亚型为 CMT1、CMT2、CMTX[9]。CMT1 为常染色体显性遗传的脱髓鞘性 CMT，其中 CMT1A 为最常见的 CMT 亚型（占 40%～50%），突变基因为 *PMP22*[10]；CMT1B 占 CMT1 的 3%～5%，突变基因为 *MPZ*。X 连锁隐性遗传的 CMTX1 为第 2 常见的 CMT 亚型（占 10%），其突变基因为 *GJB1*[11]。CMT2 为轴索性 CMT，其中最常见突变基因包括 *MFN2*（占 20%）、*MPZ*（占 5%）、*NEFL* 和 *GDAP1* 等[12-13]。CMT4 为常染色体隐性遗传的脱髓鞘性 CMT，最常见的突变基因为 *GDAP1*[14]。*PMP22* 重复、*GJB1* 突变、*PMP22* 缺失、*MPZ* 突变、*MFN2* 突变这五种亚型占所有 CMT 亚型的 92%[15]。

【临床表现】

主要临床表现为周围神经病相关的下肢远端逐渐向近端发展的肢体肌肉萎缩、无力和感觉异常，通常 20 岁左右起病，进展慢但后期严重影响活动，较少致残或影响寿命。少数特殊类型的 CMT 发病早且严重，影响患者生长发育或伴有周围神经病外的临床症状。其主要临床表现如下。

1. **周围神经病相关**
- 下肢远端向近端发展的肌萎缩、无力和感觉丧失。
- 跑步困难，容易扭伤踝关节，足下垂，小腿腓肠肌萎缩形似"鹤腿"。
- 查体可见弓形足、锤状趾，远端肢体为主的无力和肌肉萎缩、深感觉减退。

2. **周围神经病以外的临床表现**

CMTX1 可有卒中样发作伴白质可逆性病变；CMT5 伴锥体束征；CMT6 伴视神经萎缩；CMT7 伴色素性视网膜炎。

【辅助检查】

1. **电生理检查**

对于区分脱髓鞘性和轴索性神经病十分重要，同时可检测是否有感觉神经受累，有助于 CMT 分型[4-5]。均匀的神经传导速度减慢（上肢运动神经传导速度＜38 m/s）提示脱髓鞘型 CMT（CMT1 以及 CMT4），而神经传导速度减慢或轻度减慢（正中或尺神经运动传导速度＞38 m/s）、伴有复合肌肉动作电位和感觉动作电位波幅降低提示 CMT2。当上肢运动神经传导速度位于 25～45 m/s 时，需要警惕

CMTX1。

2. 遗传学检查

基因检测对于 CMT 明确诊断和分型非常重要。鉴于 *PMP22*、*GJB1*、*MPZ*、*MFN2* 基因突变在 CMT 中占 90% 以上[15]，可以根据患者的临床及电生理特征选择可能相关的基因进行一代测序检测[14, 16]。随着高通量测序技术的普及，对于常染色体显性遗传的脱髓鞘性周围神经病，可首先采用多重连接探针扩增技术进行 *PMP22* 基因重复突变检测，如果为阴性再选择高通量测序方法对更多相关基因进行检测。

3. 神经病理检查

随着基因检测方法的应用，绝大多数疑诊病例无须进行神经活检，但当临床及肌电图不典型时，可以通过神经活检协助鉴别诊断。

【诊断】

CMT 的诊断依靠临床表现和体格检查、电生理检查及基因检测。对于缓慢进展的肢体远端肌肉无力萎缩、弓形足，伴或不伴有轻度感觉异常，电生理提示感觉运动性周围神经病患者，无论是否存在阳性家族史，均需要考虑到遗传性周围神经病，尤其是 CMT。基因检测是确诊 CMT 及进行分型的核心手段。

【鉴别诊断】

CMT 需要与其他累及周围神经的遗传性或获得性疾病鉴别。

1. 其他遗传性周围神经病

如 Krabbe 脑白质营养不良、异染性脑白质营养不良、线粒体病、遗传性痉挛性截瘫和遗传性共济失调等，这些疾病除了周围神经病表现外，还存在神经系统其他部位和非神经组织器官受累表现。另一些以周围神经受累为主的遗传性病，如远端遗传性运动神经病（dHMN）、雷夫叙姆病、家族性淀粉样变性、巨轴索神经病和遗传性压迫易感性周围神经病等，需要在临床和电生理检查基础上，选择必要的生化检验、神经活检病理和基因检测加以鉴别。此外，还需要和远端型肌病和下运动神经元综合征（比如脊髓性肌萎缩）鉴别，肌电图、必要的肌肉病理和基因检测有助于鉴别诊断。

2. 获得性周围神经病

比如 CIDP（慢性炎性脱髓鞘性多发性神经病）、副蛋白血症相关周围神经病、代谢相关周围神经病和多灶性运动神经病等。CMT 通常在青少年或幼年起病，若发病年龄晚需要警惕获得性周围神经病。CMT 发病多隐匿，数年内缓慢加重，而获得性周围神经病往往病程短。查体发现弓形足、锤状趾、鹤腿征提示 CMT 可能大。均匀的神经传导速度减慢提示脱髓鞘型 CMT，如果出现明显波形离散、传导阻滞，通常提示 CIDP 可能大[17-18]。CMT 的脑脊液蛋白可轻度升高，如果明显增高（如 > 1 g/L）则需要考虑 CIDP 等获得性周围神经病可能。

【治疗】

目前针对 CMT 没有特异性药物治疗方法，适当的支持治疗能够改善患者生活质量，积极的遗传咨询和产前诊断有利于优生优育。

1. 康复治疗

以改善行走能力和生活质量为基本目标，包括力量训练和拉伸训练以维持肌力、防止肌萎缩，使用适当的辅具（矫形器）以鼓励患者活动并提高安全性，同时嘱咐患者控制体重，避免肥胖增加运动负担。运动锻炼是康复治疗的重要环节，包括耐力训练、力量训练和拉伸训练，以维持肌力、提高有氧运动能力、改进体能、保持运动幅度、避免关节挛缩为目标，其中，耐力训练和力量训练以近端未受累肌肉为主，如膝关节伸曲、髋关节伸展和外展等，以增加行走过程中对远端肌无力的代偿、改善运动功能，支具鞋的使用能够改善患者行走步态[19-20]。

2. 外科手术治疗

CMT 患者足部畸形是逐步进展的过程，儿童期和青春期患儿表现为柔性高弓内翻足畸形，随着年龄增长进展为固定畸形。早期以穿戴矫形鞋联合物理治疗为主，尽量避免外科手术；而对于足踝畸形致功能障碍的严重患者，可早期予外科手术；已形成固定畸形或畸形严重的患者应采取积极的外科手术治疗。手术治疗原则是纠正足部畸形，重建和平衡足踝肌力[21]。

3. 药物选择

尽量避免使用可能加重 CMT 的药物，如长春新碱、胺碘酮、硼替佐米、甲硝唑、沙利度胺等。

4. 积极的遗传咨询和产前诊断

CMT 类型众多，基因确诊后建议遗传咨询，明确病因和家系成员风险。对于严重致残类型，在家属充分知情和征求意见后，考虑再次生产前进行产前诊断。

【病例摘要】

患者，男性，51岁，10余年前无明显诱因出现双下肢无力，渐感行走及跑步困难且发现双下肢肌肉萎缩，足趾变形。6年前出现勃起功能障碍。家族中无类似发病者。查体：双手骨间肌轻度萎缩。双大腿下1/3肌肉明显萎缩呈"鹤腿"样表现，爪形趾；四肢感觉运动正常，四肢腱反射、腹壁反射消失；病理征（-）。肌电图示：右第1骨间肌、胫前肌、胸锁乳突肌放松时呈纤颤及正锐波；轻收缩时其多相电位分别占20%、60%、40%。腓肠肌活检示神经源性肌萎缩。结合患者临床表现、肌电图和腓肠肌活检明确腓骨肌萎缩症诊断。病例详细资料见二维码数字资源4-7。

数字资源4-7

【参考文献】

[1] PIPIS M, ROSSOR A M, LAURA M, et al. Next-generation sequencing in Charcot-Marie-Tooth disease: opportunities and challenges. Nat Rev Neurol, 2019, 15(11): 644-656.

[2] BERCIANO J, GARCÍA A, GALLARDO E, et al. Intermediate Charcot-Marie-Tooth disease: an electrophysiological reappraisal and systematic review. J Neurol, 2017, 264(8): 1655-1677.

[3] BAETS J, JONGHE P, TIMMERMAN V. Recent advances in Charcot-Marie-Tooth disease. Curr Opin Neurol, 2014, 27(5): 532-540.

[4] 薛晓静，周瑞玲，付萌萌，等. 腓骨肌萎缩症的神经电生理及基因特点. 中国医药指南，2020，18（28）：42-43.

[5] 张捷君，黄顺祥，赵华栋，等. 腓骨肌萎缩症四种最常见基因亚型的电生理特点分析. 中华神经科杂志，2019，52（1）：26-33.

[6] WANG Y, YIN F. A review of X-linked Charcot-Marie-Tooth disease. J Child Neurol, 2016, 31(6): 761-772.

[7] EL-ABASSI R, ENGLAND J D, CARTER G T. Charcot-Marie-Tooth disease: an overview of genotypes, phenotypes, and clinical management strategies. PM R, 2014, 6(4): 342-355.

[8] BARRETO L C, OLIVEIRA F S, NUNES P S, et al. Epidemiologic study of Charcot-Marie-Tooth disease: a systematic review. Neuroepidemiology, 2016, 46(3): 157-165.

[9] 刘鑫，张如旭，刘蕾，等. 腓骨肌萎缩症功能障碍测评量表的应用及常见基因亚型功能障碍的特点. 中华医学杂志，2021，101（2）：131-136.

[10] 曹婉芊，张如旭. 腓骨肌萎缩症1A亚型的发病机制及靶向药物研究进展. 中华医学遗传学杂志，2020，37（5）：578-583.

[11] 罗丝. 一个X连锁腓骨肌萎缩症家系的遗传学研究. 长春：吉林大学. 2020.

[12] 张小玉，顾林凡，吕占云，等. 2型腓骨肌萎缩症致病机制研究. 生命的化学，2020，40（7）：1121-1129.

[13] BOMBELLI F, STOJKOVIC T, DUBOURG O, et al. Charcot-Marie-Tooth disease type 2A: from typical to rare phenotypic and genotypic features. JAMA Neurol, 2014, 71(8): 1036-1042.

[14] 陈聪鑫. 腓骨肌萎缩症致病基因突变筛查及GDAP1功能研究. 福州：福建医科大学. 2019.

[15] 董明睿，汪仁斌，郝莹，等. MPZ突变致病的腓骨肌萎缩症临床表型与基因突变相关性分析. 中日友好医院学报，2019，33（3）：140-143.

[16] 陈彬，张在强，陈娜，等. 腓骨肌萎缩症1D一家系的临床、电生理和基因研究. 中华神经科杂志，2015，48（10）：882-886.

[17] 常蕾蕾，刘爱华，智屹忠，等. 腓骨肌萎缩症1型和慢性炎症性脱髓鞘性多发性神经根神经病患者神经电生理检查结果对比观察. 山东医药，2016，56（43）：76-78.

[18] 刘璟洁，韩萍，高震，等. 慢性炎性脱髓鞘性多发性神经病与腓骨肌萎缩症-I型的临床及神经电生理比较. 中国神经精神疾病杂志，2016，42（8）：493-497.

[19] 黄玉柱，李晓捷，周丽，等. 运动疗法和矫形器治疗对于腓骨肌萎缩症康复的研究进展. 医学理论与实践，2020，33（6）：891-893.

[20] 梁雅莉. 腓骨肌萎缩症的运动康复. 中国解剖学会2019年年会论文文摘汇编，2019：1.

[21] 段丽芬，刘红仙，杨昭庆，等. 一个腓骨肌萎缩症2型核心家系临床表型及矫形手术治疗. 中风与神经疾病杂志，2020，37（12）：1124-1126.

第八节 多发性硬化

【概述】

多发性硬化（multiple sclerosis，MS）是一种以中枢神经系统炎性脱髓鞘和神经变性为主要病理特点的自身免疫性疾病。本病多在成年早期发病，女性多于男性，大多数患者表现为反复发作的神经功能障碍，反复缓解发作，病情每况愈下。组织损伤只累及中枢神经系统而不累及外周神经系统，最常累及的部位为脑室周围白质、视神经、脊髓、脑干、小脑。其主要临床特点为症状体征的空间多发性和病程的时间多发性。多发性硬化是最常见的累及年轻人的非创伤致残性疾病，给患者和社会造成了很大的负担[1]。

多发性硬化呈全球性分布，全球发病率在（50～300）/10万人，全球估计有230万患者[2]。不同地区发病率不同，我国属低发病区。多发性硬化的发病率与地区纬度有密切关系，离赤道愈远，其发病率愈高[2]。高发病区[>（30～60）/10万人]包括北欧、美国北部、加拿大南部、新西兰等地；中等发病区[（5～10）/10万人]包括美国南部、南欧和中东等地；低发病区（<5/10万人）包括亚洲、非洲等地；赤道地区发病率小于1/10万人。人种不同对多发性硬化发有一定影响。北美与欧洲的高加索人多发性硬化患病率显著高于非洲人和亚洲人。人种不仅影响多发性硬化的易感性，也影响多发性硬化的病变部位、病程及预后等[3]。如在日本与中国，多发性硬化患者常有视神经与脊髓严重受累，易发生视神经脊髓炎。移民能改变多发性硬化的危险性，移民者多发性硬化的患病率与其移居地相同。流行病学资料表明，15岁以前从多发性硬化高发病区移至低发病区的移民发病率明显降低[4]。

多发性硬化的确切病因及发病机制迄今不明，可能与环境（如维生素D及病毒感染）、生活方式（如吸烟、肥胖）或遗传（如HLA DRB1*15:01）等多种因素相关[5-7]。目前认为，可能是一些携带先天遗传易感基因的个体，易发生免疫调节功能紊乱，在后天环境中，如病毒感染、外伤等外因作用下，诱发对中枢髓鞘成分的异常自身免疫应答而致病[8-10]。

中枢神经系统白质内多发性脱髓鞘斑块为多发性硬化的特征性病理改变，多发生于侧脑室周围、视神经、脊髓、小脑和脑干的白质，灰质也可受累[11]。肉眼观病灶边缘清楚，圆形或不规则形，数目不等，大小不一，直径从0.1cm到数厘米，早期病变斑块呈粉红色，质软，晚期病灶呈半透明灰白色，质地较硬。镜下病灶位于皮质下白质内，早期多从静脉周围开始，血管周围单核细胞或淋巴细胞浸润，进而病灶中的髓鞘变性崩解成颗粒状，并被吞噬细胞吞噬，形成泡沫细胞。髓鞘染色显示病变部位不同程度髓鞘脱失；轴索大多保存，部分变性、肿胀、碎裂甚至消失。少突胶质细胞明显减少，星形胶质细胞反应性增生。当髓鞘损伤停止后，出现活跃的纤维化胶质细胞增生，病灶胶质化，成为硬化斑。多发性硬化病理表现见图4-8-1。如脑白质内脱髓鞘区与髓鞘保留区相互交替存在，则形成同心圆层状排列，称为同心圆硬化（巴洛病）。弥漫性硬化（希尔德病）表现为大脑皮质下白质广泛的融合性脱髓鞘病变，病灶常累及整个脑叶或一侧大脑半球，特征为皮质下弓状纤维的髓鞘保存完好。部分病例病变主要累及脊髓和视神经，引起视力障碍和脊髓症状，称为视神经脊髓炎（Devic病）。

【临床表现】

多发性硬化多于20～40岁起病，小于10岁或超过50岁的发病者少见，男性比女性的高峰发病年龄晚5年，发达国家男女患病率比约稳定在1:2[12]。起病方式以急性和亚急性多见。国内资料表明41.8%～48.2%的患者发病前存在诱因，最常见的为上呼吸道感染，其次为过度劳累和应激，外伤、手术、妊娠和分娩以及其他各种感染也是常见诱因，发病无明显季节性。绝大多数多发性硬化患者在临床上表现为空间和时间多发性，空间多发性是指病变部位多发，时间多发性是指缓解复发的病程，整个病程可复发数次或十余次，缓解期可长可短，最长可达20年，每次复发通常残留部分症状和体征，逐渐累积致使病情加重。少数病例在整个病程中仅

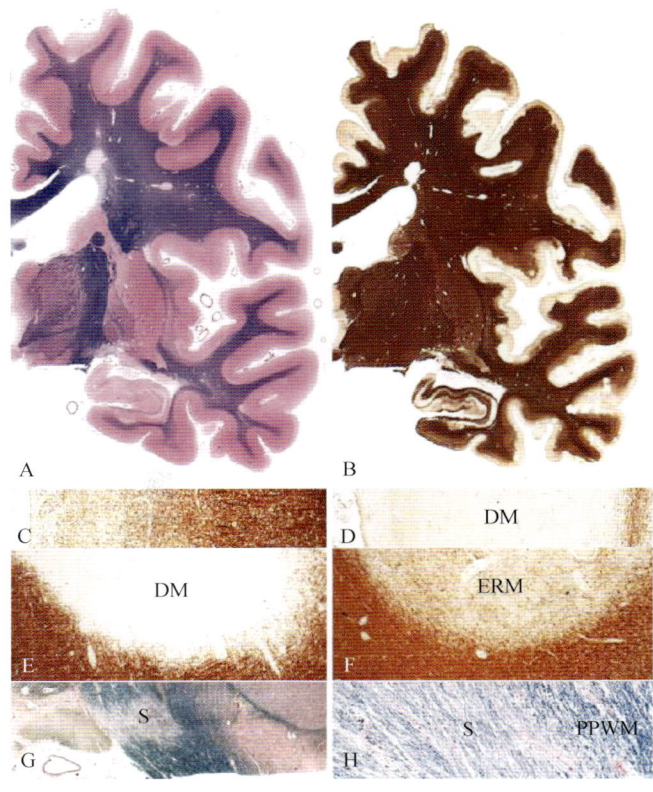

图 4-8-1 继发进展型 MS 患者大脑的病理变化。在白质中可见较大的融合性的局灶脱髓鞘病变（A）。此外，还可见广泛的软脑膜下皮质脱髓鞘（B）。与大脑皮质的正常髓鞘结构（C）不同，软脑膜下病变中的髓鞘完全丧失（D）。白质中的脱髓鞘斑块可表现为非活动性的脱髓鞘病变（E 中的 DM），如早期的再髓鞘化病变仍然有稀薄的髓鞘，只能通过髓鞘蛋白（F 中的 ERM）和再髓鞘化的阴影斑块的免疫细胞化学染色所见

发现单个病灶，单相病程多见于以脊髓征象起病的缓慢进展型多发性硬化和临床少见的病势凶险的急性多发性硬化。由于多发性硬化患者大脑、脑干、小脑、脊髓可同时或相继受累，故临床症状和体征多种多样。根据病程，临床研究者将多发性硬化分为以下几型：①复发缓解型（relapsing remitting MS，RRMS）：特征是在急性和亚急性发作之间症状有不同程度的恢复，且在发作之间，疾病是稳定的。多发性硬化最初的诊断中有约 85% 被归类为这一类型。②继发进展型（secondary progressive MS，SPMS）：起病与复发缓解型相同，但其特征在于不同速率进行性功能障碍，中间可能伴有复发、轻度缓解或者平稳期。最初诊断的复发缓解型人群中，有 50% 或更多的人会在 10 年内变为继发进展型，有 90% 的人会在 25 年内变为该型[13]。③原发进展型（primary progressive MS，PPMS）：从起病开始，原发进展型就表现为稳定的进行性功能障碍，或偶尔平稳和轻度缓解。该型占所有多发性硬化的比例约为 15%[14]。④临床孤立综合征（clinically isolated syndrome，CIS）：多发性硬化患者的第一个临床事件称为临床孤立综合征[15]。⑤影像学孤立综合征（radiologically isolated syndrome，RIS）：影像学孤立综合征可能是多发性硬化的临床前阶段，是指无意中（例如因头痛、头部受伤或其他原因进行 MRI 扫描）所发现的多发性硬化典型病变[16]。多发性硬化体征多于症状，临床经过及其症状体征的主要特点归纳如下。

1. 视力障碍

急性脱髓鞘性视神经炎是大约 20% 患者的首发症状，并且有约半数多发性硬化患者在某一时期会出现该症状[17]。多为急性起病，单眼视力下降，双眼同时受累少见，一侧受累后 2～3 周出现另一侧受累，常伴眼球疼痛。眼底检查早期可见视乳头水肿或正常，以后出现视神经萎缩。视力改变常伴有传入性瞳孔反射异常，表现为交替照射双眼光线从正常眼移到受累眼时，受累眼出现反常的瞳孔散大，称为 Marcus Gunn 瞳孔（Marcus Gunn pupil）[17]。

约 30% 的病例有眼肌麻痹及复视。核间性眼肌麻痹被认为是多发性硬化的重要体征之一，提示内侧纵束受累，表现为患者双眼向病变对侧注视时，患眼不能内收，对侧眼球外展时伴有眼震，双眼内聚正常。旋转性眼球震颤常高度提示本病[18-20]。

2. 肢体无力

大约 89% 的患者在病程中会出现一个或多个肢体的无力[21]。运动障碍一般下肢比上肢明显，可为四肢瘫、偏瘫、截瘫或单瘫，其中以不对称瘫痪最常见。腱反射早期正常，以后可发展为亢进，腹壁反射减弱或消失，病理反射阳性，腹壁反射减弱往往是最早的体征之一。另一常见的症状是疲劳，程度可轻可重，有时稍微活动即感觉极度疲劳，可为多发性硬化的首发症状，也可见于急性复发前[22]。

3. 感觉异常

约有 87% 的多发性硬化患者在病程中会出现感觉异常，约 34% 的患者感觉异常是其首发症状[21]。常见的浅感觉障碍表现为肢体、躯干或面部针刺麻木感，异常的肢体发冷、蚁走感、瘙痒感或尖锐、烧灼样疼痛以及定位不明确的感觉异常。疼痛感可能与脊髓神经根部的脱髓鞘病灶有关，具有显著特征性。亦可有深感觉障碍。此外被动屈颈时可诱发

出刺痛感或闪电样感觉，从颈部放射至背部，称之为莱尔米特征，是因屈颈时脊髓局部的牵拉力和压力升高，脱髓鞘的脊髓颈段后索受激惹引起，是多发性硬化特征性的症状之一[23]。

4. 共济失调

西方国家的发生率为70%～80%，我国约50%。患者有不同程度的共济运动障碍，可为首发症状，以四肢为主，伴有轻度的意向性震颤，有时为躯干性共济失调，可伴有或不伴有构音障碍[24]。部分晚期多发性硬化患者可见到典型的查科三联征Charcot triad：眼球震颤、意向性震颤、吟诗样语言。眼球震颤提示病变位于脑桥的前庭神经核、小脑及其联系纤维。意向性震颤反映小脑或小脑传出通路有病变，提示控制随意协调运动的齿状核红核丘脑通路继发受损。姿势性震颤在维持姿势如伸臂时可发生，但不常见。此外亦可出现辨距不良、肌张力减低及复杂运动协调困难等表现，多见于上肢。

5. 自主神经功能障碍

直肠、膀胱和性功能障碍一般不单独出现，常同时伴有肢体感觉和运动功能异常，尤其多见于下肢，提示脊髓受累。常见症状有尿频、尿失禁、便秘或者便秘与腹泻交替出现、性欲减退，此外还可出现半身多汗和流涎等[25, 26]。

6. 精神症状和认知功能障碍

多表现为抑郁、易怒和脾气暴躁，部分患者出现欣快、兴奋，也可表现为淡漠、嗜睡、强哭强笑、重复语言、猜疑和被害妄想等[27]。约半数多发性硬化患者可出现认知功能障碍，通常表现为记忆力减退、反应迟钝、判断力下降和抽象思维能力减退等[28-30]。

7. 发作性症状

是指持续时间短暂、可被特殊因素诱发的感觉或运动异常。占多发性硬化患者5%～17%。发作性的神经功能障碍每次持续数秒至数分钟不等，频繁或过度换气、焦虑或维持肢体某种姿势可诱发，其发生机制可能与兴奋性信号传递到脱髓鞘带并扩散至邻近的轴突引起异常兴奋有关，也是多发性硬化特征性的症状之一。多见于复发缓解期，极少以首发症状出现。较常见的发作性症状是构音障碍、共济失调、单肢痛性发作及感觉迟钝、面肌痉挛、闪光、阵发性瘙痒和强直性发作等。一般持续数秒或数分钟，有时一日之内可反复发作。其中，局限于肢体或面部的强直性痉挛，常伴放射性异常疼痛，亦称痛性痉挛，发作时一般无意识丧失和脑电图异常。发生于年轻人短暂性面部感觉缺失或三叉神经痛常提示多发性硬化，是三叉神经髓鞘及髓内纤维受累所致。2%～3%的多发性硬化患者病程中有一次或多次癫痫发作，为邻近皮质的白质病灶所致。

8. 其他症状

多发性硬化尚可伴有周围神经损害和多种其他自身免疫性疾病，如风湿病、类风湿综合征、干燥综合征、重症肌无力等。多发性硬化合并其他自身免疫性疾病的机制是机体的免疫调节障碍引起多个靶点受累。

【辅助检查】

1. 脑脊液检查

（1）压力和外观：多发性硬化患者腰椎穿刺压力多正常，脑脊液外观无色透明。

（2）单核细胞数（MNC）：可正常或轻度升高，一般不高于$15\times10^6/L$。约1/3患者尤其急性起病或恶化病例可有轻到中度单核细胞数增加，通常不超过$50\times10^6/L$，如超过此值，则多发性硬化的可能性很小。脑脊液细胞增多是衡量疾病活动的指标。

（3）生化：糖和氯化物正常，约75%脑脊液蛋白含量正常，约25%轻度到中度增高，其中以免疫球蛋白增高为主，蛋白含量增加与鞘内免疫反应以及血脑屏障破坏有关。

（4）细胞学：可发现免疫活性细胞，如激活型淋巴细胞、浆细胞和激活型单核细胞。急性期常以小淋巴细胞为主，伴有激活型淋巴细胞和浆细胞，偶见多核细胞，是疾病活动的标志；缓解期主要为激活的单核细胞和巨噬细胞；发作间期细胞学可完全正常。

（5）IgG鞘内合成：多发性硬化患者脑脊液中免疫球蛋白增加，其中主要是IgG升高。鞘内IgG合成的检测是临床诊断多发性硬化的一项重要辅助指标。

1）IgG指数：IgG指数是反映IgG鞘内合成的定量检测指标，多发性硬化患者的阳性率为70%～75%[31]。通过下列公式可计算IgG指数，即[CSF-IgG/S（血清）-IgG]/[CSF-Alb（白蛋白）/S-Alb]，其上限值为0.7，超过提示IgG鞘内合成增加。约70%患者该指数增高。判定IgG鞘内合成的前提是CSF-Alb/S-Alb的比值正常，该比值提示血脑屏障（blood-brain barrier，BBB）的功能正常。

病程中连续两次检测 CSF-Alb/S-Alb 比值正常，而 CSF-IgG/S-IgG 比值增高 4 倍以上时，可确认有鞘内合成。

2）IgG 寡克隆带（oligoclonal bands，OB）：是 IgG 鞘内合成的重要定性指标，指脑脊液电泳时在 γ 球蛋白区形成数条狭窄的不连续条带，对判定 IgG 鞘内合成具有重要价值，85%～95% 的多发性硬化患者可在脑脊液中检出[32-34]。检测 IgG 寡克隆带时应将待测 CSF 和血清同时进行，CSF 中存在寡 IgG 克隆带而血清中缺如，提示 IgG 寡克隆是鞘内合成，支持多发性硬化诊断。

2. 影像学检查

（1）CT：多发性硬化患者常规 CT 扫描多正常，只有在较大病灶才能见到低密度区，双倍剂量造影剂和延迟 CT 扫描可提高病灶检出率。多发性硬化在急性期表现为白质内低密度区，较对称地散在分布于脑室周围。对视神经、脑干和脊髓的病灶敏感性不高。

（2）磁共振成像（MRI）：是检测多发性硬化最有效的辅助诊断手段，阳性率可达 62%～94%，明显优于 CT，且能发现 CT 难以显示的小脑、脑干、脊髓内的脱髓鞘病灶。多发性硬化的特征性 MRI 表现为白质内多发长 T1、长 T2 异常信号，脑内病灶直径常 < 1.0 cm，一般为 0.3～1.0 cm，散在分布于脑室周围、胼胝体、脑干与小脑，少数在灰白质交界处[35]。脑室旁病灶呈椭圆形或线条形，垂直于脑室长轴，与病理上病灶沿脑室周围的小静脉放射状分布相符合。这种病灶垂直于脑室壁的特点，称为直角脱髓鞘征，是多发性硬化特征性的表现之一。脊髓多发性硬化病灶以颈胸段多见，形态多样，多为散在小点状、斑块状、圆形或椭圆形，少数为不规则片状，部分病灶可融合。多分布于脊髓外周的白质部分，病灶直径 > 3 mm 但长度很少超过 2 个椎体节段，脊髓肿胀不明显[36]。

【诊断】

多发性硬化的诊断需以客观病史和临床体征为依据，在充分结合实验室（特别是 MRI 和脑脊液）检查并排除其他疾病后方可确诊。推荐使用 2017 年 McDonald 诊断标准（表 4-8-1、表 4-8-2），但以往 2005 年和 2010 年诊断标准同样适用。

如果患者满足 2017 年 McDonald 标准，并且临床表现没有更好的解释，则诊断为多发性硬化；如有因临床孤立综合征怀疑为多发性硬化，但并不完全满足 2017 年 McDonald 标准，则诊断为可能的多发性硬化；如果评估中出现了另一个可以更好解释临床表现的诊断，则诊断暂不考虑多发性硬化。MRI 空间多发证据：2 个或以上典型部位（侧脑室周围、皮层或近皮层、幕下和脊髓）有一个或以上 T2 病灶。MRI 时间多发证据：任何时间 MRI 上同时存在强化和不强化病灶或与基线 MRI 相比，出现新发 T2 或强化病灶。

表 4-8-2 2017 年 McDonald 多发性硬化诊断标准（原发进展型多发性硬化）

疾病进展 1 年同时具有下列 3 项标准中的 2 项
1）颅内病变的空间多发证据：≥1 个典型部位（侧脑室旁、皮层或近皮层、幕下）有 ≥1 个 T2 病灶
2）脊髓病变的空间多发证据：脊髓有 ≥2 个 T2 病灶
3）脑脊液寡克隆区带阳性

表 4-8-1 2017 年 McDonald 多发性硬化诊断标准（复发缓解型多发性硬化）

临床发作次数	有客观临床证据的病灶数目	诊断多发性硬化所需附加资料
≥2	≥2	无
≥2	1（且有历史证据证明既往发作提示有不同解剖部位的病灶）	无
≥2	1	等待下一次累及不同中枢神经系统部位的发作或 MRI 结果符合空间多发
1	≥2	再次发作或 MRI 结果符合时间多发或脑脊液寡克隆区带阳性
1	1	空间多发证据：等待下一次累及不同中枢神经系统部位的发作或 MRI 结果符合空间多发
		时间多发证据：再次发作或 MRI 结果符合时间多发或脑脊液寡克隆区带阳性

【鉴别诊断】

1. 多发性腔隙性脑梗死

两者累及的部位有重叠的区域，但总体来说多发性腔隙性脑梗死的病灶比较偏外。多发性硬化斑多位于室管膜下区，分布于侧脑室体部前后方居多；而多发性腔隙性脑梗死的病灶多分布于侧脑室体部侧方，且病灶多呈三角形。

2. 皮层下动脉硬化性脑病

皮层下动脉硬化性脑病的特点是多发散在的缺血病灶与脑萎缩相伴随，同时伴有侧脑室体部周围的脑白质变性，MRI表现为对称分布的呈蝶翼状长T1、长T2信号，而多发性硬化只有在反复发作多年后才会出现脑萎缩表现，很少伴随白质变性，根据影像特征及临床表现可资鉴别。

3. 急性播散性脑脊髓炎

与首次发作的多发性硬化鉴别较困难。急性播散性脑脊髓炎常发生于感染或疫苗接种后，好发于儿童，起病较多发性硬化急且凶险，常伴发热、精神异常、意识障碍等脑和脊髓弥漫性损害表现，球后视神经炎少见，病程比多发性硬化短，多无缓解复发病史。

4. 脑白质营养不良

是指遗传因素所致的中枢神经系统髓鞘发育异常的疾病，多发生于儿童或青少年，起病隐袭，进行性加重，无缓解复发，临床表现多样，包括发育迟缓、智能减退、抽搐和局灶性症状等，MRI显示病灶对称，确诊主要依靠病理和生化酶学检查。本病预后不良。

5. 热带痉挛性截瘫

热带痉挛性截瘫又称HTLV-1相关脊髓病，是人类嗜T淋巴细胞病毒-Ⅰ型（human T-cell leukemia virus type 1，HTLV-1）感染引起的自身免疫反应。多在35～45岁发病，女性稍多。起病隐袭，病情进行性加重，痉挛性截瘫是突出的临床特点，颇似多发性硬化脊髓型，CSF细胞数可增高，淋巴细胞为主。多数患者CSF可见寡克隆带，视觉诱发电位（VEP）、脑干听觉诱发电位（BAEP）、体感诱发电位（SEP）异常。放射性免疫法或酶联免疫吸附法可检出血清和脑脊液中HLTV-1抗体。

6. 脊髓肿瘤

慢性起病，症状进行性加重，腰椎穿刺奎氏试验常不通畅，脑脊液蛋白明显升高，MRI可显示病变有占位效应。

此外，还应注意与颈椎病、颅内转移癌、胶质瘤、淋巴瘤、中枢神经系统血管炎等鉴别。

【治疗】

迄今为止，尚无有效根治多发性硬化的措施，治疗的主要目的是抑制急性期炎性脱髓鞘病变进展，避免可能促使复发的因素，尽可能减少复发次数。晚期采取对症和支持疗法，减轻神经功能障碍造成的痛苦。近年来随着多发性硬化免疫病理学的深入研究，多发性硬化的治疗逐渐从作用广泛的免疫抑制剂及免疫调节剂向高选择性及靶向治疗转变。

1. 免疫干预治疗

（1）皮质激素：是多发性硬化急性发作和复发的主要治疗药物，有抗炎和免疫调节作用，能抑制免疫激活和T细胞浸润，减少抗体的生成，从而达到改善神经传导、促进血脑屏障恢复、缩短急性期和复发期病程的效果，但不能防止复发，且对进展型多发性硬化疗效不佳甚至无效[37]。激素治疗的原则为大剂量短疗程，不主张小剂量长时间应用激素。甲泼尼龙（methylprednisolone）可减轻炎症和水肿，缩短病程，目前主张在多发性硬化的急性活动期使用，对促进急性期的恢复优于其他皮质类激素和促肾上腺皮质激素。长期应用皮质激素有严重副作用，如消化性溃疡、骨质疏松、无菌性坏疽、血栓形成、感染等。

（2）β干扰素（interferon-β，IFN-β）：干扰素的作用机制是免疫调节，包括对细胞因子的调节、抑制细胞迁移进入脑内、抑制T淋巴细胞的活化等[38]。β干扰素主要用于多发性硬化缓解期治疗，剂量应个体化，可减少多发性硬化临床复发率和MRI显示的疾病活动，耐受性较好[39]。

（3）口服免疫调节剂：醋酸格拉默（glatiramer acetate，GA）是人工合成的4种氨基酸随机组合的多肽，其免疫化学特性模拟抗原MBP，作为"分子诱饵"进行免疫耐受治疗，可作为IFN-β治疗复发缓解型多发性硬化的替代疗法[40-41]。本药耐受性较好，注射部位可出现红斑，症状较轻，持续数天后自行好转。部分患者注射后出现面红、胸闷、心悸、烦躁、呼吸困难等。

（4）免疫抑制剂：免疫抑制剂如硫唑嘌呤（azathioprine）、氨甲蝶呤（methotrexate，MTX）、环磷酰胺（cyclophosphamide）、米托蒽醌（mitoxantrone）等能减轻多发性硬化的症状，但对于 MRI 显示的脱髓鞘病灶无减少趋势且全身不良反应大，目前已较少应用，仅用于肾上腺糖皮质激素治疗无效的患者。

（5）单克隆抗体：奥曲丽珠单抗是一种抗成熟 B 淋巴细胞表面 CD20 分子的单克隆抗体，自 2017 年批准上市以来得到了广泛的应用[42]。奥曲丽珠单抗选择性地消耗表达 CD20 的 B 细胞，但保留了人体的体液免疫及 B 细胞再生能力。B 细胞的耗竭中断了 B 细胞由外周向中枢神经系统的转移，通过减少抗原呈递、促炎因子的分泌和向免疫球蛋白分化与激活从而达到疗效[43-44]。奥曲丽珠单抗对抑制复发缓解型多发性硬化的复发和进展非常有效，并且对阻止 MRI 上检测到的新发白质病变方面具有较好的效果。那他珠单抗（natalizumab）是针对白细胞黏附分子 α4 整合素（α4 integrin）的单克隆抗体[45]。那他珠单抗对减少多发性硬化的复发和减慢疾病的进展进程非常有效[46-47]。但临床应用时发现可能引起严重的致命的中枢神经系统感染（进行性多灶性白质脑病），对于那他珠单抗的疗效和安全性仍需要更多的临床研究证实[48]。

（6）血浆置换疗法（PE）：或称血液净化，包括淋巴细胞清除、特异性淋巴细胞去除、免疫活性物质去除等。总体来说，血浆置换对多发性硬化的疗效不肯定，一般不作为急性期的首选治疗，仅在其他方法无效时选用，与肾上腺糖皮质激素或免疫抑制剂合用疗效更佳[49]。

（7）静脉用免疫球蛋白（IVIG）：从现有的资料看，IVIG 的总体疗效亦不确切，仅作为一种可选择的治疗手段。

2. 对症治疗

多发性硬化的有些症状是由疾病直接引起的，有些则是功能障碍导致的，常使患者异常痛苦，影响日常生活，故应特别重视多发性硬化的对症处理。

（1）痛性痉挛：是多发性硬化行走困难的主要原因。①首选巴氯芬（baclofen），它是皮质脊髓束的 $GABA_B$ 受体激动剂，可抑制脊髓水平的单或多突触反射，减轻肌强直程度和急性痉挛发作的频度。②卡马西平，起始剂量为 100～200 mg/d，分 2～3 次口服，再缓慢加至 600～800 mg/d。③替扎尼定（tizanidine）为 $α_2$-肾上腺素能受体激动剂，可通过增强运动神经元的突触前抑制作用来减少强直性痉挛。④地西泮和氯硝西泮虽可缓解强直，但因可能产生抑郁和依赖性而使其应用受到限制，主要用于夜间镇静。⑤硝苯呋海因（dantrolene）在减少强直方面有效，但因其可与肌浆网组织结合并降低骨骼肌细胞内钙离子浓度，导致肌肉无力，故应严格控制适应证。外科方法如背侧脊神经前根切断术、脊髓切开术和选择性闭孔神经切断术等可使症状长期缓解。

（2）膀胱直肠功能障碍：尿潴留可选用拟胆碱药，如氯化卡巴胆碱或氯化乌拉碱，药物治疗无效或严重尿潴留者可采用间歇性导尿。严重便秘宜间断灌肠，肠管训练法可能有效。

（3）疲劳：大部分多发性硬化患者有疲劳感，可选用金刚烷胺 100 mg，每日 2 次，近来更多使用苯妥英钠，200 mg 每日晨服。莫达非尼（modafinil）是一种中枢性兴奋药，主要用于治疗发作性睡病，该药可改善多发性硬化患者的疲劳症状且耐受性好。

（4）震颤：静止性震颤选用苯海索或左旋多巴，意向性震颤可用普萘洛尔。外科干预如丘脑切除术以及丘脑刺激疗法已逐步进入临床，但疗效及安全性有待进一步观察。

（5）精神与情绪障碍：多发性硬化患者可出现行为异常、人格改变和精神异常，后者可表现为欣快，但更常见焦虑和抑郁，以抑郁最多见。急性期精神异常可短期给予小剂量抗精神病药物，对抑郁或焦虑状态可应用抗抑郁和抗焦虑药物。心理治疗也是必要的，应多向患者解释本病良性病程的可能性，鼓励其配合治疗，树立信心，积极参与社会活动和力所能及的工作，对缓解患者的不良情绪和精神异常有益。

【预后】

多发性硬化临床类型不同，病程差异较大，预后迥异。大多数患者预后较好，可存活 20～30 年。良性型预后较好，起病 15 年后尚无明显功能障碍；恶性型多发性硬化可于起病后相对较短时间内病情恶化致残或致死。此外，高龄发病者预后不佳，有共济失调及瘫痪者预后较差，以复视、视神经炎、眩晕、感觉障碍为主要症状者预后相对较好。

【病例摘要】

患者，女性，48 岁，1 个月前出现右枕部闪电样疼痛，并向头顶部放射。当地医院诊断为"枕神经痛"，并予治疗神经痛药物口服及理疗，症状稍减轻。查体：神清语利，脑神经未见异常，脑膜刺激征阴性，四肢肌张力正常，感觉系统未见异常，四肢腱反射活跃，双上肢霍夫曼征阳性，双下肢巴宾斯基征阳性。头部 MRI 可见脑白质多发类圆形异常信号。颈部 MRI 平扫和增强可见 C1 水平脊髓内异常信号影并可强化。脑脊液 IgG 寡克隆区带（＋）、脑脊液特异性 IgG 寡克隆区带（＋），血清 IgG 寡克隆区带（－），脑干听觉诱发电位（BAEP）、视觉诱发电位（VEP）、体感诱发电位（SEP）未见异常。最终根据临床表现、头颈部 MRI 及血清和脑脊液检查结果诊断为多发性硬化。病例详细资料见二维码数字资源 4-8。

数字资源 4-8

【参考文献】

[1] KOBELT G，THOMPSON A，BERG J，et al. New insights into the burden and costs of multiple sclerosis in Europe. Mult Scler，2017，23（8）：1123-1136.

[2] BROWNE P，CHANDRARATNA D，ANGOOD C，et al. Atlas of Multiple Sclerosis 2013：a growing global problem with widespread inequity. Neurology，2014，83（11）：1022-1024.

[3] VENTURA R E，ANTEZANA A O，BACON T，et al. Hispanic Americans and African Americans with multiple sclerosis have more severe disease course than Caucasian Americans. Mult Scler，2017，23（11）：1554-1557.

[4] KURTZKE J F. Epidemiology in multiple sclerosis：a pilgrim's progress. Brain，2013，136（Pt 9）：2904-2917.

[5] MARRIE R A. Environmental risk factors in multiple sclerosis aetiology. Lancet Neurol，2004，3（12）：709-718.

[6] LEVIN L I，MUNGER K L，RUBERTONE M V，et al. Temporal relationship between elevation of epstein-barr virus antibody titers and initial onset of neurological symptoms in multiple sclerosis. JAMA，2005，293（20）：2496-2500.

[7] PATSOPOULOS N A，BARCELLOS L F，HINTZEN R Q，et al. Fine-mapping the genetic association of the major histocompatibility complex in multiple sclerosis：HLA and non-HLA effects. PLoS Genet，2013，9（11）：e1003926.

[8] OLSSON T，BARCELLOS L F，ALFREDSSON L. Interactions between genetic，lifestyle and environmental risk factors for multiple sclerosis. Nat Rev Neurol，2017，13（1）：25-36.

[9] GOODIN D S. The epidemiology of multiple sclerosis：insights to disease pathogenesis. Handb Clin Neurol，2014，122：231-266.

[10] TROJANO M，PAOLICELLI D，TORTORELLA C，et al. Natural history of multiple sclerosis：have available therapies impacted long-term prognosis？ Neurol Clin，2011，29（2）：309-321.

[11] POPESCU B F，LUCCHINETTI C F. Pathology of demyelinating diseases. Annu Rev Pathol，2012，7：185-217.

[12] ASCHERIO A，MUNGER K L. Epidemiology of multiple sclerosis：from risk factors to prevention-an update. Semin Neurol，2016，36（2）：103-114.

[13] LORSCHEIDER J，BUZZARD K，JOKUBAITIS V，et al. Defining secondary progressive multiple sclerosis. Brain，2016，139（Pt 9）：2395-2405.

[14] MILLER D H，LEARY S M. Primary-progressive multiple sclerosis. Lancet Neurol，2007，6（10）：903-912.

[15] MILLER D，BARKHOF F，MONTALBAN X，et al. Clinically isolated syndromes suggestive of multiple sclerosis，part I：natural history，pathogenesis，diagnosis，and prognosis. Lancet Neurol，2005，4（5）：281-288.

[16] LABIANO-FONTCUBERTA A，BENITO-LEÓN J. Radiologically isolated syndrome：an update on a rare entity. Mult Scler，2016，22（12）：1514-1521.

[17] BALCER L J. Clinical practice. Optic neuritis. N Engl J Med，2006，354（12）：1273-1280.

[18] GRESTY M A，ELL J J，FINDLEY L J. Acquired pendular nystagmus：its characteristics，localising value and pathophysiology. J Neurol Neurosurg Psychiatry，1982，45（5）：431-439.

[19] LOPEZ L I，BRONSTEIN A M，GRESTY M A，et al. Clinical and MRI correlates in 27 patients with acquired pendular nystagmus. Brain，1996，119（Pt 2）：465-472.

[20] TILIKETE C，JASSE L，PELISSON D，et al. Acquired pendular nystagmus in multiple sclerosis and oculopalatal tremor. Neurology，2011，76（19）：1650-1657.

[21] SWINGLER R J，COMPSTON D A. The morbidity of multiple sclerosis. Q J Med，1992，83（300）：325-337.

[22] KRUPP L B，ALVAREZ L A，LAROCCA N G，et al. Fatigue in multiple sclerosis. Arch Neurol，1988，45（4）：435-437.

[23] KANCHANDANI R，HOWE J G. Lhermitte's sign in multiple sclerosis：a clinical survey and review of the literature. J Neurol Neurosurg Psychiatry，1982，45（4）：308-312.

[24] BLANCO Y, COMPTA Y, GRAUS F, et al. Midbrain lesions and paroxysmal dysarthria in multiple sclerosis. Mult Scler, 2008, 14(5): 694-697.

[25] HENNESSEY A, ROBERTSON N P, SWINGLER R, et al. Urinary, faecal and sexual dysfunction in patients with multiple sclerosis. J Neurol, 1999, 246(11): 1027-1032.

[26] DEMIRKIRAN M, SARICA Y, UGUZ S, et al. Multiple sclerosis patients with and without sexual dysfunction: are there any differences? Mult Scler, 2006, 12(2): 209-214.

[27] BEISKE A G, SVENSSON E, SANDANGER I, et al. Depression and anxiety amongst multiple sclerosis patients. Eur J Neurol, 2008, 15(3): 239-245.

[28] ACHIRON A, CHAPMAN J, MAGALASHVILI D, et al. Modeling of cognitive impairment by disease duration in multiple sclerosis: a cross-sectional study. PLoS One, 2013, 8(8): e71058.

[29] POTAGAS C, GIOGKARAKI E, KOUTSIS G, et al. Cognitive impairment in different MS subtypes and clinically isolated syndromes. J Neurol Sci, 2008, 267(1-2): 100-106.

[30] KISTER I, BACON T E, CHAMOT E, et al. Natural history of multiple sclerosis symptoms. Int J MS Care, 2013, 15(3): 146-158.

[31] LINK H, HUANG Y M. Oligoclonal bands in multiple sclerosis cerebrospinal fluid: an update on methodology and clinical usefulness. J Neuroimmunol, 2006, 180(1-2): 17-28.

[32] AVASARALA J R, CROSS A H, TROTTER J L. Oligoclonal band number as a marker for prognosis in multiple sclerosis. Arch Neurol, 2001, 58(12): 2044-2045.

[33] AWAD A, HEMMER B, HARTUNG H P, et al. Analyses of cerebrospinal fluid in the diagnosis and monitoring of multiple sclerosis. J Neuroimmunol, 2010, 219(1-2): 1-7.

[34] ZIPOLI V, HAKIKI B, PORTACCIO E, et al. The contribution of cerebrospinal fluid oligoclonal bands to the early diagnosis of multiple sclerosis. Mult Scler, 2009, 15(4): 472-478.

[35] SAND I B, LUBLIN F D. Diagnosis and differential diagnosis of multiple sclerosis. Continuum (Minneap Minn), 2013, 19(4 Multiple Sclerosis): 922-943.

[36] TARTAGLINO L M, FRIEDMAN D P, FLANDERS A E, et al. Multiple sclerosis in the spinal cord: MR appearance and correlation with clinical parameters. Radiology, 1995, 195(3): 725-732.

[37] PAGE E L, VEILLARD D, LAPLAUD D A, et al. Oral versus intravenous high-dose methylprednisolone for treatment of relapses in patients with multiple sclerosis (COPOUSEP): a randomised, controlled, double-blind, non-inferiority trial. Lancet, 2015, 386(9997): 974-981.

[38] KIESEIER B C. The mechanism of action of interferon-β in relapsing multiple sclerosis. CNS Drugs, 2011, 25(6): 491-502.

[39] RUDICK R A, GOODKIN D E, JACOBS L D, et al. Impact of interferon beta-1a on neurologic disability in relapsing multiple sclerosis. 1997. Neurology, 2001, 57(12 Suppl 5): S25-30.

[40] JOHNSON K P, BROOKS B R, COHEN J A, et al. Extended use of glatiramer acetate (Copaxone) is well tolerated and maintains its clinical effect on multiple sclerosis relapse rate and degree of disability. Copolymer 1 Multiple Sclerosis Study Group. Neurology, 1998, 50(3): 701-708.

[41] CADAVID D, WOLANSKY L J, SKURNICK J, et al. Efficacy of treatment of MS with IFNbeta-1b or glatiramer acetate by monthly brain MRI in the BECOME study. Neurology, 2009, 72(23): 1976-1983.

[42] SORENSEN P S, BLINKENBERG M. The potential role for ocrelizumab in the treatment of multiple sclerosis: current evidence and future prospects. Ther Adv Neurol Disord, 2016, 9(1): 44-52.

[43] LI R, PATTERSON K R, BAR-OR A. Reassessing B cell contributions in multiple sclerosis. Nat Immunol, 2018, 19(7): 696-707.

[44] SABATINO J J, PRÖBSTEL A K, ZAMVIL S S. B cells in autoimmune and neurodegenerative central nervous system diseases. Nat Rev Neurosci, 2019, 20(12): 728-745.

[45] YEDNOCK T A, CANNON C, FRITZ L C, et al. Prevention of experimental autoimmune encephalomyelitis by antibodies against alpha 4 beta 1 integrin. Nature, 1992, 356(6364): 63-66.

[46] POLMAN C H, O'CONNOR P W, HAVRDOVA E, et al. A randomized, placebo-controlled trial of natalizumab for relapsing multiple sclerosis. N Engl J Med, 2006, 354(9): 899-910.

[47] RUDICK R A, STUART W H, CALABRESI P A, et al. Natalizumab plus interferon beta-1a for relapsing multiple sclerosis. N Engl J Med, 2006, 354(9): 911-923.

[48] HO P R, KOENDGEN H, CAMPBELL N, et al. Risk of natalizumab-associated progressive multifocal leukoencephalopathy in patients with multiple sclerosis: a retrospective analysis of data from four clinical studies. Lancet Neurol, 2017, 16(11): 925-933.

[49] EHLER J, KOBALL S, SAUER M, et al. Response to therapeutic plasma exchange as a rescue treatment in clinically isolated syndromes and acute worsening of multiple sclerosis: a retrospective analysis of 90 patients. PLoS One, 2015, 10(8): e0134583.

第九节 青少年上肢远端肌萎缩

【概述】

青少年上肢远端肌萎缩（juvenile muscular atrophy of distal upper extremity），又称平山病（Hirayama disease），是一种罕见的原因尚不明确的神经系统疾病。其临床表现为青春期隐匿起病，男性多发；症状多为单侧或一侧明显，通常局限于上肢远端，表现为手指及腕关节无力，伴手及前臂远端肌肉萎缩，寒冷麻痹和手指伸直震颤，少部分患者累及上肢近端[1-3]。

日本学者平山惠造于1959年首先描述了平山病[4]，其发病呈现明显的区域性，目前的文献报道中，90%以上的病例来自日本、中国、印度等亚洲国家，欧美国家少见[5-10]。平山病的发病年龄一般低于20岁，且多见于男性[2,5-6]。目前普遍认为平山病是自限性疾病，病情通常在发病2～5年后会停止进展[2]，部分患者在疾病自限后可再次出现进展表现。有文献报道部分患者在起病10年后症状仍持续进展[11-13]。

平山病的发病机制尚未确定，目前，多数学者认为平山病是一种屈曲性脊髓病（cervical flexion myelopathy，CFM）[3,12,14-16]。Hirayama等[3]对73例平山病患者进行颈部中立位和屈曲位的影像学对比，研究发现在充分前屈位时发生影像学的异常改变（硬膜囊前移和脊髓变扁），这种异常改变在脊髓造影时可达88%，CT可达94%，MRI平扫可达87%，在中立位时则没有这种异常改变。随着平山病患者的尸检中发现下位颈髓前角的局部缺血改变，Hirayama推测：下段颈髓反复或持续的前屈导致硬膜囊后壁前移，脊髓受压，使脊髓前角微循环障碍或者脊髓前角的慢性损伤。同时，有学者提出脊髓和硬膜囊发育的不平衡导致平山病，Toma等[17]通过对7例平山病患者生长曲线的研究发现：正常人在颈椎中立位时，后根处于松弛状态，随着颈部的屈曲，后根会随着脊髓一起延伸。而平山病患者在颈椎中立位时，后根已丧失了正常的松弛状态而处于被拉紧的状态，一旦屈颈，相对缩短的后根就会牵拉颈髓向同侧移动。Toma等认为这种后根的相对缩短是在某些青少年的快速生长期，脊髓与硬脊膜之间生长发育不平衡所致。缩短的后根牵拉颈髓向前移动，致使颈髓受压，脊髓前角发生退变性改变，从而导致平山病的发生。

【临床表现】

平山病多为青春期隐匿起病，男性多发，病情通常在发病2～5年后会停止进展，其主要临床表现如下：

1. **肌肉萎缩和肌无力**

平山病患者的典型临床表现为单侧或双侧不对称的、局限于上肢的肌肉萎缩及肌无力，以手内在肌及前臂肌群萎缩和无力为主。有研究报告少数平山病患者双上肢对称受累，提出双侧受累是一种严重的临床亚型[18]。手内在肌及前臂肌群的萎缩以尺侧为主，而位于前臂桡侧的肱桡肌常不受累，由此形成平山病患者特有的"斜坡样"改变（图4-9-1）[2,5-6]。

2. **寒冷麻痹**

平山病患者临床症状在低温状态下会加重，当

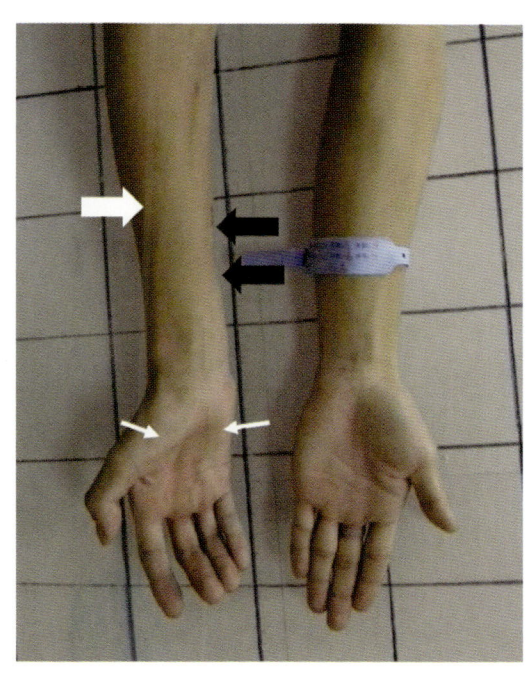

图4-9-1 17岁男性患者，右手大鱼际肌、小鱼际肌明显萎缩（白色细箭头），右前臂尺侧肌肉明显萎缩（黑色粗箭头），右侧肱桡肌无明显萎缩（白色粗箭头），呈斜坡样改变

温度升高时则会逐渐好转，这种随温度改变的症状称为寒冷麻痹[2, 5-6]。

3. 伸指震颤及肌束颤动

平山病患者用力伸直手指时会出现不自主的手指震颤现象，部分患者会表现为上肢肌肉不自主颤动[2, 5-6]。

4. 感觉异常和锥体束征

通常情况下，平山病患者无感觉异常，但少数患者在病程初期可有轻度的上肢不适。绝大多数平山病患者在病程中不会出现锥体束征等上运动神经元损害表现。Sakai 等[19]报道了 1 例青年男性患者，其起病表现为右手无力和肌肉萎缩，逐步进展为左下肢浅感觉障碍和右下肢锥体束征，提示平山病患者有可能由脊髓前角损伤发展为广泛的脊髓损伤。同时，如果患者出现锥体束征，应长期随访以排除运动神经元病等其他疾病的可能性，具体随访建议为每 3 ～ 6 个月随访 1 次，随访 1 ～ 2 年。

【影像学表现】

1. 中立位颈椎 MRI

中立位颈椎 MRI 是临床中常用的检查。部分平山病患者中立位颈椎 MRI 存在矢状位低位颈髓萎缩、横断面脊髓变扁以及髓内异常信号等改变（图 4-9-2）[20-21]。当出现上述影像学异常改变，结合临床表现怀疑平山病时，应进一步行屈曲位颈椎 MRI。

2. 屈曲位颈椎 MRI

屈曲位颈椎 MRI 是指在颈椎屈曲状态下（≥ 35°）行颈椎 MRI 检查[22]。平山病患者的屈曲位 MRI 表现为颈髓动态前移且受压变扁，硬膜囊后壁前移与椎管分离的"膜-壁分离"现象（图 4-9-3）[2, 20, 22-24]，此种"膜-壁分离"现象是平山病的特征性影像学改变。中立位与屈曲位颈椎 MRI 的动态变化是诊断平山病的重要影像学依据。

3. 颈椎侧位及过屈过伸位 X 线

颈椎 X 线检查是临床常规检查。平山病患者的颈椎侧位 X 线可表现为曲度变直或反弓，颈椎过屈过伸位 X 线表现为节段性不稳定[25]。颈椎 X 线检查可作为平山病的辅助诊断检查之一。

4. 颈椎 CT

有研究显示，相比正常人群，平山病患者颈椎 CT 表现为关节突关节的关节面偏向水平（椎间盘—关节突成角较大），钩椎关节的钩突偏小且扁平，这些颈椎 CT 的异常表现提示解剖发育异常，导致平山病患者的颈椎活动度大于正常人[26]。颈椎 CT 检查可作为平山病的辅助诊断检查之一。

5. 脊髓造影

中立位及颈椎屈曲位脊髓造影可表现为与 MRI 检查相类似的异常改变，但作为一种有创检查，脊髓造影已逐步被 MRI 检查取代。

【神经电生理表现】

神经电生理检查是诊断平山病的重要辅助手段，针刺肌电图检查常提示下颈段（通常为 C7、C8、T1 节段）神经源性损害[2, 5-6]。运动神经传导检测常以症状侧或双侧正中神经及尺神经复合肌肉动作电位（compound muscle action potential，CMAP）波幅不成

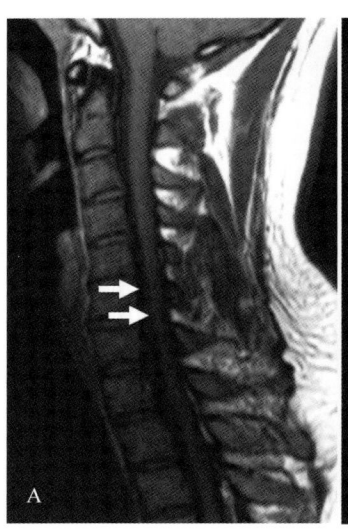
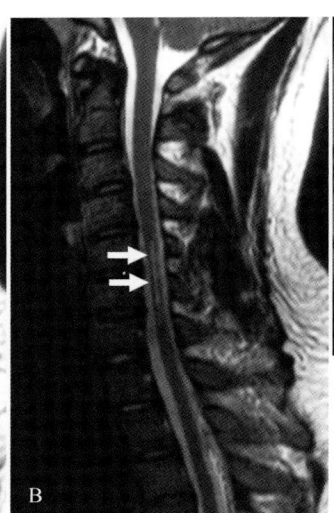
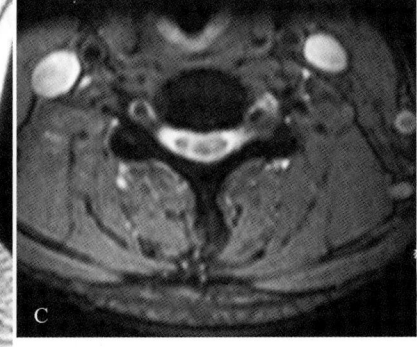

图 4-9-2　中立位 MRI。A. 矢状位 T1WI 显示低位颈髓萎缩变细（白色箭头）；B. 矢状位 T2WI 显示低位颈髓内高信号（白色箭头）；C. 横断面 T2WI 显示脊髓变扁，脊髓内高信号

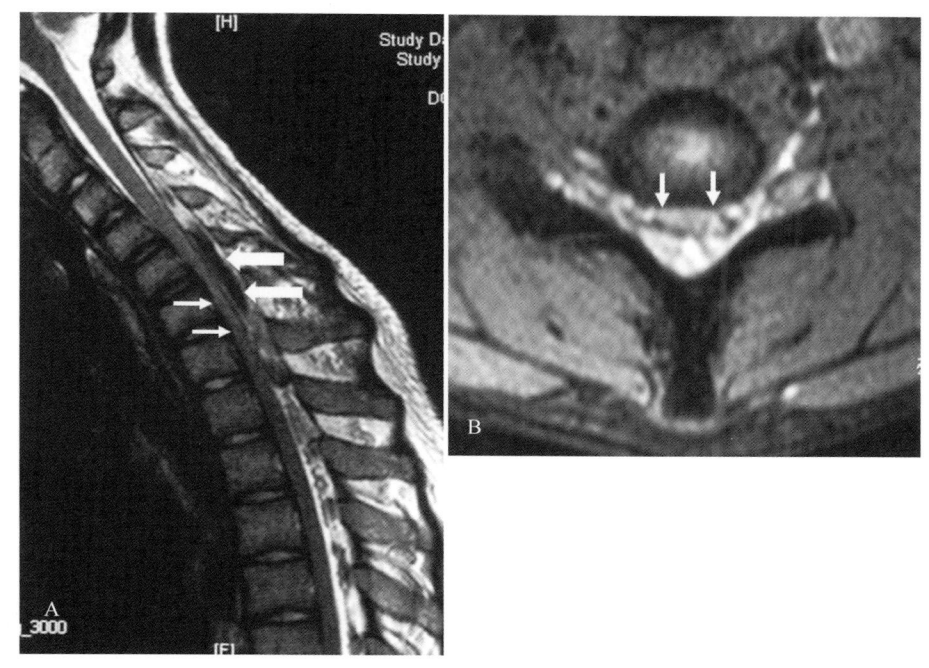

图 4-9-3 屈曲位 MRI。A. 矢状位 T2WI 显示脊髓动态前移且受压变扁（白色细箭头），硬膜囊后壁前移与椎管分离的"膜-壁分离"现象（白色粗箭头）；B. 横断面 T2WI 显示脊髓明显受压变扁（细箭头）

比例降低（尺神经 CMAP 降低＞正中神经 CMAP 降低）为主要表现，而运动神经传导速度及感觉神经传导检测则通常无明显异常[2, 5-6]。

【诊断】

当患者出现青春期隐匿起病的一侧或双侧不对称的上肢远端肌肉萎缩及无力，伴随寒冷麻痹和伸直震颤，神经电生理提示局限于下颈段的神经源性损害时，应高度怀疑平山病。结合中立位 MRI 及屈曲位 MRI 特征性表现，特别是屈曲位 MRI 的"膜-壁分离"现象可明确该疾病的诊断。

【鉴别诊断】

平山病在临床上主要与颈椎病伴上肢肌萎缩、运动神经元病进行鉴别诊断。

1. 颈椎病伴上肢肌萎缩

好发于中老年患者（40～60 岁多见），病程多缓慢进展。根据主要受累肌肉不同，可分为近端型（以三角肌、肱二头肌萎缩为主）与远端型（以手内在肌萎缩为主），多数患者无或仅有轻微感觉减退，病程较长者可出现不同程度的肢体感觉障碍。患者通常不存在反射亢进等锥体束征表现，部分病程较长者可出现下肢腱反射活跃或亢进，以及霍夫曼征阳性等表现。神经电生理检查通常提示局限于中下颈段的脊髓前角或神经前根受损，呈节段性，且损害多为单侧或双侧呈不对称性。颈椎 MR 检查可见颈椎明显退行性改变，并存在明显的椎管和（或）椎间孔局部狭窄，以及相应神经结构受压等表现。

2. 运动神经元病

好发于中老年患者（40～60 岁），多隐匿起病，持续进展，多数患者表现为单侧肢体局部肌无力、肌肉萎缩，逐渐累及其他部位或肢体；部分患者可以延髓受累症状为初始表现，因起病部位不同可出现肢体无力、吞咽困难、呛咳、口齿不清，甚至呼吸困难等表现，多数患者最终因呼吸肌无力导致呼吸衰竭而危及生命。一般无感觉障碍。患者多存在至少一个肢体反射活跃或亢进等锥体束征阳性表现。根据起病部位不同，早期神经电生理检查仅提示相应部位的失神经改变，随着病程进展可逐渐累及脑干、颈段、胸段、腰段四个区域中的 3 个或以上。颈椎 MRI 检查多无明显脊髓、神经根受压，以及椎管或椎间孔局部狭窄等异常表现。

【评估方法】

1. 手功能评分量表

平山病患者的肌萎缩和无力主要累及手内在肌及前臂肌群，因此简单且评价全面的手功能评分量表可以作为评估患者病情进展及手术疗效的方法。在此推荐使用Jebsen-Taylor试验（Jebsen-Taylor test，JTT）以及密歇根手功能简表（Brief Michiganhand outcome questionnaire，Brief MHQ）[29-30]。

2. 神经电生理技术

多数学者推荐使用运动单位数目估计（motor unit number estimation，MUNE）及常规针极肌电图检测等客观的神经电生理技术，来评估平山病患者的病情进展[31]。相较于通常使用的评分量表等，上述方法更为客观，反应性更好，可重复性和可信度也更高。

【治疗】

平山病在临床上易与运动神经元病相混淆，但二者的治疗方法与预后大不相同。早期诊断、早期治疗是关键，临床应用的治疗方法包括保守治疗与手术治疗。

1. 保守治疗

平山病的保守治疗方式主要包括佩戴颈托及神经营养药物治疗[22]。Tokumaru等[32]最早对38例病程在5年之内的平山病患者采用佩戴颈托治疗。结果显示全部患者的病情均停止进展，并有15例病程小于2年半的患者肌肉萎缩无力和寒冷麻痹得到明显改善。因此，颈托治疗可以有效缩短病程，尤其是对病程短、症状轻的患者治疗效果好。但是由于佩戴颈托长期依从性差、颈托制动效果有限以及患者难以坚持等原因，一部分佩戴颈托的患者病情持续进展，至疾病晚期时上肢及手部功能因肌肉萎缩而受到严重损害。有研究报道，对于病程大于5年的患者颈托治疗效果不佳[33]。

在此，保守治疗推荐长期佩戴颈托，即指自确诊平山病开始，持续佩戴颈托直至病程满5年，每天尽可能长时间地佩戴，不建议仅在长期屈颈工作及学习时才佩戴颈托。由于颈托限制了患者的屈颈运动，因此也阻止了"膜-壁分离"现象的产生，从而有效地遏制病情进展。目前认为对于病程不足4年且症状在近6个月内仍有持续进展者可尝试采用颈托治疗[22]。

目前，对于神经营养药物治疗平山病尚缺乏相关临床研究明确何种药物、剂量及使用方式更为有效，因此该措施仅作为可供选择的平山病保守治疗方式之一。

2. 手术治疗

目前，手术治疗已成为平山病治疗的又一主要手段。通过手术治疗可有效限制颈椎的异常屈曲、扩大硬膜囊容积，进而消除异常的"膜-壁分离"现象[25,34-36]。但由于部分平山病患者存在自限性、平山病致病机制复杂、并非所有平山病患者术后病情进展均会停止等因素[36]，因此，平山病的手术治疗应严格掌握手术适应证。临床主要手术适应证：①患者症状在长期佩戴颈托治疗后仍然持续进展；②患者无法配合长期佩戴颈托治疗；③患者症状自限后再次出现进展[25,34-37]。

对于手术方式的选择，现行的术式主要分为关节融合术（前路融合及后路融合）、关节融合＋硬脊膜成形术以及单纯硬脊膜成形术。Watanabe等[38]报道了12例患者采取前路减压融合固定术，术后患者症状得到改善。Kohno等[39-40]报道了通过后路融合治疗平山病，同样获得了较好的效果。关节融合手术虽有报道可取得满意疗效，但也非一劳永逸，脊柱关节融合会影响到相邻的非融合节段，这一观点已经得到广大学者的认同，Hilibrand等[41]通过对行关节融合手术的脊髓病患者的长期随访发现，有25%～89%的患者发生了手术相邻节段的退变。Fujimoto等[42]报道了单纯硬脊膜成形术治疗2例平山病患者，均取得不同程度改善。上述研究病例数均较少，尚无法确定哪种术式更好，但所有学者都认为越早行手术治疗，症状改善越明显。对于进展到病程晚期，肌萎缩严重的患者，手术治疗很难取得满意效果。Fujimoto等[42]报道了3例利用肌腱移植的方法，用未受累的肱桡肌肌腱代替手部及前臂的萎缩肌腱，取得了较好的远期效果。这可能成为治疗肌肉萎缩严重的平山病患者方法之一。

【病例摘要】

患者，男性，21岁，右手无力，肌肉萎缩3年，进行性加重，伴接触凉水时手指震颤。伴右手持筷子等精细活动笨拙。颈椎中立位MRI见颈椎曲度变直，余未见明显异常。既往史无特殊，家族无类似症状者。颈椎屈曲位MRI提示硬膜囊后壁与椎管后壁"膜-壁分离"，脊髓受压变扁。肌电图提示下颈段神经源性损害。查体右侧腕伸肌及腕屈肌肌力3级，右手握力3级，右手骨间肌肌力3级，右手大小鱼际肌及背侧骨间肌肌肉萎缩。考虑平山病诊断明确。病例详细资料见二维码数字资源4-9。

数字资源 4-9

（刘 鑫 周非非）

【参考文献】

[1] HIRAYAMA K. Diagnosis and therapy of juvenile muscular atrophy of distal upper extremity. Nihon Naika Gakkai Zasshi, 1996, 85（3）: 393-398.

[2] HIRAYAMA K. Juvenile muscular atrophy of unilateral upper extremity (Hirayama disease) --half-century progress and establishment since its discovery. Brain Nerve, 2008, 60（1）: 17-29.

[3] HIRAYAMA K, TOKUMARU Y. Cervical dural sac and spinal cord in juvenile muscular atrophy of distal upper extremity. Neurology, 2000, 54（10）: 1922-1926.

[4] HIRAYAMA K, TOYOKURA Y. Juvenile muscular atrophy of distal upper extremity: a new clinical entity. Psychiatr Neurol Jap, 1959, 11（61）: 2190-2197.

[5] ZHOU B, CHEN L, FAN D, et al. Clinical features of Hirayama disease in mainland China. Amyotroph Lateral Scler, 2010, 11（1-2）: 133-139.

[6] YANG G, YANG X, ZHANG M, et al. Hirayama disease in children from mainland of China. J Child Neurol, 2014, 29（4）: 509-513.

[7] SOBUE I, SAITO N, IIDA M, et al. Juvenile type of distal and segmental muscular atrophy of upper extremities. Ann Neurol, 1978, 3（5）: 429-432.

[8] SCHRÖDER R, KELLER E, FLACKE S, et al. MRI findings in Hirayama's disease: Flexion-induced cervical myelopathy or intrinsic motor neuron disease? J Neurol, 1999, 246（11）: 1069-1074.

[9] HASSAN K M, SAHNI H. Nosology of juvenile muscular atrophy of distal upper extremity: from monomelic amyotrophy to Hirayama disease--Indian perspective. Biomed Res Int, 2013, 2013: 478-516.

[10] ELSHEIKH B, KISSEL J T, CHRISTOFORIDIS G, et al. Spinal angiography and epidural venography in juvenile muscular atrophy of the distal arm "Hirayama disease". Muscle Nerve, 2009, 40（2）: 206-212.

[11] LI Y, REMMEL K. A case of monomelic amyotrophy of the upper limb: MRI findings and the implication on its pathogenesis. J Clin Neuromuscul Dis, 2012, 13（4）: 234-239.

[12] HUANG Y C, RO L S, CHANG H S, et al. A clinical study of Hirayama disease in Taiwan. Muscle Nerve, 2008, 37（5）: 576-582.

[13] CICERI E F, CHIAPPARINI L, ERBETTA A, et al. Angiographically proven cervical venous engorgement: a possible concurrent cause in the pathophysiology of Hirayama's myelopathy. Neurol Sci, 2010, 31（6）: 845-848.

[14] RESTUCCIA D, RUBINO M, VALERIANI M, et al. Cervical cord dysfunction during neck flexion in Hirayama's disease. Neurology, 2003, 60（12）: 1980-1983.

[15] JEANNET P Y, KUNTZER T, DEONNA T, et al. Hirayama disease associated with a severe rhythmic movement disorder involving neck flexions. Neurology, 2005, 64（8）: 1478-1479.

[16] 刘鑫, 孙宇. 平山病发病机制及治疗研究进展. 中国脊柱脊髓杂志, 2012, 22（9）: 857-860.

[17] TOMA S, SHIOZAWA Z. Amyotrophic cervical myelopathy in adolescence. J Neurol Neurosurg Psychiatry, 1995, 58（1）: 56-64.

[18] PRADHAN S. Bilaterally symmetric form of Hirayama disease. Neurology, 2009, 24（72）: 2083-2089.

[19] SAKAIK O, ONO K, OKAMOTO Y, et al. Cervical flexion myelopathy in a patient showing apparent longtract signs: a severe form of Hirayama disease. Joint Bone Spine, 2011, 78（3）: 316-318.

[20] FU Y, PEI X, ZHANG J, et al. Morphological changes of the lower cervical spinal cord under neutral and fully flexed position by MRI in Chinese Morphological changes of patients with Hirayama's disease. Amyntroph Lateral Scler, 2008, 9（3）: 156-162.

[21] XU X, HAN H, GAO H, et al. The increased range of cervical flexed motion detected by radiographs in Hirayuma disease. Eur J Radiol, 2011, 78（1）: 82-86.

[22] 复旦大学附属华山医院骨科, 北京大学第三医院骨科, 《中华骨科杂志》编辑部, 等. 平山病临床诊疗规范国际指南. 中华骨科杂志, 2019, 39（8）: 452-457.

[23] MUKAI E, SOBUE I, MUTO T, et al. Almormal radiological findings in juvenile-type distal and segmental muscular atrophy of the upper extremities. Rinsho Shinkeigaku, 1985, 25（5）: 620-626.

[24] IWASAKI Y, TASHIRO K, KIKUCHI S, et al. Cervical flexion myelopathy: a "tight dural canal mechanism". Case report. J Neurosurg, 1987, 66（6）: 935-937.

[25] 孙宇, 刘鑫, 樊东升, 等. 平山病外科治疗的中期临床效果及影像学结果. 北京大学学报（医学版）, 2017, 49（6）: 1019-1026.

[26] 唐冲, 孙宇, 潘胜发. 平山病患者与非平山病患者钩椎

关节在CT上的形态学差异. 中国脊柱脊髓杂志, 2014, 24 (1): 13-19.

[27] LYU R K, HUANG Y C, WU Y R, et al. Electrophysiological features of Hirayama disease. Muscle Nerve, 2011, 44 (2): 185-190.

[28] 金翔, 吕飞舟, 陈文钧, 等. 平山病、肌萎缩性侧索硬化及远侧型肌萎缩型颈椎病的神经电生理特点. 中华骨科杂志, 2013, 33 (10): 1004-1011.

[29] 张一龙, 赵衍斌, 孙宇, 等. Jebsen-Taylor试验对平山病患者手功能障碍状况及手术疗效的评价. 中华医学杂志, 2015, 95 (37): 3008-3011.

[30] 赵衍斌, 张一龙, 孙宇, 等. 密歇根手功能简表评估平山病患者手功能障碍状况的研究. 中华骨科杂志, 2019, 39 (8): 491-495.

[31] ZHENG C, ZHU Y, ZHU D, et al. Motor unit number estimation in the quantitative assessment of severity and progression of motor unit loss in Hirayama disease. Clin Neurophysiol, 2017, 128 (6): 1008-1014.

[32] TOKUMARU Y, HIRAYAMA K. Cervical collar therapy for juvenile muscular atrophy of distal upper extremity (Hirayama disease): results from 38 cases. Rinsho Shinkeigaku, 2001, 41 (4-5): 173-178.

[33] KAMEYAMA T, ANDO K, MIMATSU K, et al. Delayed exacerbation of cervical myelopathy in a case of juvenile muscular atrophy of unilateral distal upper extremity. Rinsho Shinkeigaku, 1997, 37 (1): 60-63.

[34] ITO H, TAKAI K, TANIGUCHI M. Cervical duraplasty witl tenting sutures via laminoplasty for cervical flexion myelopathy in patients with Hirayama Jisease: successful decompression of a "tight dural canal in flexion" without spinal fusion. J Neurosurg Spine, 2014, 21 (5): 743-752.

[35] LU F, WANG H, JIANG J, et al. Efficacy of anterior cervical decompression and fusion procedures for monomelic amyotrophy treatment: a prospective randomized controlled trial: clinical article. J Neurosurg Spine, 2013, 19 (4): 412-419.

[36] ZHENG C, NIE C, LEI W, et al. Can anterior cervical fusion procedures prevent the progression of the natural course of Hirayama disease? An ambispective cohort analysis. Clin Neurophysiol, 2018, 129 (11): 2341-2349.

[37] 周非非, 张一龙, 孙宇, 等. 平山病患者术前因素与手术治疗效果的相关性分析. 中华医学杂志, 2016, 96 (5): 349-353.

[38] WATANABE K, HASEGAWA K, HIRANO T, et al. Anterior spinal decompression and fusion for cervical flexion myelopathy in young patients. J Neurosurg Spine, 2005, 3 (2): 86-91.

[39] KOHNO M, TAKAHASHI H, IDE K, et al. Surgical treatment for patients with cervical flexion myelopathy. J Neurosurg, 1999, 91 (1 Suppl): 33-42.

[40] KOHNO M, TAKAHASHI H, ISHIJIMA B, et al. Surgical outcome of cervical flexion myelopathy in young adults. No To Shinkei, 1995, 47 (4): 337-343.

[41] HILIBRAND A S, CARLSON G D, PALUMBO M A, et al. Radiculopathy and myelopathy at segments adjacent to the site of aprevious anterior cervical arthrodesis. J Bone Joint Surg Am, 1999, 81 (4): 519-528.

[42] FUJIMOTO Y, OKA S, TANAKA N, et al. Pathophysiology and treatment for cervical flexion myelopathy. Eur Spine J, 2002, 11 (3): 276-285.

第五章 结缔组织疾病

第一节 马方综合征

【概述】

马方综合征（Marfan syndrome，MFS）是一种结缔组织遗传性疾病，是以法国儿科医生安托万·马方名字命名的，他于1896年首次报道了该病[1]。MFS以骨骼肌肉、眼和心血管三大系统缺陷为主要症状，患者往往身材高瘦，手臂、腿、手指和脚趾都很长，通常伴有关节过度灵活和脊柱侧弯。最严重的并发症为心血管相关并发症，约80%的患者伴有先天性心血管畸形。常见主动脉进行性扩张、主动脉瓣关闭不全，由于主动脉中层囊样坏死而引起的主动脉窦瘤、夹层动脉瘤及破裂。二尖瓣脱垂、二尖瓣关闭不全、三尖瓣关闭不全亦属本征重要表现。可合并先天性房间隔缺损、室间隔缺损、法洛四联症、动脉导管未闭、主动脉缩窄等。也可合并各种心律失常如传导阻滞、预激综合征、房颤、房扑等。肺部、眼、骨和硬脊膜也普遍受累，不同患者症状的严重程度不同。

MFS是一种常染色体显性遗传病，约75%的患者由患病的父母遗传，而25%患者为自身发生基因突变。MFS大多数是由 *FBN1* 基因突变引起，目前已发现600多个突变位点，广泛分布在 *FBN1* 基因的整个区域，大部分基因突变导致蛋白功能丧失，影响结缔组织纤维蛋白的合成，导致结缔组织异常。MFS发病率为1/（5000～10 000），世界不同地区的发病率相似，无性别倾向[2-3]。目前MFS没有治愈方法。许多患者通过适当的治疗可以活到正常的寿命[4]。治疗通常包括使用β受体阻滞剂，如普萘洛尔或阿替洛尔，如果患者不能耐受，则使用CCB或ACEI类药物[5-6]。患者可能需要手术修复主动脉或更换心脏瓣膜，并避免剧烈运动。

【临床表现】

马方综合征患者全身纤维结缔组织都可能受累，有30多种不同的症状体征，其中最典型的是骨关节、心血管和眼部的症状体征。

1. 骨关节系统

多数马方综合征患者的身高高于平均水平，有些患者的四肢不成比例地过长、纤细，手腕细，手指和足趾细长（蜘蛛足样）。除了身高和四肢比例外，马方综合征患者还可能有脊柱侧弯（60%～80%）、胸椎前凸、漏斗胸或鸡胸、关节松弛和灵活度异常、高腭穹和牙齿过度咬合、扁平足、锤状趾和皮肤上不明原因的纹路。本病还会引起关节、骨骼和肌肉的疼痛。一些患者因无症状的高腭穹和小颚而出现语言障碍。早期患者可能会出现骨关节炎，部分患者可能出现股骨头突入异常深的髋关节窝而导致髋关节活动受限[7-8]。

2. 眼部

马方综合征患者中，眼部病变发生率在50%～70%。眼部症状受多方面影响，但主要特征是晶状体脱位或半脱位，即晶状体从其正常位置偏离。这是因为马方综合征患者的基因突变导致晶状体悬韧带（把晶状体固定在眼睛内的结缔组织）变薄，使其过度伸展。下部睫状肌常容易被拉伸，导致晶状体向上和向外移位，也可以向其他方向移位。在临床上，大约60%的马方综合征患者可以通过裂隙灯显微镜检测到晶状体部分脱位。如果晶状体半脱位不明显，那么可以使用超高频超声生物显微镜进行成像[9]。由于眼睛的结缔组织缺陷，近视和视物模糊很常见。晶状体高度下移也会导致远视。此外，眼部症状和体征还包括眼球长轴延长、角膜扁平、斜视等[10]。患者也是早期青光眼和早期白内障的高危人群[11]。

3. 心血管系统

MFS可导致主动脉夹层、主动脉根部扩张、主动脉瓣关闭不全和二尖瓣脱垂伴或不伴关闭不全。

MFS患者升主动脉扩张的患病率随着年龄增加而增加，表现为气短、心悸、心跳加快、头晕，有时患者无明显心脏症状，直到升主动脉中结缔组织的变薄（内膜中层囊性变）导致主动脉瘤或主动脉夹层，这是一种外科急症。主动脉夹层多半是致命的，表现为疼痛向背部放射，呈撕裂感。二尖瓣或主动脉瓣脱垂引起的反流是内膜中层囊性变所致。MFS患者使用人造二尖瓣的破裂风险高[12]，手术时应着重于修复受损的心脏瓣膜而不是置换瓣膜。

4. 肺部

马方综合征患者可能出现各种肺部异常。研究发现，所研究的患者中只有37%（平均年龄32±14岁；男性45%）的患者肺功能正常[13]。自发性气胸很常见[14]，表现为疼痛、呼吸急促、发绀，如果不及时治疗，可能导致死亡。MFS患者的其他肺部表现包括睡眠呼吸暂停综合征[15]和特发性阻塞性肺病[16]。肺部的病理改变包括囊性变、肺气肿、肺炎、支气管扩张、肺大疱、肺尖纤维化和先天性畸形（肺中叶发育不良）[17]。

5. 神经系统

硬脊膜膨出是由于包裹脊髓的硬膜囊结缔组织薄弱，患者可以长时间没有任何症状。可能出现的症状包括腰痛、腿痛、腹痛、头痛，这些症状通常在患者平卧时减轻。然而，早期硬脊膜膨出在X线片中往往无异常。症状出现恶化需要行腰椎MRI检查，MRI中显示腰椎结构破损，出现扩张的囊状物[18]。与MFS相关的其他神经系统病变包括脊柱囊肿和自主神经功能障碍。

【辅助检查】

1. 超声心动图

检查心脏、瓣膜和主动脉的情况。可见主动脉根部或升主动脉扩张、主动脉瓣反流或二尖瓣脱垂等。

2. 心电图

检查心率和心律。无特异性改变，可合并各种心律失常。

3. 眼部检查

裂隙灯检查，检查晶状体是否脱位。

4. X线检查

脊柱及四肢X线检查可见脊柱侧弯或后凸畸形、脊柱裂等，四肢长骨细长、骨质疏松、皮质薄，手指、足趾细长。

5. CT或MRI

可用于检查腰部是否有硬脊膜膨出。心脏CT可进一步评估心室、瓣膜、主动脉等情况。

6. 基因检测

检测到 FBN1（原纤维蛋白1，fibrillin-1）基因突变有助于诊断。

【诊断】

马方综合征的诊断标准在国际上于1996年达成共识[19]。马方综合征通常在进入青春期后才出现症状，在儿童期往往难以确诊[20]。诊断依据是家族史、体征、影像学检查、眼科检查和基因检测。

目前多采用2010年修订版Ghent标准，新的诊断标准取代了1996年版的Ghent标准。符合新标准里的7个指标可以诊断MFS[21-22]。

1. 没有MFS家族史的患者，满足以下任一情况，可诊断MFS

- 主动脉根部Z评分（详见后文）≥2，晶状体异位，并排除Sphrintzene-Goldberg综合征、Loeyse-Dietz综合征和血管型Ehlerse-Danlos综合征等类似疾病。
- 主动脉根部Z评分≥2，并且检测到致病性 FBN1 基因突变。
- 主动脉根部Z评分≥2，且系统评分≥7，并排除Sphrintzene-Goldberg综合征、Loeyse-Dietz综合征和血管型Ehlerse-Danlos综合征等类似疾病。
- 晶状体异位，并且检测到与主动脉病变相关的 FBN1 基因突变。

2. 有MFS家族史的患者，满足以下任一情况，可诊断MFS

- 晶状体异位。
- 系统评分≥7，并排除Sphrintzene-Goldberg综合征、Loeyse-Dietz综合征和血管型Ehlerse-Danlos综合征等类似疾病。
- 主动脉根部Z评分≥2（20岁以上）或≥3（20岁以下），并排除Sphrintzene-Goldberg综合征、Loeyse-Dietz综合征和血管型Ehlerse-Danlos综合征等类似疾病。

主动脉根部Z评分：是一种评价主动脉根部扩张程度的方式，评分值越高，主动脉根部扩张越严重。

系统评分：是全面评价全身各器官、系统表现出马方综合征特征性症状的方式，总分20分，≥7分有诊断价值。评分点：同时出现拇征和腕征 = 3 分（只占其一得 1 分）；鸡胸 = 2（漏斗胸 = 1）；足跟畸形 = 2（扁平足 = 1）；气胸史 = 2；髋臼突出 = 2；硬脊膜膨出 = 2；上部量/下部量减小、臂长/身高增加且无脊柱侧凸 = 1；脊柱侧凸或后凸 = 1；肘部屈伸不利 = 1；面征（5 项体征中至少 3 项）= 1（长头症、眼球内陷、下睑裂、颧骨发育不全、下颚后缩）；异常皮纹 = 1；近视大于 300 度 = 1；二尖瓣脱垂 = 1。

拇征（Steinberg's sign）是要求患者尽可能地拇指内收，然后握拳。拇征阳性是指整个拇指的远端指骨超出手的尺侧缘，这是由于拇指关节的过度活动以及拇指比正常人长。

腕征（Walker-Murdoch sign）是要求患者将一只手的手指握在另一只手腕上。阳性是指小指和拇指重叠，这是由手腕过细和手指过长共同造成的。

【鉴别诊断】

许多其他疾病可与马方综合征的症状体征相似。基因检测和评估其他体征和症状可以鉴别诊断。

1. 先天性挛缩性蜘蛛样指

又称 Beals-Hecht 综合征，是一种胶原组织遗传病，患者可有四肢细长、蜘蛛足样指（趾）、脊柱侧弯，此外，患者伴有关节挛缩、耳朵畸形，但无眼部和心脏畸形。

2. 同型胱氨酸尿症

该病是一种与甲硫丁氨酸代谢异常有关的先天性疾病。患者可有蜘蛛足样指（趾）、脊柱侧弯、胸骨畸形和韧带松弛。此外，患者常有智力发育迟缓。

3. 腭心面综合征

患者表现与 MFS 相似，部分患者可检测到 FNB1 基因突变。但患者常合并颅缝早闭、特殊面容、智力发育落后，且大部分患者无家族史。

4. 斯蒂克勒综合征

该病为胶原组织遗传病，表现类似 MFS，常累及眼部、骨骼、颅面部，其特征性面部特征可以帮助鉴别。

5. 勒斯-迪茨综合征

该病为遗传学结缔组织病，可表现为 MFS，患者具有特殊面容，其特点是侵袭性动脉瘤，其与 TGFβR1 或 R2 突变有关。

【治疗】

目前，没有根治马方综合征的治疗手段，但在过去的几十年里，患者预期寿命已大大增加，与普通人的预期寿命几乎相同。MFS 患者死亡主要源于心血管系统病变：主动脉夹层、破裂和心力衰竭，因此，MFS 患者需要重点关注心血管系统病变。

1. 心血管系统

建议定期检测心脏瓣膜和主动脉的情况，以确定主动脉根部和升主动脉直径及其扩张的速率。马方综合征的治疗方法是在出现症状时对症治疗，特别是对幼儿进行预防性用药，目的是减缓主动脉扩张，并减少心律失常、降低心率和降低血压来防止对心脏瓣膜的损害。

（1）体育锻炼：美国心脏病学会对没有主动脉扩张或轻度主动脉扩张的马方综合征患者提出了以下建议。

允许的运动：保龄球、高尔夫、滑冰（不是冰球）、浮潜、快走、跑步机、室内健身自行车、适当的徒步旅行和网球双打。

中风险运动：篮球（全场和半场）、短柄墙球、壁球、跑步（快跑和慢跑）、滑雪（速降和越野）、足球、单打网球、触身式美式足球、棒球、垒球、自行车、游泳、摩托车和骑马。

高风险运动：健身、举重（非自由调节重量和自由调节重量）、冰球、攀岩、帆板运动、冲浪和潜水。

（2）药物治疗：治疗方法通常包括使用 β 受体阻滞剂如普萘洛尔或 ACEI。β 受体阻滞剂用于降低主动脉压，以降低主动脉扩张的速度。如果 β 受体阻滞剂不能耐受，则使用 CCB 或 ACEI。

（3）手术治疗：如果主动脉扩张发展成直径较大的动脉瘤，引起主动脉夹层或破裂，或导致主动脉或其他瓣膜功能障碍时，那么应该实施手术治疗（复合主动脉瓣移植术或带瓣主动脉根部置换术）。在主动脉夹层或破裂的情况下进行急诊手术，手术风险非常高。2010 年 ACC/AHA/AATS 指南推荐当 MFS 患者主动脉根部直径达到 50 mm 时，通常会考虑进行择期主动脉根部置换手术，手术风险和成功率均优于急诊手术。当①直径 < 50 mm，但合并直径快速增宽（> 5 mm 每年），②存在直径 < 50 mm 时发生主动脉夹层的家族史，或③存在进行性主动脉瓣关闭不全时，可进行手术修复。对于重度二尖瓣关闭不全，如伴有相关症状或进行性左心室扩张或左心室收缩功能异常时，可进行二尖瓣修补或置换手术。

2. 骨骼、眼部等其他系统

对于马方综合征的脊柱和骨关节病变产生的疼痛等症状可予以对症治疗，如使用止痛药或肌松剂。由于马方综合征可能引起无症状的脊柱异常，因此，应密切监测患者影像学检查，对于轻度脊柱侧弯患者，可考虑支具治疗。大部分MFS患者的脊柱侧弯需要手术治疗，但MFS患者内固定失败率较高，在制订手术方案时，融合节段往往较特发性脊柱侧弯长，必要时考虑前后路联合手术。

MFS患者应每年进行眼科评估。眼部并发症通常可手术治疗，晶状体异位可以通过手术植入人工晶状体。此外，手术可以解决青光眼、近视和白内障的问题。

自发性气胸的治疗取决于胸膜腔的空气量和病情的发展情况。少量的气胸可能不需要治疗，中等量的气胸可能需要胸腔闭式引流治疗，大量气胸是急症，需要紧急减压。反复发作性气胸需要进行胸部手术。

3. 妊娠

即使孕前没有心血管异常，患有马方综合征的妊娠妇女也有发生主动脉夹层的巨大风险，即使迅速得到救治，其病情往往也是致命的。因此，患有马方综合征的妇女在受孕前应接受全面评估，妊娠期间应每6～10周进行一次超声心动图检查，以评估主动脉根部直径情况。患有马方综合征的女性可以进行产前检查，以确定胎儿是否遗传了该病。妊娠10～12周时，通过绒毛活检即可诊断。妊娠16～18周时，可以进行羊膜穿刺术检查。

【病例摘要】

患者，男，17岁，主因发现背部凸起10年就诊。患者10年前无明显诱因于弯腰时发现背部有"剃刀背"，就诊于当地医院查脊柱全长考虑脊柱侧弯。后患者开始出现脊柱侧弯加重，四肢细长，手指、足趾细长，漏斗胸（曾行手术治疗），气胸史，视力下降（400°），眼科检查可见轻度晶状体移位。监测FBN1基因存在突变。结合患者病史、症状、基因检测，诊断为马方综合征。因患者脊柱侧弯进展迅速，完善心血管检查主动脉根部轻度扩张，未见动脉瘤等异常，予以后路脊柱矫形椎弓根钉内固定植骨融合术。病例详细资料见二维码数字资源5-1。

数字资源5-1

【参考文献】

［1］NATIONAL HEART, LUNG, AND BLOOD INSTITUTE. What is Marfan syndrome?［DB/OL］.（2016-05-16）［2021-06-20］. https：//www.nhlbi.nih.gov/health/marfan-syndrome.

［2］NATIONAL HEART, LUNG, AND BLOOD INSTITUTE. What Are the Signs and Symptoms of Marfan Syndrome?［DB/OL］.（2016-05-16）［2021-06-20］. https：//www.nhlbi.nih.gov/health/marfan-syndrome/symptoms.

［3］KEANE M G, PYERITZ R E. Medical management of Marfan syndrome. Circulation, 2008, 117（21）：2802-2813.

［4］NATIONAL HEART, LUNG, AND BLOOD INSTITUTE. How Is Marfan Syndrome Diagnosed?［DB/OL］.（2016-05-16）［2021-06-20］. https：//www.nhlbi.nih.gov/health/marfan-syndrome/diagnosis.

［5］NATIONAL ORGANIZATION FOR RARE DISORDERS. Marfan syndrome.［DB/OL］.（2021-02-05）［2021-06-20］. https：//rarediseases.org/rare-diseases/marfan-syndrome/.

［6］NATIONAL HEART, LUNG, AND BLOOD INSTITUTE. How Is Marfan Syndrome Treated?［DB/OL］.（2016-05-16）［2021-06-20］. https：//www.nhlbi.nih.gov/health/marfan-syndrome/treatment.

［7］MARFAN A. Un cas de déformation congénitale des quartre membres, plus prononcée aux extrémitiés, caractérisée par l'allongement des os avec un certain degré d'amincissement. Bulletins et memoires de la Société medicale des hôpitaux de Paris, 1896, 13（3）：220-226.

［8］WHONAMEDIT. Antoine Bernard-Jean Marfan.［DB/OL］.（2016-05-16）［2021-06-20］. http：//www.whonamedit.com/doctor.cfm/972.html.

［9］VELDE S V, FILLMAN R, YANDOW S. Protrusio acetabuli in Marfan syndrome. History, diagnosis, and treatment. J Bone Joint Surg Am, 2006, 88（3）：639-646.

［10］ONLINE MENDELIAN INHERITANCE IN MAN. Marfan syndrome; MFS.［DB/OL］.（2016-08-08）［2021-06-20］. https：//omim.org/entry/154700.

［11］NATIONAL HUMAN GENOME RESEARCH INSTITUTE HOME. About Marfan Syndrome.［DB/OL］.（2020-03-02）［2021-06-20］. https：//www.genome.gov/Genetic-Disorders/Marfan-Syndrome.

[12] LIBBY P, BONOW R O, MANN D L, et al. Braunwald's heart disease-a textbook of cardiovascular medicine, seventh edition.Philadelphia: Elseview Saunders, 2005.

[13] CERVERI I, CORSICO A, TRIPON B, et al. Pulmonary involvement in patients with Marfan syndrome. Eur Respir J, 2012, 40 (56): 5041.

[14] SIEPE M, LÖFFELBEIN F. The Marfan syndrome and related connective tissue disorders. Med Monatsschr Pharm, 2009, 32 (6): 213-219.

[15] KOHLER M, BLAIR E, RISBY P, et al. The prevalence of obstructive sleep apnoea and its association with aortic dilatation in Marfan's syndrome. Thorax, 2009, 64 (2): 162-166.

[16] CORSICO A G, GROSSO A, TRIPON B, et al. Pulmonary involvement in patients with Marfan Syndrome. Panminerva Med, 2014, 56 (2): 177-182.

[17] DYHDALO K, FARVER C. Pulmonary histologic changes in Marfan syndrome: a case series and literature review. Am J Clin Pathol, 2011, 136 (6): 857-863.

[18] MAYO CLINIC. Marfan Syndrome. [DB/OL]. (2017-01-12) [2021-06-20]. https://www.mayoclinic.org/diseases-conditions/marfan-syndrome/symptoms-causes/syc-20350782.

[19] PAEPE A, DEVEREUX R B, DIETZ H C, et al. Revised diagnostic criteria for the Marfan syndrome. Am J Med Genet, 1996, 62 (4): 417-426.

[20] BOSTON CHILDREN'S HOSPITAL. Marfan Syndrome. [DB/OL]. (2020-03-02) [2021-06-20]. https://www.childrenshospital.org/conditions/marfan-syndrome.

[21] LOEYS B L, DIETZ H C, BRAVERMAN A C, et al. The revised Ghent nosology for the Marfan syndrome. J Med Genet, 2010, 47 (7): 476-485.

[22] PENPATTHARAKUL W, PITHUKPAKORN M. Revised Ghent criteria is comparable to original diagnostic criteria for Marfan syndrome with increased ability to clinically diagnose related disorders. J Med Assoc Thai, 2016, 99 (1): 34-39.

第二节　斯蒂克勒综合征

【概述】

1965年Stickler等在一个患有眼部疾病的家族中发现了一种同时伴有口面部、听觉和肌肉骨骼异常的家族性疾病，把其命名为家族性进行性关节眼病，后来被称为斯蒂克勒综合征（Stickler syndrome，SS）[1]，现在已经明确是一种较为常见的常染色体显性遗传的结缔组织疾病。眼科医生对该病较为熟悉，其眼部并发症较为常见，包括从严重近视到视网膜脱离和视力丧失等不同表现[2-4]。眼部是最常累及的器官，并较为严重，此外骨关节、内耳系统、颅面部结构也常被累及。因此这一综合征可同时累及多个系统和器官，包括小颌畸形（单独或作为其一部分）、唇腭裂、听力损失，或早发型骨关节炎等。目前已知的是，这一综合征基因表型较为复杂，通常是常染色体显性遗传，但有时也可以表现为常染色体隐性遗传[2, 5]。其所表现出来的基因异质性目前已证实有至少6个基因的突变可导致疾病的发生[2, 6-7]。这些基因与Ⅱ型、Ⅸ型和Ⅺ型胶原的形成有关，这些胶原在细胞内参与形成眼内玻璃体、骨骼和内耳等结构。由于该综合征有显著的家族间和家族内表型变异，因此即使在同一家族内也可能表现出不同的临床表现。斯蒂克勒综合征Ⅰ型（STL1）最为常见，占到目前所有病例的80%~90%[2, 8]。Ⅰ型是典型的常染色体显性遗传，由COL2A1基因杂合致病性突变引起。尽管大多数具有COL2A1致病基因的个体常表现出全身的症状，但在基因选择性剪接引起的外显子2突变的个体则只会表现出眼部症状。因此在临床诊断中应注意那些没有全身特征而只有眼部表现的患者[9-10]。斯蒂克勒综合征Ⅱ型（STL2）较为少见，包括COL11A1（Stickler）杂合致病性突变和COL11A2突变（耳脊椎骨骺发育不良以前称为非眼部斯蒂克勒综合征）。这是因为，虽然COL11A2在关节、内耳和颅面结构中表达，而在眼睛中并不表达[11]。也有文献报道了相对罕见的双基因突变引起的常染色体隐性遗传的斯蒂克勒综合征，被命名为斯蒂克勒综合征4-6型（STL4-6）[12-14]。在双等位基因突变中，包括一个重要的赖氨酸氧化酶基因赖氨酰氧化酶样基因3（LOXL3）参与Ⅱ型胶原与内质跨膜受体基因低密度脂蛋白相关蛋白2（LRP2）的正确交联，临床上与面-眼-听-肾综合征（FOAR）和Donnai-Barrow综合征（DBS）相关。这些病例通常没有明显家族史，而且临床表现与斯蒂克勒综合征Ⅰ型和Ⅱ型较为类似。

【临床表现】

此类疾病的临床表现较为多样，即使是在同一家族中起病的成员，根据基因异常的表型不同临床表现也不尽相同。主要见于以下几大类表现。

1. 眼部表现

常见的临床表现为较为严重的屈光不良高度近视（屈光度>3D）以及眼部并发症，包括玻璃体异常、视网膜脱离、青光眼和白内障等。而高度近视大多为先天性的，可能与散光有关，大多数伴发有先天性白内障[2-3]。部分患者因眼部先天性前房异常而导致青光眼的发生，同时视网膜脱离的患者多伴有玻璃体的异常。STL1患者中以膜性玻璃体为特征性表现，60%~70%的患者会最终出现视网膜剥脱，并且超过一半以上的患者都是双眼同时累及[3-4, 15-16]。而STL2患者通常表现为串珠状玻璃体，尽管在这些病例中也有膜状玻璃体的个体报道。STL2患者与STL1患者相比发生视网膜脱离的风险较低，发生的概率约为40%[17]。临床上SS患者出现视网膜剥脱的平均年龄为10~30岁，也是目前导致儿童因视网膜剥脱致盲的常见原因之一。对于视网膜剥脱致盲的治疗常需要多次手术干预，而且整体视力恢复的预后较差，因此目前对于此类疾病应探索早期发现和早期干预的方法，以保护这些患者尤其是青少年SS患者的视力。

2. 颅面部表现

是SS患者另外一个重要的临床表现，SS的患者常见上颌骨发育不全导致出现平坦的面部轮廓，称为面中部发育不全[2, 5, 17]。这一表现在儿童时期更为明显，成年后有些患者可能会恢复正常。小颌畸形是较为常见的特征，而同时有可能伴有硬腭或软腭裂的畸形。在后来的临床病例中，发现STL4-6的个体尽管有不同程度的面中部发育不全和小颌畸形，但是并没有观察到腭裂。至于唇裂这一畸形，由于在胚胎发育过程与腭裂是不同的机制，因此在SS患者中还未发现，也不认为是SS的常见临床特征[18]。

3. 听觉表现

听力受损是SS常见的一大类临床表现，最常见的听力异常是纯感音神经性听力损失，并且患病率随年龄增加而增加。在儿童或有腭裂畸形的儿童患者中也可以看到混合感音神经传导性听力损失和纯传导性听力损失[17-18]。STL1患者表现为轻度至中度感音神经性听力损失，一般高频段部分听力损失明显，与之相比STL2患者往往有更明显的听力损失，同时发病年龄更小[18-19]。

4. 骨骼表现

SS患者中骨骼系统的表现更为常见，常表现为不同程度的幼年早发型关节炎、关节的过度活动及活动异常、脊柱侧弯、后凸及椎板异常、缺如等表现[2, 5, 20]。在成年SS患者慢性腰背痛也较为常见。

【辅助检查】

1. 影像学检查

主要通过骨骼典型的X片表现来帮助诊断：①膝关节：股骨远端或胫骨近端可见多发的哈里斯线（≥3条），有时可见到膝关节剥脱性骨软骨炎引起的膝关节骨软骨缺损，其他少见的表现包括骨纤维皮质缺损，胫骨干骺端畸形导致膝内翻等。②骨盆：可见到因软骨缺损引起的骨盆股骨头骨骺骨软骨病表现或髋关节间隙内骨骺碎片的影像。③脊柱：脊柱的X线片表现包括腰椎前凸消失，平背畸形，脊柱隐裂，脊柱冠状面侧弯畸形及"子弹型"椎体等。

2. 分子生物学基因检测技术

对于SS的诊断有重要的意义，对任何疑似SS的个体均应进行分子遗传学检测。除了能够提供确诊依据外，分子遗传学诊断还可以帮助高危家庭成员进行检测和筛查。①染色体微阵列（chromosomal microarray），被推荐为对有遗传缺陷的患者进行的初始筛查检测，由于这项技术的目的是检测相对较大的缺失或过多的DNA片段，有时SS患者并不能检测出异常[21]。②基因检测：在进行SS的分子遗传学检测时，可以使用许多不同的方法。如果家族史和临床表现提示SS的一种特殊形式，可以考虑进行单基因检测。同样，如果常染色体隐性SS的可能性很高，那么可以考虑只分析一小段与SS相关的基因，这种检测方法相对耗时而且费力。然而，随着检测技术的进步，下一代基因测序技术可以对数百万个基因进行快速测序短片段DNA链，为同时分析多个基因提供了一种经济有效的方法[22-23]。因此，我们可以开始检测所有已知与SS-COL2A1相关的基因，COL11A1、COL11A2、COL9A1、COL9A2和COL9A3，而不用考虑检测选择的先后顺序。由于大多数SS患者都是由于小外显子和剪接位点的DNA变异，经过基因检测分析估计，可以对具有存在遗传变异 SS 临床特征的个体确定 90% 病因。③外显子组测序或基因组测序：如果用 CMA 和基因检测对 SS 进行的一级检测是阴性的，那么接下来可考虑外显子组测序或基因组测序。外显子组测序和基因组测序都使用新一代测序技术，外显子组测序通过重点研究 DNA 的蛋白质编码区和基因组测序来分析整个基因组[24]。目前数据显示外显子组和基因组测序的总诊断率为 25%~30%[25-26]。需要注意的是外显子组和基因组测序都有局限性，包括基因组的不完全覆盖，检测 DNA 缺失和重复的局限性，以及检测核酸的局限性重复等因素。④解释基因检测结果：临床医生和患者在进行基因检测时应注意一些可能的结果，目前关于变异分类的指南已经发布，该指南提供了标准化的实验室对遗传变异进行分类的方法。指南中"阳性"结果是指发现了可能的致病性和致病性变异，为患者提供相关诊断在医学上是可行的。而基因检测阴性的患者应被告知阴性结果并不排除其他或未诊断的遗传病因的可能性[27]。

【诊断】

目前已经提出了 STL1 的诊断标准，但仍需要临床来验证其可靠性。目前临床诊断主要基于评分系统，根据临床特征、家族史和分子生物学特征不同的得分权重评分来进行诊断，如"主要"标准得 2 分，"次要"标准得 1 分[30]。临床中如果满足超过 5 分且至少有一个主要特征存在，就可以进行相应诊断。具体见表 5-2-1。

【鉴别诊断】

主要是与几种类似斯蒂克勒综合征的疾病相鉴别：

1. Wagner 综合征

Wagner 曾经报告一个瑞士家族常染色体显性遗传性眼病，类似于斯蒂克勒综合征，但该患者并无视网膜脱离。Wagner 综合征的眼部表现有别于斯蒂克勒综合征的症状。Wagner 综合征视网膜脱离和轻微程度白内障较为常见，而在最初的报告中几乎没有患者有视网膜脱离，白内障几乎是普遍存在的，而且所有病例的近视率是比较低的。

2. 糜烂性玻璃体视网膜病

Brown 等[28]描述了一种常染色体病，他们称之为糜烂性玻璃体视网膜病，表现型类似于 Wagner 综

表 5-2-1 SS Ⅰ型的诊断标准

颜面部异常（最多 2 分）	
2 分	腭裂（开放性腭裂、黏膜下腭裂或悬雍垂裂）（主要标准）
1 分	面部特征（颧骨发育不全，鼻梁宽或平，以及微小/后颌畸形）
眼部异常（最多 2 分）	
2 分	特征性玻璃体改变或视网膜异常（格子样变性，视网膜裂孔、视网膜脱离或视网膜撕裂）（主要标准）
听觉异常（最多 2 分）	
2 分	高频感音神经性听力损失（主要标准） 年龄 < 20 岁，4~8 kHz 音阈超过 20dB 年龄 20~40 岁，4~8 kHz 音阈超过 30dB 年龄 > 40 岁，4~8 kHz 音阈超过 40dB
1 分	鼓膜过度活动
骨骼异常（最多 2 分）	
1 分	股骨头塌陷（骨骺移位，或股骨头骨骺炎样疾病）
1 分	40 岁以前出现骨关节炎的影像学表现
1 分	脊柱侧弯、滑脱或舒尔曼（Scheuermann）病后凸畸形
家族史或分子水平异常	
1 分	与常染色体显性遗传模式一致的 Ⅰ 级亲属或存在与斯蒂克勒综合征相关的 COL2A1、COL11A1 或 COL11A2 突变
诊断标准	超过 5 分，至少一项主要标准 2 分

合征而缺乏任何系统性异常情况。这种情况也定位于5q13-q14，表明它可能与Wagner综合征等位变异有关。

3. Marshall综合征

Marshall曾经报道了一个常染色体显性遗传大家族，这一家族共有的症状包括近视、玻璃体异常、面部发育不全、先天性耳聋及遗传性无汗外胚层发育不良。他认为这些表型可能与一个或一组缺失的基因有关。患者表现为先天性和青少年白内障、玻璃体液化、听力损失和类似的颅面损伤外观和放射学表现，这与SS公认特征不同。

4. Weissenbacher-Zweymuller综合征

Weissenbacher和Zweymuller描述了一个有球状鼻子、近端肢体短缩、哑铃样股骨和肱骨、冠状椎体裂隙的新生儿，而其父母却是健康的。患者没有任何眼部的异常。青春期骨骺的增宽是一个重要的特征。

【治疗】

SS的治疗应当建立一个协调的多学科协作模式。主要是包括以下几个方面：①眼科评估，应当及时对近视和散光进行适当的矫正，最佳矫正视力的方法应当尽可能用角膜接触镜而不是光学眼镜矫正。现在许多眼科中心提供预防性视网膜固定术以减少视网膜脱离的风险。②颌面部发育评估，主要应对腭裂等进行及时发现和治疗。③如有听力异常应进行听力评估和传导神经耳聋和感觉神经耳聋综合的治疗。④教育评估，虽然智力正常，学龄患者可能面临相当大的教育压力，教育困难是视觉和听觉损伤而引起的。1994年在英国首先成立了对SS患者支持和提供公共教育的公益组织。⑤风湿病评估和随访，适用于可能受益的老年患者，并提供骨关节病相关的物理治疗。

【病例摘要】

该病例为一名8岁男童，母亲正常妊娠分娩，没有围产期窘迫的迹象。男童出生参数为体重3200 g（第25百分位），身高50 cm（第50百分位），头围34.5 cm（第25百分位），阿普加评分（9～10）/10。在新生儿期，该儿童接受了胃食管反流和喉软化症治疗。在新生儿筛查时双侧瞬时诱发耳声发射（TEOE）测试结果异常，该男孩进行了几次听力医学检测。3个月大时的听觉脑干反应测听试验显示，双侧中高频率的听觉功能处于正常下限（降低2～4 kHz）。2岁、4岁和6岁时的鼓室图检查显示，对于中高频率，双侧听觉功能处于正常下限。4岁时，由于慢性腺样体炎和复发性中耳炎发作，他接受了腺样体切除术和鼓膜切开术。然而，在8岁时进行的声调测听检查显示，在8 kHz时，双侧感觉神经性听力有轻度损害。在2岁视力检查时，发现该男童有严重的近视，4岁时戴上眼镜矫正，眼科检查提示双眼严重近视。裂隙灯检查无明显异常，除了"移动光学空玻璃体"的证据外，眼底检查显示玻璃体增厚、近视性葡萄膜肿和近视眼底。在相同的情况下，眼部超声证实存在玻璃体漂浮物，这在一名4岁儿童中很少见，因此提出了斯蒂克勒综合征的怀疑。在5岁时进行的第一次医学遗传学评估中，儿童身高为109 cm（<第50百分位），体重为18 kg（第25百分位），头围为52.5 cm（第75百分位）。他表现为内眦赘皮、面中部发育不全、低斜眼睑裂、小鼻子伴轻度鼻梁凹陷、小颌畸形、上腭高而窄、轻度关节松弛、隆凸、外展肩、翼状肩胛和双侧扁平足。考虑到SS可能发生二尖瓣脱垂，在5岁、6岁和7岁时进行了儿童超声心动图随访，未观察到心脏功能或结构异常。该男童无SS家族史。有一个健康的哥哥，父母没有该综合征的临床症状。然而，他的母亲（41岁）患有散光、纤维肌痛、哮喘和乳糜泻，父亲（46岁）患有弱视和远视。在医学遗传学实验室对该患者进行全外显子组测序，确定COL11A1基因中杂合剪接位点变异。

【参考文献】

[1] STICKLER G B, BELAU P G, FARRELL F J, et al. Hereditary progressive arthro-ophthalmopathy. Mayo Clin Proc, 1965, 40: 433-455.

[2] SNEAD M P, YATES J R. Clinical and molecular genetics of Stickler syndrome. J Med Genet, 1999, 36 (5): 353-359.

[3] SNEAD M P, MCNINCH A M, POULSON A V, et al. Stickler syndrome, ocular-only variants and a key diagnostic role for the ophthalmologist. Eye (Lond), 2011, 25 (11): 1389-1400.

[4] SHAPIRO M J, BLAIR M P, SOLINSKI M A, et al. The importance of early diagnosis of Stickler syndrome: finding opportunities for preventing blindness. Taiwan J Ophthalmol, 2018, 8 (4): 189-195.

[5] ROBIN N H, MORAN R T, ALA-KOKKO L, et al. Stickler Syndrome. GeneReviews® [Internet] [DB/OL]. (2021-05-06) [2021-06-30]. https: //www.ncbi.nlm.nih.

gov/books/NBK1302/.

[6] ANNUNEN S, KORKKO J, CZARNY M, et al. Splicing mutations of 54-bp exons in the COL11A1 gene cause Marshall syndrome, but other mutations cause overlapping Marshall/Stickler phenotypes. Am J Hum Genet, 1999, 65 (4): 974-983.

[7] ACKE F R, MALFAIT F, VANAKKER O M, et al. Novel pathogenic COL11A1/COL11A2 variants in Stickler syndrome detected by targeted NGS and exome sequencing. Mol Genet Metab, 2014, 113 (3): 230-235.

[8] HOORNAERT K P, VEREECKE I, DEWINTER C, et al. Stickler syndrome caused by COL2A1 mutations: genotype-phenotype correlation in a series of 100 patients. Eur J Hum Genet, 2010, 18 (8): 872-880.

[9] DONOSO L A, EDWARDS A O, FROST A T, et al. Clinical variability of Stickler syndrome: role of exon 2 of the collagen COL2A1 gene. Surv Ophthalmol, 2003, 48 (2): 191-203.

[10] MCALINDEN A, MAJAVA M, BISHOP P N, et al. Missense and nonsense mutations in the alternatively-spliced exon 2 of COL2A1 cause the ocular variant of Stickler syndrome. Hum Mutat, 2008, 29 (1): 83-90.

[11] SIRKO-OSADSA D A, MURRAY M A, SCOTT J A, et al. Stickler syndrome without eye involvement is caused by mutations in COL11A2, the gene encoding the alpha2 (XI) chain of type XI collagen. J Pediatr, 1998, 132 (2): 368-371.

[12] CAMP G V, SNOECKX R L, HILGERT N, et al. A new autosomal recessive form of Stickler syndrome is caused by a mutation in the COL9A1 gene. Am J Hum Genet, 2006, 79 (3): 449-457.

[13] BAKER S, BOOTH C, FILLMAN C, et al. A loss of function mutation in the COL9A2 gene causes autosomal recessive Stickler syndrome. Am J Med Genet A, 2011, 155A (7): 1668-1672.

[14] FALETRA F, D'ADAMO A P, BRUNO I, et al. Autosomal recessive Stickler syndrome due to a loss of function mutation in the COL9A3 gene. Am J Med Genet A, 2014, 164A (1): 42-47.

[15] COUSSA R G, SEARS J, TRABOULSI E I, et al. Stickler syndrome: exploring prophylaxis for retinal detachment. Curr Opin Ophthalmol, 2019, 30 (5): 306-313.

[16] ANG A, POULSON A V, GOODBURN S F, et al. Retinal detachment and prophylaxis in type 1 Stickler syndrome. Ophthalmology, 2008, 115 (1): 164-168.

[17] POULSON A V, HOOYMANS J M, RICHARDS A J, et al. Clinical features of type 2 Stickler syndrome. J Med Genet, 2004, 41 (8): e107.

[18] MOSSEY P A, LITTLE J, MUNGER R G, et al. Cleft lip and palate. Lancet, 2009, 374 (9703): 1773-1785.

[19] HANSON-KAHN A, LI B, COHN D H, et al. Autosomal recessive Stickler syndrome resulting from a COL9A3 mutation. Am J Med Genet A, 2018, 176 (12): 2887-2891.

[20] ROSE P S, LEVY H P, LIBERFARB R M, et al. Stickler syndrome: clinical characteristics and diagnostic criteria. Am J Med Genet A, 2005, 138A (3): 199-207.

[21] SOUTH S T, LEE C, LAMB A N, et al. ACMG Standards and Guidelines for constitutional cytogenomic microarray analysis, including postnatal and prenatal applications: revision 2013. Genet Med, 2013, 15 (11): 901-909.

[22] MARDIS E R. A decade's perspective on DNA sequencing technology. Nature, 2011, 470 (7333): 198-203.

[23] PAREEK C S, SMOCZYNSKI R, TRETYN A. Sequencing technologies and genome sequencing. J Appl Genet, 2011, 52 (4): 413-435.

[24] KOBOLDT D C, STEINBERG K M, LARSON D E, et al. The next-generation sequencing revolution and its impact on genomics. Cell, 2013, 155 (1): 27-38.

[25] SHASHI V, MCCONKIE-ROSELL A, ROSELL B, et al. The utility of the traditional medical genetics diagnostic evaluation in the context of next-generation sequencing for undiagnosed genetic disorders. Genet Med, 2014, 16 (2): 176-182.

[26] BIESECKER L G, BIESECKER B B. An approach to pediatric exome and genome sequencing. Curr Opin Pediatr, 2014, 26 (6): 639-645.

[27] RICHARDS S, AZIZ N, BALE S, et al. Standards and guidelines for the interpretation of sequence variants: a joint consensus recommendation of the American College of Medical Genetics and Genomics and the Association for Molecular Pathology. Genet Med, 2015, 17 (5): 405-424.

[28] BROWN D M, KIMURA A E, WEINGEIST T A, et al. Erosive vitreoretinopathy. A new clinical entity. Ophthalmology, 1994, 101 (4): 694-704.

第三节 迈尔-戈林综合征

【概述】

迈尔-戈林综合征（Meier-Gorlin syndrome，MGS）是一种罕见的常染色体隐性遗传性疾病。主要特征是小耳朵，髌骨短小、缺失和身材矮小。具有这三个特征中至少两个特征的儿童就应该考虑迈尔-戈林综合征的可能。

MGS 的其他特征包括骨骼异常、早期喂养困难和体重增加不良。头部和面部存在独特体征，包括嘴唇丰满的小嘴、头部异常小，及小下颌畸形。

MGS 患者通常具有正常的智力和寿命，在性别遗传分布上无明显差异，在某些报道中发现该病也可以常染色体显性方式遗传。

自 1959 年 MGS 被首次报道，至 2019 年 11 月，医学文献中共有 67 例病例报道，发病率非常低。但研究者们认为，该疾病实际诊断率偏低。

MGS 可能由八种不同基因的突变引起（ORC1、ORC4、ORC6、CDT1、CDC6、CDC45L、MCM7 和 GMNN）。大多数 MGS 都是常染色体隐性遗传，而 6 型 MGS（GMNN 基因）是常染色体显性遗传。

隐性基因的遗传是患儿从父母双方各遗传了一个无功能的基因。如果儿童遗传了一个有功能基因和一个无功能基因，该儿童即成为携带者，但通常无症状表现。因此，两名无功能基因携带者父母，同时遗传无功能基因给一名患儿的概率是 25%，这与患者从父母双方遗传的都是有功能基因的概率相同。而每个患者成为和父母一样的携带者的概率是 50%。因此，在性别遗传分布上，男女受累概率基本一致，同时近亲父母婚配更容易导致这种情况出现。

显性遗传的情况则不同，父母任何一方的无功能基因，或新的基因变异都可能导致疾病。具有无功能基因的父母一方，遗传给患儿的概率是 50%，男女受累无差异。

【临床表现】

MGS 的主要临床特征是小耳朵，膝盖异常和身材矮小。这些特征可以在出生时发现，下文将详细讨论。

MGS 患者可能有较小或部分结构缺损的外耳。耳朵可能低于正常解剖位置，或呈现异常形状。耳道可能因此狭窄或缺失，进一步影响听力。髌骨可能很小，甚至缺失。这可能会导致膝关节不稳定，长期不稳会造成慢性膝盖疼痛。

MGS 婴儿出生前后生长缓慢，出生时体重低，有喂养困难可能，最终会导致患儿发育缓慢和身材矮小。

MGS 有下述一系列症状，但并非每个被诊断为 MGS 的患者都会出现下述所有症状。

1. 骨骼畸形

MGS 患者在骨骼发育上存在差异，包括纤细、缺失，肋骨畸形、四肢骨过度细长。肘关节可能脱位，锁骨呈钩形可伴有异常凹陷，长骨末端呈扁平状。部分患者的软骨与骨组织从骨骼表面分离，关节异常过伸，异常僵硬的关节绞锁。手有可能呈现第五指异常弯曲，伴有一个或多个手指呈永久屈曲状态。

2. 面部特征

除上述骨骼特征外，特殊的面部特征包括：三角形的脸型、嘴呈拱形和眼睑下垂。面部特征还可能包括丰满的嘴唇，鼻窄小伴有小嘴和小下颌。

3. 寿命

多数 MGS 患者寿命正常。目前文献记录的最年长的 MGS 患者是一位 65 岁的女性患者。MGS 患者的寿命通常取决于症状严重程度。

4. 智力和运动发展

大多数具有 MGS 的人都有正常的智力和学习能力。心理能力和运动协调是正常的或接近正常。仅部分患儿被报道在智力和言语发育方面出现不同程度的障碍。

5. 生长

患儿大多数在出生后第一年内出现生长延迟，之后生长速度恢复正常。然后，由于第一年的延迟，MGS 患者无法追赶上同龄人，因此会呈现身材矮小状态。

6. 喂养

大多数在婴儿期和幼儿期患有 MGS 的患儿，由于胃酸反流，都出现了喂养问题。可能需要进一步的药物治疗。

7. 呼吸系统

由于身材矮小，MGS 患者可能出现呼吸困难。一些报告指出，从肺部呼出空气存在困难，可能需要医疗干预。呼吸困难可能还由于肺部结构薄弱而咳嗽和喘息。肺部结构薄弱，肺部体积小，可导致儿童期反复肺部感染。这些感染往往在童年后消失。

8. 性发育

在一些 MGS 男患儿中，睾丸可能没有正常下降至阴囊，一些患儿尿道开口位于阴茎下方，即尿道下裂。上述两类情况都可通过外科手术治疗。

MGS 女患儿在进入青春期后可能出现乳房发育不全。MGS 成年女患者可能出现子宫体积小、多囊卵巢等情况。MGS 对怀孕的影响尚不明确。然而，有案例报道称，一名 MGS 女性患者成功怀孕，但婴儿未满足月即出生。

男性和女性 MGS 患者都可能出现腋毛稀疏或缺失，而阴毛生长正常。

【辅助检查】

1. 超声和 X 线

在怀疑 MGS 的婴儿中，建议进行超声检查观察髌骨情况。在出生后的 5~6 年内，髌骨在 X 线上并不能观察到。

2. 基因诊断

基因检查主要检测基因的突变，包括 *ORC1*、*MCM5*、*GMNN*、*CDC45*、*ORC4*、*ORC6*、*CDT1*，或 *CDC6* 基因的突变都能成为可疑诊断。在 78% 的 MGS 患者中都能检测到基因变异。

【诊断】

MGS 主要根据临床体征和症状来明确诊断。小耳、小髌骨或髌骨缺失以及身材矮小是诊断的要素。

MGS 可能在出生时即诊断，主要的诊断依据是详细的病史、查体以及辅助检查，包括髌骨的影像学检查。通过 X 线对整个骨骼系统进行仔细的检查能够进一步明确骨骼发育情况，以辅助诊断。

目前还没有关于 MGS 患者的正式诊断评估指南，但通常建议对患儿进行听力测试、心脏评估、膝关节影像检查、生长发育评估以及其他根据不同症状而需要进行的检查。

【鉴别诊断】

以下一些疾病的症状可能类似于 MGS 的症状。比较这些疾病的不同可能有助于明确鉴别诊断：

一些研究人员将 MGS 纳入一组被称为原始侏儒症的疾病中。这些疾病具有相似的特点，包括骨骼异常和出生前和婴儿、儿童期生长延迟，最终导致身材矮小。这组疾病包括五种疾病：MGS、塞克尔（Seckel）综合征，拉塞尔-西尔弗（Russell-Silver）综合征和小头骨发育不良原发性侏儒症 1 型和 2 型。

拉塞尔-西尔弗（Russell-Silver）综合征是一种罕见的遗传疾病，其特征是出生前的生长延迟、身体一侧的过度生长和不正常的面部特征。拉塞尔-西尔弗综合征症状的范围和严重程度因人而异。大多数患者智力正常，但运动、言语延迟很常见。出生前的生长延迟会影响体重和身高。因此，患儿体型可能很小，出生体重也很低。此外，出生后生长延迟和骨骼不成熟发育持续发展，导致身材矮小。在大多数儿童中，身体一侧的过度生长在出生时非常明显。这一特征会有范围的不同，并可能影响头部、躯干、手臂和（或）腿部。面部特征包括三角形的脸、小而尖的下巴、突出的额头、蓝色巩膜、嘴宽而小、嘴角朝下和小下颌。

小头骨发育不良原发性侏儒症 1 型（MOPD1）是一种遗传性疾病，其特征是出生前后生长延迟、头部小、骨骼异常、面部特征明显和大脑异常。其他体征和症状包括头发和眉毛稀疏、皮肤干燥、四肢短、髋和肘脱位、癫痫发作和智力残疾。MOPD1 是由 *RNU4ATAC* 基因突变引起的，以常染色体隐性方式遗传。

小头骨发育不良原发性侏儒症 2 型（MOPD2）是一种极其罕见的遗传性疾病。特征包括身材矮小、头部小和骨骼异常。其他特异体征有肤色异常、血管异常、高音调。严重生长缺陷通常在出生之前发生。智力残疾可能存在于一些儿童中。具体症状和严重程度因人而异。MOPD2 是由 *PCNT* 基因突变引起的，以常染色体隐性方式遗传。

三 M 综合征是一种极其罕见的常染色体隐性遗传疾病，患儿出生体重低，身材矮小，头部和面部异常，骨骼缺陷特殊，可伴有其他特征。患者智力多正常。面部特征通常包括长而窄的头、突出的额头和三角形的脸、突出的尖下巴、大耳朵、异常平坦的脸颊。据报道，一些患者的牙齿异常拥挤。骨骼异常包括四肢骨异常纤细，脊柱椎体长而薄，肋骨和肩胛骨异常。患儿可能有某些手指呈持续固定屈曲位，第五指较短，关节高度灵活。症状和体征的范围和严重程度可能因人而异。

【治疗】

MGS的治疗需针对特定症状或主诉。治疗可能需要多学科会诊专家团队协同参与。

儿科医生需要密切监测患儿的喂养、生长和呼吸异常情况。因为在婴幼儿时期，MGS患儿最严重的问题就是低体重和反复的肺部感染。医生应建议对患儿进行基因检测，并同时对患儿的父母兄妹进行检测。

【病例摘要】

患儿，男，11岁，早产儿。出生后身材矮小，生长速度慢，消瘦体型，皮下脂肪少。5年前给予皮下注射生长激素治疗，身高增长略好转。平素无头痛，无恶心，无呕吐，无视物不清或嗅觉障碍。曾行 KAL-1 基因（Kallmann综合征的致病基因）突变检测但未发现突变。平素饭量小，食欲不佳，睡眠正常，大小便正常。智力、运动发育同正常同龄儿。家族父母、祖父母身材矮。查体：身高、体重小于-3SD），神志清楚，营养不良貌。头围略小，鼻梁高，耳廓小、畸形，外耳道无分泌物。嗅觉正常。出牙齐，皮下脂肪薄、消失；睾丸发育小。辅助检查：染色体核型为46, XY，IGF-1及IGF-1BP-3正常，垂体及皮质醇水平节律正常。基础睾酮偏低，糖耐量正常。骨龄同年龄匹配，X线提示双髌骨发育不良，B超双侧睾丸发育差。磁共振显示垂体薄，左侧脑室较右侧稍大。基因检测：16号染色体为单亲二倍体，该染色体上的 ORC6 基因存在 c.67A>G（p.Lys23Glu）纯合变异。结合临床和遗传学检查结果，患者被诊断为迈尔-戈林综合征。病例详细资料见二维码数字资源5-3。

数字资源5-3

【参考文献】

[1] BELAID R, ZOUAOUI H, YAZIDI M, et al. Meier-Gorlin syndrome: an additional case report in an adult woman. Clin Dysmorphol, 2019, 28 (2): 86-90.

[2] MORANKAR R G, GOYAL A, GAUBA K, et al. Dentofacial characteristics in a child with Meier-Gorlin syndrome: a rare case report. Saudi Dent J, 2018, 30 (3): 260-264.

[3] MUNNIK S A, HOEFSLOOT E H, ROUKEMA J, et al. Meier-Gorlin syndrome. Orphanet J Rare Dis. 2015, 10: 114.

[4] MUNNIK S A, OTTEN B J, SCHOOTS J, et al. Meier-Gorlin syndrome: growth and secondary sexual development of a microcephalic primordial dwarfism disorder. Am J Med Genet A, 2012, 158A (11): 2733-2742.

[5] FAQEIH E, SAKATI N, TEEBI A S. Meier-Gorlin (ear-patella-short stature) syndrome: growth hormone deficiency and previously unrecognized findings. Am J Med Genet A, 2005, 137A (3): 339-341.

[6] SHALEV S A, HALL J G. Another adult with Meier-Gorlin syndrome--insights into the natural history. Clin Dysmorphol, 2003, 12 (3): 167-169.

[7] COHEN A, MULAS R, SERI M, et al. Meier-Gorlin syndrome (ear-patella-short stature syndrome) in an Italian patient: clinical evaluation and analysis of possible candidate genes. Am J Med Genet, 2002, 107 (1): 48-51.

[8] BONGERS E M, OPITZ J M, FRYER A, et al. Meier-Gorlin syndrome: report of eight additional cases and review. Am J Med Genet, 2001, 102 (2): 115-124.

[9] LOEYS B L, LEMMERLING M M, MOL C E, et al. The Meier-Gorlin syndrome, or ear-patella-short stature syndrome, in sibs. Am J Med Genet, 1999, 84 (1): 61-67.

[10] TEEBI A S, GORLIN R J. Not a new Seckel-like syndrome but ear-patella-short stature syndrome. Am J Med Genet, 1997, 70 (4): 454.

[11] BOLES R G, TEEBI A S, SCHWARTZ D, et al. Further delineation of the ear, patella, short stature syndrome (Meier-Gorlin syndrome). Clin Dysmorphol, 1994, 3 (3): 207-214.

[12] COHEN B, TEMPLE I K, SYMONS J C, et al. Microtia and short stature: a new syndrome. J Med Genet, 1991, 28 (11): 786-790.

[13] HURST J A, WINTER R M, BARAITSER M. Distinctive syndrome of short stature, craniosynostosis, skeletal changes, and malformed ears. Am J Med Genet, 1988, 29 (1): 107-115.

第四节 进行性骨化性纤维结构不良

【概述】

进行性骨化性纤维发育不良（fibro-dysplasia ossificans progressiva，FOP）又称为进行性骨化性肌炎（myositis ossificans progressiva，MOP），是一种罕见的遗传性、进行性、致残性的结缔组织疾病。该病以对称性先天性双侧拇趾畸形和进行性软组织异位骨化为特征。1692年Patin描述了该病的表现，而后Munchmeyer首次报道了该疾病，1868年Von Dusch正式将其命名为进行性骨化性肌炎。1940年Bauer和Bode发现骨化主要涉及韧带、肌腱、筋膜、腱膜等结缔组织，因而建议命名为进行性骨化性纤维发育不良。国外统计其发病率为1/（130万～200万），无性别、种族、地域差异[1-3]。而国内尚无发病率的报道。

进行性骨化性肌炎的病因和发病机制至今尚不完全清楚。近10余年分子生物学领域的研究发现进行性骨化性肌炎最常见的病因与激活素A受体Ⅰ型/激活素样激酶2（ACVR1/ALK2）基因突变有关[2-7]。ACVR1/ALK2是一种Ⅰ型骨形态发生蛋白（BMP）受体，该基因突变影响富含甘氨酸的激活域，过度激活下游的SMAD 1/5/8通路，导致下游的BMP信号通路调节异常。目前已经发现影响ACVR1/ALK2的富含甘氨酸激活域的几种突变，其中最常见的突变是ACVR1^{R206H}，见于典型的进行性骨化性肌炎患者。许多研究均支持进行性骨化性肌炎患者细胞内BMP信号传导发生改变，包括BMP拮抗剂表达降低、BMP通路传导介质磷酸化增加、BMP受体异常转运以及在外源性BMP配体缺失的情况下BMP转录靶点表达增加。这些异常的信号传递触发了BMP的异常激活，导致过度的异位骨化[2-7]。虽然进行性骨化性肌炎是常染色体显性遗传性疾病，但是临床上大多数患者为自发性基因突变所致的散发病例。无论是遗传性还是自发性的进行性骨化性肌炎患者，均存在ACVR1/ALK2基因突变。

【临床表现】

典型的进行性骨化性肌炎临床表现有两个特征：先天性拇趾畸形和进行性软组织异位骨化。患儿出生时除了双侧拇趾畸形，其他方面正常。双侧拇趾畸形是进行性骨化性肌炎的特征性畸形，几乎所有的患儿出生时均可见。最常见拇趾外翻合并短趾、第一跖骨畸形、趾间关节融合、并趾等畸形。其他发育异常也能看到，包括拇指短指畸形（约占50%），手指弯曲等。随着病情进展，可出现脊柱侧弯畸形。进行性软组织异位骨化多数在儿童期发病，首发症状多发生在10岁以内，中位年龄1.5岁，约10%出现在新生儿期。大多数患儿会不定期地出现软组织肿胀、疼痛和肿块，这种突然发作的症状可自发出现，或者是由轻微外伤、免疫接种、肌肉注射、病毒感染、手术、其他疾病等原因诱发。有时会自发消退，但大多数情况下会在筋膜、韧带、肌腱、腱膜和骨骼肌等结缔组织中出现异位骨化，并呈进行性加速。这些异位的软骨内化骨取代了骨骼肌和结缔组织，随着时间推移逐渐累积，异位骨化最终跨越关节，引起关节进行性和不可逆的活动受限，最终导致永久性残疾。异位骨化的进展过程与胚胎骨骼发育的顺序相似，沿着从背侧向腹侧、从头侧向尾侧、从中轴线向四肢远端的方向发展[8-9]。

典型表现最早常常出现在颈项部，由颈项部开始发展至脊柱及四肢近端各大关节，远端关节较少受累。急性期主要表现为关节肿胀、疼痛，可伴有低热，经过数天或数周后，肿胀疼痛消退，局部出现肿块，开始时为直径数毫米的硬结，逐渐增大，形成不规则团块，数月后形成骨化块。颈部僵硬、姿势异常、爬行受限是大部分患者早期表现，可在异位骨化前出现。随着肿块骨化变硬、局部组织挛缩、关节或脊柱僵硬固定、肢体运动功能障碍等功能障碍积累加聚，最终导致患者严重残疾。大多数患者在20～30岁时因髋关节融合，无法行走，需坐轮椅，日常生活需要终身协助。严重者出现下颌功能障碍，导致张口困难，影响进食，体重显著减轻，需要进行管饲饮食。胸壁固定会造成呼吸困难，并发肺炎或者右心衰竭。中位生存时间大约是40岁，常死于胸廓功能不全综合征（54%）和肺部感染（15%）。部分患者会出现传导性听力受损（约占50%）。膈肌、舌肌、眼外肌、心肌和平滑肌不受影响[10-11]。

【辅助检查】

1. X线

早期为软组织肿胀或肿块影，3～4周出现散在的钙化影，急性期过后，肿块影逐渐缩小，最终形成不规则团块状骨化影，可完全游离或与骨骼相连，易被误诊为骨软骨瘤。

骨骼畸形的X线表现最常见为拇趾畸形，如拇趾外翻合并短趾、趾骨发育不全、第一跖骨畸形以及趾间关节融合等。部分患者合并其他畸形，如拇指畸形（约占50%）、股骨颈粗短（约占50%）、双侧胫骨皮质骨变薄、双肘提携角异常、骶髂关节融合等，很多患者合并胫骨近端内侧骨软骨瘤（约占90%）。脊柱病变主要表现为后方附件增大、颈椎附件融合（约占80%）、椎弓根增长、椎体高而窄、棘突短宽、脊柱侧弯等[8-12]。

2. 其他检查

在传统的X线发现异位骨化之前，CT、MRI能更早发现骨化之前的软组织肿胀或肿块。骨扫描也能显示异常征象。

3. 实验室检查

生化检查（如血清碱性磷酸酶、甲状旁腺激素水平、肾功能、尿钙和磷酸盐）通常无特异发现。但在急性发作时，血清碱性磷酸酶活性和红细胞沉降率可能增加。

4. 基因检测

明确的诊断需要检测ACVR1基因的蛋白编码区域的错义突变或框内缺失突变。基因检测可以在异位骨化出现之前帮助确诊进行性骨化性肌炎。简单的临床评估能将快速出现的软组织病变与拇趾畸形联系在一起，进行ACVR1基因检测可以帮助早期对进行性骨化性肌炎做出明确诊断和避免有害的创伤性检查。

【诊断】

根据先天性拇趾畸形、进行性异位骨化、特征性骨化顺序、创伤后病情恶化、颈椎融合、进行性关节活动受限、胸廓功能不全综合征、先天性拇指畸形、传导性听力损害等特征性临床表现，典型病例诊断不难[13-15]。但进行性骨化性肌炎在发生异位骨化之前的早期误诊率很高。临床医生常常不能将儿童出现在头部、颈项部、上胸背部的快速发展的软组织肿胀、肌内结节与拇趾畸形联系起来。儿童经常因此接受不必要的甚至是有害的诊断性活检，这会导致病情进展加剧，尤其是在颈部、背部、下颌等解剖部位的进展是特别危险的[16]。这些部位不对称的异位骨化可引起快速进行性的脊柱畸形、加重胸廓功能不全综合征或者导致颞下颌关节快速强直。所以临床上重点是要尽早诊断，如果将快速增长的软组织肿块与拇趾畸形结合考虑，那么即使是在影像学发现异位骨化的证据之前，临床上也可以做出进行性骨化性肌炎的诊断，并进行ACVR1基因检测获得早期确诊。

【鉴别诊断】

首先要与先天性手指或足趾畸形、关节融合等拇趾或拇指畸形性疾病相鉴别。患有进行性骨化性肌炎的儿童常常还伴有颈椎异常、胫骨近端内侧骨软骨瘤等其他骨骼异常，以及进行性软组织肿胀和骨化。

进行性骨化性肌炎在未发生骨化前表现为软组织肿块，常常被误诊为侵袭性青少年纤维瘤病、淋巴水肿、软组织肉瘤等。进行性骨化性肌炎的软组织病变常常突然出现，大小和形状通常在数小时内迅速变化，而上述其他疾病无此特点，且上述疾病无先天性拇趾畸形和其他影像学上骨骼异常的表现，比如拇指畸形、颈椎融合、股骨颈短粗等。在出现软组织肿块合并拇趾畸形时，可以通过ACVR1基因检测进一步鉴别。

对于已出现异位骨化的进行性骨化性肌炎患者，还应该与骨肉瘤、骨软骨瘤、进行性骨发育异常等疾病相鉴别。骨肉瘤、骨软骨瘤无先天性拇趾畸形和其他影像学骨骼异常表现。进行性骨发育异常在幼儿很少见，骨化顺序从皮肤开始，向下进展至皮下组织，再延伸至深层结缔组织，不呈突然发作，且是GNAS1基因突变所致[13-17]。一般无先天性拇趾畸形或其他影像学异常表现。

【治疗】

目前尚无有效预防或治愈进行性骨化性肌炎的方法，治疗方案以支持治疗为主。治疗重点在于早期诊断、尽量避免诱发因素、预防急性发作、发作期改善症状以及最大限度地保留残余功能，改善生活质量。患者宣教非常重要。在异位骨化出现之前，能够获得早期诊断，并注意避免损伤、病毒感染、皮下或肌内注射、创伤性活组织检查、侵入性物理治疗等诱发急性发作的因素。跌倒可能导致损伤和急性发作，生活中要注意预防跌倒，限制可能导致跌倒的高风险活动。注意新生儿和儿童的口腔护理，口腔手术要避免使用局部麻醉。要注意经常洗手、避免用脏手接触眼鼻口以预防病毒感染。

急性发作期的疼痛、肿胀是过度炎症引起的，因此在病情发作最初的 24 h 内开始合理应用糖皮质激素或非甾体抗炎药，能够降低早期病变中的过度的炎症反应和组织水肿，改善疼痛和肿胀。一般主张使用 3～4 天的短疗程糖皮质激素来控制急性发作症状，尤其是下颌关节、髋关节等重要关节区域的发作。糖皮质激素一般不用于颈部和躯干的症状处理，因为这些部位的发作通常是长期的、反复的。在严重软组织损伤或进行急诊或择期手术后 24 h 内也可以进行短疗程糖皮质激素治疗来预防急性发作。在停用糖皮质激素后或者未使用糖皮质激素时，可局部或全身使用非甾体抗炎药控制症状。受累部位同时制动休息，局部冷敷可能有帮助，不必进行其他物理治疗，尤其是侵入性物理治疗。慢性持续性发展期可使用非甾体抗炎药改善症状，而禁用糖皮质激素。然而，这些药物不能预防异位骨化的发生。迄今为止，没有任何药物或手术可以逆转疾病的自然病程。手术切除异位骨质或者松解关节挛缩来获得关节活动、矫正畸形通常会造成相反的结果，因为手术部位会出现新的过度的异位骨化和运动丧失，而导致灾难性后果。因此一般情况下，手术治疗是禁止的。患有进行性骨化性肌炎的儿童传导性听力受损的风险增加，应定期进行听力评估[18-21]。

对进行性骨化性肌炎病理和分子遗传学的新认识，为研究新的有效药物奠定了基础，目的是针对进行性骨化性肌炎发病过程中的不同靶点，阻断 BMP 信号通路过度激活，降低异位骨化的形成和进展。很多新药在进行临床试验阶段，如针对 ACVR1 信号传导通路的抑制剂和单克隆抗体等，有可能在不久的将来应用于临床[22]。

【病例摘要】

患儿，女，6 岁，出生时即有双侧拇趾畸形。并逐渐出现颈项部和上胸背部疼痛、肿胀、肿块。肿块在数月后变硬。症状反复出现，导致颈部姿势异常，活动受限。X 线片可见双足拇趾外翻合并短趾、第一跖骨畸形。颈椎旁异位骨化块、颈椎椎体小、项韧带骨化。股骨颈粗短，胫骨近端内侧骨软骨瘤。结合临床表现和影像学检查诊断为进行性骨化性纤维结构不良。病例详细资料见二维码数字资源 5-4。

数字资源 5-4

【参考文献】

[1] REINIG J W, HILL S C, FANG M, et al. Fibrodysplasia ossificans progressiva: CT appearance. Radiology, 1986, 159(1): 153-157.

[2] HEBELA N, SHORE E M, KAPLAN F S. Three pairs of monozygotic twins with fibrodysplasia ossificans progressiva: the role of environment in the progression of heterotopic ossification. Clin Rev Bone Miner Metab, 2005, 3(3-4): 205-208.

[3] KAPLAN F S. Fibrodysplasia Ossifieans Progressiva: an historical perspective. Clin Rev Bone Miner Metab, 2005, 3(3-4): 179-181.

[4] SHORE E M, XU M, FELDMAN G J, et al. A recurrent mutation in the BMP type I receptor ACVR1 causes inherited and sporadic fibrodysplasia ossificans progressiva. Nat Genet, 2006, 38(2): 525-527.

[5] GROPPE J C, SHORE E M, KAPLAN F S. Functional modeling of the ACVRl(R206H) mutation in FOP. Clin Orthop Relat Res, 2007, 462(8): 87-92.

[6] HÜNING I, GILLESSEN-KAESBACH G. Fibrodysplasia ossificans progressiva: clinical course, genetic mutations and genotype-phenotype correlation. Mol Syndromol, 2014, 5(5): 201-211.

[7] ZHANG W, ZHANG K, SONG L, et al. The phenotype and genotype of fibrodysplasia ossifieans progressiva in China: a report of 72 cases. Bone, 2013, 57(2): 386-339.

[8] KAPLAN F S, GLASER D L, SHORE E M, et al. The phenotype of fibrodysplasia ossificans progressiva. Clin Rev Bone Miner Metab, 2005, 3(4): 183-188.

[9] SMITH R, ATHANASOU N A, VIPOND S E. Fibrodysplasia (myositis) ossificans progressiva: clinicopathological features and natural history. QJM, 1996, 89(6): 445-446.

[10] COHEN R B, HAHN G V, TABAS J A, et al. The natural history of heterotopic ossification in patients who have fibrodysplasia ossifieans progressiva. A study of forty four patients. J Bone Joint Surg Am, 1993, 75(2): 215-221.

[11] KAPLAN F S, ZASLOFF M A, KITTEMAN J A, et al. Early mortality and cardiorespiratory failure in patients with fibrodysplasia ossificans progressiva. J Bone Joint Surg Am, 2010, 92（3）: 686-691.

[12] PIGNOLO R J, SUDA R K, KAPLAN F S. The fibrodysplasia ossificans progressiva lesion. Clin Rev Bone Miner Metab, 2005, 3（3-4）: 195-200.

[13] KAPLAN F S, XU M, GLASER D L, et al. Early diagnosis of fibrodysplasia ossificans progressiva. Pediatrics, 2008, 121（5）: e1295-e1300.

[14] PIGNOLO R J, SHORE E M, KAPLAN F S. Fibrodysplasia ossificans progressiva: diagnosis, management, and therapeutic horizons. Pediatr Endoerinol Rev, 2013, Suppl 2（2）: 437-448.

[15] KAMAL A F, NOVRIANSYAH R, RAHYUSSALIM, et al. Fibrodysplasia ossificans progressiva: dificuity in diagnosis and management a case report and literature review. J Orthop Case Rep, 2015, 5（1）: 26-30.

[16] ZAGHLOUL K A, HEUER G G, GUTTENBERG M D, et al. Lumbar puncture and surgical intervention in a child with undiagnosed fibrodysplasia ossificans progressiva. J Neursurg Pediatr, 2008, 1（1）: 91-94.

[17] AHMED S F, BARR D G, BONTHRON D T. GNAS1 mutations and progressive osseous heteroplasia. N Engl J Med, 2002, 346（21）: 1669-1671.

[18] ROGOVEANU O, TRAISTARU R, STREBA C T, et al. Clinical, evolution and therapeutical considerations upon a case of fibrodysplasia ossificans progressiva（FOP）. J Med Life, 2013, 6（4）: 454-458.

[19] GLASER D L. KAPLAN F S. Treatment considerations for the management of fibrodysplasia ossificans progressiva. Clin Rev Bone Miner Metab, 2005, 3（3）: 243-250.

[20] KAPLAN F S, XU M, SEEMANN P, et al. Classic and atypical fibrodysplasia ossificans progressive（FOP）phenotype are caused by mutation in the bone morphognetie protein（BMP）type I receptor ACVR1. Hum Mutat, 2009, 30（3）: 379-390.

[21] KAPLAN F S, SHORE E M, GLASER D L, et al. The medical management of fibrodysplasia ossificans progressive: current treatment considerations. Clin Proc Intl Consort FOP, 2005, 1（3）: 1-71.

[22] RATH B, NAM J, DESCHNER J, et al. Biomechanieal forces exert anabolic effects on osteoblasts by activation of SMAD1/5/8 through type 1 BMP receptor. Biorheology, 2011, 48（1）: 37-48.

第六章 肿瘤及类肿瘤疾病

第一节 硬纤维瘤

【概述】

硬纤维瘤（desmoid tumor，DT），亦称侵袭性纤维瘤病（aggressive fibromatosis，AF）或韧带样纤维瘤病（desmoid-type fibromatosis，DTF），是来源于深部结缔组织的单克隆纤维母细胞性肿瘤，好发于深部软组织，本病在形态上表现为良性，其生物学行为具有浸润性生长和局部复发倾向的特点，但不发生转移[1]。WHO骨与软组织肿瘤的病理学和遗传学分类将其定义为软组织交界性肿瘤，又称为中间型肿瘤。按其生长的解剖部位可分为腹外型、腹壁型和腹内型三个亚型。

1832年Mac Farlene首次对该疾病进行了描述[2]，1838年由德国的Muller正式将其命名为硬纤维瘤[3]。硬纤维瘤比较罕见，年发病率为（3～5）/100万人，约占全部肿瘤的0.03%，占软组织肿瘤的3%[4-5]。目前其发病机理尚不明确，与遗传、内分泌及创伤等多种因素相关。90%的硬纤维瘤是散发性的，5%～10%的硬纤维瘤病例发生在家族性腺瘤性息肉病（FAP）患者中[6]，研究显示在FAP和加德纳综合征等遗传性疾病患者中其发病率显著增加（为850～1000倍）[7-8]，提示本病有遗传学基础。约90%的腹壁型硬纤维瘤病例是女性，其中95%的患者有生育史，尤其在育龄期女性（20～30岁）中发病率较高，特别在妊娠后第一年或使用口服避孕药的妇女中发病率更高，有报道显示肿瘤于妊娠期进展、绝经后或卵巢切除后自然消退，这些均提示该病与内分泌因素有关[9]。20%腹壁型硬纤维瘤有腹部手术史，其中50%发生在手术后4年内，表明创伤可能促进该病的发生[10-11]。

DT的潜在发病机制是Wnt/β-catenin信号通路的异常激活所致，其原因可能是编码β-catenin的CTNNB1基因中的体细胞变异，或者是由于APC抑癌基因的生殖系突变失活。85%～90%的DT患者存在CTNNB1基因变异，这种变异与APC基因变异相互排斥。点突变的CTNNB1（例如T41A，S45F，S45P等）编码异常的β-catenin，使其不能被GSK3β（糖原合成酶激酶-3β）降解，导致β-catenin在细胞中的积累、增强其向细胞核内转运，促进刺激细胞增殖的TCF4（转录因子4）的转录。家族性腺瘤性息肉病（FAP）是由5号染色体APC基因缺陷引起的常染色体显性遗传病。少数缺乏CTNNB1突变的DT患者，其发病机制与合并FAP有关，FAP患者APC基因失活，APC蛋白产物促进β-catenin的快速降解，从而负调控Wnt信号通路，APC基因失活同样引起β-catenin核定位及癌基因的转录。因此建议对CTNNB1基因突变阴性的DT患者，进行肠镜筛查以排除潜在FAP的风险[12-21]。

【临床表现】

硬纤维瘤好发于深部软组织，比表浅纤维瘤病少见。儿童患者男女发病率相等，且大部分位于腹部以外部位。青春期至40岁患者多为女性，病变易发生于腹壁。40岁以后腹部和腹壁外发病率相等，无明显性别差异[22-23]。

患者一般无明显临床症状，多表现为无意间发现体表包块或包块胀痛不适，少数患者因腹腔内巨大包块压迫周围组织器官引起相应症状而就诊，可能与肿块生长速度缓慢且多位于腹壁或腹腔内等隐蔽部位有关。查体常可见包块位于体表之下，大小为数厘米至数十厘米不等，形状不一，多数为梭形或近椭圆形，质地韧、硬，沿肌肉长轴生长，与周围组织粘连紧密，活动度差，按压包块一般无明显不适。本病可发生于全身多个部位，按照其发生的解剖部位可分为三种亚型：

1. 腹外型

占所有病例的50%～60%，几乎可发生在全身任何部位，肩膀、胸壁、背部、大腿和头颈部较为常见。该型常为孤立性病变（直径为 5～10 cm），仅 5%～15% 的病变为多灶性，且大部分位于同一肢体；同一肢体的其他部位发现软组织包块应诊断为新发的硬纤维瘤，除非有证据显示其为复发性病变；头颈部的病变侵袭性较强，易包绕腋血管、气管和臂丛神经，增加手术切除的难度。病变可以沿肌肉腱膜组织侵袭很长一段距离，因此很难获得病理学阴性的手术切缘。

2. 腹壁型

约占所有病例的 25%，该型起源于腹壁的肌肉、肌腱组织，尤其是腹直肌和腹内斜肌及其筋膜。此型是最常见的腹壁软组织肿瘤，约 90% 的病例是女性，且大部分患者都有生育史。临床表现为腹壁的孤立病变（直径为 3～7 cm）。

3. 腹内型

最少见，约占所有病例的 15%，病变来自肠系膜、骨盆或腹膜后等组织。起源于骨盆的硬纤维瘤往往生长缓慢，一般无临床症状，经常被误认为是卵巢肿瘤，常见于 20～35 岁女性。起源于小肠肠系膜的硬纤维瘤是腹内型最常见的肿瘤类型，也是肠系膜最常见的原发肿瘤，此病好发于男性。肠系膜硬纤维瘤因部位较深，就诊时病变可达数十厘米，通常表现为腹痛或可扪及的腹部肿块，也可发生消化道出血、小肠梗阻、瘘管形成、肠穿孔或肾积水等并发症。常需与淋巴瘤、转移性肿瘤、类癌、硬化性肠系膜炎、胃肠道间质瘤（GIST）、肠系膜脂肪营养不良和特发性腹膜后纤维化等疾病进行鉴别。

【辅助检查】

实验室检查常无特殊表现，超声、CT 及 MRI 等影像学检查有助于诊断，并且可以准确评估肿瘤与周围血管、神经和组织器官等邻近重要结构的关系，可以帮助明确术中切除范围，避免损伤重要血管、神经与器官。

虽然影像学检查对于该病诊断作用显著，但最终确诊仍需依赖术前穿刺或术中标本的病理结果。

1. 超声检查

超声检查是一种无损伤性检查，并且可以重复检查，能显示软组织结构以及肿瘤形态、大小、密度、位置、有无血供等。硬纤维瘤在超声上并无特征性表现，通常显示为腹壁或腹腔内梭形或类椭圆形低回声软组织肿块影，边界不清，内见血流信号。超声引导下穿刺活检可进一步提高确诊率。

2. CT 检查

CT 平扫表现为腹壁或腹腔内等密度或稍低密度软组织肿物，密度均匀，境界多不清楚，呈椭圆形或梭形，与肌肉长轴平行，其内无钙化及液化坏死区。增强扫描时病灶呈中等程度的均匀强化。

3. MRI 检查

MRI 是诊断本病首选的影像学检查手段，主要表现为肌肉内占位性病变，相对均质无坏死和钙化，无脂肪组织，部分病例可出现特征性的"筋膜尾"征，即病灶沿筋膜线性延伸。病灶在 T1WI 上呈低或等信号，T2WI 呈中高信号，信号强度略低于皮下脂肪，有的病灶内可见条状或星芒状低信号区，与肌肉信号一致，为肿瘤内残存的肌岛所致。增强后病灶明显强化，而残存的肌岛无明显强化。MRI 多平面成像能清楚地显示肿瘤的部位、范围、形态、是否存在包膜、周围是否水肿以及其足状浸润的边缘。硬纤维瘤主要是由束状交织的梭形纤维细胞和致密胶原组织构成，两种成分比例不同，在 MRI 上的信号也不相同，以细胞为主而胶原较少的病灶在 T1WI 上信号比肌肉组织低，在 T2WI 上呈高信号；而以浸润性生长的胶原成分为主但细胞较少的病灶在 T1WI 和 T2WI 上均呈较低的信号。部分肿瘤体积较大，病灶周边常以胶原成分为主，中央以细胞成分为主，因此在 T1WI 上周边信号低于中央区；浸润性生长或复发的病灶通常以细胞成分为主，T2 高信号可作为衡量病变增殖能力的参考，高信号说明病灶以细胞成分为主，其增殖能力和复发性都较高。

4. 病理学检查

病理检查是确诊本病的最终手段。病变质韧、硬，切面呈白色，有粗大的梁状结构，类似瘢痕组织。病理改变以一致性长形纤细的梭形细胞增生为特征，大多数增生的细胞均有成纤维母细胞的特征，一部分细胞有肌纤维母细胞的特征，偶见核分裂象，但无病理性核分裂象，病变组织边缘不清，常侵及横纹肌。肿物由梭形细胞和胶原纤维束组成，两者常呈波浪状交错排列。免疫组化上，波形蛋白强阳性，平滑肌肌动蛋白和肌特异性肌动蛋白阳性程度不等，少数细胞可同时表达结蛋白和 S-100 蛋白，80% 的病例表达雌激素受体，特别是在腹壁型 DT 中。

5. 遗传学检查

约 80% 的肿瘤显示细胞核 β-catenin 阳性。高达 90% 的散发性病变携带 CTNNB1 基因（编码 β-catenin）突变，而合并 FAP 的 DT 患者携带失活的 APC 基因突变，这两种突变均可导致 β-catenin 的核堆积；而 APC 和 CTNNB1 突变是互斥的，表明 CTNNB1 突变排除了 FAP 的可能，而 CTNNB1 突变阴性的 DT 患者应进一步排查 FAP 的存在。由于很多肿瘤均表达核 β-catenin 阳性，许多专家推荐常规使用 CTNNB1 体细胞突变来诊断 DT。最常见的 CTNNB1 体细胞突变是 T41A（50%）、S45F（25%）和 S45P（10%），而 S45F 突变与术后复发率以及伊马替尼的治疗反应密切相关[12-14]。

【诊断】

当患者发现四肢或腹壁等部位出现沿肌肉长轴生长的无痛性硬包块，MRI 检查显示肌肉内均匀的 T1WI 低信号，T2WI 高信号的占位病变，病灶无坏死和钙化，无脂肪组织，特别是病灶中出现特征性的"筋膜尾"征或出现与肌肉信号一致的条状或星芒状低信号区，应首先考虑到 DT 的临床诊断，有 FAP 家族史的患者更应警惕本病的可能。进行超声引导下穿刺活检可明确诊断。CTNNB1 基因检测也有助于本病诊断，CTNNB1 阴性时应及时完善肠镜检查，排除 FAP 的可能。

【鉴别诊断】

1. 反应性增生

硬纤维瘤需与创伤后反应性增生的瘢痕组织相鉴别，此类患者常有外伤或手术史，部分患者发生在肌内注射后。反应性增生的细胞成分很少，核 β-catenin 阴性，常有局灶性出血或含铁血黄素沉积。

2. 结节性筋膜炎

结节性筋膜炎是一种生长迅速、具有自限性的浅筋膜结节性纤维母细胞增生性病变，是一种非肿瘤性病变，具有反应性、自限性，呈单发性结节，常有触痛。病理呈结节状结构，以纤维母细胞增生为主，有丝分裂活性更常见；β-catenin 阴性，可见 USP6 基因重排。

3. 胃肠道间质瘤

腹内型硬纤维瘤需与胃肠道间质瘤（GIST）进行鉴别。GIST 起源于胃肠道间叶组织，显微镜下主要呈现上皮样细胞和梭形细胞，目前公认非梭形/上皮样细胞可基本排除 GIST 诊断；GIST 免疫组化特征是 CD117 阳性，此外 CD34 和 DOG1 也可呈阳性。

4. 纤维肉瘤

硬纤维瘤常被误诊为纤维肉瘤，纤维肉瘤生长迅速，多表现为膨胀性包块，常有假包膜或坏死灶，细胞常重叠排列而呈现一致的鲱鱼骨样结构，细胞核异型性明显、核分裂像多见，β-catenin 阴性。

【治疗】

鉴于 DT 的独特生物学特征，目前尚无公认的最佳治疗方案。DT 的预后主要与肿瘤的生长部位有关，头颈部和肠系膜部位容易侵袭重要神经、血管及内脏器官，预后较差。据报道，腹壁型局部复发率为 15%～30%，低于腹外型（35%～65%），腹内型复发率为 23%，散发性病例手术切除后治愈率较高，复发率为 12%，但合并 FAP 的患者经常会出现局部复发，复发率为 90%。

1. 随访观察

鉴于 DT 是一种局部侵袭性肿瘤，无转移潜质，有研究对 102 名腹壁型硬纤维瘤患者进行了随访观察，约有 30% 的患者病情没有进展，30% 的患者表现出自发消退，只有 16% 的患者因疾病进展而进行手术治疗[26]。目前有观点认为，除有并发症（例如肠梗阻、神经血管受累等）外，肿瘤较小，无症状的患者都可选择保守观察[27]，最好采用 MRI 进行随访，特别是 T2 低信号的肿瘤往往更为稳定，容易自然消退。在疾病进展的情况下，应考虑手术、放疗、药物治疗等方式进行治疗。

2. 手术治疗

目前主要治疗方案是手术切除，手术原则是最大限度地切除肿瘤，同时尽可能保留肢体或脏器的功能。现在公认切除范围至少距肿瘤边缘 2～3 cm[24]。若不确定是否彻底切除，应行术中冰冻病理检查。虽然一些研究报道其边缘阳性率与术后复发无关，但大多数研究人员认为手术切缘呈阳性与肿瘤复发有关，切缘阳性的患者较切缘阴性的患者术后复发风险要高得多，但切缘呈阴性不代表肿瘤不复发。此外，由于肿瘤所在位置不同，在以完整切除肿瘤为目标的同时应尽量缩小手术切除范围[25]。

3. 放疗

当手术无法完整切除，或者完整切除后严重影响患者功能时，术后辅助放疗是边缘阳性患者的标准治疗方法，病灶局部控制可达 80%[28]。对于不能耐受手术的患者，单行放疗也可作为一种治疗方案。

4. 药物治疗

目前药物治疗主要由四类药物组成：①抗雌激

素类药物：大多数硬纤维瘤细胞表面表达雌激素受体，他莫昔芬可与细胞表面受体结合，阻断了雌激素信号传导通路，这可能是他莫昔芬对该病有效果的原因[29]。他莫昔芬（120 mg/d）可单独使用或与非甾体抗炎药（如舒林酸）等合用。其他抗雌激素治疗如孕酮或促黄体素释放激素抑制剂也可使用，但许多研究人员认为内分泌治疗有效性的证据不足；②化疗药物：辅助化疗可以帮助缩小病灶，减少术后复发，也可使原本不能完整切除的病例获得手术机会，例如低剂量氨甲蝶呤 30 mg/m^2-长春新碱 5 mg/m^2 联合化疗或常规剂量（60～90 mg/m^2）阿霉素反应较好[31]；③NSAIDs 药物：可能与非甾体抗炎药抑制前列腺素从而抑制肿瘤生长有关，主要使用舒林酸 300 mg/d，往往与内分泌药物联合应用，但临床效果不明显[30]。④靶向治疗药物：伊马替尼、尼洛替尼、索拉非尼等靶向治疗药物均可用于 DT 的临床治疗。最近有研究结果提示使用帕唑帕尼治疗后肿瘤无进展率较高，临床应用前景较好[30-31]。

【病例摘要】

17 岁女性，因"发现左上腹包块 1 年，左腹股沟区疼痛伴麻木半年"就诊。患者 1 年前发现左上腹包块，伴行走不便。半年前开始出现左侧腹股沟区麻木伴疼痛，于活动时出现，可放射至左侧大腿前部。1 月余前行超声检查示"左侧腹膜后脊柱外侧 16 cm×9.4 cm×9.5 cm 大小混合回声，左侧腹横肌内可见 9 cm×4.4 cm×1.5 cm 中高回声，边界较清，未见明显血流信号"，进一步完善腹部 MRI 增强扫描提示：左侧腰大肌肿物，累及左侧腹膜后及后腹壁，符合韧带样纤维瘤。进一步行穿刺活检病理示：梭形细胞肿瘤，结合免疫组化考虑为韧带样纤维瘤。体格检查：腰椎向右侧侧凸，左侧腹股沟区感觉减弱，左下肢屈髋肌力 4 级，肌张力正常。生理反射、腱反射存在，病理反射未引出。诊断：腹内型韧带样纤维瘤。病例详细资料见二维码数字资源 6-1。

数字资源 6-1

【参考文献】

[1] FERENE T, SYGUT J, KOPCZYŃSKI J, et al. Aggressive fibromatosis（desmoid tumors）: definition, occurrence, pathology, diagnostic problems, clinical behavior, genetic background. Pol J Pathol, 2006, 57（1）: 5-15.

[2] MACFARLANE J. Clinical reports of the surgical practice of the Glasgow Royal Infirmary. Med Chir Rev, 1833, 18（35）: 126-135.

[3] MÜLLER J. Über den feineren Bau und die Formen der krankhaften Geschwülste. Berlin: Reimer, 1838.

[4] SINNO H, ZADEH T. Desmoid tumors of the pediatric mandible: case report and review. Ann Plast Surg, 2009, 62（2）: 213-219.

[5] SIVANESAN E, GITLIN M C. Desmoid tumors: a review of the literature and pharmacologic management. J Pain Palliat Care Pharmacother, 2016, 30（2）: 99-105.

[6] DESMOID TUMOR WORKING GROUP. The management of desmoid tumours: a joint global consensus-based guideline approach for adult and paediatric patients. Eur J Cancer, 2020, 127: 96-107.

[7] SHIN R, CHO H S, KIM D W, et al. Does routine colonoscopy help diagnose familial adenomatous polyposis in patients presenting with desmoid tumors but no gastrointestinal symptoms? Int J Colorectal Dis, 2017, 32（1）: 151-154.

[8] CATES J M, STRICKER T P, STURGEON D, et al. Desmoid-type fibromatosis-associated Gardner fibromas: prevalence and impact on local recurrence. Cancer Lett, 2014, 353（2）: 176-181.

[9] REITAMO J J, SCHEININ T M, HÄYRY P. The desmoid syndrome. New aspects in the cause, pathogenesis and treatment of the desmoid tumor. Am J Surg, 1986, 151（2）: 230-237.

[10] MAEMOTO R, MIYAKURA Y, TAMAKI S, et al. Intra-abdominal desmoid tumor after laparoscopic low anterior resection for rectal cancer: a case report. Asian J Endosc Surg, 2020, 13（3）: 426-430.

[11] HATAKEYAMA T, SAKAI K, KOMIYAMA S, et al. A case of omental desmoid tumor after a small bowel resection for gastrointestinal stromal tumor. Gan To Kagaku Ryoho, 2019, 46（13）: 2488-2490.

[12] AKIYAMA T. Wnt/beta-catenin signaling. Cytokine Growth Factor Rev, 2000, 11（4）: 273-282.

[13] TEJPAR S, MICHILS G, DENYS H, et al. Analysis of Wnt/Beta catenin signalling in desmoid tumors. Acta Gastroenterol Belg, 2005, 68（1）: 5-9.

[14] GAO C, WANG Y, BROADDUS R, et al. Exon 3 mutations of CTNNB1 drive tumorigenesis: a review. Oncotarget, 2017, 9（4）: 5492-5508.

[15] LAZAR A J, TUVIN D, HAJIBASHI S, et al. Specific mutations in the beta-catenin gene (CTNNB1) correlate with local recurrence in sporadic desmoid tumors. Am J Pathol, 2008, 173 (5): 1518-1527.

[16] COLOMBO C, MICELI R, LAZAR A J, et al. CTNNB145F mutation is a molecular prognosticator of increased postoperative primary desmoid tumor recurrence: an independent, multicenter validation study. Cancer, 2013, 119 (20): 3696-3702.

[17] HAMADA S, FUTAMURA N, IKUTA K, et al. CTNNB1S45F mutation predicts poor efficacy of meloxicam treatment for desmoid tumors: a pilot study. PLoS One, 2014, 9 (5): e96391.

[18] MULLEN J T, DELANEY T F, ROSENBERG A E, et al. β-Catenin mutation status and outcomes in sporadic desmoid tumors. Oncologist, 2013, 18 (9): 1043-1049.

[19] DÔMONT J, SALAS S, LACROIX L, et al. High frequency of beta-catenin heterozygous mutations in extra-abdominal fibromatosis: a potential molecular tool for disease management. Br J Cancer, 2010, 102 (6): 1032-1036.

[20] JASPERSON K W, TUOHY T M, NEKLASON D W, et al. Hereditary and familial colon cancer. Gastroenterology, 2010, 138 (6): 2044-2058.

[21] IKENOUE T, YAMAGUCHI K, KOMURA M, et al. Attenuated familial adenomatous polyposis with desmoids caused by an APC mutation. Hum Genome Var, 2015, 2: 15011.

[22] CAMARGO V P, KEOHAN M L, D'ADAMO D R, et al. Clinical outcomes of systemic therapy for patients with deep fibromatosis (desmoid tumor). Cancer, 2010, 116 (9): 2258-2265.

[23] FIORE M, MACNEILL A, GRONCHI A, et al. Desmoid-type fibromatosis: evolving treatment standards. Surg Oncol Clin N Am, 2016, 25 (4): 803-826.

[24] DONG R Z, SHI Y Q, WANG C M, et al. Clinical analysis for 84 cases of abdominal wall ligament tumor. China Cancer, 2008, 17 (12): 1079-1081.

[25] LIU X, ZONG S, CUI Y, et al. Misdiagnosis of aggressive fibromatosis of the abdominal wall: A case report and literature review. Medicine (Baltimore), 2018, 97 (10): e9925.

[26] BONVALOT S. Sporadic abdominal wall desmoid: is it time to change our first-line approach? Ann Surg Oncol, 2014, 21 (7): 2117-2118.

[27] MEHREN M, BENJAMIN R S, BUI M M, et al. Soft tissue sarcoma, version 2.2012: featured updates to the NCCN Guidelines. J Natl Compr Canc Netw, 2012, 10 (8): 951-960.

[28] MICKE O, SEEGENSCHMIEDT M H. Radiation therapy for aggressive fibromatosis (desmoid tumors): results of a national Patterns of Care Study. Int J Radiat Oncol Biol Pys, 2005, 61 (3): 882-891.

[29] NILSSON S, GUSTAFSSON J-Å. Estrogen receptors: therapies targeted to receptor subtypes. Clin Pharmacol Ther, 2011, 89 (1): 44-55.

[30] AGRESTA L, KIM H, TURPIN B K, et al. Pazopanib therapy for desmoid tumors in adolescent and young adult patients. Pediatr Blood Cancer, 2018, 65 (6): e26968.

[31] TOULMONDE M, PULIDO M, RAY-COQUARD I, et al. Pazopanib or methotrexate-vinblastine combination chemotherapy in adult patients with progressive desmoid tumours (DESMOPAZ): a non-comparative, randomised, open-label, multicentre, phase 2 study. Lancet Oncol, 2019, 20 (9): 1263-1272.

第二节 遗传性多发性骨软骨瘤

【概述】

遗传性多发性骨软骨瘤（hereditary multiple osteochondroma，HMO），又称多发性外生骨疣、骨干连续症，是一种罕见的家族遗传性疾病，特点是生长于长骨干骺端覆盖有软骨帽的多发骨肿瘤，1814年由Boyer首先报道本病。发病率约为五万分之一[1]，男女比例为1.5:1。在不同人种中，HMO的发病率有明显的区别，我国只有零散的个例报道，无大规模的统计数据。HMO的发病时间通常较早，大部分在12岁之前发病，HMO通常在患者身体停止发育后也停止生长，如果肿瘤在患者停止发育后仍继续生长，则需考虑肿瘤恶变的可能。

骨软骨瘤一般基底较宽，部分有蒂，与附着骨的骨髓腔相通，垂直或者平行于正常骨骼，肿瘤大小可能差别很大，数量在家族内部及家族之间可能亦有很大差异，平均数量为15～18个，大多数是无症状的，通常位于腿部、手臂等长骨生长端，尤其是膝关节周围，毗邻肌腱及肌肉在骨骼上的附着区域。面部骨骼不受影响。

遗传性多发性骨软骨瘤是一种常染色体显性遗传性疾病[2]，异常基因可以从父母任意一方继承，也可以是受影响个体新突变的结果。该疾病有遗传异质性，Solomom 在 1964 年最先从基因角度对该疾病做出解释[3]。现已明确 2 个基因与 HMO 的致病有关，即 EXT 基因家族的肿瘤抑制基因 EXT1 和 EXT2，分别位于人类染色体 8q24.11 和 11p11.2，统称为 EXT 基因[4-5]，EXT1 与 EXT2 基因具有极其高的同源性，2 个基因均已分别克隆，它们分别有 11 个及 16 个外显子[6-8]。在 lovd 突变数据库，收录有包括 EXT1 以及 EXT2 在内的导致 HMO 突变的基因位点，包括 SNP 错义突变、框移突变、无义突变、碱基丢失突变、终止密码子突变、起始密码子突变等多种突变。EXT1 和 EXT2 基因均为 EXT 基因家族成员，分别编码不同的蛋白质，但蛋白质编码成功后均需移动到内质网上，进而定居于跨膜糖蛋白，这 2 种蛋白具有转移酶的活性，正常生理条件下两种蛋白相互结合，共同参与到硫酸乙酰肝素（heparan sulphate，HS）生物合成的链延长步骤当中[9]。在众多组成软骨的成分中，HS 占有重要位置。游离的 EXT1 和 EXT2 蛋白酶活性较低，当二者在组成异聚体复合物时，酶活性显著升高。EXT1 和 EXT2 任何一种基因的突变都会导致其编码蛋白质结构功能的丧失，异聚体复合物酶活性降低，进而导致 HS 链延长的迟缓，合成减少，此时软骨细胞就会提早分化，骨骼不能按照正常生理条件进行分化，从而导致 HMO 的发生。由于 HS 的合成量依赖于有效的 EXT1 和 EXT2 蛋白量，EXT1 和 EXT2 基因突变时呈现单倍型剂量不足效应，杂合子即可发病，致病基因呈显性遗传[10]。有数据表明，EXT2 突变的病例，其影响可能更为严重。HS 复合物结构的紊乱是导致骨软骨瘤发生的原因，现已证明 HMO 的恶性程度与 HS 水平成负相关，而且当 HS 水平下降程度较大时，疾病的外显率趋向于完全[11]。在突变患者的基因检测中约有 70%～90% 的患者出现这两个位点的突变[12]。仍有 10%～30% 患者的发病不能用这两个基因做出解释，因此通过合理的分析，有学者提出位于 19 号染色体的 EXT3 基因的存在，但并没有进一步的证据证明存在 EXT3 基因以及其能致病的特性。随后研究者们在研究哺乳动物时又发现了和 EXT 基因相似的 EXT 相似基因（exostosin like，EXTL）：EXTL1、EXTL2、EXTL3。结果并未发现其和 HMO 具有相关性[13]。

【临床表现】

HMO 患者大多数在青春期被诊断，临床表现多变，因肿瘤的数量、位置、大小、形状等诸多因素不同从而表现各异。一般表现为瘤体压迫所致症状，在多数情况下，肿瘤较小，对患者几乎没有影响。

1. 疼痛

当肿瘤生长导致前臂、膝关节、踝关节、脊柱或骨盆出现畸形时，可能对周边肌腱、神经血管产生干扰或压迫，从而出现疼痛症状。

生长于脊柱的骨软骨瘤，瘤体多位于椎体后部，若压迫脊髓则会造成一系列严重的神经系统症状：生长于颈椎椎体前方的骨软骨瘤，可导致类似食管癌的症状，有患者在胸外科被确诊为 HMO；生长于胸椎椎管的骨软骨瘤，可引起锥体束征、神经压迫症状及下肢痉挛性麻痹；生长于腰椎的骨软骨瘤，可导致神经根受压，造成坐骨神经痛[14-18]。生长于脊柱的骨软骨瘤大多会造成严重的后果，处在生长发育时期的 HMO 患者，一旦发现脊柱上的病灶，应该密切随访，定期复查脊柱 MRI，一旦出现神经症状，及时手术治疗。

2. 畸形

生长于前臂及脚踝的骨软骨瘤，造成的畸形常常需要手术矫形。大约 40% 的患者会因腿部短缩或畸形而身材矮小，有部分患者存在下肢不等长的情况。

生长于上肢的骨软骨瘤经常造成前臂畸形，如尺骨缩短、桡骨弯曲，前臂内旋功能障碍及马德隆畸形[19]。根据其形态，Masada 等[20]将其划分为三型：Ⅰ型为尺骨远端巨大肿瘤，可伴有尺桡骨不同程度的形态改变；Ⅱ型为尺骨短于桡骨而致关节不稳定；Ⅲ型与Ⅱ型相反。30%～79% 的患者手部存在肿瘤，多位于掌指关节处，造成尺侧成角畸形、关节融合等后果，而拇指及远节指骨较少累及[21-22]。

HMO 患者膝外翻的发生率高达三分之一，主要是胫骨近端的肿瘤造成的，相对而言，股骨远端的肿瘤较少造成膝关节的畸形，但是因为膝关节位置、功能等特殊性，生长于此处的肿瘤常常会影响下肢力线，导致关节退变性疾病的提前发生或造成髌骨活动的异常，随着年龄的增长，症状常逐渐加重。股骨颈前方的骨软骨瘤可造成屈髋挛缩，生长在小转子附近的骨软骨瘤会导致髋外翻[23]。踝关节处也以外翻畸形为主，表现为腓骨相对短缩，胫骨骨骺倾斜，距骨半脱位。生长在下肢屈侧的骨软骨瘤会造成假性动脉瘤、深静脉血栓、局部缺血、跛行等并发症[24-25]。

3. 恶变

HMO 患者若出现肿块所在部位持续性疼痛或骨软骨瘤停止生长后再次增大，则需考虑骨软骨瘤发生恶变的可能，以往的研究认为 HMO 的恶变率为 0.5%～5%。Czajka 等在 2015 年的一项多中心的调查中，认为恶变率为 2.7%[26]。HMO 通常恶变为软骨肉瘤，少数恶变为骨肉瘤和纤维肉瘤[27]。HMO 恶变多见于成年患者，主要发生在 30～35 岁，男性为女性的 2 倍，恶变部位多位于骨盆、肩胛骨、近端股骨和肱骨[28]。相对于原发恶性肿瘤，HMO 患者恶变多为低级别软骨肉瘤，生长缓慢，很少发生转移，预后良好，大约 10% 的骨软骨瘤恶变为去分化软骨肉瘤及非软骨高级别肉瘤二类，恶性程度较高，容易转移且预后较差[29]。

【辅助检查】

1. X 线检查

X 线为 HMO 的首选检查方法，典型表现为：骨软骨瘤垂直于长骨方向，当瘤体长大时可呈背向关节方向生长。肿瘤基底可宽可窄，有蒂，长短不一，形态各异，可呈鹿角状、菜花状、棘状等，肿块较大时可致相应骨干膨大、畸形，部分肿瘤顶部或周围可见散在软骨帽的钙化斑点（图 6-2-1）。

2. CT 检查

CT 常作为 HMO 的补充检查：其优势在于可以显示在 X 线片上不能显影的软骨帽，鉴别骨软骨瘤与恶变后的软骨肉瘤，早期发现恶变征象等，CT 能够清楚地显示瘤体的大小、范围以及向周围的浸润程度，可以更充分地了解患者术前的情况，手术更为精确。

3. MRI 检查

MRI 无放射线辐射且能够准确显示肿瘤侵犯软组织的范围：当骨软骨瘤情况复杂时，可以行 MRI 辅助评估病情，因 MRI 能较好地显示软组织的情况，故而常用于监测位于脊柱上的骨软骨瘤，观测软骨帽压迫脊髓及神经根的情况。

骨软骨瘤可恶变为软骨肉瘤，X 线表现为①停止增大的骨软骨瘤再次生长；②肿瘤表面出现不规则钙化影；③大量棉絮状的钙化，肿瘤内产生象牙质样瘤骨；④基底部及骨干骨皮质溶骨性破坏，出

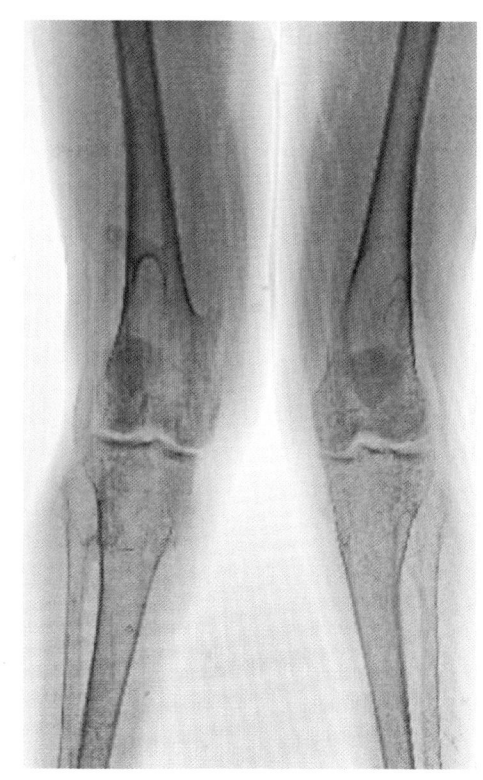

图 6-2-1 双侧股骨远端、胫骨上端干骺端可见多发骨性赘生物，背离膝关节生长，基底部与皮质相延续，呈疣状、菜花状致密影

现 Codman 三角等骨膜反应、周围瘤骨形成、软组织肿胀等。而 CT 及 MRI 能显示软骨帽增厚、破坏。MRI 和 CT 的独到之处在于可以早期发现恶变征象，避免不良事件的发生，成人软骨帽的厚度超过 1.5～2 cm 就要考虑肿瘤是否发生恶变[30]。

【诊断】

当患者出现多发的骨性赘生物，伴有家族性发病，结合典型的 X 线表现，应首先考虑 HMO 的可能，进行基因检测发现致病基因可以明确诊断。

【鉴别诊断】

1. 奥利尔病

奥利尔病又称多发性内生软骨瘤病，是一种罕见的以多发性内生软骨瘤为特征的疾病，该病表现为多个不对称分布在骨内的软骨病灶及骨膜下沉积，多发于肢体单侧或双侧的长、短管状骨中，亦可引起骨骼畸形及恶变，但其病灶基本位于骨内，发病年龄亦较 HMO 为早，异生组织为软骨。

2. 混合性软骨瘤病

该病的骨骼放射学特征表现出 HMO 和奥利尔

病的综合特征，患者早期一般表现为手、足、长骨干骺端（膝关节多发）出现软骨瘤，随着年龄增长，软骨瘤可逐渐消失，而且几乎不会造成发病部位的骨畸形，致病基因为 PTPN11。

【治疗】

多发性骨软骨瘤的药物治疗尚处于实验室研究阶段，目前的治疗方法仍然以手术治疗为主，包括肿瘤切除以及改善外观畸形和肢体功能的矫形手术。单纯的肿瘤切除主要适用于体型较大，对周围肌肉、神经压迫产生疼痛的肿瘤以及发生恶变的肿瘤。

部分患者存在肢体机械轴的异常，并且最终会导致关节撞击或关节退变[31]，需要通过矫形手术来纠正畸形。对于前臂尺骨远端肿瘤引起的尺骨短缩及桡骨远端关节面的偏移，单纯切除肿瘤虽然可以部分延缓畸形的发生但是无法彻底纠正畸形，尺骨延长术可以明显改善外观，但对功能改善不明显。研究显示，同时进行肿瘤切除、尺骨延长以及桡骨远端楔形截骨一期手术纠正前臂畸形可取得较满意的效果[32]。然而也有研究在比较各种手术方式后认为单纯肿瘤切除术不仅操作简单、可改善部分外观畸形，还可以明显改善前臂旋转功能[33]。另有研究显示，前臂畸形对患者的日常生活影响有限[34]。因此是否有必要进行并发症较高的尺骨延长术尚存在争议。此外早期手术治疗虽然可以保留尺桡关节，然而还是难以避免复发，而如果过度延长尺骨则容易导致患者在术后早期出现腕关节桡偏畸形以及撞击。对于长期脱位的桡骨头，各种试图将其复位的手术方式似乎并不能获得满意的治疗效果。由于手部肿瘤对生长发育影响有限，一般仅对妨碍手指关节活动的肿瘤进行切除。

下肢机械轴异常比较隐匿，肿瘤造成的髋关节发育异常往往需要通过 X 线才能发现。对于单纯的髋关节外翻可以不予干预，但是如果出现股骨头的半脱位则需要通过手术治疗，包括肿瘤的切除以及股骨近端内翻截骨。对于膝、踝关节外翻畸形除了各种方式的截骨术外，处于生长期的儿童可利用生长引导技术即骨骺暂时性阻滞术缓慢纠正外翻畸形，因其创伤较小而逐渐获得青睐[35]。

对于 HMO 药物治疗的研究从来没有停止过，目前的研究主要还是从发病机制上进行探索，美国加州大学的学者试图对促进 HS 合成的小分子进行高通量筛查。他们建立了一个中国仓鼠卵巢的细胞系，这一细胞系可以表达 10%～30% 的正常 HS，并且试图在有缺陷的细胞中利用这一细胞系来增加或恢复 HS 的合成。这些小分子可以通过二级或三级筛查来决定他们在软骨细胞培养中是否具有类似功能以及在各种小鼠模型上减少肿瘤数量及限制其发展的能力[36]。此外还有针对阻断剂的治疗研究，由于印第安刺猬蛋白（India hedgehog，IHh）通路是骨软骨瘤治疗的主要靶向目标，研究者在小鼠研究中发现，IHh 阻断剂三苯乙醇具有缩小肿瘤体积以及抑制细胞数量和增殖的作用，而这一效应主要是通过减少 IHh 扩散从而刺激软骨细胞的分化来实现的。IHh 阻滞剂可在手术前缩小肿瘤，作为手术的辅助治疗已经在脑肿瘤和皮肤癌中开展了相关应用的研究[37]。

综上所述，虽然在 HMO 的基因和生物分子学上已经开展多项研究，然而仍有许多不解之谜等待解释。在 2012 年美国费城举办的 HMO 国际论坛上达成共识，对于这一疾病将来研究的方向主要包括[36]：①就临床表现严重程度的分级以及适当的外科治疗达成共识；②进一步研究酶学和 HS 合成、结构和功能的调节；③寻找 HMO 的修饰基因；④继续利用和发展哺乳或非哺乳动物模型以进一步了解未知的信号通路或非信号通路的作用机制；⑤发展 HMO 的药物治疗。

遗传性多发性骨软骨瘤虽然是一种良性肿瘤，然而肿瘤本身产生的症状困扰着患者本人及其家庭，未来开展肿瘤的药物治疗是研究者们共同努力的目标。

【病例摘要】

患者，女，32 岁，30 余年前发现右股骨肿物，近期出现疼痛症状，X 线示右膝多发骨软骨瘤，既往无特殊，存在家族史。查体右膝关节近端内外侧均可触及质硬肿物，经病史、影像学及术后病理检查，确诊为 HMO。病例详细资料见二维码数字资源 6-2。

数字资源 6-2

【参考文献】

[1] SCHMALE G A, CONRAD E U, RASKIND W H. The natural history of hereditary multiple exostoses. J Bone Joint Surg Am, 1994, 76（7）：986-992.

[2] CAMPANACCI M. Bone and soft tissue tumors, 2nd edition. New York：Springer-Verlag, 1999.

[3] CANNON J F. Hereditary multiple exostoses. Am J Hum Genet, 1954, 6（4）：419-425.

[4] WUYTS W, HUL W V. Molecular basis of multiple exostoses：mutations in the EXT1 and EXT2 genes. Hum Mutat, 2000, 15（3）：220-227.

[5] MERRER M L, LEGEAI-MALLET L, JEANNIN P M, et al. A gene for hereditary multiple exostoses maps to chromosome 19p. Hum Mol Genet, 1994, 3（5）：717-722.

[6] AHN J, LÜDECKE H J, LINDOW S, et al. Cloning of the putative tumour suppressor gene for hereditary multiple exostoses（EXT1）. Nat Genet, 1995, 11（2）：137-143.

[7] STICKENS D, CLINES G, BURBEE D, et al. The EXT2 multiple exostoses gene defines a family of putative tumour suppressor genes. Nat Genet, 1996, 14（1）：25-32.

[8] YAO F, WANG Y, LIAO S, et al. The EXT2 gene mutation in a family with hereditary multiple exostoses. Zhonghua Yi Xue Yi Chuan Xue Za Zhi, 2010, 27（1）：92-95.

[9] DUNCAN G, MCCORMICK C, TUFARO F. The link between heparan sulfate and hereditary bone disease：finding a function for the EXT family of putative tumor suppressor proteins. J Clin Invest, 2001, 108（4）：511-516.

[10] RASKIND W H, CONRAD E U, MATSUSHITA M, et al. Evaluation of locus heterogeneity and EXTI mutations in 34 families with hereditary multiple exostoses. Hum Mutat, 1998, 11（3）：231-239.

[11] ZAK B M, SCHUKSZ M, KOYAMA E, et al. Compound heterozygous loss of Ext1 and Ext2 is sufficient for formation of multiple exostoses in mouse ribs and long bones. Bone, 2011, 48（5）：979-987.

[12] ISHIMARU D, GOTOH M, TAKAYAMA S, et al. Large-scale mutational analysis in the EXT1 and EXT2 genes for Japanese patients with multiple osteochondromas. BMC Genet, 2016, 17：52.

[13] BUSSE-WICHER M, WICHER K B, KUSCHE-GULLBERG M. The exostosin family：proteins with many functions. Matrix Biol, 2014, 35：25-33.

[14] SCIUBBA D M, MACKI M, BYDON M, et al. Long-term outcomes in primary spinal osteochondroma：a multicenter study of 27 patients. J Neurosurg Spine, 2015, 22（6）：582-588.

[15] ALDEA S, BONNEVILLE F, POIRIER J, et al. Acute spinal cord compression in hereditary multiple exostoses. Acta Neurochir（Wien）, 2006, 148（2）：195-198.

[16] FIECHTL J F, MASONIS J L, FRICK S L. Spinal osteochondroma presenting as atypical spinal curvature：a case report. Spine（Phila Pa 1976）, 2003, 28（13）：E252-255.

[17] FAIK A, FILALI S M, LAZRAK N, et al. Spinal cord compression due to vertebral osteochondroma：report of two cases. Joint Bone Spine, 2005, 72（2）：177-179.

[18] OHTORI S, YAMAGATA M, HANAOKA E, et al. Osteochondroma in the lumbar spinal canal causing sciatic pain：report of two cases. J Orthop Sci, 2003, 8（1）：112-115.

[19] ALI S, KAPLAN S, KAUFMAN T, et al. Madelung deformity and Madelung-type deformities：a review of the clinical and radiological characteristics. Pediatr Radiol, 2015, 45（12）：1856-1863.

[20] MASADA K, TSUYUGUCHI Y, KAWAI H, et al. Operations for forearm deformity caused by multiple osteochondromas. J Bone Joint Surg Br, 1989, 71（1）：24-29.

[21] WOODSIDE J C, GANEY T, GASTON R G. Multiple osteochondroma of the hand：initial and long-term follow-up study. Hand（N Y）, 2015, 10（4）：616-620.

[22] CATES H E, BURGESS R C. Incidence of brachydactyly and hand exostosis in hereditary multiple exostosis. J Hand SurgAm, 1991, 16（1）：127-132.

[23] WANG Y Z, PARK K W, OH C S, et al. Developmental pattern of the hip in patients with hereditary multiple exostoses. BMC Musculoskelet Disord, 2015, 16：54.

[24] KHAN I, WEST C A, SANGSTER G P, et al. Multiple hereditary exostoses as a rare nonatherosclerotic etiology of chronic lower extremity ischemia. J Vasc Surg, 2010, 51（4）：1003-1005.

[25] SMITS A B, PAVOORDT H D, MOLL F L. Unusual arterial complications caused by all osteochondroma of the femur or tibia in young patients. Ann Vasc Surg, 1998, 12（4）：370-372.

[26] CZAJKA C M, DICAPRIO M R. What is the proportion of patients with multiple hereditary exostoses who undergo malignant degeneration? Clin Orthop Relat Res, 2015, 473（7）：2355-2361.

[27] 肖福英, 蒋林彬, 刘健翔, 等. 遗传性多发性骨软骨瘤一家系11例. 中华医学遗传学杂志, 2005, 22（5）：574.

[28] ALTAY M, BAYRAKCI K, YILDIZ Y, et al. Secondary chondrosarcoma in cartilage bone tumors：report of 32 patients. J Orthop Sci, 2007, 12（5）：415-423.

[29] ROZEMAN L B, BRUIJN I H, BACCHINI P, et al. Dedifferentiated peripheral chondrosarcomas：regulation

[30] BOVÉE J V, CLETON-JANSEN A M, WUYTS W, et al. EXT-mutation analysis and loss of heterozygosity in sporadic and hereditary osteochondromas and secondary chondrosarcomas. Am J Hum Genet, 1999, 65（3）：689-698.

[31] NOONAN K J, FEINBERG J R, LEVENDA A, et al. Natural history of multiple hereditary osteochondromatosis of the lower extremity and ankle. J Pediatr Orthop, 2002, 22（1）：120-124.

[32] IP D, LI Y H, CHOW W, et al. Reconstruction of forearm deformities in multiple cartilaginous exostoses. J Pediatr Orthop B, 2003, 12（1）：17-21.

[33] CHIN K R, KHARRAZI F D, MILLER B S, et al. Osteochondromas of the distal aspect of the tibia or fibula. Natural history and treatment. J Bone Joint Surg Am, 2000, 82（9）：1269-1278.

[34] NOONAN K J, LEVENDA A, SNEAD J, et al. Evaluation of the forearm in untreated adult subjects with multiple hereditary osteochondromatosis. J Bone Joint Surg Am, 2002, 84（3）：397-403.

[35] STEVENS P M, KENNEDY J M, HUNG M. Guided growth for ankle valgus. J Pediatr Orthop, 2011, 31（8）：878-883.

[36] JONES K B, PACIFICI M, HILTON M J. Multiple hereditary exostoses（MHE）: elucidating the pathogenesis of a rare skeletal disorder through interdisciplinary research. Connect Tissue Res, 2014, 55（2）：80-88.

[37] RYCKX A, SOMERS J F, ALLAERT L. Hereditary multiple exostosis. Acta Orthop Belg, 2013, 79（6）：597-607.

第三节　马富奇综合征

【概述】

马富奇综合征（Maffucci syndrome），又称软骨发育异常-血管瘤综合征、软骨营养障碍板血管错构瘤综合征，是一种罕见的、先天性非遗传性中胚层发育不良，主要表现为多发内生软骨瘤病与软组织内海绵状血管瘤同时存在。一般认为本病是中胚层发育异常所致，因软骨和血管均起源于中胚层[1-2]。本病可以造成不同程度的病残，患者常在幼年时期出现骨和软骨变形，常因轻微外伤而引起骨折，愈合迟缓。患者一般无智力和精神障碍。青春期前，手指、脚趾可出现坚硬的小结节，柱状骨上有骨瘤。皮下及脂肪组织中有浅蓝色的扩张静脉或血管瘤，可见于唇、腭等身体各个部位，内脏受累较少。

1881年Maffucci首次描述了一位患有内生软骨瘤病和皮肤静脉血管瘤的患者。而后1889年，Kast和von Recklinghausen再次对本病进行了报道。因此本病又被称为马富奇综合征或者Maffucci-Kast综合征。1899年Ollier，描述了一例不伴随血管畸形的多发内生软骨瘤病的患者，并将其命名为奥利尔病。奥利尔病是多发性内生性软骨瘤的一种，其病灶数量较多，累及范围较广，受累骨常伴有弯曲及短缩畸形。马富奇综合征不仅具有奥利尔病的临床病理特征并同时合并有骨或软组织血管瘤，故追踪寻找患者是否并存血管瘤对于二者的鉴别至关重要[3-4]。部分马富奇综合征患者早期仅有骨骼病变，此时易被误诊为奥利尔病，某些最初诊断为奥利尔病的患者经历若干年甚至几十年后才更正为马富奇综合征。因此很多研究者认为这两种疾病是同一疾病过程的不同表型表达。两种疾病的主要并发症是恶变，马富奇综合征恶变风险较高，为17%～50%，有研究认为如果随访时间够长，恶变率几乎达100%[5-6]。相较马富奇综合征，奥利尔病恶变率往往较低[9]。此外，马富奇综合征还可合并急性髓细胞白血病（AML）及少突胶质细胞瘤、星形细胞瘤、胆管癌等其他系统恶性肿瘤[7-8]。

2011年，Amary等通过对马富奇综合征和奥利尔病患者进行基因分析发现，大部分患者都与异柠檬酸脱氢酶IDH1或IDH2突变有关[10]。约85%的奥利尔病患者和81%的马富奇综合征患者存在IDH1突变，且马富奇综合征显示独有的R132C突变。IDH1/2突变是杂合子、错义突变，可导致IDH1中精氨酸132和IDH2中精氨酸172或140的取代，这些残基在酶活性位点的底物结合中起着关键作用。异柠檬酸脱氢酶1和2（IDH1和IDH2）是催化异柠檬酸转化为α-酮戊二酸（α-KG）的代谢酶，同时将NADP还原为NADPH。NADPH是通过还原谷胱甘肽和硫氧多肽和激活过氧化氢酶进行解毒的关键细胞还原剂，参与抵抗活性氧的毒性和修复氧化DNA损伤。IDH突变体产生高浓度的D-2羟甲基戊二酸（D-2HG）可竞争性抑制α-酮戊二酸（α-KG）依赖性二氧合酶，从而干扰二氧合酶参与多种细胞过程：①抑制KDM6A和JmjC结构域的脱乙基酶导致组蛋白失调；②抑制TET2导致全基因组DNA高甲基化；③抑制丙氨酰羟化酶结构域（PHD）通过缺氧诱导因子1-α（HIF-1α）的上调引发异常血管生成。最终表观遗传学的表达，导致组蛋白失调和DNA去甲基化的关键步骤受损，影响癌细胞分化。目前研究显示，IDH突变与多种肿瘤的发生有关，如骨髓增生异常综合征（MDS）、急性髓细胞白血病（AML）及少突胶质细胞瘤、星形细胞瘤、胆管癌等。在间充质肿瘤中，IDH突变主要与内生软骨瘤及软骨肉瘤的发生相关，骨肉瘤相对比较少见。含有IDH1/2突变的癌细胞在血清或尿液中释放的D-2HG是IDH1/2突变的生物标志物，可能反映了突变酶的新构酶活性。D-2HG水平对于诊断和监测IDH1/2突变型恶性肿瘤患者都很有意义[12]。Amary等报道，在40例马富奇综合征或奥利尔病患者中，IDH突变型软骨肉瘤中D2HG含量明显高于IDH野生型，表明其在这些肿瘤中是一种代谢物，检测马富奇综合征和奥利尔病患者血清中D-2HG水平有助于发现早期恶变[10-11]。

【临床表现】

马富奇综合征是一种罕见的先天性非遗传性疾病，临床主要表现为多发性内生软骨瘤并发软组织血管瘤，发病率低于百万分之一，通常无种族、性别差异，平均发病年龄为5岁，25%的患者在出生1年内发病，45%在6岁前发病，78%的患者在青春前期发病，肢体畸形轻、中、重度患者分别占39%、55%和6%[4]。

1. 骨骼病变

马富奇综合征骨骼病变表现与奥利尔病的分布基本一致，呈多发性、不对称性分布，多分布在身体的一侧，很少同时累及全部四肢和躯干骨。最常发生于手部管状骨，此外依次为：足部管状骨、股骨、胫骨、肱骨、尺桡骨和骨盆，较少见的部位是面骨、颅骨、脊柱、腕骨和跗骨。患者主要表现为骨性包块、骨骼畸形，当骺板受累时，可出现生长迟缓但一般无智力和精神障碍。在手部，可以出现典型的球形或结节样肿胀，病变严重时，还可合并手指的短缩和偏斜，畸形明显。除非发生病理性骨折，否则肿胀、疼痛等症状一般较轻。头骨病变多发生于颅底，可引起头疼和视力下降。

在肢体，由于内生型软骨瘤的存在，干骺端受累，影响骨骼发育，肢体可出现短缩或弯曲畸形，骨骼畸形一般在青春期趋于稳定，但少数患者骨骼发育停止后畸形仍可加重。前臂的短缩和畸形一般为桡骨向侧方凸起，手尺偏，下尺桡骨分离、桡骨小头脱位，这是由于尺骨比桡骨短缩更为严重。下肢可出现严重的膝外翻畸形，发病儿童早在2岁时就可因肢体长度的明显差异而出现跛行。依据肢体功能的受损程度、是否需要整形以及是否需要截肢等情况，将病变程度分为三型：①轻度：无明显的功能受损，不限制工作，仅有轻度畸形，只行一两项重建或矫形手术即可。②中度：明显的功能受损，但生活可以自理，能工作、行走，可以通过矫形手术以及安装假肢改善症状。③重度：严重的功能障碍，不能工作，长期伤残，手术无法修复。

骨骼病变最常见、最严重的并发症是一个或多个内生软骨瘤恶变为软骨肉瘤。一般来说，软骨肉瘤最常见的部位是骨盆和肩胛骨以及四肢干骺端，头骨较为罕见，而在马富奇综合征中，头骨软骨肉瘤并不罕见。马富奇综合征患者可同时产生上百个内生软骨瘤，其单个病灶发生恶变的统计学危险性可能与单发性内生软骨瘤无明显差别。单发性内生软骨瘤也可恶变，其恶变主要发生在长骨和扁平骨内，在手部等短管状骨内几乎不发生恶变。但马富奇综合征患者的内生软骨瘤病灶即使在短管状骨内也可恶变为软骨肉瘤，这点与单发性内生软骨瘤不同。当患者原先无症状的内生软骨瘤出现进展性疼痛或骨折时，预示其可能发生了恶变，往往需要进一步检查。

2. 软组织血管瘤

马富奇综合征的血管瘤可累及全身任何部位，通常发生于四肢，也可能涉及内脏和黏膜。最常见的类型是海绵状血管瘤，少数为毛细血管瘤或混合性血管瘤，还可伴有淋巴管瘤、静脉扩张等。病变典型表现为缓慢生长的肿块，通常位于皮肤或皮下，呈软组织蓝灰色或暗红色肿物，挤压时可被压空。有时可在X线上看到位于皮下的斑点状高密度的静脉石，组织学上显示多个管腔状血管结构。血管瘤一般无明显症状，瘤内出现血栓时可出现疼痛。

【辅助检查】

当患者出现全身骨骼变形，肢体短缩，同时合并软组织血管瘤时应首先想到本病的可能。可先进行X线检查明确骨骼病变情况，同时行超声检查明确软组织病变。明确诊断后，需对骨骼病变进行定期随访，连续X线片检测可以准确反映病变是否静止。怀疑恶变时，可进一步检查MRI或CT，评估肿瘤进展情况。必要时可对病变组织进行穿刺活检明确是否恶变。

1. X线

X线检查是多发性内生软骨瘤主要检查及随访手段。在病变累及的手足，可见多发钙化性的类似于单发性内生软骨瘤的透光性软骨肿块使骨骼明显变形，病变可以是皮质内的或骨膜的。当病灶中软骨肿瘤钙化时，X线上可出现许多细小的不透光的颗粒影，呈点状、环状或弧状。有时病灶可以从长骨或短管状骨的骨干突出，类似于骨软骨瘤，但无软骨帽和骨蒂，也不朝向相邻关节方向生长，可通过这些与骨软骨瘤进行鉴别。在长骨干骺端的内生软骨瘤互相融合常引起长骨的不对称性膨大和干骺端增宽，病变累及生长板时可见骨干变短、畸形，四肢长骨受累严重时可出现膝外翻和髋内翻畸形。有时可见偏心性溶骨性破坏，呈"水滴形"自骨骺向骨干发展。溶骨性破坏边界清楚，可见薄层硬化边，部分病例呈多房状或泡沫状。位于骨盆的病变，特别是髂骨，可见特征性扇形排列的线状影。40岁以上患者或是病变广泛者，X线上发现有皮质骨侵蚀及破坏，软骨瘤内钙化影消失，或病理性骨折及软组织包块增大时应考虑恶变可能，需临床及影像学密切随访。

2. 超声

超声检查无创、经济、简便，可作为软组织血管瘤的首选检查方法。软组织血管瘤超声上主要表现为圆形或椭圆形占位，边界清楚、圆滑，内部回声多而强，分布均匀，回声衰减中等，彩色多普勒可见其内有血流信号。

3. CT

CT与X线基本一致，但CT检查可以更清楚地显示内生软骨瘤肿瘤内部钙化情况，常呈现烟圈样或爆米花样。当肿瘤怀疑恶变时，CT能早期提示诊断，病变可出现硬化边缘模糊且不连续。CT三维重建可清晰立体地显示骨骼畸形的情况，为矫正畸形提供有价值的参考。位于肋骨、肩胛骨等部位的病变，由于X线特点不典型，CT检查更具有诊断意义。血管瘤的静脉石CT上表现为多个大小不等的圆形高密度影。

4. MRI

MRI能清晰显示髓腔内肿瘤大小和侵犯范围。病变呈不规则形、团块状或结节状异常信号影，在T1WI上呈现低到中等信号强度，T2WI上呈现高信号强度，分叶状，钙化灶呈无信号或低信号强度。虽然在显示钙化方面MRI不及CT及X线片有优势，但它能很好地显示瘤内未钙化的软骨结构，并能准确显示肿瘤的形态、边界、信号特点，对内生性软骨瘤的定性诊断具有重要价值。此外，MRI还用于估计病灶的真正范围及周围有无软组织肿块，进一步提供内生软骨瘤的生物学行为信息。当肿瘤短期生长迅速，出现侵蚀性骨破坏，产生大量棉絮状钙化或软组织肿块明显增大时，应考虑有恶变可能。

马富奇综合征的血管瘤在T1WI及T2WI上呈边界清楚的低信号及明显高信号，内部可见扭曲的管状结构，小的血管瘤均匀强化，较大的病灶增强扫描边缘结节状强化并逐渐向病灶内扩散填充。

5. 骨扫描

骨扫描常提示病变处浓聚，如肿瘤生长活跃则核素浓集更加明显。

6. 病理检查

多发内生软骨瘤病变的大体所见与单发软骨瘤相同。病变呈分叶状。病变骨皮质可以明显膨胀、变薄甚至缺如，外面仅以骨膜覆盖。镜下特点，多发性内生软骨瘤在组织学表现方面与单发性不同。肿瘤组织中细胞较多，核大，形态不均一，具有异形性或双核。常见黏液样结构，在较多的液体背景物质中有淡染的星状细胞。其组织学表现与临床特点相一致，证明多发性内生软骨瘤比单发软骨瘤更活跃，更具侵袭性，恶变率更高。单凭镜下特征很难对生长活跃的内生软骨瘤和低分化软骨肉瘤加以鉴别。往往需结合临床及影像学结果来明确诊断。两者均存在细胞成分明显增多，双核细胞，核与基质比例增大，偶可见有丝分裂征象。基因检测发现*IDH*基因突变更有助于马富奇综合征的诊断。

血管瘤多表现为两种病理类型。常见的为海绵状的毛细血管大小样的静脉血管杂乱散布于软组织内。静脉血管具有不规则的、变薄的管壁，小血管丛呈花束状突出于管壁。另一类较常见的病理类型类似浸润性毛细血管瘤。

【诊断】

诊断马富奇综合征的要点：①好发年龄及发病部位与多发性内生软骨瘤病相同；②典型的放射学特征及组织学表现；③患肢短缩、畸形，骨端出现包块；④软组织多发血管瘤表现；⑤易恶变为软骨肉瘤。

40岁以上的患者或是病变广泛者，X线上发现有皮质骨侵蚀及破坏，或软骨瘤内钙化消失以及出现软组织包块、病理性骨折等，应考虑为马富奇综合征有恶变可能。

【鉴别诊断】

1. 奥利尔病

马富奇综合征应与奥利尔病相鉴别。奥利尔病是多发性内生性软骨瘤的一种，其病灶数量较多，累及范围较广，受累骨常伴有弯曲及短缩畸形。马富奇综合征具有奥利尔病的临床病理特征并同时合并有骨或软组织血管瘤，故追踪寻找患者是否并存血管瘤对于二者的鉴别至关重要。部分马富奇综合征患者早期仅有骨骼病变，此时易被误诊为奥利尔病，某些最初诊断为奥利尔病的患者经历若干年甚至几十年后才更正为马富奇综合征。因此，要高度重视对马富奇综合征患者的追踪观察。

2. 骨纤维异常增殖症

马富奇综合征在临床、放射等方面具有明显特征，易于诊断。但当软组织病变不明显时，其骨骼病变也可与骨纤维异常增殖症相混淆。骨纤维异常增殖症也好发于单侧躯体并可累及手部骨骼，当发生于手部时常为多发。X线表现为"磨砂玻璃状"改变。骨纤维异常增殖症组织内也同样含有软骨岛。如病理切片正好取到孤立的软骨岛，显微镜下易将骨纤维异常增殖症误诊为软骨瘤病骨纤维异常增殖症常发生在长管状骨和扁平骨，与马富奇综合征的病变部位明显不同，畸形往往也在下肢，呈"牧羊拐"样，影像学上较易区分。

3. 骨巨细胞瘤

骨巨细胞瘤具有局部侵袭性，含新生的卵圆形细胞核和一致的大破骨细胞样巨细胞。骨巨细胞瘤多见于20岁以上成年人，发生于10岁以下的儿童较为罕见，最常发生于膝关节周围，股骨远端比胫骨近端多见，其次为骶骨，发生于指骨和掌骨的较为罕见，常波及干骺端，且更为膨胀。X线常表现为长骨骨骺端的一个偏心性的纯粹的溶骨性病变，没有基质钙化的表现，易穿透骨皮质。病理见到典型的圆形、卵圆形细胞背景下伴有大量巨细胞样破骨细胞有助于鉴别。

4. 骨囊肿

骨囊肿好发于儿童、青少年，是位于干骺端的囊性病变，囊内充满浆液，一般无软组织侵犯。典型X线表现为近干骺端中央的圆形或椭圆形膨胀性透亮区。病变可呈单房或多房，长轴与骨干一致，可见突入囊腔的骨嵴，囊内一般无钙化点，病变骨皮质变薄，呈蛋壳样。当并发病理性骨折时，局部可有骨膜反应，因腔内为液性，骨折片可折向囊内而形成"浮萍征"。位于非长管状骨的骨囊肿X线一般仅表现为圆形且边缘硬化的透亮区。镜下囊壁骨质为正常骨结构，纤维囊壁为疏松结缔组织，主要为成纤维细胞或多核巨细胞。

5. 动脉瘤样骨囊肿

动脉瘤样骨囊肿是发生于骨的由反应性出血组织构成的膨胀性类肿瘤病变，因类似动脉瘤样膨胀而得名。常发生于长骨干骺端。典型X线表现为偏心性，具有中度侵蚀性，常可穿破骨皮质包壳，边缘模糊不清呈虫蚀样，其骨皮质常膨胀如气球状，囊内一般无钙化，部分病例可见到特征性的"液-液平面"征象，即上方为水样低密度，下方为密度较高的血液。

6. 软骨母细胞瘤

软骨母细胞瘤是由成软骨细胞所形成的、发生在骨骺或骨突处的良性肿瘤。常发生于青少年，发病年龄一般在10～20岁，常在骨骺闭合前发病。典型X线表现：发生于长骨骨骺或骨突处，表现为中心性或偏心性的溶骨病变，呈地图样破坏，有时肿瘤周围有一层硬化缘可将肿瘤与正常组织分开。肉眼下肿瘤质地有砂砾状的黄色钙化灶及坏死区，有时可见微白色的纤维区和软骨区。镜下由成熟的软骨基质结节构成，基质周围被大量圆形、卵圆形或多边形的成软骨样细胞包绕，无明显核异形性，也无病理核分裂象。此点可与内生软骨瘤相鉴别。

【治疗】

马富奇综合征的病变常为多发性，难以对每个病变均予以治疗，因此本病一般无特殊治疗，治疗主要针对综合征中某些症状。对无症状的内生软骨瘤及软组织血管瘤可以不予治疗，但应密切随诊观察。对有症状的病变应予以手术治疗，血管瘤予以完整切除，而内生软骨瘤可以予以刮除植骨。严重的下肢畸形影响负重时可予以截骨矫形，骨骺尚未闭合者可在适当年龄、适当部位进行骨骺阻滞术。膝外翻可行股骨下端截骨矫形术，膝内翻可行胫骨下段截骨矫形术，足外翻可行腓骨下端切除和胫骨下端截骨术。上肢畸形需要手术矫正的较少，肘外翻合并尺神经卡压时可以行肱骨下端截骨术或尺神经前移术，手尺偏畸形可行桡骨下端截骨矫形术，必要时可切除尺骨下端。当内生软骨瘤发生恶变时，应依据恶性肿瘤的治疗原则予以根治，必要时可行截肢术、关节离断术或者瘤段肢体切除。当恶变肿瘤生长部位不能完整切除或不能切除时可行放疗减轻疼痛并控制肿瘤生长。

【病例摘要】

患者，男，25岁，因"发现右足及双手多发肿物17年"就诊。患者自幼行走不稳，双下肢不等长，右下肢弯曲畸形并逐渐加重，5岁曾行"右侧股骨远端截骨矫形术"，病理提示：内生软骨瘤。随后患者右下肢弯曲畸形症状复发伴跛行，逐渐加重，合并四肢软组织多发性蓝紫色肿物。查体：跛行，右下肢较左下肢短缩约10 cm，右膝、踝关节周围局部膨大，可触及骨面上隆起性结节，右足及双手部可见多个表浅软组织蓝紫色肿物。右股骨＋右胫腓骨正侧位X线检查示：右股骨及右胫腓骨骨质密度减低，骨皮质变薄，膨胀性骨质破坏，内多发囊状透光区，边缘硬化，髓腔内骨小梁正常结构消失，骨干弯曲变形，局部可见膨大。结合患者年龄、症状及体征分析考虑诊断为：马富奇综合征[13]。病例详细资料见二维码数字资源6-3。

数字资源6-3

【参考文献】

[1] LOEWINGER R J, LICHTENSTEIN J R, DODSON W E, et al. Maffucci's syndrome: amesenchymal dysplasia and multiple tumour syndrome. Br J Dermatol, 1977, 96（3）: 317-322.

[2] VERDEGAAL S H, BOVÉE J V, PANSURIYA T C, et al. Incidence, predictive factors, and prognosis of chondrosarcoma in patients with Ollier disease and Maffucci syndrome: an international multicenter study of 161 patients. Oncologist, 2011, 16（12）: 1771-1779.

[3] AUYEUNG J, MOHANTY K, TAYTON K. Maffucci lymphangioma syndrome: an unusual variant of Ollier's disease, a case report and review of the literature. J Pediatr Orthop B, 2003, 12（2）: 147-150.

[4] LEWIS R J, KETCHAM A S. Maffucci's syndrome: functional and neoplastic significance. Case report and review of the literature. J Bone Joint Surg Am, 1973, 55（7）: 1465-1479.

[5] MCDERMOTT A L, DUTT S N, CHAVDA S V, et al. Maffucci's syndrome: clinical and radiological features of a rare condition. J Laryngol Otol, 2001, 115（10）: 845-847.

[6] VERDEGAAL S H, BOVÉE J V, PANSURIYA T C, et al. Incidence, predictive factors, and prognosis of chondrosarcoma in patients with Ollier disease and Maffucci syndrome: an international multicenter study of 161 patients. Oncologist, 2011, 16（12）: 1771-1779.

[7] AKIYAMA M, YAMAOKA M, MIKAMI-TERAO Y, et al. Somatic mosaic mutations of IDH1 and NPM1 associated with cup-like acute myeloid leukemia in a patient with Maffucci syndrome. Int J Hematol, 2015, 102（6）: 723-728.

[8] ABIAD J M, ROBBINS S M, COHEN B, et al. Natural history of Ollier disease and Maffucci syndrome: Patient survey and review of clinical literature. Am J Med Genet A, 2020, 182（5）: 1093-1103.

[9] PROKOPCHUK O, ANDRES S, BECKER K, et al. Maffucci syndrome and neoplasms: a case report and review of the literature. BMC Res Notes, 2016, 9: 126.

[10] AMARY M F, DAMATO S, HALAI D, et al. Ollier disease and Maffucci syndrome are caused by somatic mosaic mutations of IDH1 and IDH2. Nat Genet, 2011, 43（12）: 1262-1265.

[11] PANSURIYA T C, EIJK R, D'ADAMO P, et al. Somatic mosaic IDH1 and IDH2 mutations are associated with enchondroma and spindle cell hemangioma in Ollier disease and Maffucci syndrome. Nat Genet, 2011, 43（12）: 1256-1261.

[12] BRUCE-BRAND C, GOVENDER D. Gene of the month: IDH1. J Clin Pathol, 2020, 73（10）: 611-615.

[13] 张金康，魏琳岚，郑子阳，等. 马富奇综合征1例报道并文献复习. 现代肿瘤医学, 2020, 28（17）: 3059-3062.

第四节 间叶性软骨肉瘤

【概述】

间叶性软骨肉瘤（mesenchymal chondrosarcoma）是一类高级别、恶性、双相性原始间叶肿瘤，可起源于骨或软组织，具有较高的转移倾向[1]。

1959 年由 Lightenstein L 和 Bernstein 在 Cancer 杂志中首次提出骨间叶性软骨肉瘤的概念[2]；1962 年来自梅奥诊所的 Dahlin 和 Henderson 对 9 例骨间叶性软骨肉瘤患者的临床特点进行了详细总结[3]；1964 年，Dowling EA 在 Journal of Bone and Joint Surgery—Amevican Volume 杂志上报道了第 1 例骨软组织间叶性软骨肉瘤[4]。自此，临床医生对间叶性软骨肉瘤开始有了较为系统的认识。

经典型软骨肉瘤好发于 50 岁左右的中年，生长缓慢，较少发生转移，10 年生存率为 60%～70%[5]。间叶性软骨肉瘤是软骨肉瘤的一种罕见类型，发病人群与经典型骨肉瘤不同，主要累及 20～40 岁的青年[6]，占全部软骨肉瘤患者的 3%～10%[7-8]。此外，间叶性软骨肉瘤生长迅速，侵袭性强，常通过血液系统发生全身转移，患者预后差，10 年生存率为 20%～67%[9]。Xu J 等对 107 例骨与软组织间叶性软骨肉瘤患者进行回顾性分析，结果显示中位无症状生存期为 57 个月[10]。由于目前报道的间叶性软骨肉瘤患者总例数较少，影响患者预后的主要因素尚不明确。

间叶性软骨肉瘤可起源于骨骼和软组织，中轴骨和股骨是骨骼间叶性软骨肉瘤最好发的部位，软组织间叶性软骨肉瘤可累及脑膜以及内脏[7, 11-12]。早期，间叶性软骨肉瘤被认为仅原发于骨骼，随着对间叶性软骨肉瘤认知的深入，临床医生发现除了骨骼，间叶性软骨肉瘤也可以起源于软组织。现有研究结果显示，原发于骨骼的间叶性软骨肉瘤占全部间叶性软骨肉瘤患者的 2/3，原发于软组织的间叶性软骨肉瘤占全部软骨肉瘤患者的 1/3[7, 13]。与骨间叶性软骨肉瘤患者相比较，软组织间叶性软骨肉瘤更容易累及年轻患者。

间叶性软骨肉瘤发病机制尚不明确。间叶性软骨肉瘤起源于软骨母细胞，软骨母细胞属于早期未成熟的软骨细胞，最终会分化为软骨细胞。恶性肿瘤的发生与原癌基因和抑癌基因的异常表达相关，目前公认的间叶性软骨肉瘤特异性 DNA 序列改变由人体第 8 号染色体部分缺失引起，从而导致特异基因的断裂和易位（HEY1-NCOA2）。此外，Naumann S 等在两例间叶性软骨肉瘤（1 例骨间叶性软骨肉瘤、1 例软组织间叶性软骨肉瘤）患者中发现 13 号染色体和 21 号染色体的片段重组[14]。Sainati L 等发现部分间叶性软骨肉瘤患者存在 11 号染色体和 22 号染色体的易位，推测间叶性软骨肉瘤可能与尤文肉瘤存在某些关联[15]。Richkind K 等在间叶性软骨肉瘤患者中发现 4 号染色体和 19 号染色体的易位[16]。

【临床表现】

间叶性软骨肉瘤可发生在体内任何部位，因此并没有特异的临床表现，临床表现取决于患者的发病部位以及肿瘤进展情况。大部分骨间叶性软骨肉瘤累及颌骨、脊柱或肋骨，上肢和下肢骨骼也是间叶性软骨肉瘤的好发部位，特别是股骨。软组织间叶性软骨肉瘤以肿块和局部压迫为主，如脊髓、神经根受压后表现出的疼痛和功能障碍。

大部分患者会在发病部位出现疼痛和肿胀，并且在确诊前，上述症状会持续很长一段时间。小部分间叶性软骨肉瘤患者在确诊时没有任何不适表现，往往是患者因其他临床问题进行相关检查时偶然发现的。当肿瘤体积生长到一定程度时，患者会表现出新的症状。比如原发在眼眶的肿瘤会诱发疼痛、肿胀、视力受损以及眼球外突[17]。

部分间叶性软骨肉瘤在脊髓旁生长，由于脊髓受到肿瘤压迫，这部分患者会表现出弥漫性疼痛或瘫痪。由于脊柱受累节段不同，肿瘤大小不同以及压迫程度的区别，患者临床表现会存在较大差异[18-19]。

除了局部症状外，间叶性软骨肉瘤作为一种侵袭性强的高度恶性肿瘤，能够通过血液系统播散到全身各处，通常以肺、肝常见，从而引发相应的临床表现。大部分患者在确诊时并未出现转移，但疾病晚期，严重的转移病灶会危及生命。

【辅助检查】

如果患者的临床表现不能除外间叶性软骨肉瘤，需要通过影像学检查来明确患者的发病部位，在此基础上选择典型、容易获取标本的病灶部位进行组织活检，观察组织、细胞形态并进行相关蛋白染色和用来判断染色体是否出现异常的 FISH 检测，最终综合临床表现、影像学表现以及病理明确诊断。

1. 影像学检查

影像学检查主要包括 X 线、CT 以及 MRI。如果肿瘤组织原发于骨骼或邻近骨骼，首先应进行受累部位的 X 线检查，X 线检查能够提供受累骨骼的整体信息，有助于临床医生对骨受累情况做出宏观的评判。间叶性软骨肉瘤在 X 线表现为溶骨破坏病灶，骨膜反应不明显[8]，但常伴有骨皮质破坏以及骨外软组织包块形成[20]。约 1/3 间叶性软骨肉瘤患者在 X 线中会表现出斑驳样的钙化，一般情况下患者发生病理性骨折的风险不高（图 6-4-1）。

根据 X 线显示骨受累情况，可以进一步行 CT 和（或）MRI 检查。CT 和 MRI 可以用来评估肿瘤的大小、部位以及肿瘤的生长方式，并对后续手术治疗的实施提供重要参考。CT 能够将病变的细微结构显现得更清晰，与其他类型的软骨肉瘤相比，间叶性软骨肉瘤 CT 影像无特异的表现，在 CT 上表现为边界不清，肿瘤基质可见细小钙化灶（图 6-4-2）[20]。此外，由于间叶性软骨肉瘤容易出现转移，胸部、腹部 CT 也是患者常需要进行的检查，对帮助评估患者的分期有比较重要的意义。MRI 通过不同序列扫描，能够提供更多病变信息，如骨外软组织受累情况、范围和肿瘤边界。在 T1 加权像中，间叶性软骨肉瘤的信号强度与肌肉组织相同，低于脂肪组织；在 T2 加权像中，间叶性软骨肉瘤的信号强度高于肌肉组织（图 6-4-3）[21]。

2. 组织病理活检

对于高度怀疑间叶性软骨肉瘤或者诊断不明确的骨肿瘤患者可进行组织病理活检，活检的方式主要分为穿刺活检和切开活检。一般首选穿刺活检，能够有效地避免活检造成的肿瘤组织播散，并减少手术时对活检通路处理的难度。在选择活检通路上

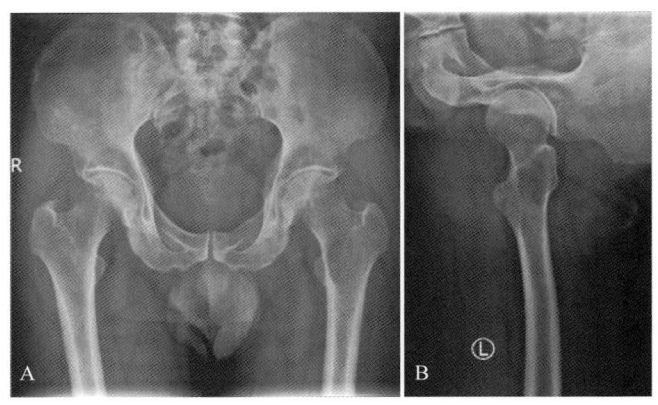

图 6-4-1　间叶性软骨肉瘤 X 线表现。左髋正侧位提示左股骨近端溶骨样破坏

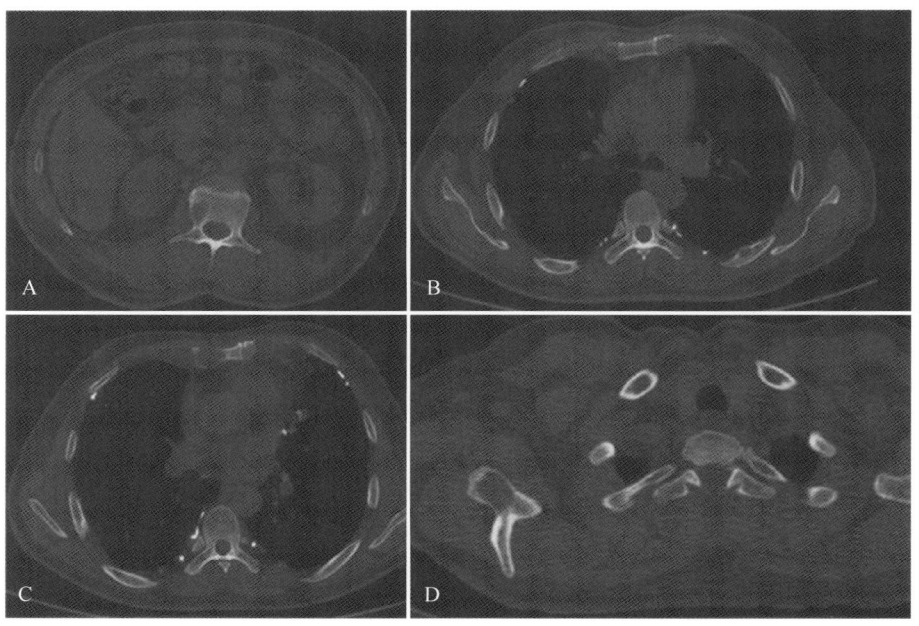

图 6-4-2　间叶性软骨肉瘤 CT 表现。A. L1 椎体内病灶；B. 左侧第 6 肋骨内病灶；C. 胸骨内病灶；D. 右侧肩胛骨内病灶

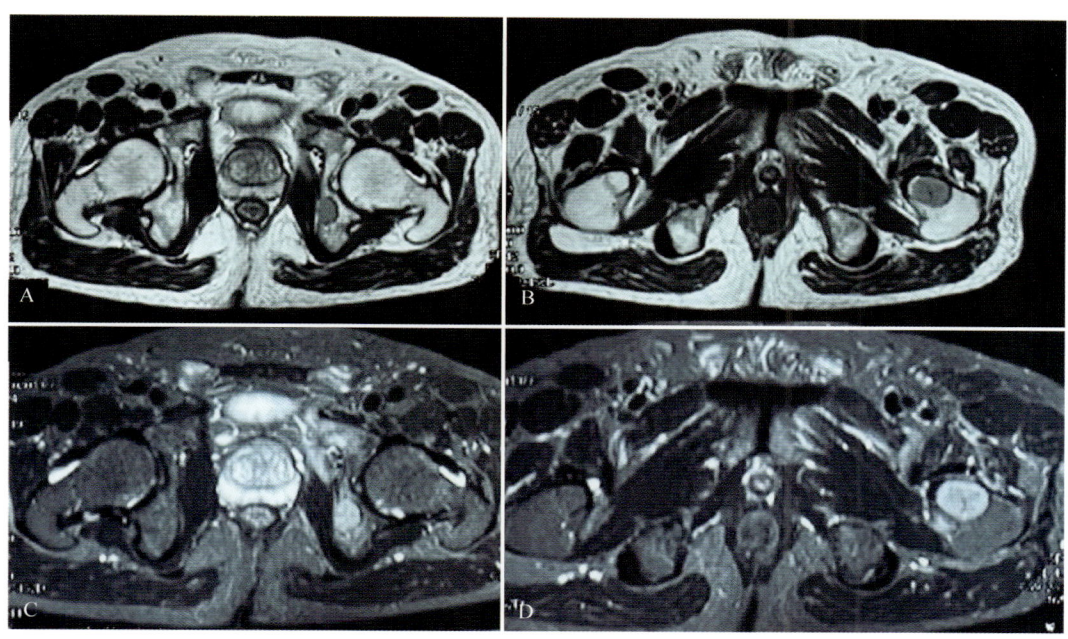

图6-4-3 间叶性软骨肉瘤MRI表现。A（T1加权像）和C（T2压脂像），左髋臼病灶；B（T1加权像）和D（T2压脂像），左股骨病灶

需要将后续手术治疗考虑在内，后续手术需要将活检通路一并切除。

组织学上，间叶性软骨肉瘤呈双相性，分为富肿瘤细胞区和分化良好的软骨区。间叶性软骨肉瘤镜下还会出现与上述两种情况截然不同的表现，或者上述两种表现交织在一起。富肿瘤细胞区由小圆蓝肿瘤细胞构成，间叶性软骨肉瘤的小圆蓝细胞与其他骨原发恶性肿瘤，如尤因肉瘤较难鉴别。除小圆蓝细胞外，通常还伴有"血管外皮细胞瘤样"血管增生[22]。只有在镜下看到典型的双相性表现时才能凭借组织学形态给出间叶性软骨肉瘤的诊断，对于没有典型表现的患者，需要借助其他检查帮助诊断。形态学检测后如不能明确诊断可以通过免疫组织化学染色评估肿瘤细胞特异性标志物表达情况，协助诊断。例如小圆蓝细胞SOX9阳性表达，FLI-1阴性表达有助于间叶性软骨肉瘤与尤文肉瘤的鉴别[8]。间叶性软骨肉瘤也会表达S100、CD99，此外，还会出现EMA、desmin、MYF-4和MYOD1等异常表达。

3. 基因检测

对于病理高度怀疑间叶性软骨肉瘤的患者可进行 *HEY1-NCOA2* 融合基因检测，约80%的间叶性软骨肉瘤患者 *HEY1-NCOA2* 融合基因检测结果呈阳性。除 *HEY1-NCOA2* 融合基因外，也有其他融合基因的报道。Panagopoulos I等在1例软组织间叶性软骨肉瘤患者的肿瘤组织内检测到 *IRF2BP2-CDX1* 融合基因[23]。

4. 骨髓穿刺

由于间叶性软骨肉瘤是一种罕见的肿瘤，形态学上与尤因肉瘤类似。出现骨髓转移的尤因肉瘤患者即使接受更为积极的治疗，预后仍较未出现骨髓转移的患者差[24]。因此，一些肿瘤专家建议患者进行骨髓穿刺检查，评估骨髓是否受累。目前间叶性软骨肉瘤患者是否进行骨髓穿刺仍无明确规定，应根据患者情况综合判断。

【诊断】

骨肿瘤的诊断比较复杂，尤其是罕见骨肿瘤的诊断，如间叶性软骨肉瘤。需要综合患者的临床表现、影像学表现和病理活检后做出最终诊断。间叶性软骨肉瘤常累及20~40岁青年，以骨溶骨性病损或骨外软组织包块起病为特征，易发生转移。X线、CT和MRI提示恶性肿瘤，肿瘤基质以软骨为主，并在基质内可见细小钙化。病理活检镜下形态学可见典型双相性表现，典型的免疫组织化学检测以及 *HEY1-NCOA2* 融合基因检测阳性可以明确诊断。

【鉴别诊断】

间叶性软骨肉瘤的鉴别诊断主要包括其他以小圆细胞为主要特点的骨与软组织原发肿瘤。在与其他疾病鉴别困难时，需要通过免疫组织化学染色和基因检测进行区分。

1. 尤因肉瘤

尤因肉瘤镜下肿瘤细胞为小圆蓝细胞，免疫组织化学染色CD99阳性，上述表现与间叶性软骨肉瘤相似。但尤因肉瘤镜下检测缺少软骨成分，免疫组织化学染色vitentin阳性。此外尤因肉瘤组织会伴有特性的融合基因，其中以 *EWSR1-FLI1* 融合基因最为常见。

2. 小细胞骨肉瘤

小细胞骨肉瘤是骨肉瘤的罕见亚型，肿瘤细胞镜下形态也呈现为小圆细胞，但小细胞骨肉瘤组织标本镜下能够观察到骨样组织，缺乏软骨成分。

3. 滑膜肉瘤

滑膜肉瘤通常不含有软骨成分，并且免疫组织化学染色 keratin、EMA 和 TLE1 表达阳性。此外，滑膜肉瘤还会有特性的基因转位，t（X；18）。

4. 恶性孤立性纤维瘤

肿瘤缺乏软骨成分，免疫组织化学染色CD34阳性（不是所有的患者均表现为CD34阳性），Stat6表达阳性。*NAB2-STAT6* 融合基因检测可以用来明确诊断。

【治疗】

骨原发恶性肿瘤的治疗比较复杂，治疗周期长，一般需要在经验丰富的骨肿瘤中心进行。多种因素对患者的治疗方案造成影响，如原发肿瘤的部位、分级、是否发生转移、患者年龄以及身体状况。不同的患者，治疗方案可能存在差异。因此对于每一个患者，都需要针对患者特点，制订最合适的治疗方案。

1. 化疗

大部分肿瘤医生认为间叶性软骨肉瘤的治疗与尤因肉瘤类似，推荐化疗作为间叶性软骨肉瘤的初始治疗方案。首选的化疗方案是异环磷酰胺联合依托泊苷，阿霉素联合长春新碱以及环磷酰胺两种方案交替进行（VAC/IE），该方案被证实对多数肉瘤有效。对于确诊时已经出现转移，或者因肿瘤部位特殊，外科手术无法获得满意切缘的间叶性软骨肉瘤患者，化疗的实施是被公认的。但是，对外科手术能够进行广泛切除，且无转移的间叶性软骨肉瘤患者是否需要进行化疗存在争议。基于间叶性软骨肉瘤与尤因肉瘤的相似性[25]，以及间叶性软骨肉瘤较高复发率，多数学者认为即使确诊时没有发现转移，也应该对患者实施化疗。化疗周期的选择需要结合多个因素进行确定，例如患者对化疗的敏感程度，患者对化疗毒副反应的耐受情况以及后续具体的放疗和手术方案。

2. 放疗

放疗主要用于手术切缘小于5 mm或切缘阳性的间叶性软骨肉瘤患者，原发于颅底和脊柱的间叶性软骨肉瘤，往往由于解剖结构复发以及比邻重要血管、神经，手术不能达到满意的切缘。对于这些患者，术后放疗能够提升治疗效果，减少复发的概率[26]。由于有关间叶性软骨肉瘤的放疗数据有限，目前对间叶性软骨肉瘤放疗方案的实施主要参照其他骨与软组织肿瘤制订[27-28]。

3. 手术

手术切缘与患者预后密切相关，对于无转移，且能够广泛切除的患者，切缘阴性的广泛切除手术对于控制局部复发，改善患者预后有着重要的作用。待术后患者一般状态恢复，应进行辅助化疗。对于已发生转移，或者不能达到满意切缘的患者，应进行术前新辅助化疗。化疗后重新评估手术切除的可能性。

【病例摘要】

男，66岁，3个月前出现左髋部疼痛，逐渐加重。既往无特殊。家族中无类似发病者。查体：左髋叩痛（+），活动正常，左下肢肌力、肌张力、感觉未见明显异常。X线、CT、MRI和PET-CT提示全身骨骼多发溶骨性病变。经左股骨病灶穿刺活检明确间叶性软骨肉瘤的诊断。病例详细资料见二维码数字资源6-4。

数字资源6-4

【参考文献】

[1] THE WHO CLASSIFICATION OF TUMOURS EDITORIAL BOARD. WHO classification of tumours: soft tissue and bone tumours. 5th edition. Lyon: IARC Press, 2020.

[2] LIGHTENSTEIN L, BERNSTEIN D. Unusual benign and malignant chondroid tumors of bone. A survey of some mesenchymal cartilage tumors and malignant chondroblastic tumors, including a few multicentric ones, as well as

many atypical benign chondroblastomas and chondromyxoid fibromas. Cancer, 1959, 12: 1142-1157.

[3] DAHLIN D C, HENDERSON E D. Mesenchymal chondrosarcoma. Further observations on a new entity. Cancer, 1962, 15: 410-417.

[4] DOWLING E A. Mesenchymal chondrosarcoma. J Bone Joint Surg Am, 1964, 46 (4): 747-754.

[5] GIUFFRIDA A Y, BURGUENO J E, KONIARIS L G, et al. Chondrosarcoma in the United States (1973 to 2003): an analysis of 2890 cases from the SEER database. J Bone Joint Surg Am, 2009, 91 (5): 1063-1072.

[6] BERTONI F, PICCI P, BACCHINI P, et al. Mesenchymal chondrosarcoma of bone and soft tissues. Cancer, 1983, 52 (3): 533-541.

[7] NAKASHIMA Y, UNNI K K, SHIVES T C, et al. Mesenchymal chondrosarcoma of bone and soft tissue. A review of 111 cases. Cancer, 1986, 57 (12): 2444-2453.

[8] FREZZA A M, CESARI M, BAUMHOER D, et al. Mesenchymal chondrosarcoma: prognostic factors and outcome in 113 patients. A European Musculoskeletal Oncology Society study. Eur J Cancer, 2015, 51 (3): 374-381.

[9] SCHNEIDERMAN B A, KLIETHERMES S A, NYSTROM L M. Survival in mesenchymal chondrosarcoma varies based on age and tumor location: a survival analysis of the SEER database. Clin Orthop Relat Res, 2017, 475 (3): 799-805.

[10] XU J, LI D, XIE L, et al. Mesenchymal chondrosarcoma of bone and soft tissue: a systematic review of 107 patients in the past 20 years. PLoS One, 2015, 10 (4): e0122216.

[11] ROSSETTO A, SACCOMANO E, ZOMPICCHIATTI A, et al. Mesenchymal chondrosarcoma of the spleen: report of a case. Tumori, 2011, 97 (4): e10-15.

[12] GOMEZ-BROUCHET A, SOULIE M, DELISLE M B, et al. Mesenchymal chondrosarcoma of the kidney. J Urol, 2001, 166 (6): 2305.

[13] DOBIN S M, DONNER L R, SPEIGHTS V O. Mesenchymal chondrosarcoma. A cytogenetic, immunohistochemical and ultrastructural study. Cancer Genet Cytogenet, 1995, 83 (1): 56-60.

[14] NAUMANN S, KRALLMAN P A, UNNI K K, et al. Translocation der (13;21) (q10;q10) in skeletal and extraskeletal mesenchymal chondrosarcoma. Mod Pathol, 2002, 15 (5): 572-576.

[15] SAINATI L, SCAPINELLO A, MONTALDI A, et al. A mesenchymal chondrosarcoma of a child with the reciprocal translocation (11;22) (q24;q12). Cancer Genet Cytogenet, 1993, 71 (2): 144-147.

[16] RICHKIND K E, ROMANSKY S G, FINKLESTEIN J Z. t (4;19) (q35;q13.1): a recurrent change in primitive mesenchymal tumors? Cancer Genet Cytogenet, 1996, 87 (1): 71-74.

[17] TUNCER S, KEBUDI R, PEKSAYAR G, et al. Congenital mesenchymal chondrosarcoma of the orbit: case report and review of the literature. Ophthalmology, 2004, 111 (5): 1016-1022.

[18] WEIS S, GOLDBLUM J. Cartilaginous soft tissue tumors. In: Enzinger and Weis's soft tissue tumors, 4th edition. St. Louis: Mosby, 2001.

[19] PLATANIA N, NICOLETTI G, LANZAFAME S, et al. Spinal meningeal mesenchymal chondrosarcoma. Report of a new case and review of the literature. J Neurosurg Sci, 2003, 47 (2): 107-110.

[20] DOUIS H, SAIFUDDIN A. The imaging of cartilaginous bone tumours. II. Chondrosarcoma. Skeletal Radiol, 2013, 42 (5): 611-626.

[21] BISHOP M W, SOMERVILLE J M, BAHRAMI A, et al. Mesenchymal Chondrosarcoma in Children and Young Adults: a Single Institution Retrospective Review. Sarcoma, 2015, 2015: 608279.

[22] TINOCO G, WILKY B A, PAZ-MEJIA A, et al. The biology and management of cartilaginous tumors: a role for targeting isocitrate dehydrogenase. Am Soc Clin Oncol Educ Book, 2015, 2015: e648-655.

[23] PANAGOPOULOS I, GORUNOVA L, BJERKEHAGEN B, et al. Chromosome aberrations and HEY1-NCOA2 fusion gene in a mesenchymal chondrosarcoma. Oncol Rep, 2014, 32 (1): 40-44.

[24] MISER J S, KRAILO M D, TARBELL N J, et al. Treatment of metastatic Ewing's sarcoma or primitive neuroectodermal tumor of bone: evaluation of combination ifosfamide and etoposide--a Children's Cancer Group and Pediatric Oncology Group study. J Clin Oncol, 2004, 22 (14): 2873-2876.

[25] HUVOS A G, ROSEN G, DABSKA M, et al. Mesenchymal chondrosarcoma. A clinicopathologic analysis of 35 patients with emphasis on treatment. Cancer, 1983, 51 (7): 1230-1237.

[26] INDELICATO D J, ROTONDO R L, BEGOSH-MAYNE D, et al. A prospective outcomes study of proton therapy for chordomas and chondrosarcomas of the spine. Int J Radiat Oncol Biol Phys, 2016, 95 (1): 297-303.

[27] MENDENHALL W M, INDELICATO D J, SCARBOROUGH M T, et al. The management of adult soft tissue sarcomas. Am J Clin Oncol, 2009, 32 (4): 436-442.

[28] MENDENHALL W M, LEWIS S B, VILLARET D B, et al. Skull base chondrosarcoma. Cancer Ther, 2004, 2: 519-524.

第五节 骨佩吉特病

【概述】

骨佩吉特病（Paget disease of the bone，PDB）又称畸形性骨炎（osteitis deformans），是一种局部骨代谢异常，以骨转换增高为主要特征，引起单个部位或多个部位骨过度生长，并影响受累骨骼的完整性的疾病[1]。1877年，英国外科医生詹姆斯·佩吉特爵士（Sir James Paget）首次将慢性骨炎症描述为畸形性骨炎[2]。

骨佩吉特病发病率仅次于骨质疏松症，是老年人第二常见的骨疾病，头骨、脊椎、骨盆和下肢长骨是常见的受累部位，患者一般无症状。骨佩吉特病极少见于25岁以下人群，常在55岁以后发病，受影响人群中，老年人的发病率为2.3%～9%[3-4]，80岁以上老年人发病率为10%。骨佩吉特病男性患病率高于女性，男女发病比约为1.8∶1。

骨佩吉特病在世界不同地区发病率存在差异，欧洲的发病率最高（以英国、法国和德国为主）[5]。由于北欧和英国移民的原因，骨佩吉特病在美国、澳大利亚和新西兰等国家也具有较高的发病率，其中，美国的患病人数为100万～300万[6]。由于大多数骨佩吉特病患者无临床症状，对发病率和患病人口的估计可能存在较大的误差。骨佩吉特病在亚洲（特别是中国、印度、马来西亚）、中东和非洲等地区较罕见。即使在同一个国家内的不同地区，骨佩吉特病的发病率也存在差异，如在英国不同城市，其发病率2%～8.3%不等[7-8]。除了挪威和瑞典的发病率较低以外（0.3%），骨佩吉特病的发病率从欧洲北部向欧洲南部呈降低趋势。欧洲55岁以上人群发病率最高的国家是英国（4.6%）和法国（2.4%）。欧洲的其他一些国家，如爱尔兰、西班牙、德国、意大利和希腊，骨佩吉特病的发病率为0.5%～2%。由于北欧移民等因素，澳大利亚和新西兰骨佩吉特病的发病率在3%～4%。

总体来说，骨佩吉特病的预后是比较好的，特别是对于在骨骼出现严重改变前就已经接受治疗的患者。但是目前治疗并不能将骨佩吉特病治愈，只能控制疾病进展。多部位受累患者的预后较单个部位受累患者的预后差，此外，多部位受累的患者并发症发生率较高。骨佩吉特病导致的过度骨重构会引发疼痛、骨折还有骨畸形，而骨折继发的关节、神经功能障碍，则会进一步恶化患者的预后。此外，骨佩吉特病引起的局部高血流还可能会引起术中大出血。骨佩吉特病患者伴任何类型的肉瘤样变预后都会很差，骨佩吉特病伴肉瘤变的患者总体5年生存率为5%～7.5%，在发生转移前接受手术和化疗的患者，5年生存率可提高到50%。

骨佩吉特病的具体发病机制尚不明确，遗传和环境因素共同参与疾病的发生与发展。骨佩吉特病的发病可以是家族性的，也可以是散发的。12%～40%的患者会存在骨佩吉特病家族史[9-10]。存在家族史的患者发病年龄更早，更容易发生多骨骼受累、畸形以及骨折等并发症[10-11]。家族性骨佩吉特病的遗传方式是常染色体显性遗传，目前，基因组学研究显示与骨佩吉特病相关的基因位点可能有15个[12-13]，大部分与骨的生理调节相关，如 *TNFRSF11A* 会影响RANK-RANKL通路。这些基因位点中最早发现，文献记载最充分的是 *SQSTM1* 基因的泛素相关（UBA）结构域，负责编码泛素结合蛋白序列体-1。目前，至少已发现的与骨佩吉特病相关的 *SQSTM1* 的突变类型有28种，最常见的是 *SQSTM1 P392L* 突变，约50%家族性骨佩吉特病与该位点突变相关[14-15]。

骨佩吉特病的病理生理过程可分为三期：溶骨期、混合期和硬化期。同一患者的不同病灶所处的分期可能存在差异，因此，在任何时候都会有疾病的不同时期的相应表现。在溶骨期，正常骨质被破骨细胞吸收，骨转换率可达正常时的20倍以上。混合期成骨速度增加，但与正常骨生成相比，此时的骨胶原排列混乱。硬化期以成骨为主，新生骨成编制状，强度较正常骨弱，但新生骨内血管明显增生。

【临床表现】

骨佩吉特病是一种局灶性疾病，可以只累及单个部位（10%～35%），也可累及多个部位。大部分骨佩吉特病患者没有临床症状[1, 16]，偶然发现的血碱性磷酸酶升高或影像学异常表现，使得部分患者得以进一步检查并确诊。疼痛是骨佩吉特病患者最常见的症状，临床表现为受累部位深在的持续性钝痛，夜间加重。髋部疼痛最为常见，由髋臼、股骨受累后引发，行走负重后加重。除了疼痛外，局部骨骼畸形也是骨佩吉特病常见的临床表现。其他的临床表现还涉及神经系统和心血管系统。非特异性头痛、听力受损和耳鸣常与颅骨受累相关，其中，听力丧失是最常见的颅脑症状，在头骨受累患者中的发生率为30%～50%。头骨受累畸形后可导致脑积水、基底内陷、小脑或脑干压迫综合征。患者可能出现恶心、头晕、晕厥、共济失调、尿失禁、步态障碍或痴呆。除了上述表现外，骨佩吉特病患者还可能出现以下并发症。

1. 骨折

骨佩吉特病患者常发生不全应力性骨折，轻微的损伤就可能会导致严重的病理性骨折。病理性骨折在女性患者中更为常见，最常见的部位是股骨，其次是胫骨、脊柱和骨盆。股骨骨折最常发生在粗隆下区域，其次是股骨干和股骨颈。发生病理性骨折后，局部不愈合率可高达40%[17]。

2. 肿瘤

骨佩吉特病患者发生原发恶性骨肿瘤的风险增加，骨肉瘤常见[18]。骨佩吉特病患者发生骨肉瘤的风险为0.2%～1%，主要表现为对药物治疗反应不敏感，骨痛加剧，局部肿胀，但很少出现病理性骨折[19]。除了骨肉瘤外，受累骨质还可能发生骨巨细胞瘤等良性骨肿瘤[20]。

3. 神经肌肉综合征

其主要表现由脊椎、头骨受累后出现的脊髓、神经根以及脑神经的受压引起。

【辅助检查】

骨佩吉特病的辅助检查主要包括实验室检查、影像学检查和组织病理学检查。

1. 实验室检查

骨佩吉特病最常用的实验室检查指标是血清碱性磷酸酶，它能反映成骨细胞活性。血清碱性磷酸酶升高常常是无症状患者发现疾病存在的唯一线索。该标志物升高程度大致与疾病的范围和严重程度相关。然而，单骨型和某些多骨型患者可显示正常或仅轻度升高的血清碱性磷酸酶水平。骨佩吉特病其他可检测的实验室指标还包括Ⅰ型前胶原N端前肽、血清C端肽、尿N端肽、尿羟基脯氨酸。这些指标中，Ⅰ型前胶原N端前肽最为敏感。虽然大多数骨佩吉特病患者的钙磷水平正常，由于破骨细胞活性增加，骨折或活动受限的患者可能出现高钙血症。

2. 影像学检查

骨佩吉特病疑似患者应进行X线片评估，确定畸形程度，并发现任何潜在骨折和溶骨病灶。影像学表现反映了受累骨质可能的病理生理分期，骨溶解可能是该病早期的唯一发现。随着病情的进展，X线片可能显示骨溶解和过度的骨形成。在溶骨期，病灶在X线片上表现为放射线透过性病灶，在额骨和枕骨尤为明显，称为地图样头或局限性骨质疏松症。在疾病后期，由于只有硬化增厚的骨骼残留，X线上可能无法发现骨溶解的证据。骨硬化最显著的部位是中轴骨和骨盆。

放射性核素骨扫描在骨佩吉特病中有多种用途。首先，扫描有助于显现疾病的严重程度，连续的骨扫描可以作为临床疗效评估的客观证据。此外，骨扫描是评估骨佩吉特病最敏感的检查方法。在骨佩吉特病的活动期，骨扫描异常早于X线改变。但是，骨扫描的特异性不高。骨扫描发现异常表现后，应对放射性核素吸收增加的部位做X线检查进行确诊。

CT和MRI对于关节受累以及神经系统并发症的诊断具有重要意义，此外，对于肿瘤的评估，CT或MRI也具有较大的优势。

3. 组织病理活检

骨佩吉特病的主要组织学特征是骨结构异常。骨佩吉特病的三个不同阶段（溶骨期、混合期和硬化期）可以单独存在，也可以在一个病灶同时出现。骨溶解期以骨吸收为主，镜下可以看到多核破骨细胞数量增多。异常破骨细胞的细胞核数量最多可达100个。接下来的混合期镜下可以看到大量混乱排列的新生骨质，快速的骨吸收和骨形成使病灶在镜下呈现出特征性的"马赛克"征[21]。疾病继续进展到硬化期，镜下见骨骼更加致密，呈纤维状。骨佩吉特病患者受累部位骨髓腔内充满了富含血管的疏松结缔组织。

【诊断】

骨佩吉特病的诊断主要建立在影像学检查的基础上，对于大多数碱性磷酸酶升高的患者，一般不需要再进行其他骨转换指标的测定[22]。典型的X线表现通常是有诊断意义的，典型表现包括特征性的骨畸形，皮质增厚等。在疾病早期X线表现可能以溶解性病变为主。然而，随着疾病进展，病灶内成骨逐渐增强。在一些骨佩吉特病患者中，X线片上会表现出致密骨组织，而骨转换指标几乎正常。所有骨佩吉特病患者都应该进行基线的放射性核素骨扫描，以记录骨骼受累的程度和部位。碱性磷酸酶对评估和检测疾病活动程度有重要意义，需要注意的是需要排除其他原因造成的血清碱性磷酸酶水平升高。一些特殊情况下，还需要对骨特异的碱性磷酸酶进行测定，以排除肝病带来的影响。一般并不需要进行组织病理检测来明确骨佩吉特病的诊断，但是当临床需要除外骨髓瘤以及骨肉瘤等疾病时，则骨组织活检显得尤为重要。

【鉴别诊断】

骨佩吉特病患者以老年人为主，该人群发生恶性肿瘤、退行性关节病以及骨质疏松的风险较高，虽然大部分患者通过典型的影像学表现和实验室检查结果能够明确诊断，但在一些情况下，需将骨佩吉特病与以下疾病进行区分。

1. 骨转移癌

骨佩吉特病病灶混合/成骨的表现很难和骨转移癌相区别。两者的鉴别点在于骨佩吉特病在随访期间骨扫描很少会提示新发病灶，而骨转移癌新发病灶的发生则很常见。对于难以鉴别的患者，推荐进行骨组织穿刺活检，通过组织病理明确诊断。

2. 骨软化症

像骨佩吉特病一样，骨软化症也可表现为骨痛和血清碱性磷酸酶升高，但X线上不会显示骨佩吉特病的特征性改变。需结合影像学和实验室检查综合做出诊断。

3. 骨肉瘤和骨巨细胞瘤

骨佩吉特病相关的骨肉瘤通常会出现局部疼痛加剧并伴有软组织肿胀。MRI对软组织包块的评估具有重要意义，需要进行骨组织活检明确诊断。骨巨细胞瘤是一种良性侵袭性骨肿瘤，引发局部疼痛、肿胀和关节活动受限。骨佩吉特病相关的骨肿瘤通常发生于多骨受累患者的头骨或骨盆。

【治疗】

临床症状明显的骨佩吉特病患者和有明显生化异常或影像学改变的无症状患者都需要接受治疗。治疗的目的是减轻疼痛、降低骨转换率，从而促进正常板层骨的沉积，减少骨的血管生成，延缓疾病的进展。主要治疗方法如下。

1. 非药物治疗

主要治疗方式为肌肉力量的锻炼，帮助患者缓解特定部位的骨痛。

2. 药物治疗

双膦酸盐抑制破骨细胞从而降低骨吸收，双膦酸盐在直接干预破骨细胞功能的同时，还能间接通过成骨细胞分泌的细胞因子，阻碍破骨细胞向病灶部位的募集。目前已有包括唑来膦酸和伊班膦酸二钠在内的6种双膦酸盐药物通过了美国FDA的批准而用于治疗骨佩吉特病。

唑来膦酸需要静脉给药，每次5 mg。用药前两周患者需要补充钙和维生素D，防止用药后低钙血症的出现。唑来膦酸不建议在血钙低以及肾功能不全患者中应用。帕米膦酸二钠的用量需要根据病情的严重程度进行调整，轻症患者可以静脉给予60 mg进行治疗，而对于病情较重的患者，需要给予60~90 mg。用药期间要定期监测碱性磷酸酶。除了静脉用双膦酸盐，还有一些口服用药，如阿伦膦酸和利塞膦酸。骨佩吉特病患者可能发生对个别双膦酸盐的继发性耐药，因此，长期应用时可能需要使用一种以上的双膦酸盐药物。

皮下注射降钙素是广泛用于骨佩吉特病治疗的药物。鲑鱼降钙素已被证实可以降低50%的骨转换率，减轻骨痛症状，改善一些神经并发症，促进骨溶解灶的骨再生。目前，降钙素的应用主要局限于不能耐受双膦酸盐治疗的患者。

目前已有地舒单抗用于骨佩吉特病的文献报道，其治疗效果仍需大样本病例随访来明确。

3. 疼痛治疗

骨佩吉特病的疼痛通常会在上述治疗后缓解，如患者疼痛症状缓解不佳，考虑可能和骨骼畸形、骨关节炎以及神经系统并发症相关，这种情况下，可以选择NSAIDs或选择性COX-2抑制剂来缓解疼痛。

4. 手术

手术的适应证包括病理性骨折以及骨骼畸形造成的关节功能障碍。建议在术前应用双膦酸盐以降低病灶部位血供，从而降低术中大出血的风险。

【病例摘要】[23]

患者，女，66岁，5年前出现间断性头痛，近1个月加重，咳嗽时双颞侧剧烈跳痛。查体：头部及四肢关节未见畸形、活动障碍等异常。碱性磷酸酶1668 U/L。骨密度检查提示骨量减少。X线提示头骨骨质内多发混杂密度影，骨扫描提示头骨弥漫性摄取增强，头部SPECT/CT断层融合显像提示头骨骨质增厚，骨内多发高低混杂密度影，形态不规则，呈弥漫性高低不等放射性异常浓聚灶。综合临床表现、实验室检查和影像学特征明确骨佩吉特病的诊断。病例详细资料见二维码数字资源6-5。

数字资源6-5

（崔云鹏）

【参考文献】

[1] BOUCHETTE P, BOKTOR S W. Paget Disease. StatPearls [Internet]. [DB/OL]. (2021-02-26) [2018-07-11]. https://www.ncbi.nlm.nih.gov/books/NBK430805/.

[2] PAGET J. On a form of chronic inflammation of bones (osteitis deformans). Med Chir Trans, 1877, 60: 37-64.

[3] ALTMAN R D, BLOCH D A, HOCHBERG M C, et al. Prevalence of pelvic Paget's disease of bone in the United States. J Bone Miner Res, 2000, 15 (3): 461-465.

[4] SIRIS E, ROODMAN G D. Paget disease. In: Primer on the metabolic bone diseases and disorders of mineral metabolism. Washington DC: ASBMR, 2003.

[5] POÓR G, DONÁTH J, FORNET B, et al. Epidemiology of Paget's disease in Europe: the prevalence is decreasing. J Bone Miner Res, 2006, 21 (10): 1545-1549.

[6] COOPER C, DENNISON E, SCHAFHEUTLE K, et al. Epidemiology of Paget's disease of bone. Bone, 1999, 24 (5 Suppl): 3S-5S.

[7] GUAÑABENS N, GARRIDO J, GOBBO M, et al. Prevalence of Paget's disease of bone in Spain. Bone, 2008, 43 (6): 1006-1009.

[8] BARKER D J, CHAMBERLAIN A T, GUYER P B, et al. Paget's disease of bone: the Lancashire focus. Br Med J, 1980, 280 (6222): 1105-1107.

[9] SIRIS E S, OTTMAN R, FLASTER E, et al. Familial aggregation of Paget's disease of bone. J Bone Miner Res, 1991, 6 (5): 495-500.

[10] SETON M, CHOI H K, HANSEN M F, et al. Analysis of environmental factors in familial versus sporadic Paget's disease of bone—the New England Registry for Paget's Disease of Bone. J Bone Miner Res, 2003, 18 (8): 1519-1524.

[11] MERLOTTI D, GENNARI L, GALLI B, et al. Characteristics and familial aggregation of Paget's disease of bone in Italy. J Bone Miner Res, 2005, 20 (8): 1356-1364.

[12] BEAUREGARD M, GAGNON E, GUAY-BÉLANGER S, et al. Identification of rare genetic variants in novel loci associated with Paget's disease of bone. Hum Genet, 2014, 133 (6): 755-768.

[13] USATEGUI-MARTÍN R, GARCÍA-APARICIO J, CORRAL-GUDINO L, et al. Polymorphisms in autophagy genes are associated with paget disease of bone. PLoS One, 2015, 10 (6): e0128984.

[14] LAURIN N, BROWN J P, MORISSETTE J, et al. Recurrent mutation of the gene encoding sequestosome 1 (SQSTM1/p62) in Paget disease of bone. Am J Hum Genet, 2002, 70 (6): 1582-1588.

[15] MORISSETTE J, LAURIN N, BROWN J P. Sequestosome 1: mutation frequencies, haplotypes, and phenotypes in familial Paget's disease of bone. J Bone Miner Res, 2006, 21 (Suppl 2): 38-44.

[16] WERMERS R A, TIEGS R D, ATKINSON E J, et al. Morbidity and mortality associated with Paget's disease of bone: a population-based study. J Bone Miner Res, 2008, 23 (6): 819-825.

[17] DOVE J. Complete fractures of the femur in Paget's disease of bone. J Bone Joint Surg Br, 1980, 62-B (1): 12-17.

[18] PRICE C H. The incidence of osteogenic sarcoma in South-West England and its relationship to Paget's disease of bone. J Bone Joint Surg Br, 1962, 44-B: 366-376.

[19] RALSTON S H, LANGSTON A L, REID I R. Pathogenesis and management of Paget's disease of bone. Lancet, 2008, 372 (9633): 155-163.

[20] RENDINA D, MOSSETTI G, SOSCIA E, et al. Giant cell tumor and Paget's disease of bone in one family: geographic clustering. Clin Orthop Relat Res, 2004, 2004 (421): 218-224.

[21] SEITZ S, PRIEMEL M, ZUSTIN J, et al. Paget's disease of bone: histologic analysis of 754 patients. J Bone Miner Res, 2009, 24 (1): 62-69.

[22] SELBY P L. Guidelines for the diagnosis and management of Paget's disease: a UK perspective. J Bone Miner Res, 2006, 21 (Suppl 2): 92-93.

[23] 丁新华，王海军. 佩吉特骨病1例. 中国介入影像与治疗学, 2019, 16 (9): 559.

第六节　神经纤维瘤病

神经纤维瘤病（neurofibromatosis）是一类神经系统遗传性疾病，可累及大脑、脊髓、外周神经和皮肤，肿瘤沿着神经或在皮下生长。目前神经纤维瘤病主要分为3个亚型：1型神经纤维瘤病（neurofibromatosis type 1，NF1）、2型神经纤维瘤病（neurofibromatosis type 2，NF2）、神经鞘瘤病（schwannomatosis）。

一、1型神经纤维瘤病

【概述】

1型神经纤维瘤病又称作von Recklinghausen病（von Recklinghausen's disease），是神经纤维瘤病较常见的亚型，每3000名新生儿中有1例患病[1]，以皮肤咖啡牛奶斑（图6-6-1）、虹膜结节、腋窝和腹股沟雀斑、骨骼畸形以及多发的神经纤维瘤为主要表现，上述症状通常在出生时即有所显现。

关于NF1的记载可以追溯到公元前1500年古埃及的亚伯斯古医籍，公元1480—1650年的儿童木乃伊上也发现了NF1相关的表现。第一份与NF1有关的英文文献报道由Akenside在1768年发表，随后Robert William Smith在1849年对NF1做了系统的描述。1882年，Friedrich Daniel von Recklinghausen首次明确了NF1患者皮肤肿瘤的起源，并命名为神经纤维瘤。最终，基于van der Hoeve（1921年）、Yakovlev与Guthrie（1931年）以及Van Bogaert（1935年）的研究成果，NF1被归入神经皮肤综合征[2]。

NF1发病率在不同种族、性别、人种中没有明显差异，NF1患者的预期寿命比正常人少8年左右[3]。

NF1是一种常染色体显性遗传疾病，约50%患儿的患病基因遗传自父母[4]，剩下50%患儿的患病基因则来源于基因突变，NF1不会出现隔代遗传的情况。*NF1*基因位于17号染色体长臂（17q11.2）[5]，是所有已知的人类基因中突变率最高的基因之一（1∶10 000）。造成*NF1*基因高突变率的原因不明，推测与其包含较长的碱基序列密切相关。*NF1*基因负责编码神经纤维蛋白，目前发现引起*NF1*基因突变的形式多样，包括缺失、插入和点突变。*NF1*基因突变后会导致神经纤维蛋白合成减少或功能异常，从而引发NF1的各种临床表现[6]。

【临床表现】

NF1的临床表现包括咖啡牛奶斑、腋窝或腹股沟雀斑、虹膜结节和神经纤维瘤[7]。多数骨骼系统畸形在出生后的第一年发生，而症状性视神经胶质瘤（OPG）则通常在患儿3岁时出现。其他的临床表现还包括高血压以及神经纤维瘤恶变。主要临床表现如下：

1. 咖啡牛奶斑（Café-au-lait-spot）

咖啡牛奶斑是一种色素沉着性斑点，质地均一，不突出皮肤表面。在患儿出生后的第1年出现。咖啡牛奶斑在幼年逐渐增多，后期逐渐趋于稳定。15%的正常人会出现1～3个咖啡牛奶斑，而出现6个以上咖啡牛奶斑要高度怀疑NF1的诊断[8-9]。约95%的成年NF1患者伴有咖啡牛奶斑，但是斑点会随着年龄的增长而逐渐消退。

2. 雀斑

雀斑较咖啡牛奶斑小，成簇地出现在皮肤褶皱部位，且晚于咖啡牛奶斑。腋窝或腹股沟是雀斑的好发部位，少数患者雀斑会散布在身体其他部位。

3. 虹膜结节

虹膜结节（lisch结节）是起源于眼虹膜的一种棕褐色外突性错构瘤，并不影响患者的视力。虹膜

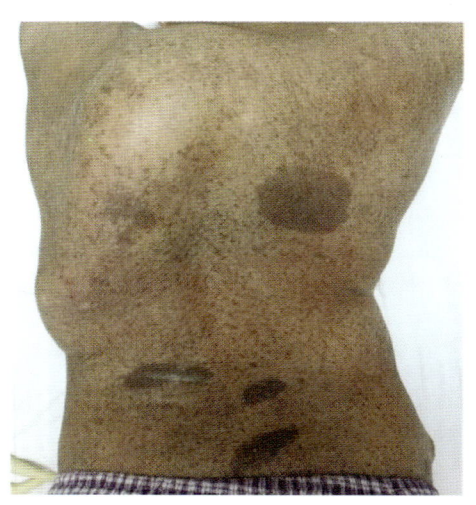

图 6-6-1　咖啡牛奶斑

结节在小于 10 岁的患者中较少出现，发生率不超过 10%；而在成年患者中较为常见，可高达 90% 以上[10-11]。

4. 神经纤维瘤

神经纤维瘤是一种起源外周神经鞘的良性肿瘤，在皮下组织内或其他部位沿着神经分布（图 6-6-2）。不同患者神经纤维瘤的数量存在较大差异，从几个到上千个不等，并且随着年龄增长，神经纤维瘤的数量增加。皮肤神经纤维瘤恶变概率极低，但通常会对患者的外观造成较大影响。而其他类型的神经纤维瘤则存在恶变倾向，如丛状神经纤维瘤。8%～15% 患者会出现神经纤维瘤恶变（恶性外周神经鞘瘤）（图 6-6-3）。

5. 伴发肿瘤

约 15% 的 NF1 患者会伴发颅脑肿瘤，主要累及幼儿。最常见的类型为视神经胶质瘤，患儿常出现视力下降甚至失明。其他的伴发肿瘤还包括胃肠道间质瘤、乳腺癌等。

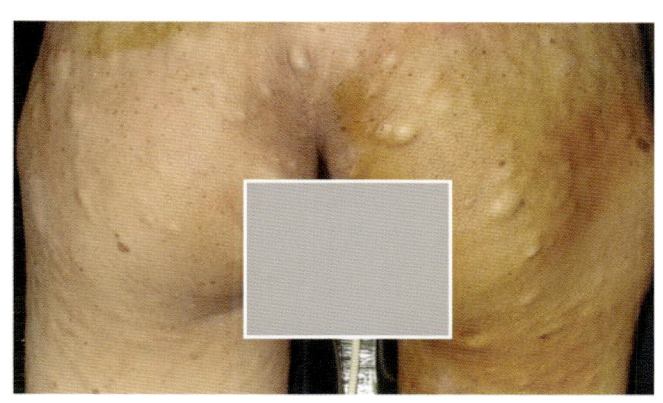

图 6-6-2　皮下多发神经纤维瘤

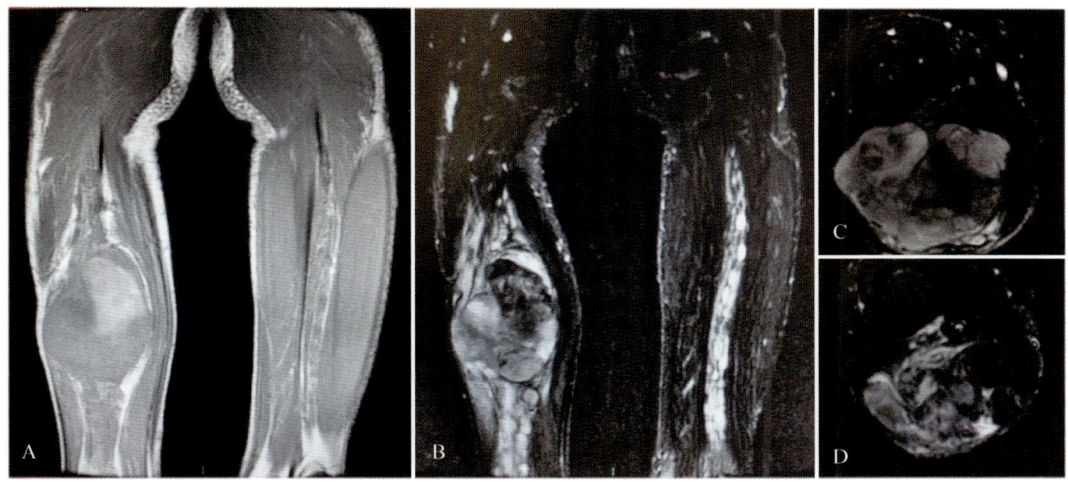

图 6-6-3　下肢神经纤维瘤恶变。A. T1 加权像；B. T2 抑脂像冠状位；C. 和 D. T2 抑脂像矢状位

6. 骨骼畸形

NF1 患者的骨骼畸形包括脊柱侧弯[12-13]、头骨生长异常以及骨密度异常。NF1 患者身高和肌肉力量低于正常人群平均值，而头颅周径高于正常人群平均值[14]。

7. 其他

NF1 患者发生高血压的风险高于正常人群，原因不明。部分 NF1 患者还会出现性成熟异常、学习障碍（注意缺陷多动障碍，attention deficit hyperactivity disorder，ADHD）以及癫痫[15]。

【辅助检查】

97% 的患者在 8 岁前都能够通过临床表现被诊断[16]，当临床表现不足以确诊或在产前进行筛查时，可以采用基因检测的方法。此外，当怀疑患者伴发骨骼畸形或颅脑肿瘤时，需要常规进行 X 线片、CT 和 MRI 检查明确诊断。

【诊断】

NF1 的诊断标准由美国国家卫生研究院在 1987 年召开的共识会议制定，随后在 1997 年对 NF1 诊断标准进行了更新，标准主要基于 NF1 的特定临床表现[17-18]。根据上述标准，至少具有以下两个临床特征才能诊断 NF1：

- 6 个或以上牛奶咖啡斑：测量每个病灶的最长径（青春期前患者大于 5 mm；青春期后患者大于 15 mm）。
- 腋窝或腹股沟区域雀斑。
- 视神经胶质瘤。
- 2 个以上虹膜结节。
- 特异性骨病变：如蝶骨发育不良、长骨皮质增厚伴或不伴假性关节炎。
- 1 级亲属（父母、兄弟姐妹或子女）确诊 NF1（参照以上标准）。

【鉴别诊断】

1. 2 型神经纤维瘤病

NF2 与 NF1 的致病基因不同，NF2 以多发的良性神经鞘瘤为主要表现，常累及双侧听神经。NF2 也会伴发中枢神经系统肿瘤，以脑膜瘤、室管膜瘤常见。NF2 其他表现包括平衡异常、耳鸣、进行性听力丧失等。

2. Legius 综合征

Legius 综合征是一种由于 Sprouty 相关 EVH1 结构域蛋白 1（Sprouty-related EVH$_1$ Domain-Contarining protein 1，SPRED1）基因突变导致的疾病，临床表现包括咖啡牛奶斑、腋窝雀斑以及巨颅畸形[19-20]。但 Legius 综合征患者不会出现神经纤维瘤和中枢神经系统肿瘤[21]。

【治疗】

1. 日常监测

对 NF1 患者症状的日常监测尤为重要，早期发现问题，及时处理能够有效地降低患者的致残率并提高其生活质量。日常监测包括皮肤纤维瘤数量、大小，骨骼系统是否出现畸形，血压以及是否出现中枢神经系统症状等。

2. 手术治疗

神经纤维瘤造成的压迫症状、神经纤维瘤恶变、神经纤维瘤引发的外观异常（尤其是面部外观异常）和骨骼畸形，常需要通过手术切除解决。

3. 药物治疗

司美替尼是第一个被 FDA 批准的用于治疗 2 岁及以上 NF1 患者的靶向药物，能够抑制神经纤维瘤细胞增殖。

二、2 型神经纤维瘤病

【概述】

2 型神经纤维瘤病（neurofibromatosis type 2，NF2）：又称作双侧听神经纤维瘤病（bilateral acoustic neurofibromatosis，BANF）或中枢神经纤维瘤病（central neurofibromatosis），较罕见，每 40 000 名新生儿中有 1 例患病，以多发的神经鞘瘤（以双侧前庭神经鞘瘤最常见）和颅内和椎管内脑脊膜瘤为主要表现，上述症状通常在青少年时期开始显现。

关于前庭神经鞘瘤的最早描述可以追溯到公元 1777 年由 Eduard Sandifort 书写的一份尸检报告。1882 年 John H. Wishart 记录了一名 21 岁双侧前庭神经鞘瘤患者的资料，该患者在婴儿期即发病。随后，Henneberg 和 Koch 对 NF2 进行了系统描述，而第一份用英文详细记录的 NF2 患者资料由 Bassoe 和 Nuzum 在 1915 年发表。70 年代末期，NF2 被归为神经纤维瘤病的一个亚型[2]。

NF2 发病无性别、种族和人群差异，平均发病年龄在 18～24 岁。早期，Evans DG 等的研究显示 NF2 患者的平均生存时间为确诊后的 15 年[22-23]。随着对 NF2 的认识、诊断以及治疗的不断进展，患者预后不断改善，但发病年龄早以及伴有脑膜瘤的患者预后仍不乐观。

NF2 是一种由于 *NF2* 基因突变引发的常染色体显性遗传疾病，但是约 50% 患者患病基因则来源于自身基因突变。*NF2* 基因位于第 22 号染色体长臂（22q12.2），负责编码细胞骨架蛋白神经纤维蛋白 2。目前已发现 200 多种 *NF2* 基因突变类型，大部分由点突变引发，因此，不同突变类型 NF2 患者的临床表型间存在差异[24-25]。

【临床表现】

NF2 的临床表现包括神经系统肿瘤（双侧前庭神经鞘瘤、其他颅内神经鞘瘤、脑脊膜瘤），眼部病变（白内障、视网膜错构瘤），皮肤病变。NF2 的典型症状通常在青春期前后显现。主要临床表现如下。

1. 前庭神经鞘瘤

双侧前庭神经鞘瘤是 NF2 最常见以及最具特点的临床表现，几乎所有患者都会在 30 岁前出现，极少出现恶变。NF2 患者前庭神经鞘瘤在上前庭神经和下前庭神经的发生率无明显差异[26]。患者早期会出现耳鸣、听力逐渐下降，甚至前庭功能障碍。虽然患者临床表现以一侧听力丧失多见，但随着疾病进展，大部分患者最终会出现双侧听力丧失。前庭神经鞘瘤如果处理不及时，局部增大后还会出现脑干压迫、脑积水、面神经瘫痪等并发症。

2. 脊柱肿瘤

脊髓神经鞘瘤通常呈典型的哑铃样生长，在NF2患者中发生率较高，治疗存在一定的难度。除了神经鞘瘤外，NF2患者还可伴有一些比较少见的肿瘤如脊髓室管膜瘤、星形胶质细胞瘤。

3. 脑脊膜瘤

NF2患者出现脊膜瘤的概率较低，相反，脑膜瘤在NF2患者中则较常见。除少数患者表现出相关神经功能障碍外（肿瘤部位相关），患脑膜瘤的NF2患者通常不会表现出临床症状[27]。与散发性脑脊膜瘤相比，NF2脑膜瘤更倾向在患者年轻时出现[28-29]，并且常为非典型或间变性的肿瘤[30-31]。

4. 眼部病变

60%～80%的NF2患者会发生白内障，随着白内障的进展，患者逐渐出现视力障碍。除了白内障外，部分患者还会出现视神经错构瘤以及视网膜前膜。

5. 其他

除了前庭神经鞘瘤，一半以上的NF2患者还会伴发其他神经系统的神经鞘瘤。这些部位的神经鞘瘤进展缓慢，第3脑神经（动眼神经）和第5脑神经（三叉神经）是最常受累的部位[32]。发生在其他罕见部位的神经鞘瘤，如发生在舌咽神经、迷走神经可能导致吞咽困难、食管动力障碍、声音嘶哑或误吸。NF2患者还会出现神经病变，主要见于成年患者，发病率不高[33]。

【辅助检查】

NF2的诊断主要基于特征的临床表现，当临床表现不足以确诊或在产前进行筛查时，可以采用基因检测的方法。NF2患者主要辅助检查如下。

1. 影像学评估

MRI对神经系统肿瘤以及神经病变的诊断至关重要，可以直观地显示神经肿瘤的部位、大小。

2. 听力评测

听力评测，如脑干听觉诱发反应，能够在早期发现患者听力问题，特别是对无症状的NF2患者能够起到筛查的作用。

3. 视力评测

推荐NF2患者每年进行视力评测，散瞳以检测是否有晶状体混浊，视网膜错构瘤或视网膜前膜。

【诊断】

NF2的诊断标准最早由美国国家卫生研究院在1987年召开的共识会议制定，在1997年对NF2诊断标准进行了更新[17-18]。随后研究发现单侧前庭神经鞘瘤有可能是由亮氨酸拉链样转录调节因子1（leucine zipper like transcription regulator 1，*LZTR1*）基因突变引起。此外，70岁以上发生前庭神经鞘瘤的患者中NF2的可能性逐渐降低。目前诊断标准如下，具有以下任意1条即可诊断NF2[34, 35]：

1）70岁前出现双侧前庭神经鞘瘤。

2）70岁前出现单侧前庭神经鞘瘤，且有1级亲属（父母、兄弟姐妹或子女）患NF2。

3）有脑脊膜瘤、非前庭神经鞘瘤、室管膜瘤和白内障中任意2种，且

- 1级亲属患NF2；或者
- 有单侧前庭神经鞘瘤，且*LZTR1*基因检测阴性（如有2个或以上非皮内神经鞘瘤）。

4）有多发性脑脊膜瘤，且：

- 有单侧前庭神经鞘瘤，或者
- 有非前庭神经鞘瘤、室管膜瘤和白内障中任意2种。

5）从患者血液中发现组成性或嵌合*NF2*基因致病性突变，或在同一个体中确认2个独立的肿瘤有相同的突变。

【鉴别诊断】

1. 神经鞘瘤病（schwannomatosis）

是神经纤维瘤病最罕见的亚型，以多发的非皮下、非双侧前庭神经鞘瘤为主要表现。神经鞘瘤病发病与NF2不同，与*SMARCB1*基因及*LZTR1*基因突变有关。

2. 散发性前庭神经鞘瘤

散发性前庭神经鞘瘤累及单侧前庭系统，占全部脑肿瘤的5%～10%。对于小于30岁的年轻患者，后续会有较大的风险出现对侧前庭神经鞘瘤，所以应密切监测此类患者。

3. 脑膜瘤

脑膜瘤起源于脑膜组织，典型的多发脑膜瘤通常累及老年患者，当在年轻患者中发现脑膜瘤时，

需怀疑 NF2 的可能。

此外，NF2 还要和 NF1 进行鉴别。

【治疗】

NF2 患者的治疗比较复杂，需要多学科专家进行合作，包括日常监测以及对相关并发症或伴发肿瘤的治疗。可诱导 NF2 相关前庭神经鞘瘤患者的肿瘤缩小和听力改善，而且多学科 NF2 中心有越来越多的治疗经验，即对于危及功能的快速生长性前庭神经鞘瘤，手术前先用贝伐珠单抗作为一线药物治疗。

1. 日常监测

对 NF2 患者症状的日常监测的意义在于早期发现问题，及时处理能够有效地降低患者的致残率并提高其生活质量。

2. 手术治疗和放射治疗

手术治疗是处理症状性 NF2 患者最常见的方法。对于较小的前庭神经鞘瘤，可以选择手术或放射治疗，部分患者能够获得较好的听神经和面神经功能的保留[36]。对于较大的肿瘤，往往会出现局部压迫，如脑干和面神经，需要手术切除肿瘤以缓解患者症状。有趣的是，切除 NF2 患者一侧前庭神经鞘瘤后，一些患者另一侧的前庭神经鞘瘤会自行消退[37]。

3. 药物治疗

贝伐珠单抗是一种血管内皮生长因子抑制剂，可使 NF2 患者前庭神经鞘瘤体积缩小并改善听力，多中心研究推荐对于危及功能的快速生长的前庭神经鞘瘤患者，术前应用贝伐珠单抗作为一线药物治疗[38]。其他治疗 NF2 的药物还包括依维莫司、拉帕替尼以及厄洛替尼。

三、神经鞘瘤病

【概述】

3 型神经纤维瘤病（neurofibromatosis type 3，NF3）又称作神经鞘瘤病（schwannomatosis），是神经纤维瘤病最罕见的亚型，发病率约 1/126000[39]。NF3 在发病机制和临床表现上与 NF1、NF2 有明显区别，以多发的非双侧前庭神经鞘瘤为主。神经鞘瘤病在成年发病，通常会伴有慢性疼痛，常见的发病部位包括脑神经、脊神经和周围神经。

1990 年，基于 MacCollin M 等的研究，NF3 被单独归为一类亚型[40]。NF3 与种族、性别的关系尚不明确，患者平均发病年龄为 25 岁～30 岁[41]。NF3 与 SMARCB1 基因及 LZTR1 基因突变有关，大部分患者呈散发，约 20% 患者具有家族史。目前，神经鞘瘤病的治疗主要以疼痛管理为主。SMARCB1 基因位于 22 号染色体，是 NF3 的主要致病基因，40%～50% 的家族性 NF3 和 10% 的散发性 NF3 患者能够检测出 SMARCB1 基因突变。LZTR1 基因也位于 22 号染色体，属于抑癌基因，与胶质母细胞瘤也密切相关[42]。SMARCB1 和 LZTR1 都能够与组蛋白脱乙酰酶 4 相互作用。目前，组蛋白脱乙酰酶 4 抑制剂是抗 NF3 药物的研究热点[43]。

【临床表现】

NF3 的主要临床表现如下：

1. 神经鞘瘤

多发的神经鞘瘤是 NF3 最具特征的临床表现，神经鞘瘤可累及脑神经、脊神经和周围神经，既可以是散发的也可以是丛状的。几乎所有 NF3 患者都会出现 1 条或多条外周神经的神经鞘瘤，通常位于四肢，其次为胸部、腹部和盆部。

2. 其他肿瘤

NF3 患者除了多发的神经鞘瘤外，还有更大的风险出现脑膜瘤以及恶性变（恶性外周神经鞘瘤）。

【辅助检查】

NF3 的诊断主要基于特征的临床表现，当临床表现不足以确诊时，可以采用基因检测的方法。NF3 患者主要辅助检查如下。

1. 影像学评估

MRI 对神经系统肿瘤以及神经病变的诊断至关重要，可以直观地显示神经肿瘤的部位、大小。典型的神经鞘瘤在 T1 加权像上呈中等信号（大致与肌肉相同），在 T2 加权像上呈高信号（以外周为主），增强扫描信号均一，外周可见环形低信号[44]。部分神经鞘瘤会出现囊性变。

2. 基因检测

SMARCB1 和 LZTR1 基因的检测能够帮助诊断 NF3。

【诊断】

NF3 的诊断主要基于临床表现，最早在 2005 年提出[45]，随后在2006年进行修正[46]。目前诊断标准如下，具有以下任意1条即可诊断NF3。

1）年龄大于30岁，且
- 2个以上非皮肤内的神经鞘瘤，至少1处有病理证实；
- 不满足NF2的诊断标准；
- MRI未发现前庭神经鞘瘤；
- 一级亲属（父母、兄弟姐妹或子女）无NF2患者；
- 无*NF2*基因突变。

2）患者具有病理证实的非前庭系统神经鞘瘤，且1级亲属中有人满足第一条标准。

具有以下任意1条即高度怀疑NF3诊断：

1）年龄小于30岁，且
- 2个以上非皮肤内的神经鞘瘤，至少1处有病理证实；
- 不满足NF2的诊断标准；
- MRI未发现前庭神经鞘瘤；
- 一级亲属（父母、兄弟姐妹或子女）无NF2患者；
- 无*NF2*基因突变。

2）年龄大于45岁，无第8脑神经（前庭神经/听神经）异常表现，且
- 2个以上非皮肤内的神经鞘瘤，至少1处有病理证实；
- 不满足NF2的诊断标准；
- 一级亲属（父母、兄弟姐妹或子女）无NF2患者；
- 无NF2基因突变。

【鉴别诊断】

神经鞘瘤病主要与NF2、NF1相鉴别，其中和NF2的鉴别诊断较复杂。

【治疗】

NF3患者的治疗主要在于疼痛管理，疼痛是NF3患者最常见的症状，且不同患者间差异较大。

1. 药物治疗

对于患者出现的爆发痛，速效阿片类药物联合NSAIDs以及加巴喷丁/普瑞巴林能够起到很好的镇痛效果。此外，一些三环类抗抑郁药、血清素-去甲肾上腺素再摄取抑制剂以及抗癫痫药也可以发挥辅助镇痛效果。

2. 非药物治疗

包括瑜伽、冥想等在内的康复治疗也能够对NF3患者的疼痛起到治疗作用，但这些方法的应用都有待大型临床试验进一步证实。

3. 手术治疗

手术切除肿瘤的指征包括：顽固性疼痛，脊髓和其他重要脏器受压。应谨慎做出手术切除的决定，特别是针对顽固性疼痛为主诉的患者。由于肿瘤来源于神经，手术切除肿瘤后可能诱发更严重的疼痛或神经功能障碍。

【病例摘要】

患儿，女，11岁，6年前开始出现脊柱侧弯畸形，逐渐加重。既往史：6年前诊断1型神经纤维瘤病。家族中父亲患1型神经纤维瘤病。查体：左肩部、腹部等部位可见咖啡牛奶斑。脊椎生理曲度消失，右侧背部较左侧隆起约4 cm，脊柱前屈、后伸及左右旋转略受限。脊柱全长X线、CT显示脊柱侧弯畸形。综合以上临床表现，患儿诊断为1型神经纤维瘤病、脊柱侧弯。病例详细资料见二维码数字资源6-6。

数字资源 6-6

【参考文献】

[1] EVANS D G, HOWARD E, GIBLIN C, et al. Birth incidence and prevalence of tumor-prone syndromes: estimates from a UK family genetic register service. Am J Med Genet A, 2010, 152A（2）: 327-332.

[2] RUGGIERI M, PRATICÒ A D, CALTABIANO R, et al. Early history of the different forms of neurofibromatosis from ancient Egypt to the British Empire and beyond: First descriptions, medical curiosities, misconceptions, landmarks, and the persons behind the syndromes. Am J Med Genet A, 2018, 176（3）: 515-550.

[3] WILDING A, INGHAM S L, LALLOO F, et al. Life expectancy in hereditary cancer predisposing diseases: an observational study. J Med Genet, 2012, 49（4）: 264-269.

[4] STEPHENS K, KAYES L, RICCARDI V M, et al. Preferential mutation of the neurofibromatosis type 1 gene in

paternally derived chromosomes. Hum Genet, 1992, 88 (3): 279-282.

[5] GUTMANN D H, FERNER R E, LISTERNICK R H, et al. Neurofibromatosis type 1. Nat Rev Dis Primers, 2017, 3: 17004.

[6] MESSIAEN L, WIMMER K. NF1 mutational spectrum. In: Monographs in human genetics. Swiss: Karger, 2008: 63-77.

[7] DEBELLA K, SZUDEK J, FRIEDMAN J M. Use of the national institutes of health criteria for diagnosis of neurofibromatosis 1 in children. Pediatrics, 2000, 105 (3 Pt 1): 608-614.

[8] KORF B R. Diagnostic outcome in children with multiple café au lait spots. Pediatrics, 1992, 90 (6): 924-927.

[9] NUNLEY K S, GAO F, ALBERS A C, et al. Predictive value of café au lait macules at initial consultation in the diagnosis of neurofibromatosis type 1. Arch Dermatol, 2009, 145 (8): 883-887.

[10] LEWIS R A, RICCARDI V M. Von Recklinghausen neurofibromatosis. Incidence of iris hamartomata. Ophthalmology, 1981, 88 (4): 348-354.

[11] LUBS M L, BAUER M S, FORMAS M E, et al. Lisch nodules in neurofibromatosis type 1. N Engl J Med, 1991, 324 (18): 1264-1266.

[12] ELEFTERIOU F, KOLANCZYK M, SCHINDELER A, et al. Skeletal abnormalities in neurofibromatosis type 1: approaches to therapeutic options. Am J Med Genet A, 2009, 149A (10): 2327-2338.

[13] CRAWFORD A H, HERRERA-SOTO J. Scoliosis associated with neurofibromatosis. Orthop Clin North Am, 2007, 38 (4): 553-562.

[14] SZUDEK J, BIRCH P, FRIEDMAN J M. Growth in North American white children with neurofibromatosis 1 (NF1). J Med Genet, 2000, 37 (12): 933-938.

[15] HSIEH H Y, FUNG H C, WANG C J, et al. Epileptic seizures in neurofibromatosis type 1 are related to intracranial tumors but not to neurofibromatosis bright objects. Seizure, 2011, 20 (8): 606-611.

[16] SHAH K N. The diagnostic and clinical significance of café-au-lait macules. Pediatr Clin North Am, 2010, 57 (5): 1131-1153.

[17] STUMPF D A, ALKSNE J F, ANNEGERS J F, et al. Neurofibromatosis: Conference Statement. Arch Neurol, 1988, 45 (5): 575-578.

[18] GUTMANN D H, AYLSWORTH A, CAREY J C, et al. The diagnostic evaluation and multidisciplinary management of neurofibromatosis 1 and neurofibromatosis 2. JAMA, 1997, 278 (1): 51-57.

[19] BREMS H, CHMARA M, SAHBATOU M, et al. Germline loss-of-function mutations in SPRED1 cause a neurofibromatosis 1-like phenotype. Nat Genet, 2007, 39 (9): 1120-1126.

[20] BREMS H, PASMANT E, MINKELEN R V, et al. Review and update of SPRED1 mutations causing Legius syndrome. Hum Mutat, 2012, 33 (11): 1538-1546.

[21] MESSIAEN L, YAO S, BREMS H, et al. Clinical and mutational spectrum of neurofibromatosis type 1-like syndrome. JAMA, 2009, 302 (19): 2111-2118.

[22] EVANS D G, HUSON S M, DONNAI D, et al. A clinical study of type 2 neurofibromatosis. Q J Med, 1992, 84 (304): 603-618.

[23] HEXTER A, JONES A, JOE H, et al. Clinical and molecular predictors of mortality in neurofibromatosis 2: a UK national analysis of 1192 patients. J Med Genet, 2015, 52 (10): 699-705.

[24] BASER M E. The distribution of constitutional and somatic mutations in the neurofibromatosis 2 gene. Hum Mutat, 2006, 27 (4): 297-306.

[25] LEGOIX P, SARKISSIAN H D, CAZES L, et al. Molecular characterization of germline NF2 gene rearrangements. Genomics, 2000, 65 (1): 62-66.

[26] EVANS D G, STIVAROS S M. Multifocality in neurofibromatosis type 2. Neuro Oncol, 2015, 17 (4): 481-482.

[27] ABOUKAIS R, ZAIRI F, BARONCINI M, et al. Intracranial meningiomas and neurofibromatosis type 2. Acta Neurochir (Wien), 2013, 155 (6): 997-1001.

[28] EVANS D G, BIRCH J M, RAMSDEN R T. Paediatric presentation of type 2 neurofibromatosis. Arch Dis Child, 1999, 81 (6): 496-499.

[29] EVANS D G, WATSON C, KING A, et al. Multiple meningiomas: differential involvement of the NF2 gene in children and adults. J Med Genet, 2005, 42 (1): 45-48.

[30] PERRY A, GIANNINI C, RAGHAVAN R, et al. Aggressive phenotypic and genotypic features in pediatric and NF2-associated meningiomas: a clinicopathologic study of 53 cases. J Neuropathol Exp Neurol, 2001, 60 (10): 994-1003.

[31] LARSON J J, LOVEREN H R, BALKO M G, et al. Evidence of meningioma infiltration into cranial nerves: clinical implications for cavernous sinus meningiomas. J Neurosurg, 1995, 83 (4): 596-599.

[32] FISHER L M, DOHERTY J K, LEV M H, et al. Distribution of nonvestibular cranial nerve schwannomas in neurofibromatosis 2. Otol Neurotol, 2007, 28 (8): 1083-1090.

[33] SPERFELD A D, HEIN C, SCHRÖDER J M, et al. Occurrence and characterization of peripheral nerve

[34] SMITH M J, BOWERS N L, BULMAN M, et al. Revisiting neurofibromatosis type 2 diagnostic criteria to exclude LZTR1-related schwannomatosis. Neurology, 2017, 88 (1): 87-92.

[35] EVANS D G, KING A T, BOWERS N L, et al. Identifying the deficiencies of current diagnostic criteria for neurofibromatosis 2 using databases of 2777 individuals with molecular testing. Genet Med, 2019, 21 (7): 1525-1533.

[36] SELCH M T, PEDROSO A, LEE S P, et al. Stereotactic radiotherapy for the treatment of acoustic neuromas. J Neurosurg, 2004, 101 (Suppl 3): 362-372.

[37] ECKARDSTEIN K L, BEATTY C W, DRISCOLL C L, et al. Spontaneous regression of vestibular schwannomas after resection of contralateral tumor in neurofibromatosis Type 2. J Neurosurg, 2010, 112 (1): 158-162.

[38] MORRIS K A, GOLDING J F, AXON P R, et al. Bevacizumab in neurofibromatosis type 2 (NF2) related vestibular schwannomas: a nationally coordinated approach to delivery and prospective evaluation. Neurooncol Pract, 2016, 3 (4): 281-289.

[39] EVANS D G, BOWERS N L, TOBI S, et al. Schwannomatosis: a genetic and epidemiological study. J Neurol Neurosurg Psychiatry, 2018, 89 (11): 1215-1219.

[40] MACCOLLIN M, WOODFIN W, KRONN D, et al. Schwannomatosis: a clinical and pathologic study. Neurology, 1996, 46 (4): 1072-1079.

[41] MERKER V L, ESPARZA S, SMITH M J, et al. Clinical features of schwannomatosis: a retrospective analysis of 87 patients. Oncologist, 2012, 17 (10): 1317-1322.

[42] FRATTINI V, TRIFONOV V, CHAN J M, et al. The integrated landscape of driver genomic alterations in glioblastoma. Nat Genet, 2013, 45 (10): 1141-1149.

[43] ALGAR E M, MUSCAT A, DAGAR V, et al. Imprinted CDKN1C is a tumor suppressor in rhabdoid tumor and activated by restoration of SMARCB1 and histone deacetylase inhibitors. PLoS One, 2009, 4 (2): e4482.

[44] PILAVAKI M, CHOURMOUZI D, KIZIRIDOU A, et al. Imaging of peripheral nerve sheath tumors with pathologic correlation: pictorial review. Eur J Radiol, 2004, 52 (3): 229-239.

[45] MACCOLLIN M, CHIOCCA E A, EVANS D G, et al. Diagnostic criteria for schwannomatosis. Neurology, 2005, 64 (11): 1838-1845.

[46] BASER M E, FRIEDMAN J M, EVANS D G. Increasing the specificity of diagnostic criteria for schwannomatosis. Neurology, 2006, 66 (5): 730-732.

第七节　埃德海姆-切斯特病

【概述】

埃德海姆-切斯特病（Erdheim-Chester disease，ECD）于1930年由Jakob Erdheim和William Chester首次描述，是一种罕见的非朗格汉斯细胞组织细胞增生症，旧称"脂质肉芽肿"[1]。1972年，Herry Jaffe再次报道该病时，将其命名为埃德海姆-切斯特病。该病主要以大量CD68（＋）CD1a（－）富含脂质的泡沫样组织细胞呈黄色肉芽肿性增生浸润，伴有不同程度的纤维化和淋巴细胞浸润为特征，侵犯骨骼及多种器官。由于其形态学和免疫染色特点与幼年型黄色肉芽肿（juvenile xanthogranuloma，JXG）相同，国际组织细胞协会将其纳入JXG疾病家族，近年来研究认为ECD是不以皮肤侵犯为主的JXG特殊类型。在2017年版WHO组织细胞疾病和巨噬-树突细胞系肿瘤分类标准中将其与朗格汉斯细胞组织细胞增生症（LCH）共同分为L组[2]。

ECD的总体发病率不详，至今全世界约有1000例ECD报道。中老年发病多见，中位发病年龄为55～60岁，儿童病例罕见。男女发病率无明显差异。

ECD中增生的非朗格汉斯组织细胞可能来源于CD34（＋）的骨髓前体细胞。目前，间质树突状细胞是假定起源细胞，但仍存在争论[2]。迄今为止，ECD的病因及发病机制尚不明了，可能与基因突变、免疫失调和炎症有关。目前发现50%～70%的ECD患者病变组织存在着*BRAFV600E*突变[3-6]，中国ECD患者中突变率为68.8%[7]。*BRAFV600E*是一个丝氨酸-苏氨酸蛋白激酶，参与Ras-Raf-Mek-Erk丝裂原活化蛋白激酶（mitogen-activated protein kinase，MAPK）转导通路。该信号通路通过细胞外生长因子结合到细胞膜酪氨酸激酶受体被激活，并调节细胞增殖和生存。10%～20%的患者存在着

MAPK 信号通路中其他的基因突变（如 *MAP2K1*，*NRAS*，*KRAS* 和 *ARAF* 突变等）[6, 8]。研究发现，约有 11% ECD 患者有 *PIK3CA* 突变致哺乳动物雷帕霉素靶蛋白（mammalian target of rapamycin，mTOR）（PI3K/AKT/mTOR）通路的激活[6]。mTOR 通路由 mTORC1 和 mTORC2 两种不同的复合物参与。mTORC1 对雷帕霉素很敏感，p70S6K 的磷酸化增加说明 ECD 中有 mTORC1 的参与。mTOR 通过整合细胞内外的信号调节细胞的增殖、分化、凋亡和一些代谢过程，如：mTOR 的异常激活。研究发现，在 ECD 中，mTOR 显著磷酸化，与之一致的是 mTOR 的下游 p70S6K 的磷酸化也显著增加。蛋白质和脂质的合成也受 mTOR 的调控。此外，mTOR 能够通过促进 B 细胞、T 细胞及抗原递呈细胞的分化和激活影响免疫过程。在肿瘤和炎症反应中可以发现在 CD68 阳性的泡沫样组织细胞中 mTOR 和 p70S6K 的磷酸化显著增加[9-10]。

ECD 患者发病过程中存在一个明显、独特的促炎细胞/趋化因子网络，负责募集和激活组织细胞，介导 ECD 病变。ECD 患者通常存在相似的炎症因子激活，如干扰素 α（INF-α）、白介素 4（IL-4）、白介素 7（IL-7）、白介素 6（IL-6）和肿瘤坏死因子 α（TNF-α）等。ECD 病变的组织细胞向炎症表型偏移，局部出现类似于 Th1 的可溶性细胞因子网络，如 IL-1、IL-6、CCL2、CCL5、CXCL8、TNF-α、IFN-γ[11-12]，被称为"细胞因子风暴"。此外，细胞因子抑制剂，如 IL-1 受体拮抗剂阿那白滞素（anakinra），IL-6 阻滞剂托珠单抗（Tocilizumab），和 TNF-α 阻断药英夫利昔单抗（Infliximab）治疗 ECD 患者取得了令人鼓舞的疗效，也证明细胞因子/趋化因子介导的组织细胞募集和激活的发病机制。

因此，目前认为 ECD 是一种以 MAPK 信号通路激活为特征的克隆性血液系统肿瘤，属于一种炎性髓系肿瘤[13]，事实上，目前遗传学、分子以及功能学证据均显示 ERK 信号途径激活是髓系分化的关键步骤，而这同时也是 LCH 重要和普遍的始动因素。由于 LCH 和 ECD 的高度关联性以及两者在 MAP 激酶通路突变上的相似性，认为 ECD 也可被重新定义为炎性髓系肿瘤。

【临床表现】

ECD 病变可累及全身各系统，临床表现多样，无特异性，与病变的部位和范围有关，表现可从无症状的单一病变，到威胁生命的多系统损害。一般症状包括发热、乏力、盗汗、体重下降等[14]。其余受累系统主要包括：

1. 骨骼系统

绝大多数 ECD 患者在诊断时都有骨骼受累，以下肢骨最为常见，最常累及股骨远端及胫骨，表现为双侧对称的骨干或骨骺端硬化，极少单累及骨，但仅有 50% 患者有骨痛表现。通常表现为轻度骨痛，可出现在病程的任何时段，多见于肢体远端如膝关节和踝关节。除典型骨质硬化表现外，骨受累还可伴发骨骺部分硬化、骨膜炎和骨梗死。

2. 心血管系统

ECD 病变累及心血管系统，多数患者并无明显临床表现，但若心包受累，造成大量心包积液可导致胸闷、憋气甚至心脏压塞表现；病变累及冠状动脉则可造成心肌缺血样表现，如胸闷、胸痛等；弥漫性心肌受累亦有报道，可导致心力衰竭样表现；约 66% 的 ECD 患者可见血管受累，主要侵犯主动脉及其分支，如左颈总动脉、腹腔干等。ECD 累及静脉很少。病变包绕肾动脉则可造成肾性高血压；病变包绕肠系膜血管可有肠道缺血表现，如腹痛等。

3. 呼吸系统

ECD 肺受累较为常见，常见症状为隐匿进展数月或数年的干咳和呼吸困难。约 53% 患者累及肺实质，表现为不同程度的肺间质纤维化，是间质性肺病的一个原因，41% 患者累及胸膜。ECD 患者肺功能检查通常显示轻度限制性通气功能障碍，伴一氧化碳扩散能力正常或下降。动脉血气值通常正常。然而，随着疾病进展，患者可能出现缺氧、高或低碳酸血症。ECD 肺病变主要沿淋巴系统浸润，伴纤维化和淋巴细胞、浆细胞炎性浸润，故影像常表现为间质性肺病的特征。

4. 中枢神经系统

ECD 可累及下丘脑-垂体轴、脑实质、硬脑膜、脊髓、硬脊膜。中枢神经系统受累可因不同部位脑实质受累而出现相应的临床表现，如肢体活动障碍、步态异常、意识改变等；脑实质任何部位均可受累，最常累及幕下脑组织如小脑和脑干。脊髓受累可因不同受累节段而出现不同临床表现；下丘脑-垂体受累引起的尿崩症是 ECD 侵犯内分泌系统最常见的临床表现，89% 的 ECD 患者存在尿崩症，78% 的患者存在垂体前叶功能缺陷。半数 ECD 患者 MRI 检查可见下丘脑-垂体轴异常，常累及垂体柄和垂体后叶。

5. 眶后病变

眶后受累为 ECD 常见临床表现之一，表现为单侧或双侧突眼，甚至造成失明。

6. 腹膜后/肾受累

腹膜后病变可类似腹膜后纤维化，大多数 ECD 累及腹膜后腔时常无临床症状，有时可伴腹痛，若病灶包绕输尿管可造成单侧或双侧肾后性梗阻，出现排尿困难，严重者可出现肾积水、肾性高血压、尿路梗阻甚至肾衰竭。当肾周和近端输尿管同时受累时，对本病的诊断具有更大的提示意义。肾周浸润可能进展至肾窦导致肾后性梗阻。肾周浸润和纤维化可致双侧输尿管的阻塞，进而导致肾积水和肾功能的下降，纤维化最易累及中段和远段输尿管。除肾外，肾上腺也可受累，表现为双侧肾上腺对称性增粗伴周围脂肪浸润，少数可表现为软组织肿块，通常无临床症状。

7. 皮肤受累

最为常见的皮肤病变为黄瘤样改变，约 1/3 患者发生在眼睑、面部、颈部、腋窝、躯干和腹股沟亦可出现。

【辅助检查】

1. 实验室检查

本病的实验室检查不具有特异性。可有炎性指标升高，如红细胞沉降率（ESR）、超敏 C 反应蛋白（hsCRP）以及血小板（PLT）和纤维蛋白原（Fbg）升高；同时可有细胞因子升高，如 IL-6、IL-8 和 TNF-α。另外，可有受累脏器功能不全表现，如肾功能异常、内分泌异常等。

2. 影像学检查

影像学检查对于 ECD 的诊断以及疾病评估至关重要。常规 X 线片、骨扫描、CT 和 MRI 只能对某些特定部位进行评价，部分影像学征象较为独特。

（1）X 线：是检查 ECD 骨病变的主要手段，表现为特征性的四肢长骨对称性骨质硬化，偶有硬化和溶解病变混合存在，以下肢骨多见，但单纯溶骨性病变极其少见，可见骨髓质缺失，皮质不规则，骨膜增厚。

（2）CT、MRI：对早期、隐匿的骨病灶更为灵敏。当 CT 发现管状长骨、头骨、胸骨、锁骨骨质硬化，并伴发其他骨外病灶，如脑膜占位性病变、胸主动脉"主动脉鞘"征象时，高度提示 ECD。有学者使用高分辨率外周定量 CT（HR-pQCT）评估 13 例 ECD 患者胫骨病变的骨密度，结果约为正常均值的 1.35 倍[15]。MRI 对 ECD 骨髓浸润灵敏性高，表现为正常髓腔内脂肪被异常增生组织取代，呈不均一长 T1、长 T2 信号，可见强化。除评价骨髓浸润程度和范围外，MRI 还可清楚显示骨膜、软骨改变和骨梗死。高分辨率 CT 可评估肺或胸膜受累情况。肺部广泛浸润和纤维化可能导致严重的心肺症状，甚至心肺衰竭。HRCT 为最佳检查方法，表现为肺间质纤维化征象，如小叶间隔增厚、小叶中心型微结节和磨玻璃影等，肺实变少见。胸膜受累时可见胸膜增厚和胸腔积液。当胸部 CT 发现上述征象并发胸骨、肋骨骨质硬化时，对 ECD 诊断有较高的提示意义。

当病变累及血管时，CT、MRI 上可见血管被周围增生的软组织包绕，病变形态及累及范围多样，可对称或不对称，可闭合呈环形包绕或非环形，可包绕整大动脉或仅包绕某一段大动脉。Serratrice 等将整段大动脉周围包绕称为"主动脉鞘"，为 ECD 的特征性表现。

当病变侵犯肾周脂肪和肾周筋膜时，CT、MRI 表现为双侧对称的肾周软组织密度影，边界不规则，类似毛发状，呈特征性的"毛发肾"征（hairy kidney），约 68% 的患者 CT 检查可见"毛发肾"征，高度提示 ECD 诊断。

（3）骨扫描：对早期骨病变灵敏度高，可见 99mTc 异常摄取，特征性表现为四肢长骨对称性高摄取骨显像剂 99mTc-MDP，高度提示 ECD[14]。全身 PET 能够同时评估 ECD 累及的多个病变部位。18F-FDG PET-CT 是近年来应用于临床的一种新型影像学检查方法，通过病变与正常组织糖代谢水平不同对病变进行检测，不但可以显示病变的数目、范围和位置，还可反映病变活性。

（4）心脏检查：心血管系统受累时，心电图可有短 PR、传导阻滞、病理性 Q 波、ST-T 异常等非特异性改变；心脏 MRI、冠脉 CTA 和心脏超声可呈现心包增厚、心肌浸润、右心房占位、瓣膜反流、冠脉狭窄等改变。

【诊断】

ECD 的诊断需要结合典型的临床表现、影像学特征和病理学特征。影像学表现为双侧对称的长骨骨干和干骺端的皮质硬化，全身骨显像显示四肢长骨末端的对称放射浓聚摄取。病理诊断是金标准。病理中发现组织中存在片状泡沫状组织细胞，伴有炎性细胞和多核巨细胞（Touton 细胞）浸润以及纤维组织混合其中或包绕在外。组织细胞表达 CD68 和 CD163，部分患者可表达 S-100 阳性，但不表达 CD1a 或 CD207；电镜下超微结构：细胞质内含有大量脂质空泡，缺乏 Birbeck 颗粒。50%～100% 的 ECD 患者存在 *BRAFV600E* 基因突变，对于 ECD 患者进行 *BRAFV600E*，*RAS* 和 *PIK3CA* 基因突变检测有助于该病的诊断[16]。

【鉴别诊断】

主要需要与其他组织细胞疾病相鉴别，如朗格汉斯细胞组织细胞增生症（LCH）、罗萨伊-多尔夫曼病（RDD）和炎性肌成纤维细胞瘤（inflammatory myofibroblastic tumor，IMT）。

1. LCH

LCH 最常见的临床表现为尿崩、骨骼和肺的受累，与 ECD 不同，LCH 的骨骼受累主要为溶骨性病变，而 ECD 骨骼受累主要为硬化性骨病。病理是鉴别诊断的金标准，LCH 病灶 CD68、CD1a、S-100 和 langerin 阳性，同时电镜下可以看到特征性的伯贝克颗粒。但由于 LCH 与 ECD 发病机制中均为 MAPK 信号通路激活，目前发现有 LCH 与 ECD 同时存在的患者，可为单一病灶中，同时有 LCH 和 ECD 的病理表现；也可为全身不同病灶，分别表现为 LCH 和 ECD。

2. RDD

RDD 与 ECD 病理上并无绝对的鉴别诊断标准，RDD 的中枢神经系统受累表现可与 ECD 极为类似。典型的临床表现和骨扫描的特征以及 *BRAFV600E* 突变有助于 ECD 的诊断。目前尚未发现 RDD 患者存在 *BRAFV600E* 突变。

3. IMT

目前称为 IMT，多发生于肺和眼眶内，也可以作为基于脑膜的颅内空间占位病变。IMT 具有 SMA 和 ALK-1 阳性的梭形肌纤维母细胞群，含丰富的淋巴组织细胞和浆细胞浸润，而在 ECD 病变中，SMA 和 ALK-1 均阴性。

【治疗】

ECD 目前尚无标准治疗。由于 ECD 临床表现的高度异质性，例如一些患者仅有缓慢进展的单个器官受累，如单独垂体受累表现为尿崩症的患者，在经手术切除后病情可稳定多年不需要治疗；而另一些有重要脏器受累如中枢神经系统、心血管等受累，或者进展迅速的患者，则需要积极进行全身治疗。目前该病的治疗方法主要包括糖皮质激素、环孢素、干扰素、化疗药物、手术切除、放疗等[13]。因为病例数少，对于疗效的观察数据不完善。

1. 基于 ECD 免疫的治疗

包括 IL-1 受体拮抗剂阿那白滞素（Anakinra）、IL-6 阻滞剂托珠单抗（Tocilizumab）、TNF-α 阻断剂英夫利昔单抗（Infliximab）和克拉屈滨（Mavenclad/cladribrne）。

（1）TNF-α：是目前 ECD 的一线药物，目前已证明，TNF-α 对部分患者具有疗效，可以延长患者的生存时间。TNF-α 的疗效与疾病受累的部位有关。对治疗有反应的部位依次是皮肤、中枢神经系统、垂体、肺和心脏。对 BRAF 野生型患者可首选大剂量干扰素治疗。但是 TNF-α 可能会引起一些副作用，包括抑郁、疲乏、肌痛、发热、胃肠道症状和骨髓抑制。

（2）克拉屈滨（Cladribine，2-chlorodeoxyadenosine，2-CdA）：是一种用于干扰素治疗失败后活动性的伴有临床意义的贫血、中性粒细胞减少、血小板减少以及疾病相关症状的毛细胞白血病治疗药物。近来发现，该药物用于 ECD 治疗，可使患者症状显著好转，中枢神经系统病变达到部分缓解。克拉屈滨的副作用为剂量相关的骨髓抑制和神经毒性。有报道患者在克拉屈滨治疗过程中出现短暂失明，故克拉屈滨的使用过程中需密切监测眼球和视神经抑制的程度。

2. 基于基因突变的靶向治疗

（1）维罗菲尼（Vemurafenib）：是第一个被 FDA 批准的 *BRAFV600E* 抑制剂，通过抑制突变激酶活性，从而阻止这种突变细胞的增殖和诱导死亡。2012 年，BRAF 抑制剂（维罗菲尼）治疗 ECD 的有效性得到了证实，这是一个重大突破。对 *BRAFV600E* 突变+难治性 ECD 患者，尤其是危及生命者可以使用维罗菲尼治疗。BRAF 抑制剂的有效性已经被包括 MSKCC 在内的世界多个中心的大量病例所证实[9,11,17]。自从 2012 年以来，有超过 40 例 ECD 患者接受了 BRAF 抑制剂治疗。

由于 ECD 中的一些病灶有着丰富的 PDGFR-D 表达，伊马替尼或舒尼替尼抑制 PDGF 信号可产生一定疗效。索拉非尼（Sorafenib：多吉美，Nexavar），是一种新型多靶点抗肿瘤药物，具有双重的抗肿瘤作用，既可通过阻断由 RAF/MEK/ERK

介导的细胞信号传导通路而直接抑制肿瘤细胞的增殖，还可通过抑制VEGF和血小板衍生生长因子（PDGF）受体而阻断肿瘤新生血管的形成，间接地抑制肿瘤细胞的生长，这些药物对ECD患者的治疗亦有一定意义。

（2）mTOR抑制剂雷帕霉素[11]：雷帕霉素（rapamycin，RAPA，RPM，又名Sirolimus）及泼尼松在治疗ECD时能给患者带来的益处，为BRAF没有发生突变的ECD患者或者不能耐受TNF-α的患者带来希望[18]。

3. 一般治疗

如有中枢性尿崩，对症使用醋酸去氨升压素控制尿量，如有其他垂体-下丘脑受累导致的内分泌指标异常，可行相应的替代治疗。如有大量心包积液、胸腔积液等可对症行心包穿刺、胸腔穿刺引流，缓解症状。如发热、盗汗等症状明显，可短期使用糖皮质激素控制症状，但长期使用糖皮质激素患者无获益。

ECD发病率低，缺乏足够的样本量进行分析，目前对于ECD的影像学检查方法与治疗选择主要基于个案报道、小样本研究以及临床经验。2014年ECD全球联盟出台了首个ECD专家共识性诊治指南，对于ECD的诊断、疗效评估及随访中的影像学检查选择给出了如下指导意见：

病情评估：所有患者需做全身PET/CT（含四肢）、胸腹盆CT、颅脑增强MRI、鞍区MRI、心脏MRI。有局部受累症状的患者可加做眼眶MRI增强扫描、肾动脉超声、胸部HRCT、肺功能检查、睾丸超声、心电图等。

疗效观察，预后及随访：治疗后每隔3～6个月行全身PET-CT检查，病情稳定后检查间隔可适当延长；治疗开始后每隔3个月行受累部位特异性的影像学检查（如胸部行CT扫描、CNS行MRI检查等）。病情稳定前后，相应临床症状改善或者专科检查（如肾功能检查）显示病情改善者可改为每隔6个月复查。

ECD的预后较LCH差，主要与内脏浸润程度有关，中枢神经系统、心血管和肺受累及治疗效果不佳，分别是影响预后的独立危险因素。呼吸窘迫、广泛的肺组织纤维化、心力衰竭是主要的死亡原因。3年生存率为50%，尚无自行缓解的报道。

【病例摘要】

患者，女，48岁，4年前发现左小腿肿物，2个月前出现左腕肿胀。胫腓骨X线片显示双侧对称的胫骨上段骨硬化。全身骨显像显示头颅及四肢骨多发对称性分布的摄取，放射性明显增强。入院后行左尺骨病灶穿刺活检术，病理诊断为ECD。病例详细资料见二维码数字资源6-7。

数字资源6-7

【参考文献】

[1] CHESTER W. Ber lipoidgranulomatose. Virchows Arch Pathol Anat Physiol, 1930, 279 (2): 561-602.

[2] BROUSSE N, PILERI S A, HAROCHE J, et al. Erdheim-Chester disease. In: World Health Organization classification: tumours of hematopoetic and lymphoid tissues. Revised 4th edition. Lyon, France: IARC Press, 2017: 481-482.

[3] HAROCHE J, CHARLOTTE F, ARNAUD L, et al. High prevalence of BRAF V600E mutations in Erdheim-Chester disease but not in other non-Langerhans cell histiocytoses. Blood, 2012, 120 (13): 2700-2703.

[4] HAROCHE J, COHEN-AUBART F, EMILE J F, et al. Dramatic efficacy of vemurafenib in both multisystemic and refractory Erdheim-Chester disease and Langerhans cell histiocytosis harboring the BRAF V600E mutation. Blood, 2013, 121 (9): 1495-1500.

[5] HAROCHE J, COHEN-AUBART F, EMILE J F, et al. Reproducible and sustained efficacy of targeted therapy with vemurafenib in patients with BRAF (V600E)-mutated Erdheim-Chester disease. J Clin Oncol, 2015, 33 (5): 411-418.

[6] EMILE J F, DIAMOND E L, HÉLIAS-RODZEWICZ Z, et al. Recurrent RAS and PIK3CA mutations in Erdheim-Chester disease. Blood, 2014, 124 (19): 3016-3019.

[7] CAO X X, SUN J, LI J, et al. Evaluation of clinicopathologic characteristics and the BRAF V600E mutation in Erdheim-Chester disease among Chinese adults. Ann Hematol, 2016, 95 (5): 745-750.

[8] DIAMOND E L, ABDEL-WAHAB O, PENTSOVA E, et al. Detection of an NRAS mutation in Erdheim-Chester disease. Blood, 2013, 122 (6): 1089-1091.

[9] XU Y, LI N, XIANG R, et al. Emerging roles of the p38 MAPK and PI3K/AKT/mTOR pathways in oncogene-induced senescence. Trends Biochem Sci, 2014, 39 (6):

268-276.

[10] HAROCHE J, AMOURA Z. mTOR: a new target in Erdheim-Chester disease? Blood, 2015, 126(10): 1151-1152.

[11] ARNAUD L, GOROCHOV G, CHARLOTTE F, et al. Systemic perturbation of cytokine and chemokine networks in Erdheim-Chester disease: a singlecenter series of 37 patients. Blood, 2011, 117(10): 2783-2790.

[12] MUNOZ J, JANKU F, COHEN P R, et al. Erdheim-Chester disease: characteristics and management. Mayo Clin Proc, 2014, 89(7): 985-996.

[13] HAROCHE J, COHEN-AUBART F, CHARLOTTE F, et al. The histiocytosis Erdheim-Chester disease is an inflammatory myeloid neoplasm. Expert Rev Clin Immunol, 2015, 11(9): 1033-1042.

[14] DIAMOND E L, DAGNA L, HYMAN D M, et al. Consensus guidelines for the diagnosis and clinical management of Erdheim-Chester disease. Blood, 2014, 124(4): 483-492.

[15] HE T, CUI L, NIU N, et al. Bone mineral density and bone microarchitecture in a cohort of patients with Erdheim-Chester Disease. Orphanet J Rare Dis, 2020, 15(1): 236.

[16] EMILE J F, ABLA O, FRAITAG S, et al. Revised classification of histiocytoses and neoplasms of the macrophage-dendritic cell lineages. Blood, 2016, 127(22): 2672-2681.

[17] DIAMOND E L, SUBBIAH V, LOCKHART A C, et al. Vemurafenib for BRAF V600-Mutant Erdheim-Chester Disease and Langerhans Cell Histiocytosis: Analysis of Data From the Histology-Independent, Phase 2, Open-label VE-BASKET Study. JAMA Oncol, 2018, 4(3): 384-388.

[18] GIANFREDA D, NICASTRO M, GALETTI M, et al. Sirolimus plus prednisone for Erdheim-Chester disease: an open-label trial. Blood. 2015, 126(10): 1163-1171.

第七章 免疫类疾病

第一节 COPA 综合征

【概述】

COPA 综合征（genetic immune dysregulatory syndromes）是一种罕见的遗传性自身免疫性疾病，可影响身体的多个系统，尤其是肺、肾和关节。它是一种由于免疫系统功能异常（失调）和特异性自身抗体的存在引起的免疫介导的疾病。这种疾病是由 COPA 基因自发发生突变引起的或者是以常染色体显性遗传方式遗传的。COPA 综合征兼具自身免疫性疾病和自身炎症性疾病的特点[1-2]。

COPA 综合征症状通常出现在儿童时期。76% 的患者在 5 岁以前即可出现相关症状和体征，主要表现是肺出血、关节炎和肾病。患者症状和体征以及疾病的严重程度可能在不同个体中差异很大，即使是同一个家系成员也不尽相同[3]。

文献报道中，只有不到 100 个家庭被确认患有这种疾病，患有这种疾病的确切人数不得而知。因为 COPA 综合征在 2015 年才首次被定义为一种疾病。而基因检测确定 COPA 综合征的手段只是最近才出现。COPA 综合征可能被严重低估和诊断不足。初步报告显示，患病的女性多于男性[4]。

COPA 综合征是由共聚体蛋白复合物亚单位 α（COPA）基因的变异引起的。COPA 基因产生（编码）一种蛋白质复合物，参与从高尔基复合体到内质网的其他蛋白质运输。但 COPA 基因变异导致 COPA 综合征的具体体征和症状的确切原因尚不完全清楚[1-2]。COPA 综合征是一种免疫介导的疾病，这意味着特征性炎症是由于免疫系统功能异常（失调）和特异性自身抗体的存在引起的。受影响的个体通常会产生抗中性粒细胞胞质抗体和抗核抗体。有些人可能类风湿因子呈阳性。这些自身抗体在 COPA 综合征发展中的确切作用尚不完全清楚[5-6]。

COPA 综合征可以从父母身上遗传，也可以作为一种新的（偶发或新发）变异发生。这意味着基因改变只发生在该患儿的卵子或精子形成时，其他家庭成员不会受到影响。受影响的个体可以通过常染色体显性遗传模式传递改变的基因。显性遗传中，仅仅一个非工作基因的单一的副本即可致病。非工作基因可以是从父母中遗传，也可以是受影响基因突变的结果。每怀孕一次，将非工作基因从患病母亲传给后代的风险为 50%。男性和女性的风险相同[5, 7-10]。

COPA 综合征也被认为具有不完全或降低的外显率和可变表达。这些特征意味着即使是显性遗传，某些个体也不会受到该疾病的影响。后者受影响的后代中可能出现广泛不同的体征和症状[5, 9]。

【临床表现】

由于确诊患者数量少，缺乏大型临床研究，以及其他基因或因素（如环境因素）对疾病的影响，临床医生对 COPA 综合征的相关症状和预后很难有一个全面了解。因此，虽然研究人员已经掌握一些所谓"特征性"或"特异性"的"核心"症状，其实很多患病个体并不完全会出现这些症状。

目前，所有确诊 COPA 综合征的患者中都出现了肺部疾病。患者表现为进行性肺功能恶化。肺部疾病可能发生在关节疾病之前。与肺部疾病相关的一般症状包括慢性或持续性咳嗽、呼吸急促、呼吸异常。患者也可能出现支气管炎和肺囊肿。慢性喘息和胸痛也可能发生[5]。

大多数的 COPA 综合征患者会出现肺泡出血。肺泡出血是一种严重的并发症，可引起咯血和贫血。进而导致乏力、头晕、肤色苍白、心跳加快和呼吸短促。肺泡出血是一种潜在的危及生命的并发症，可导致弥漫性肺浸润和急性呼吸衰竭。肺功能可能会缓慢、逐渐下降。肺功能测试显示对称性第 1

秒用力肺活量和用力呼气量下降及受限。容积描记法显示总肺容量低，一氧化碳扩散能力低。引起肺功能改变的两个最常见的肺部疾病表现包括免疫介导的弥漫性肺泡出血和间质性肺病。间质性肺病在COPA综合征患者中往往在第二个十年出现。小儿肺活检显示非特异性淋巴细胞性间质性肺炎和滤泡性毛细支气管炎。B细胞和T细胞的免疫组化染色显示CD20（＋）细胞、一些CD8（＋）细胞和显著数量的CD4（＋）T细胞的存在[11-14]。

许多COPA综合征患者会出现关节炎相关表现。受影响的关节包括肩关节、膝关节等大关节，以及指间关节等小关节。患者可能出现关节疼痛、肿胀和僵硬，以晨起时症状明显。43%的患者可见类风湿因子阳性。一名慢性多关节炎的患者出现了抗环瓜氨酸肽抗体水平升高，这是类风湿关节炎患者中常见的一种与关节破坏相关的自身抗体[15]。关节炎与肺部疾病症状出现没有明显的先后顺序，但症状经常随着肺部情况的恶化而加重。经过抗炎和免疫抑制治疗后关节炎症状可以得到控制。

肾炎也是COPA综合征患者的常见表现，通常出现在5～10岁。主要表现有血尿、蛋白尿和少尿。最终，由于肾功能减退和液体潴留导致水肿。在所有进行肾活检的COPA综合征患者病理标本中均出现了肾纤维化。与其他系统性免疫疾病如SLE或ANCA血管炎不同，COPA综合征患者肾小球病变的病理特征不尽相同：新月体病2例，免疫复合物1例，无免疫复合体沉积局灶节段性肾小球肾炎1例，IgA肾病伴坏死性病变1例，无免疫复合体沉积的系膜细胞增多1例。显然，这些患者肾病病理特征的异质性意味着他们肾损伤的免疫机制并不完全相同。活检提示COPA综合征肾受累的患者中有75%出现坏死性病变或细胞新月体，1例进展为终末期肾病。至于早期确诊COPA综合征及早期开始免疫调节治疗是否可以减少或预防肾小球损伤的发生，目前尚不明确[9]。

少数COPA综合征患者还会出现视神经脊髓炎。2例患者出现了骨坏死，1例出现在股骨、髌骨和胫腓骨；另1例出现在双膝关节。然而，目前尚无确切证据证明这些是该疾病的潜在并发症，还是长期使用糖皮质激素的结果。另有1例患者出现了脂肪坏死[9]。

【辅助检查】

1. 影像学检查

影像学检查包括普通胸部X线片和肺部CT扫描。CT扫描可以显示患者肺组织出现明显的变化（图7-1-1）。例如，肺部毛玻璃混浊或结节[16]。

2. 肺功能检查

肺功能测试可以用来确定患者肺部受损程度。肺功能测试往往显示对称性第1秒用力肺活量和用力呼气量下降及受限。

3. 支气管镜和肺活检

支气管镜检查可评估肺泡出血或其他可能存在的疾病，如肺部感染。在支气管镜检查过程中也可

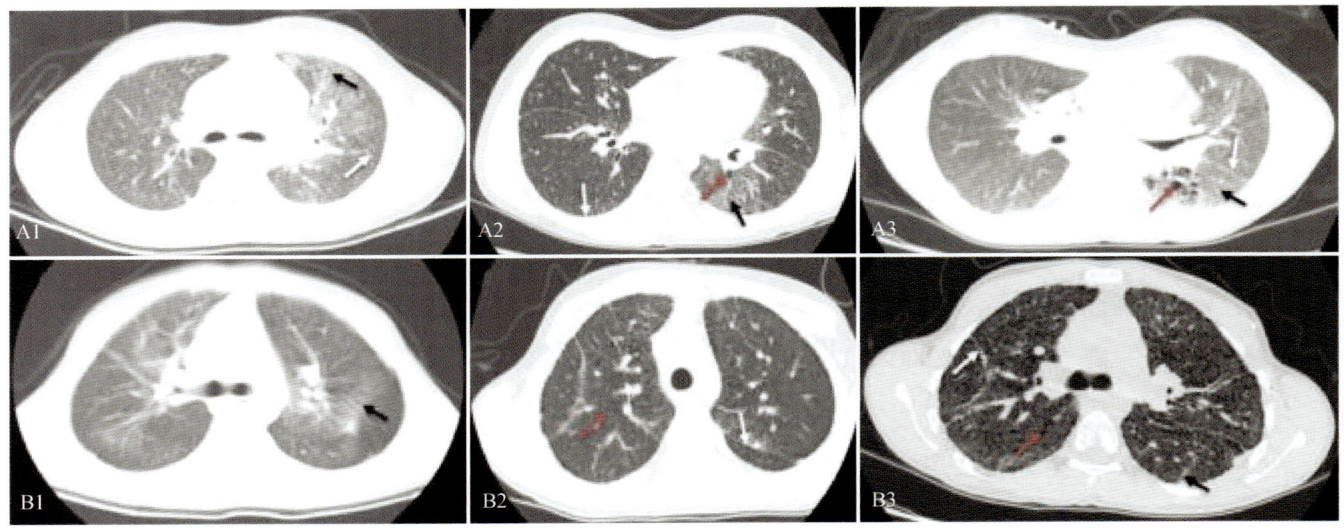

图7-1-1 COPA综合征患者肺部CT结果。两例COPA综合征患者（A和B）的连续胸部CT图像。图像最初显示毛玻璃混浊（黑色箭头）和间隔增厚（白色箭头），并进展为囊肿（红色箭头）。图A1为5岁，A2为11岁，A3为14岁。图B1为5岁，B2为12岁，B3为17岁

一并行活组织检查。肺活检采集的肺组织样本可以揭示COPA综合征的肺部特征性变化。滤泡性细支气管炎可通过肺活检确诊。

4. 基因检测

基因检测可以直接检查导致这种疾病的COPA基因的变异。医生采集疑似患有COPA综合征的个人的血液样本，并对样本进行已知导致疾病的COPA基因区域的定向测序，以评估是否存在已知导致疾病的变异[1, 4, 17-18]。

5. 血液检测

血液检测可以发现自身抗体的存在，包括抗中性粒细胞胞质抗体和抗核抗体。有些人可能类风湿因子呈阳性。

【诊断】

COPA综合征的诊断基于特征性症状的识别、详细的病史和家族史、彻底的临床评估和各种特殊检查。基因检测可以确诊。提示COPA综合征的两个特征性表现是弥漫性肺泡出血和滤泡性细支气管炎。

【鉴别诊断】

下列疾病的症状与COPA综合征相似。需要鉴别诊断（表7-1-1）。

一些可以出现与COPA综合征相似的症状和体征的疾病。包括自身免疫性肺出血、肉芽肿伴多血管炎、系统性红斑狼疮和婴儿期发病的蛋伤相关血管病（SAVI）综合征[9]。

其他导致间质性肺炎的疾病，包括常见的变异性免疫缺陷、LRBA缺乏、变异性肉芽肿性血管炎和肺出血肾炎综合征[9]。

【治疗】

COPA综合征的治疗主要是针对特定症状进行治疗。需要包括儿科医生、普通内科医师、呼吸科医师、肾科医师、风湿病医师、物理治疗师等在内的多学科团队协作。

由于这种疾病的罕见性，目前还没有针对大量患者的治疗试验，也不存在标准化治疗方案或指南。COPA综合征没有治愈的方法，但可以用免疫抑制剂控制症状。医生可以通过免疫抑制剂减少疾病对尚健康的脏器（如肺）的损害。对于肺出血，大多数患者在病情加重时用环磷酰胺或利妥昔单抗治疗，某些患者也可以尝试小剂量的全身皮质类固醇治疗。在症状更严重的时期，也就是所谓的恶化期，可以尝试更强的免疫抑制药物，如大剂量的全身皮质类固醇，但需要告知长期使用大剂量的全身性皮质类固醇的副作用。此外，类固醇在其他自身免疫造成的损伤如关节炎中也很有用。关节及肺部病损在这些药物的使用下往往会得到控制。但由于COPA综合征会不断进展的特性，部分患者也会由于疾病恶化而死亡。维持疗法通常包括间断给予甲氨蝶呤或硫唑嘌呤和逐渐减少口服类固醇。其他维持治疗选择可能包括羟氯喹、依那西普、静脉注射丙种球蛋白。与其他肺出血综合征不同，最佳治疗时间尚不清楚[9, 18-19]。

当患者出现明显的肺功能受损时，需要氧疗。补充氧气有助于缓解呼吸急促或乏力等症状。在严重的病例中气管插管是必要的。对于出现不可逆的肺功能受损或者肾功能受损的患者可以考虑脏器移植手术[4, 9]。

表7-1-1 COPA综合征的鉴别诊断

	相关基因	遗传模式	肺出血	肾病	关节炎	CT上肺内磨玻璃样结节影	胸部CT上的囊腔	其他间质性肺病	皮肤疾病
Copa综合征	copa	AD	+++	++++	+++	+++	+++	++	+
ANCA相关脉管炎	NA	NA	++++	+++	+	++++	−	−	+
系统性红斑狼疮	NA	NA	+	++++	++++	+++	−	++++	+++
SAVI综合征	TMEM173	AD	−	+	−	+++	−	+++	++++

Copa，cotamer相关蛋白a；ANCA，抗中性粒细胞细胞质抗体；SAVI，婴幼儿起病的干扰素基因激活蛋白相关血管病；AD，常染色体显性遗传；NA，不适用。

【病例摘要】[20]

患儿，女，10岁3个月。因"精神差半个月、水肿6天"入院。发病初有发热。后出现精神倦怠，伴尿少，从眼睑开始蔓延至下肢的水肿。查体：全身散在瘀斑，颜面及双下肢明显非凹陷性水肿；颈部可触及蚕豆大小淋巴结。实验室检查：白细胞$3.92×10^9$/L，中性粒细胞49.9%，血红蛋白75 g/L，血小板$38×10^9$/L，尿蛋白（＋＋＋），潜血（＋＋＋）；直接Coombs试验（＋＋＋），间接Coombs试验阴性；抗血小板IgM和IgA抗体阳性；抗组蛋白抗体（＋），抗核小体抗体（＋＋），抗中性粒细胞胞质抗体（＋），抗核抗体1:1000，抗双链DNA抗体812 IU/ml，抗Sm抗体阴性。病理检查：光镜下共14个肾小球，肾小球系膜细胞中-重度弥漫性增生，伴内皮细胞增生，部分肾小球毛细血管襻节段性纤维素样坏死，可见2个细胞纤维性、1个小细胞性、1个小细胞纤维性新月体形成；免疫荧光示球性、毛细血管襻及系膜区IgG沉积；电镜示毛细血管内皮细胞增生及明显空泡变性，基底膜轻度不规则增厚（厚度达1000 nm），脏层上皮细胞肿胀、空泡变性及足突弥漫融合，上皮下、基底膜内、内皮下、系膜区电子致密物沉积。入院初步诊断：系统性红斑狼疮。治疗2个月时患儿出现踝关节肿痛，伴跛行及活动受限。考虑本例患儿在原发疾病控制好转时出现明显关节症状，自身抗体短期内迅速转阴，与经典的系统性红斑狼疮不相符，经基因检测结果明确COPA综合征的诊断。病例详细资料见二维码数字资源7-1。

数字资源7-1

【参考文献】

[1] AMBERGER J S, BOCCHINI C A, SCHIETTECATTE F, et al. OMIM.org: Online Mendelian Inheritance in Man (OMIM®), an online catalog of human genes and genetic disorders. Nucleic Acids Res, 2015, 43 (Database issue): 789-798.

[2] WATKIN L B, JESSEN B, WISZNIEWSKI W, et al. COPA mutations impair ER-Golgi transport and cause hereditary autoimmune-mediated lung disease and arthritis. Nat Genet, 2015, 47 (6): 654-660.

[3] VECE T J, WATKIN L B, NICHOLAS S, et al. Copa syndrome: a novel autosomal dominant immune dysregulatory disease. J Clin Immunol, 2016, 36 (4): 377-387.

[4] WATKIN L B, JESSEN B, WISZNIEWSKI W, et al. COPA mutations impair ER-Golgi transport and cause hereditary autoimmune-mediated lung disease and arthritis. Nat Genet, 2015, 47 (6): 654-660.

[5] TSUI J L, ESTRADA O A, DENG Z, et al. Analysis of pulmonary features and treatment approaches in the COPA syndrome. ERJ Open Res, 2018, 4 (2): 00017-2018.

[6] TAVEIRA-DASILVE A M, MARKELLO T C, KLEINER D E, et al. Expanding the phenotype of COPA syndrome: a kindred with typical and atypical features. J Med Genet, 2019, 56 (11): 778-782.

[7] VOLPI S, TSUI J, MARIANI M, et al. Type I interferon pathway activation in COPA syndrome. Clin Immunol, 2018, 187: 33-36.

[8] BRENNAN M, MCDOUGALL C, WALSH J, et al. COPA syndrome—a new condition to consider when features of polyarthritis and interstitial lung disease are present. Rheumatology, 2017, 56 (Supple 6): 7.

[9] VECE T J, WATKIN L B, NICHOLAS S, et al. Copa syndrome: a novel autosomal dominant immune dysregulatory disease. J Clin Immunol, 2016, 36 (4): 377-387.

[10] JESUS A A, GOLDBACH-MANKSY R. Newly recognized Mendelian disorders with rheumatic manifestations. Curr Opin Rheumatol, 2015, 27 (5): 511-519.

[11] KUEHN H S, OUYANG W, LO B, et al. Immune dysregulation in human subjects with heterozygous germline mutations in CTLA4. Science, 2014, 345 (6204): 1623-1627.

[12] SCHUBERT D, BODE C, KENEFECK R, et al. Autosomal dominant immune dysregulation syndrome in humans with CTLA4 mutations. Nat Med, 2014, 20 (12): 1410-1416.

[13] MILNER J D, VOGEL T P, FORBES L, et al. Early-onset lymphoproliferation and autoimmunity caused by germline STAT3 gain-of-function mutations. Blood, 2015, 125 (4): 591-599.

[14] LO B, ZHANG K, LU W, et al. AUTOIMMUNE DISEASE. Patients with LRBA deficiency show CTLA4 loss and immune dysregulation responsive to abatacept therapy. Science, 2015, 349 (6246): 436-440.

[15] HAMAMOTO Y, ITO H, FURU M, et al. Serological

and progression differences of joint destruction in the wrist and the feet in rheumatoid arthritis—a cross-sectional cohort study. PLoS One, 2015, 10 (8): e0136611.
[16] NOORELAHI R, PEREZ G, OTERO H J. Imaging fndings of COPA syndrome in a 12-year-old boy. Pediatr Radiol, 2018, 48 (2): 279-282.
[17] JACKSON L P, LEWIS M, KENT H M. Molecular basis for recognition of dilysine trafficking motifs by COPI. Dev Cell, 2012, 23 (6): 1255-1262.
[18] LETOURNEUR F, GAYNOR E C, HENNECKE S, et al. Coatomer is essential for retrieval of dilysine-tagged proteins to the endoplasmic reticulum. Cell, 1994, 79 (7): 1199-1207.
[19] MELKI I, CROW Y J. Novel monogenic diseases causing human autoimmunity. Curr Opin Immunol, 2015, 37: 1-5.
[20] 何庭艳, 齐中香, 罗书立, 等. COPA 综合征 1 例临床特征及基因测序分析. 临床儿科杂志, 2018, 36 (10): 787-790.

第二节　SAPHO 综合征

【概述】

SAPHO 是滑膜炎（synovitis）、痤疮（acne）、脓疱病（pustulosis）、骨肥厚（hyperostosis）和骨髓炎（osteomyelitis）5 个英文单词首字母的缩写。1987 年 Chamot 等[1]首先提出 SAPHO 综合征的概念，其典型的临床表现为无菌性骨炎及骨髓炎，伴或不伴皮肤受累。胸肋锁骨肥厚症（sternocostoclavicular hyperostosis, SCCH）、慢性复发性多灶性骨髓炎（chronic recurrent multifocal osteomyelitis, CRMO）、慢性非细菌性骨髓炎和下颌骨硬化性骨髓炎，也被认为是 SAPHO 综合征的一种表现。SAPHO 综合征的皮肤病损显示中性粒细胞浸润，提示其与自身免疫情况、细胞微生态的改变及遗传因素有关。

目前文献已报道上千例 SAPHO 综合征的病例，其年发病率在白种人群中低于万分之一。确切的发病机制尚不清楚，可能是由于免疫功能异常、感染、遗传易感性等因素导致的自身炎症反应。SAPHO 综合征患者中多种促炎细胞因子如肿瘤坏死因子（tumor necrosis factor, TNF-α）、白细胞介素（interleukin, IL-1、IL-8、IL-17、IL-18）水平升高。IL-23 Th17 细胞轴[2]、核因子 κB 受体活化因子配体（receptor activator for nuclear factor-κB ligand, RANKL）高表达[3]等也可能与该病相关。在骨髓炎病变中分离出痤疮丙酸杆菌、金黄色葡萄球菌、副流感嗜血杆菌和放线菌等细菌，其中痤疮丙酸杆菌最多见。叉头框转录因子 O1（forkhead box O1, FoxO1）、痤疮丙酸杆菌、NLRP3 炎症小体和 IL-1β 在骨炎的发生发展中可能起到一定作用[4]。SAPHO 综合征的遗传易感性仍有待研究。目前已有家族聚集性发病的报道。某些单核苷酸多态性如 MDM2 T309G, p53 G72C, CDKAL1 中 rs6908425 T > C 证实与 SAPHO 征有关[5]。

【临床表现】

骨关节的临床症状是 SAPHO 综合征的典型表现，超过 60% 的 SAPHO 患者还会出现相关的皮肤表现或其他症状。发病年龄以青年和中年为多。男女比例大约为 1:2，平均 36 岁左右出现症状，平均诊断需要 3.6 年。

1. 骨关节表现

骨关节的受累通常起病隐匿，表现为疼痛、压痛、晨僵，并可伴有局部肿胀。受累的部位与发病年龄有关。对于儿童和青少年，常见部位为长骨干骺端。而对于成人，常见部位为前胸壁，尤其是胸锁关节。90% 以上 SAPHO 综合征患者有骨和关节的表现，主要累及中轴骨骼，最常受累的部位为前胸壁（胸锁关节、胸肋关节、胸骨柄关节）（60%～90%），其次是脊柱和骶髂关节（32%～52%）[6]。也有髋、膝、踝等外周关节受累的病例（< 30%）。下肢受累概率高于上肢。

患者主要临床症状为前胸疼痛，易误诊为肋软骨炎。起病隐匿或突然加重，位置比较弥漫，不固定，咳嗽或打喷嚏时加重，提重物时加重，一部分患者可自发缓解或口服非甾体抗炎药缓解。除了前胸壁疼痛，患者还可出现颈椎、胸椎、腰椎疼痛，可被误诊为颈椎病、腰椎间盘突出症。脊柱受累患者疼痛程度可非常剧烈。骶髂关节受累易误诊为强直性脊柱炎。

表现类型可有:

(1) 滑膜炎:通常表现为非侵蚀性炎症性关节炎,但也可能出现与滑膜炎和(或)骨炎相关的关节周围骨质减少、关节间隙狭窄及骨侵蚀性改变。

(2) 骨炎:表现为疼痛、压痛、偶有皮质和(或)髓腔的局灶性炎症所致骨肿胀。

(3) 骨肥厚:因骨内膜和(或)骨膜增生而表现为骨过度生长,通常在病程后期明显。骨小梁和皮质增厚伴髓腔变窄可引起骨硬化性改变。骨炎与骨肥厚共存时,可能伴发溶骨性病变。

(4) 骶髂关节炎和脊柱炎,以及附着点炎(肌腱和韧带附着于骨处的炎症及由此引起的病变):可能出现弥漫性特发性骨肥厚(diffuse idiopathic skeletal hyperostosis, DISH)样骨赘。

2. 皮肤表现

皮肤病变也是SAPHO综合征的常见表现。40%~68%的患者皮肤受累先于肌肉骨骼症状,30%的患者同时出现,32%~60%的患者随后出现[7]。典型的皮肤病变是掌跖脓疱病(palmoplantar pustulosis, PPP)和严重痤疮[8]。严重痤疮常见的类型是聚集性痤疮、暴发性痤疮和化脓性汗腺炎,见于约1/4的病例,以男性为主。值得注意的是,PPP在病理上难与脓疱性银屑病鉴别,因为它们具有相同的组织形态学,都是充满中性粒细胞的特殊脓疱性病变。对于是否将寻常型银屑病纳入SAPHO综合征的皮肤学表现,仍存在一些争议,因为它通常与PPP或严重皮肤病合并出现,单独发生仅见于5%~10%的病例。

3. 其他表现

全身表现可有发热(通常为低热)和乏力。其他关节外表现包括炎症性肠病、肺部受累、静脉血栓形成(最常见于锁骨下静脉)、硬脑膜肥大和葡萄膜炎等。

【辅助检查】

临床上考虑到SAPHO综合征后,需要对患者进行全面的评估。

1. 实验室检查

疾病活动期可有非特异性炎症标志物升高(如红细胞沉降率、C反应蛋白),促炎和抗炎细胞因子表达异常,血清TNF-α、IL-6、IL-8和IL-17A等水平升高。部分患者免疫球蛋白IgG4水平升高,提示疾病活动度高[9]。在疾病改善期和复发期,血清淀粉样蛋白A可能比CRP敏感性更高。

合并骨炎时患者可有骨代谢指标的异常,表现为破骨细胞活性增强,如血清Ⅰ型胶原羧基端肽(type 1 collagen carboxy terminal peptide, β-CTX)水平升高;成骨细胞活性降低,如骨钙素(osteocalcin)水平降低。

2. 影像学检查

在疾病早期,影像学可表现为溶骨性病变,后期则转变为骨质增生。X线和CT是评估骨病变的常用方法。病程长的患者,X线可以观察到骨膜反应、骨肥厚、髓腔密度增高,伴或不伴局部低密度骨破坏区、附着点骨增生等。但在疾病早期,X线的敏感性很低。CT扫描有助于观察到X线难以检出的骨关节病变。肋锁韧带附着点的钙化增生是诊断SAPHO综合征的重要依据。MRI在疾病早期便可以显示骨和软组织水肿,有助于判断疾病的活动情况。此外,MRI还具有无辐射的优势,可用于治疗效果的评估和随访。全身骨扫描具有同时显示多灶性骨关节病变和发现临床隐匿性病变的优势,对于诊断本病有很大的价值。正电子发射断层成像(PET-CT)可显示骨关节病变中炎症的位置和分布。SAPHO综合征的典型PET-CT表现为前胸壁或脊柱多发性骨病变,18F-FDG摄取量低至中度,同时伴有骨溶解和骨硬化。此外,PET-CT是鉴别良性病变和骨转移癌的重要诊断工具。

3. 不同部位的影像学表现[10]

(1) 前胸壁:前胸壁是最常见的受累部位,尤其是胸锁、胸骨柄、胸肋关节处。第一肋胸骨端局部骨质增生超过5 mm被认为是早期诊断SAPHO综合征的重要依据。骨扫描中双侧胸锁关节的异常放射性浓聚灶是SAPHO的特征性表现,称为"牛头征",对SAPHO综合征的诊断有较高的特异性。但多数患者并不是典型的牛头征,临床上仅有20%左右的患者会出现典型的"牛头征"。该区域骨关节炎的变化可分为三个阶段,从软组织肿胀到骨侵蚀,最终新骨形成伴有增生和硬化[11]。

(2) 中轴骨:脊柱是第二常见的受累部分,可为单节段或多节段。常见的影像学表现包括:

1) 椎体角病变:MRI上可见骨皮质轮廓受损,疾病活动区域可见骨水肿,疾病晚期在X线上可以看见高密度的亮白色硬化区[12]。

2) 非特异性间盘炎:MRI上显示以终板为中心的局灶或弥漫性骨水肿,当累及椎间盘MRI可类似于感染性间盘炎的表现。

3）溶骨性病变：MRI 上可见平行终板的低信号区，是由不全骨折造成的骨小梁的塌陷区。

4）骨硬化：通常始于邻近终板的侵蚀性改变，进展为椎体的弥漫性硬化，并形成类似骨佩吉特病的"象牙椎"[12]。

5）椎旁骨化：SAPHO 综合征中可见类似银屑病脊柱炎的非边缘非对称性骨质增生，形成横跨间盘和椎体的骨桥，并导致椎体融合。

6）骶髂关节炎：通常是单侧的，多为髂骨侧的增生和硬化，借此可与其他类型的脊柱疾病相鉴别。

（3）附肢骨：约 1/3 的成人患者长管状骨受累，主要影响股骨远端和胫骨的两端。也有下颌骨受累的报道，表现为单侧的弥漫性硬化，伴广泛骨膜反应，疼痛可延伸至颞下颌关节。在疾病早期，表现为溶骨性改变，在正常骨的边缘可见硬化带。随着骨愈合的过程，硬化及增生愈加明显[13]。

4. 组织学检查

SAPHO 综合征的骨炎表现为无菌性炎症，早期为多形核细胞浸润及水肿，伴反应性骨形成。中期病变以单核细胞为著，T 淋巴细胞浸润。随后骨小梁增粗硬化，骨髓腔纤维化，残余轻度炎症。皮肤活检显示炎性细胞聚集，典型表现为中性粒细胞假性脓肿。

【诊断】

2003 年美国风湿病学会上 Kahn 等提出了 SAPHO 综合征的诊断标准。包括：①骨和（或）关节病伴有掌跖脓疱病和寻常型银屑病；②骨和（或）关节病伴有严重型痤疮；③成人孤立的无菌性骨肥厚或骨炎（痤疮丙酸杆菌除外）；④儿童慢性复发性多灶性骨髓炎；⑤骨和（或）关节病伴有慢性炎症性肠病。需除外：①感染性骨炎；②骨肿瘤；③非炎症性骨硬化性病变。

骨和关节病变进展缓慢，通常患者在就诊时，已有多处骨和关节受累表现。部分病变无明显临床症状但影像学证据支持诊断。前胸壁受累最常见，病变可为对称性，但骶髂关节病变常为单侧。疾病的发展过程类似风湿病复发缓解交替的发作模式。受累部位的症状包括疼痛、肿胀、压痛和活动范围受限。患者体温通常不高，白细胞计数和 C 反应蛋白水平正常，ESR 通常升高。该病的皮肤表现个体差异较大，最常见的为掌跖脓疱病和严重型痤疮。对于 SAPHO 综合征的诊断，仍需临床症状与辅助检查相结合综合考虑。

【鉴别诊断】

对于本病引起的骨和关节病变，需要与骨感染性疾病、骨肿瘤、强直性脊柱炎、弥漫性特发性骨肥厚症、类风湿关节炎等多种疾病相鉴别。

1. 骨感染类疾病

骨髓炎等感染性疾病也可出现局部红、肿、热、痛的表现，并伴有发热。X 线可表现为骨质不规则增厚和硬化，有残留的骨吸收区或空洞，其中可有大小不等的死骨。但骨髓炎通常为单发病灶，通过穿刺培养获得病原菌及药敏结果可帮助鉴别。

2. 骨肿瘤

恶性骨肿瘤如骨肉瘤、尤因肉瘤等均可出现局部骨痛和周围软组织肿胀，X 线表现为骨组织同时具有新骨生成和骨破坏的特点，可见骨膜反应。但恶性骨肿瘤多见于儿童和青少年，主要累及长管状骨干骺端。影像学具有特征性的表现，活检可帮助明确诊断。骨转移癌可表现为多灶性病变，临床通常可寻找到原发病灶，且有影像学及活检结果支持。

3. 类风湿关节炎

是一种病因未明的慢性的、炎性滑膜炎为主的系统性疾病。其特征是手、足小关节的多关节、对称性、侵袭性关节炎症，经常伴有关节外器官受累及血清类风湿因子阳性，可以导致关节畸形及功能丧失，多不难鉴别。

4. 强直性脊柱炎

是以脊柱为主要病变部位的慢性病，累及骶髂关节，引起脊柱强直和纤维化。多发生在青年男性，HLA-B27 阳性，多无皮肤改变，通常不累及胸骨、锁骨及胸锁关节。

5. 弥漫性特发性骨肥厚

主要累及脊柱尤其是颈椎，特征是大量而表浅的不规则椎体前和侧缘骨质增生相互间融合形成椎体前广泛肥厚骨块，多见于中年男性。然而弥漫性特发性骨肥厚症很少伴有皮肤病变和骨髓炎。

【治疗】

迄今为止，大多数关于 SAPHO 综合征治疗的研究都是病例报告系列，缺乏大样本随机临床试验的证据。因此，对 SAPHO 综合征的治疗尚无统一的指南可以遵循。治疗的首要目标是改善临床症状，包括骨痛和皮疹。其次，治疗应在减缓关节受累进展和关节功能退化方面发挥作用，从而提高患者的长期生活质量[8]。

1. 非甾体类消炎药

非甾体类抗炎药（nonsteroidal anti-inflammatory drugs，NSAIDs）是缓解 SAPHO 综合征疼痛和控制症状的一线药物。与其他炎症性关节炎一样，NSAIDs 改善骨关节症状通常在 7～10 日内见效。一般经过至少 2 种不同 NSAIDs 治疗 4 周后才可判定治疗是否失败。然而，单用 NSAIDs 类药物对多灶性骨炎的患者疗效有限。当长期使用时需考虑 NSAIDs 类药物的胃肠道副作用。

2. 抗生素

抗生素治疗主要用于伴中重度痤疮的 SAPHO 综合征患者。口服抗生素对痤疮有效，还可能改善 SAPHO 综合征的骨关节表现，这可能与其抗炎作用有关。

3. 改善病情的抗风湿药物

传统的改善病情的抗风湿药物（disease-modifying anti-rheumatic drugs，DMARDs）可作为二线用药。不同患者对 DMARDs 的反应不同。对于没有中轴型病变（胸壁骨炎、骶髂关节炎、脊柱炎和椎间盘炎）的外周关节炎患者，可以给予氨甲蝶呤（methotrexate，MTX）治疗。外周骨关节的症状可在数周至数月内改善。其他 DMARDs 类药物，例如柳氮磺吡啶、羟氯喹、来氟米特、沙利度胺和秋水仙碱，均有病例报道其对 SAPHO 综合征有效。然而尚需要进一步的证据来确定这类药物的疗效。

4. 糖皮质激素

糖皮质激素可快速缓解骨和关节肿痛，疗程最好限制在 2～4 周内。考虑到其副作用，一般避免长期使用糖皮质激素。

5. 双磷酸盐

双磷酸盐类药物可以抑制破骨细胞活性并发挥抗炎作用。有文献报道静脉注射双膦酸盐治疗 SAPHO 综合征可部分缓解骨痛和皮肤病变。

6. 靶向药物

对于难治性 SAPHO 综合征，目前推荐使用肿瘤坏死因子-α（TNF-α）拮抗剂作为三线治疗。可用于治疗 SAPHO 患者经 MTX 不能充分控制的外周关节炎、骨炎或附着点炎，也可用于治疗中轴型表现的患者。TNF 拮抗剂常在 1～2 个月内改善骨痛和关节炎症状，也有患者在开始治疗数周内即可见效。需要注意的是，在应用 TNF 拮抗剂期间，部分患者可能会出现新的皮疹，表现为银屑病鳞状斑块或脓疱病变。推测可能是因为在应用 TNF 拮抗剂后痤疮丙酸杆菌被激活，使皮肤脓疱病加重。此时可考虑联合应用抗生素治疗。

【病例摘要】[14]

患者，女性，29 岁，无明显诱因出现右侧胸锁关节和背部疼痛，活动受限，伴有手掌脓疱样皮疹 1 个月余。自服止痛药物（具体不详）效果不佳。入院体格检查可见手掌有脓疱，双小腿有多发红斑结节。右侧胸锁关节部位红、肿、压痛，腰部有压痛。实验室检查结果显示红细胞沉降率和 C 反应蛋白水平升高。胸腰椎 CT 显示多个椎体病变（T8-11 和 L2 椎体）。胸椎 MRI 与胸椎 CT 结果相符。全身骨扫描显示右锁骨近端、左第 7 前肋、T8-11 椎体、右骶髂关节和耻骨联合放射性异常浓聚。髂骨病变的病理切片显示骨髓中大量中性粒细胞浸润。结合病史、查体和辅助检查，患者诊断为 SAPHO 综合征。病例详细资料见二维码数字资源 7-2。

数字资源 7-2

【参考文献】

[1] CHAMOT A M, BENHAMOU C L, KAHN M F, et al. Acne-pustulosis-hyperostosis-osteitis syndrome. Results of a national survey. 85 cases. Rev Rhum Mal Osteoartic, 1987, 54（3）: 187-196.

[2] WENDLING D, AUBIN F, VERHOEVEN F, et al. IL-23/Th17 targeted therapies in SAPHO syndrome. A case series. Joint Bone Spine, 2017, 84（6）: 733-735.

[3] ZHANG S, LI C, ZHANG S, et al. Serum levels of proinflammatory, anti-inflammatory cytokines, and RANKL/OPG in synovitis, acne, pustulosis, hyperostosis, and osteitis（SAPHO）syndrome. Mod Rheumatol, 2019, 29（3）: 523-530.

[4] BERTHELOT J M, CORVEC S, HAYEM G, et al. SAPHO, autophagy, IL-1, FoxO1, and Propionibacterium

[5] ASSMANN G, WAGNER A D, MONIKA M, et al. Single-nucleotide polymorphisms p53 G72C and Mdm2 T309G in patients with psoriasis, psoriatic arthritis, and SAPHO syndrome. Rheumatol Int, 2010, 30 (10): 1273-1276.

[6] COLINA M, GOVONI M, ORZINCOLO C, et al. Clinical and radiologic evolution of synovitis, acne, pustulosis, hyperostosis, and osteitis syndrome: a single center study of a cohort of 71 subjects. Arthritis Rheum, 2009, 61 (6): 813-821.

[7] SALLÉS M, OLIVÉ A, PEREZ-ANDRES R, et al. The SAPHO syndrome: a clinical and imaging study. Clin Rheumatol, 2011, 30 (2): 245-249.

[8] LIU S, TANG M, CAO Y, et al. Synovitis, acne, pustulosis, hyperostosis, and osteitis syndrome: review and update. Ther Adv Musculoskelet Dis, 2020, 12: 1759720X20912865.

[9] LI C, XIANG Y, WU X, et al. Serum IgG4 elevation in SAPHO syndrome: does it unmask a disease activity marker? Clin Exp Rheumatol, 2020, 38 (1): 35-41.

[10] CIANCI F, ZOLI A, GREMESE E, et al. Clinical heterogeneity of SAPHO syndrome: challenging diagnose and treatment. Clin Rheumatol, 2017, 36 (9): 2151-2158.

[11] SCHAUB S, SIRKIS H M, KAY J. Imaging for synovitis, acne, pustulosis, hyperostosis, and osteitis (SAPHO) syndrome. Rheum Dis Clin North Am, 2016, 42 (4): 695-710.

[12] GREENWOOD S, LEONE A, CASSAR-PULLICINO V N. SAPHO and recurrent multifocal osteomyelitis. Radiol Clin North Am, 2017, 55 (5): 1035-1053.

[13] HIMURO H, KURATA S, NAGATA S, et al. Imaging features in patients with SAPHO/CRMO: a pictorial review. Jpn J Radiol, 2020, 38 (7): 622-629.

[14] LI Y, LIU GUO, ZHAO Y. SAPHO syndrome with pathological fractures of vertebral bodies: a case report. BMC Musculoskelet Disord, 2019, 20 (1): 27.

第三节　复发性多软骨炎

【概述】

复发性多软骨炎（relapsing polychondritis，RP）又称慢性萎缩性多软骨炎、全身性或系统性软骨软化症、Meyenburg-Altherr-Uehlinger 综合征、复发性软骨膜炎、von Meyenburg 病[1]，是一种罕见的免疫介导的累及全身多系统的疾病。首例病例在 1923 年报道，但当时使用的名称是"polychondropatia"。之后在 1960 年，Pearson 等[2]学者在新英格兰杂志上提出了 RP 这一疾病名称，沿用至今。

目前，多数研究认为 RP 是一种自身免疫性疾病，原因如下：①其与其他自身免疫性疾病频繁相关；②糖皮质激素和免疫抑制治疗有效；③在软骨结构中可以发现 CD4＋T 淋巴细胞浸润；④不同病变组织中存在免疫球蛋白和浆细胞；⑤在某些病例中存在针对一些胶原的自身抗体，主要是Ⅱ型、Ⅸ型和Ⅺ型，也针对某些软骨蛋白，如软骨基质蛋白（matrilin-1）和软骨寡聚基质蛋白（cartilage oligomeric matrix proteins，COMP）[3]。

RP 的年发病率约为 3.5 例/百万人。RP 在男性和女性中的发病率基本一致，症状大多在 40～60 岁出现。其特征是反复发作的软骨及其他结缔组织的炎症，可以累及体内任何有软骨的部位，尤其是耳部、鼻部、关节、喉部以及大气道等。除了典型的软骨炎表现外，还可能会出现其他少见的临床症状，如系统性血管炎、结缔组织病或骨髓增生异常综合征等，这就使得 RP 的早期诊断变得极其困难[3]。在临床中，对 RP 的及时诊断和治疗可以避免出现严重的危及生命的并发症。因此，临床医生对 RP 的认识非常重要，尤其是对于耳鼻喉科医生，应该对 RP 有所了解。

【临床表现】

软骨炎和多关节炎是 RP 最常见的临床特征，但由于软骨组织的炎症可能发生在许多解剖区域，因此该病通常表现为各种不同的、无明显相关性的体征和症状组合。RP 还可能涉及其他富含蛋白多糖的结构，如眼睛、心脏瓣膜和血管。这使得诊断非常困难。

1. 软骨炎

单耳或更常见的双侧耳廓软骨炎是 RP 最常见的特征，在疾病过程中，高达 90% 的患者出现了这一表现，其中 20% 病例为首发症状。RP 起病突然，痛性红疹和水肿局限于耳软骨部分，较少累及缺少软骨的耳垂。急性炎症发作往往在几天或几周内自行消退，并以不同的时间间隔复发。作为反复发作的长期后果，软骨基质严重受损，并被纤维结缔组织取代。耳廓逐渐失去其正常形态，呈结节状或疣状，变得松软或硬化。46% 的 RP 患者出现传导性或感音神经性听力损失，6% 的患者出现前庭功能障碍。传导性听力损失报告继发于耳软骨塌陷、耳道水肿、外耳道闭合导致的浆液性中耳炎和镫骨底板固定；前庭结构炎症或内听动脉血管炎可能导致感音神经性听力损失。此外外耳炎、慢性鼓膜炎或耳鸣也有报道[4]。

鼻软骨炎是另一种常见症状，有 24% 的患者在确诊时即可出现，53% 的患者在确诊后出现。炎症可累及鼻梁，伴有急性的红肿、压痛和疼痛，通常不如耳廓受累时明显，有时会伴有鼻出血。鼻软骨的渐进性破坏导致鼻梁特征性的扁平化改变，最终导致无痛、不可逆的"鞍鼻"畸形，这在女性患者以及 50 岁以下患者中更常见[4]。

约有 10% 的病例在确诊时即存在喉部支气管受累，不过最终会有一半的患者出现这一表现，女性更常见。当炎症局限于喉部时，初始症状包括甲状软骨和气管疼痛和压痛，伴有声音嘶哑、咳嗽、呼吸困难、喘鸣和喘息。慢性炎症会导致喉软化或永久性狭窄。气管支气管受累的患者预后不良，气管壁增厚伴软骨环破坏是其特征，严重时可导致气道塌陷。肉芽组织增生和支气管周围纤维化可导致气道固定性狭窄。35% 的患者有肋软骨受累，但在诊断时很少见，可表现为胸壁疼痛或受累软肿胀[5]。

2. 关节炎

关节炎在 RP 中也很常见，其发生率仅次于软骨炎，50%～85% 的患者在发病期间出现关节炎，但只有 33% 的患者出现症状。关节受累的主要表现是急性非对称性间歇性关节疼痛，常累及掌指关节、近端指间关节、膝关节，不太常见的还有踝关节、腕关节、跖趾关节和肘关节。通常情况下，关节骨质破坏、腱鞘炎症较少见[1]。

3. 眼部表现

50%～60% 的 RP 病例有眼部表现，但很少为首发症状。眼部症状通常较轻，以巩膜炎或结膜炎常见。RP 还可以引起虹膜炎、视网膜病变、眼肌麻痹、葡萄膜炎、视神经炎、眼眶炎症、干燥性角结膜炎、周围性角膜炎、视网膜血管炎、视网膜动脉或静脉阻塞、缺血性视神经炎以及白内障等。眼部受累为首发表现可能是 RP 病情严重的标志[5]。

4. 神经系统表现

神经系统表现见于约 3% 的 RP 患者，最常见的是第 V 和第 VII 对脑神经受累。其症状通常与中枢或周围神经系统伴随的血管炎有关。临床上可表现为头痛、脑膜炎、脑炎、脑梗死、偏瘫、共济失调、癫痫发作、精神错乱和痴呆等[1]。

5. 肾表现

大约 22% 的 RP 患者会出现某种类型的肾损害，伴有微量血尿和（或）蛋白尿，但经活检证实的肾病仅见于不到 10% 的患者。肾受累与预后不良相关，其 10 年生存率约为 10%。肾病理表现为系膜扩张、IgA 肾病、肾小管间质肾炎、节段性坏死新月体肾炎和膜性肾病。肾活检标本的免疫荧光显微镜显示基底膜、毛细血管壁和系膜中的 IgA、IgG、IgM 和补体沉积，表明免疫复合物可能在 RP 肾小球病变中发挥作用[7]。

6. 皮肤表现

据报道，17%～37% 的 RP 患者有皮肤受累表现，通常与软骨炎同时发生或在软骨炎后发生。最常见的皮肤表现为口腔溃疡、局限于四肢的结节、隆起的紫癜和丘疹、血管炎相关的肢体远端溃疡和坏死，其特异性通常较差[8]。

7. 心血管系统表现

大约 25% 的 RP 患者有心血管系统并发症，尤其以男性多见。这也是 RP 第二常见的死亡原因。临床上可表现为心脏瓣膜病、主动脉瘤、主动脉夹层、心肌炎、心包炎、房室传导阻滞和系统性血管炎。心脏瓣膜功能不全发生在约 10% 的患者中。4%～6% 的患者可出现主动脉瓣关闭不全，继发于主动脉环扩张合并主动脉起始段扩张。2%～4% 的患者出现二尖瓣反流。由于 RP 的瓣膜病变进展较缓慢且早期没有明显的症状，因此 RP 患者需要通过定期超声心动图评估进行严格监测。主动脉瘤在 RP 中并不罕见，可能是多发性的，位于主动脉的所有部位，甚至可能导致无症状患者的致命性主动脉破裂。其他表现包括阻塞性病变和无症状心肌梗死。血管炎可见于全身各处的血管，临床上可表现为从皮肤白细胞破坏性血管炎到大血管炎等各种类型[9]。

8. 其他相关疾病

RP 的其他相关疾病发病率为 30%，包括自身免疫性疾病（系统性红斑狼疮、系统性硬化病、混合性结缔组织病、干燥综合征、皮肌炎）、类风湿性疾病（脊椎关节病、类风湿关节炎）和血管炎等。目前研究发现越来越多的RP病例与恶性肿瘤相关，特别是骨髓增生异常综合征（MDS），以及各种实体肿瘤（膀胱、乳腺、肺、结肠、胰腺）或其他血液系统恶性肿瘤（淋巴瘤）。RP与MDS的相关性在文献中已有充分的报道，高达27%的RP患者伴有MDS。Sweet综合征（急性发热性嗜中性皮病）和RP在同一患者中很少同时出现。这种双重发病更常见于伴有血液系统恶性肿瘤的癌症患者[1]。

【辅助检查】

1. 实验室检查

红细胞沉降率（ESR）或C反应蛋白（CRP）水平可有升高，白细胞计数及血小板计数也可有轻度升高。类风湿因子及抗核抗体可呈阳性，梅毒血清学反应可呈假阳性，血循环免疫复合物也常阳性。抗软骨抗体及抗天然胶原Ⅱ型抗体在活动期一般均阳性。

2. 影像学检查

1）X线检查：胸部X线片可显示有肺不张及肺炎，同时也能显示出主动脉弓的扩张。关节部位X线片可显示关节边缘的骨密度降低，偶有关节腔狭窄，但没有侵袭性破坏。脊柱一般正常，少数报告有严重的脊柱后凸、椎间盘有侵袭及融合改变。

2）CT检查：可发现气管和支气管树的狭窄程度及范围。

3）心脏超声检查：可发现主动脉瘤、心包炎、瓣膜反流、心房血栓等。

4）纤维支气管镜检查：可直接观察受累气道的炎症、狭窄、塌陷情况。

5）肺功能检查：可出现呼气及吸气功能受损。

6）活组织检查：可提供进一步的诊断证据，但并不是确诊所必需的。活检部位可选择鼻软骨、气道软骨、耳廓软骨等。但特别需要注意，活检可能引起RP的发作。

【诊断】

RP的诊断对临床医生来说具有一定的挑战性，因为该疾病具有多样性和隐匿性的特点。当仅存在典型的耳、鼻软骨受累时，很容易出现漏诊。在儿童患者中，RP自然病史的缓解和儿科医生对RP认知的欠缺都是导致该疾病诊断延迟的可能原因。RP的诊断仍然基于临床表现，因为没有特异性的实验室检验或影像学结果。根据McAdam等的说法，如果6种临床特征（耳廓软骨炎、非侵蚀性炎性多关节炎、鼻软骨炎、眼部炎症、呼吸道软骨炎、听觉前庭损伤）中有3种或3种以上存在，则可以诊断RP。Damiani和Levine[10]后来对这些标准进行了修改，他们扩大了诊断标准的范围，至少一项McAdam标准和阳性组织学结果，或两项McAdam标准和皮质醇或氨苯砜类药物治疗有效也可以诊断为RP。McAdam标准的另一个版本由Michet等[11]于1986年提出，他们认为RP的诊断需要耳、鼻或喉气管软骨中的两个发生炎症，或者上述软骨中的任意一个发生炎症，同时合并有听力损失、眼部炎症、前庭功能障碍、血清阴性关节炎等其他两个次要标准。

【鉴别诊断】

以下一些疾病的症状可能类似RP的症状。比较这些疾病的不同可能有助于明确鉴别诊断：

1. 类风湿关节炎

类风湿关节炎[12]是一种病因未明确的疾病，可能与自身免疫反应有关。这种疾病的特征是缺乏食欲、乏力以及关节疼痛、变形、晨僵，主要累及手、足、膝关节以及脊柱等部位。类风湿关节炎一旦发病，其症状可能会持续数周、数月甚至数年。

2. 骨性关节炎

骨性关节炎[13]是一种关节退行性疾病，其特征是软骨的磨损、关节间隙变窄、软骨下骨硬化增生。

3. 白塞综合征

白塞综合征[14]是一种影响多器官的炎症性疾病。最常见的症状是口腔溃疡以及生殖器溃疡。眼和关节的炎症类似于RP。此外，血管、中枢神经系统以及胃肠道也可能受到影响。其发作期持续一周到一个月，并有复发的可能。有些症状可能在发病数年后才出现，大多发生在20~30岁。男性的发病率是女性的2倍。这种疾病在中东和日本较为常见。

【治疗】

目前尚无治疗RP的循证指南。RP治疗的目标是长期控制炎症及免疫反应。非甾体抗炎药（NSAIDs）可用于非重症RP的止痛和抗炎，特别是仅累及鼻、外耳或关节的RP。轻症患者也可使用氨苯砜（50~100 mg，每日一次；最大剂量为200 mg，每日一次）或秋水仙碱（0.6 mg，每日2~4次）。对于非甾体抗炎药耐药或较严重的RP（包括眼部、喉气管或心脏受累，合并系统性血管炎或严重的多软骨炎），系统性的皮质醇类药物治疗应被作为首选方法。口服泼尼松的剂量通常为每天 0.25～1 mg/kg，如果病情允许，在疾病治疗过程中可减少剂量。如果需要快速控制症状，可尝试静脉注射甲泼尼龙（500～1000 毫克/天）[15-16]。

长期随访中建议继续使用皮质醇类药物治疗以防止复发，但不会改变疾病的进展。因此，其他药物如环磷酰胺（1 mg/kg/天，持续 2 周，每 2 周增加 25 mg）、硫唑嘌呤（每日 2 mg/kg）、环孢素（每日 5 mg/kg）和氨甲蝶呤（每周口服或皮下 15～25 mg）等可单独或与全身皮质类固醇联合使用，作为重症 RP 的二线用药。它们也适用于皮质醇类药物不耐受或依赖的患者。近年来，生物制剂的出现也丰富了 RP 的治疗选择。研究表明生物制剂可能有助于常规治疗无效的 RP 病情的改善[15-16]。

在特定的病例中，严重瓣膜反流所致的顽固性心力衰竭、严重支气管狭窄、并发主动脉瘤等情况可能需要手术或介入治疗。

【病例摘要】

患者，女性，51 岁主诉"反复左耳廓红肿、疼痛 3 个月余"。外院不规律口服及静脉输入抗生素治疗均无效。专科查体：左耳廓红肿明显，皮肤粗糙，明显触痛、牵拉痛，触之质地偏硬，皮温高，双耳外耳道畅洁，鼓膜完整，标志清楚，双耳听力正常。诊断为"耳廓化脓性软骨膜炎（左）"，行左耳廓化脓性软骨膜炎清创术，清除耳廓坏死软骨，术中见：左耳廓广泛肿胀，外耳道口明显狭窄，左侧耳轮、舟状窝、三角窝、耳甲腔、耳甲艇、耳屏处皮肤红肿、增厚，对应耳廓软骨坏死，局部可见较多增生肉芽样组织及坏死软骨。术后病理结果提示"（耳廓软骨）慢性炎症"。术后患者反复出现双耳廓红肿，疼痛，伴有全身多处关节疼痛，于风湿免疫科就诊，考虑诊断为"复发性多软骨炎"。病例详细资料见二维码数字资源 7-3。

数字资源 7-3

【参考文献】

[1] LI Y T, LIAO H T. Relapsing polychondritis. Joint Bone Spine, 2022, 89（4）: 105387.

[2] PEARSON C M, KLINE H M, NEWCOMER V D. Relapsing polychondritis. N Engl J Med, 1960, 263: 51-58.

[3] KENT P D, MICHET C J, LUTHRA H S. Relapsing polychondritis. Curr Opin Rheumatol, 2004, 16（1）: 56-61.

[4] PUÉCHAL X, TERRIER B, MOUTHON L, et al. Relapsing polychondritis. Joint Bone Spine, 2014, 81（2）: 118-124.

[5] MONTMOLLIN N, DUSSER D, LORUT C, et al. Tracheobronchial involvement of relapsing polychondritis. Autoimmun Rev, 2019, 18（9）: 102353.

[6] DAMIAN L, PAMFIL C, BUCȘA C, et al. Rare within rare. Necrotising scleritis and peripheral ulcerative keratitis: eye-threatening complications of relapsing polychondritis. Clin Exp Rheumatol, 2022, 40 Suppl 134（5）: 86-92.

[7] RAPINI R P, WARNER N B. Relapsing polychondritis. Clin Dermatol, 2006, 24（6）: 482-485.

[8] EMMUNGIL H, AYDıN S Z. Relapsing polychondritis. Eur J Rheumatol, 2015, 2（4）: 155-159.

[9] BALSA-CRIADO A, GARCIA-FERNANDEZ F, ROLDAN I. Int J Cardiol, 1987, 14（3）: 381-383.

[10] DAMIANI J M, LEVINE H L. Relapsing polychondritis—report of ten cases. Laryngoscope, 1979, 89（6 Pt 1）: 929-946.

[11] MICHET C J, MCKENNA C H, LUTHRA H S, et al. Relapsing polychondritis. Survival and predictive role of early disease manifestations. Ann Intern Med, 1986, 104（1）: 74-78.

[12] SMOLEN J S, ALETAHA D, MCINNES I B. Rheumatoid arthritis. Lancet, 2016, 388（10055）: 2023-2038.

[13] ABRAMOFF B, CALDERA F E. Osteoarthritis: pathology, diagnosis, and treatment options. Med Clin North Am, 2020, 104（2）: 293-311.

[14] BULUR I, ONDER M. Behçet disease: new aspects. Clin Dermatol, 2017, 35（5）: 421-434.

[15] VITALE A, SOTA J, RIGANTE D, et al. Relapsing polychondritis: an update on pathogenesis, clinical features, diagnostic tools, and therapeutic perspectives. Curr Rheumatol Rep, 2016, 18（1）: 3.

[16] MATHIAN A, MIYARA M, COHEN-AUBART F, et al. Relapsing polychondritis: a 2016 update on clinical features, diagnostic tools, treatment and biological drug use. Best Pract Res Clin Rheumatol, 2016, 30（2）: 316-333.

第四节 臂丛神经炎

【概述】

臂丛神经炎（Parsonage-Turner syndrome，PTS）是一种以急性发作的上肢疼痛为典型特征的罕见疾病，随着疼痛之后会出现一些神经功能缺陷的症状如：肌无力、肌肉萎缩、局部感觉障碍等。该病可累及所有的外周神经，但最常见的是累及臂丛神经的上干部[1-2]。有自愈倾向，但神经功能通常无法完全恢复。PTS的病因复杂，并且尚未明确，涉及自身免疫、遗传、感染、机械刺激等多种因素[3]。其中，感染和免疫因素受到广泛的支持，因为30%～70%的患者有前驱的感染或者免疫反应，在20%～52%的病例中，感染是在PTS发生之前发生的，而大约15%的病例在免疫反应后发生[4-5]。组织学研究表明存在免疫性介导的过程，在一小部分PTS患者的臂丛中存在炎性细胞，特别是T淋巴细胞。此外，已发现在PTS急性期，针对外周神经髓鞘的补体固定抗体升高，并且在恢复期水平趋于下降[6]。

据研究，在美国明尼苏达州人口中，该病的发病率约为1.64/10万[7]。在年龄3个月到81岁[9]的人群中均有发病，但主要集中在生命的第三和第七个十年发病[5]。男性多于女性，男女发病比为（1.75～11.5）：1[8]。

【临床表现】

PTS的典型症状为剧烈疼痛的急性发作，持续数天至数周，随后出现无力、肌肉萎缩及感觉障碍等。不同患者症状差异较大，可能出现多种症状，但通常没有发热或乏力等全身症状[4]。

1. 疼痛

疼痛是90%～95%的患者的主要症状[1]，多为持续性的刺痛，通常会在夜间加重，并把患者疼醒[5]。疼痛多发生在肩部并且常常放射至手臂和颈部，肩部活动时疼痛会加剧但颈部活动时疼痛通常不会加剧，有小部分患者疼痛发生在臂丛神经区域之外，如发生在下肢[10-11]。疼痛一般是单侧的，并且多伴随同侧的肌无力及运动障碍。疼痛持续时间变化很大，从数小时到数月不等，平均持续1～2周[2]。在急性期，部分患者会发展出受累神经的持续性神经痛，及受累区域的肌肉和骨骼的疼痛[3]。

2. 肌无力

肌无力一般会在疼痛症状出现几天到几周后出现，70%的患者肌无力症状在疼痛出现的前两周内出现，并且在疼痛缓解后症状一般会进行性加重[1, 5]。肌无力的分布与疼痛发生的部位并没有明确的联系，并且由于疼痛会限制患者肢体的活动，肌无力症状很难被明确地观察到。一根或者多根周围神经受累时最常见的部位是臂丛神经上部，特别是胸长神经，常累及三角肌、冈上肌、冈下肌、前锯肌等，而引发相应的症状[12]。

3. 感觉障碍

42%～78%的病例中出现了发生在全身各处的感觉障碍，主要表现为感觉减退和感觉异常[1, 5, 8]。与肌无力症状一样，感觉障碍也是在受累神经的区域呈现片状分布的，通常发生在肩部和上臂或者前臂的桡侧[10-11]。

4. 自主神经症状

自主神经症状发生的频率较低，常见症状有：皮肤干燥、四肢水肿、体温调节异常、指甲及头发生长异常、出汗增加等[1, 13]。

【辅助检查】

1. 肌电图

PTS是一种临床诊断，但进一步的辅助检查能够帮助确诊，以及排除一些其他的原因。肌电图对于诊断、受累部位的定位、受累范围的评估都有着重要的作用。PTS早期肌电图没有诊断作用，因此在症状出现的前4～6周不宜行肌电图检查。当出现感觉异常症状时，前臂外侧皮神经是最常受累的神经之一，常常需要检查[11]。

2. 影像学检查

影像学检查有助于排除其他疾病的干扰。胸部X线片能够帮助排除肺上沟瘤产生的临床症状，并帮助鉴别膈神经受累导致的一侧膈肌抬高[14]。颈椎MRI能够帮助鉴别颈椎间盘退变和神经根压迫。肩部MRI能够帮助鉴别其他一些肩部疾病如：肩袖损伤、唇盂撕裂、肩峰撞击综合征、周围神经卡压等。部分PTS病例中MRI可观察到肌肉去神经萎缩的典型表现[10]。大多数典型的PTS病例中，臂丛神经支配的一块或者多块肌肉在MRI下可观察到T2像的弥漫高信号[9, 15]。在亚急性期，T1像可观察到肌肉的萎缩和脂肪浸润[15]。然而，MRI同样对于发现早期的PTS缺乏敏感性。

3. 实验室检查

实验室检查对PTS的诊断通常没有作用。实验室检查是非特异性的，在25%的患者中会出现肝功能升高，肌酸激酶和抗神经节苷脂抗体轻度升高，以及脑脊液蛋白和细胞数量的轻度升高[1]。PTS诊断的基础还是临床病史和体格检查。

【诊断】

PTS的诊断非常困难，特别是在发病的早期。诊断主要依靠病史和体格检查，肌电图和MRI等影像学检查能够辅助诊断并帮助鉴别其他疾病。

【鉴别诊断】

PTS需要与一些能导致肩部疼痛和肌无力症状的神经和肌肉骨骼相关的疾病鉴别。

1. 神经根型颈椎病

神经根型颈椎病与PTS都可以急性发作，导致严重的疼痛症状。但与PTS不同，神经根型颈椎病的疼痛症状是神经根受压导致，颈部和上肢的牵引会加重疼痛的症状，并且感觉和运动的异常通常局限在单一神经根所支配的区域。PTS患者疼痛的症状分布的皮肤区域与典型的神经根支配区域常常是不匹配的。颈椎MRI能够进一步明确颈部神经根的压迫，帮助鉴别[16]。

2. 周围神经卡压综合征

周围神经卡压可产生与PTS相似疼痛、感觉异常、运动异常的症状，但起病通常更加隐匿且症状相对较轻。并且症状多局限于受卡压的周围神经所支配的区域，定位比较准确，如腕管综合征的患者通常会感觉到桡侧三个半手指指端麻木或者疼痛感。肌电图检查有助于明确诊断和鉴别。

3. 肩关节损伤相关疾病

PTS发生早期常常被误诊为肩关节损伤，如肩袖撕裂、唇盂撕裂、肩峰撞击综合征等。详细的体格检查是鉴别这类疾病的关键。PTS早期患者肩关节常常是活动受限的，导致体格检查常常难以有效地进行。为了明确诊断，对双侧肢体进行神经、肌肉骨骼的充分查体是很必要的，包括肌力、感觉、运动、反射等，以及评估有无肩峰撞击的征象、关节囊的粘连、肩袖撕裂等。必要时可行MRI帮助鉴别[17]。

【治疗】

1. 药物治疗

尚未发现有药物可以促进神经损伤的恢复以及改善PTS的预后。研究表明，糖皮质激素能够促进疼痛的缓解以及加速部分患者的康复[1]。建议出现早期症状的患者在第一周口服泼尼松1 mg/kg，第二周开始逐渐减少剂量，能够加速康复[18]。对于PTS急性期严重的疼痛症状，常采用NSAIDs类药物联合阿片类药物治疗。抗癫痫药如加巴喷丁、卡马西平，三环类抗抑郁药如阿米替林等常用于治疗急性疼痛遗留的神经痛。有明确的病毒感染史或者带状疱疹的患者需要进行抗病毒治疗[2, 17]。

2. 非药物治疗

PTS作为一种相对罕见的疾病，关于治疗方法的研究还非常缺乏，非药物治疗主要包括物理治疗、推拿正骨、针灸等，但均未有研究表明能够加速PTS的康复[18]。物理治疗的目的在于改善肢体的活动范围和预防功能的缺陷。肩关节活动范围的锻炼应该尽早开始，而力量锻炼开始的时间则需要根据疼痛、肌无力、肌肉去神经化的程度来决定，在严重的肌无力恢复之前，不应该增加额外的力量锻炼[19]。

经皮电刺激、针灸等可以作为缓解PTS患者疼痛症状的治疗方式。这些方法能否促进恢复存在争议。也有研究表明向肩关节内注射类固醇激素能够缓解疼痛[1]。

3. 外科手术治疗

当保守的药物及非药物治疗均效果不佳时，通常考虑外科手术治疗。包括：神经松解术、神经移植术、神经转位术等。手术治疗的时机很难掌握，研究表明推迟2～6个月手术可能会导致严重的后果，有60%的患者能在手术治疗后有良好的预后[20]。当出现继发的并发症时，手术治疗通常是需要考虑的。

PTS的病程是变化的[17]，最好的结果是在单纯的保守治疗下，症状在大约1个月内达到自然地缓解[19]。然而有很多患者会出现长期的并发症如肩关节活动障碍、慢性疼痛、功能缺陷、肩关节脱位甚至残疾等。疼痛及肌无力症状时间延长通常预示着不良的预后[17]。

【病例摘要】

患者，男性，54岁，2天前无明显诱因出现发热，体温最高38.8℃，伴左侧肩关节疼痛，并逐渐出现左肩部皮肤红斑、关节周围骨和肌肉疼痛，并伴有头痛、晨僵。查体：左肩带肌肉萎缩，左肩的抬高、外展和外旋受限，神经系统查体没有明显异常。辅助检查：奇昆古尼亚病毒IgM阳性，肩关节MRI示臂丛神经、冈上肌和冈下肌急性/亚急性受累。结合患者病史、症状及MRI检查考虑臂丛神经炎诊断明确。病例详细资料见二维码数字资源7-4。

数字资源 7-4

【参考文献】

[1] ALFEN N, ENGELEN B G. The clinical spectrum of neuralgic amyotrophy in 246 cases. Brain, 2006, 129 (Pt 2): 438-450.

[2] FEINBERG J H, RADECKI J. Parsonage Turner syndrome. HSS J, 2010, 6 (2): 199-205.

[3] ALFEN N. Clinical and pathophysiologic concepts of neuralgic amyotrophy. Nat Rev Neurol, 2011, 7 (6): 315-321.

[4] PARSONAGE M J, TURNER J W. Neuralgic amyotrophy; the shoulder-girdle syndrome. Lancet, 1948, 1 (6513): 973-978.

[5] TSAIRIS P, DYCK P J, MULDER D W. Natural history of brachial plexus neuropathy: report on 99 patients. Arch Neurol, 1972, 27 (2): 109-117.

[6] VRIESENDROP F J, DMYTRENKO G S, DIETRICH T, et al. Anti-peripheral nerve myelin antibodies and terminal activation products of complement in serum of patients with acute brachial plexus neuropathy. Arch Neurol, 1993, 50 (12): 1301-1303.

[7] BEGHI F, KURLAND L T, MUDLER D W, et al. Brachial plexus neuropathy in the population of Rochester, Minnesota, 1970-1981. Ann Neurol, 1985, 18 (3): 320-323.

[8] MAGEE K R, DEJONG R N. Paralytic brachial neuritis. Discussion of clinical features with review of 23 cases. JAMA, 1960, 174 (10): 1258-1262.

[9] GASKIN C M, HELMS C A. Parsonage-Turner syndrome: MR imaging findings and clinical information of 27 patients. Radiology, 2006, 240 (2): 501-507.

[10] SATHASIVAM S, LECKY B, MANOHAR R, et al. Neuralgic amyotrophy. J Bone Joint Surg Br, 2008, 90 (5): 550-553.

[11] MCCARTY E C, TSAIRIS P, WARREN R F. Brachial neuritis. Clinic Orthop Relat Res, 1996, 368: 37-42.

[12] RUBIN D I. Neuralgic amyotrophy: clinical features and diagnostic evaluation. Neurologist, 2001, 7 (6): 350-356.

[13] STUTZ C M. Neuralgic amyotrophy: Parsonage-Turner syndrome. J Hand Surg Am, 2010, 35 (12): 2104-2106.

[14] ALFEN N. The neuralgic amyotrophy consultation. J Neurol, 2007, 254 (6): 695-704.

[15] SUREKA J, CHERIAN R A, ALEXANDER M, et al. MRI of brachial plexopathies. Clin Radiol, 2009, 64 (2): 208-218.

[16] SLIPMAN C W, PLASTARAS C T, PALMITIER R A, et al. Symptom provocation of fluoroscopically guided cervical nerve root stimulation. Are dynatomal maps identical to dermatomal maps? Spine (Phila Pa 1976), 1998, 23 (20): 2235-2242.

[17] TJOUMAKARIS F P, ANAKWENZE O A, KANCHERLA V, et al. Neuralgic Amyotrophy (Parsonage-Turner Syndrome). J Am Acad Orthop Surg, 2012, 20 (7): 443-449.

[18] ALFEN N, ENGELEN B G, HUGHES R A. Treatment for idiopathic and hereditary neuralgic amyotrophy (brachial neuritis). Cochrane Database Syst Rev, 2009, 2009 (3): CD006976.

[19] MISAMORE G W, LEHMAN D E. Parsonage-Turner syndrome (acute brachial neuritis). J Bone Joint Surg Am, 1996, 78 (9): 1405-1408.

[20] KRETSCHMER T, IHLE S, ANTONIADIS G, et al. Patient satisfaction and disability after brachial plexus surgery. Neurosurgery, 2009, 65 (4 Suppl): A189-196.

第八章 感染性疾病

第一节 骨棘球蚴病

【概述】

骨棘球蚴病（bone hydatid disease）又称骨包虫病，是指细粒棘球或多房棘球绦虫的幼虫寄生于骨骼中所产生的一系列临床症状和体征。人感染棘球蚴后，其幼虫可寄生于全身多个脏器，以寄生在肝、肺部为主，占90%左右；也可以寄生于其他脏器如脑、心脏、眼眶、骨髓腔、肾等，占10%左右。而骨棘球蚴病占所有棘球蚴病的0.5%~4%，其中以脊柱骨棘球蚴病最常见（占60%以上），其次可见于股骨、胫骨、肱骨、头骨和肋骨等部位[1-2]。与肝、腹腔棘球蚴病相比，骨棘球蚴病的生物学行为更为复杂，临床症状不典型，易误诊为肿瘤、结核、骨囊肿以及其他类疾病，致残率较高，严重威胁患者的健康和生存质量。

棘球蚴病是一种常见的严重危害人体健康的人畜共患寄生虫病，在世界各地都很普遍，可以发生在除南极洲以外的每个大陆上，并可能在北极、温带和热带地区传播。人类感染棘球蚴病是由其幼虫阶段引起的，在我国，骨棘球蚴病主要流行于我国各地畜牧区，以新疆、内蒙古、青海、甘肃等省份为主，其他省区多呈散发状态。其他流行国家主要包括南美洲各国、东非各国、澳大利亚各国、中亚各国、地中海沿岸（包括北非）各国和俄罗斯[2-3]。2005年原卫生部调查结果显示，我国棘球蚴病患者达38万人。2004—2008年我国共报告10 790例棘球蚴病。

骨棘球蚴病主要通过血液循环引起的原发途径感染，继发性骨棘球蚴病较为罕见。棘球蚴进入体循环在骨内的分布取决于局部血供和生长的活跃程度。病变通常分布在血供丰富、生长旺盛的松质骨，长骨干骺端或骨髓腔开始逐步发育成棘球蚴囊。因此，骨棘球蚴病以骨盆和脊柱发病率最高，其次为四肢长骨干骺端、肩胛骨、肋骨等部位。滞留于松质骨内的棘球蚴沿骨小梁间隙向阻力小的方向生长，骨包虫无纤维包膜，有外生性的特点，因而会向阻力小的方向扩展蔓延，首先沿着哈弗斯管、骨髓腔向骺板、关节软骨方向生长，若穿破骨皮质或关节软骨可并发病理性骨折或脱位，还可在周围软组织形成继发性棘球蚴囊肿。棘球蚴虫不同，骨质破坏的机制也不同。细粒棘球蚴主要通过侵袭膨胀性生长方式引起骨质吸收、压迫和破坏，使位于松质骨内的幼囊逐渐扩大延伸，而多房棘球蚴主要通过侵蚀溶骨性生长方式引起骨质破坏，与骨结核和肿瘤类似，二者分别发展成囊型和泡型棘球蚴病。骨囊型棘球蚴膨胀性生长和泡型棘球蚴侵蚀性生长的方式分别决定了其呈囊性和多房性导致的不同溶骨性骨质破坏的特点。两型骨棘球蚴病通常外围均无附加的纤维包膜，内面也无典型的生发层，但囊肿逐渐增大可突破骨壁侵及周围组织，形成类似肝、肺等软组织棘球蚴病周围的纤维包膜，即外膜。由于骨组织致密坚硬，骨小梁间隙狭小，限制了棘球蚴向周围均匀扩张生长。因此，骨棘球蚴的生长方式与肝、肺等软组织器官的棘球蚴截然不同，多是沿髓腔或骨质薄弱部位侵袭膨胀性或溶骨性生长。滞留于骨组织的棘球蚴逐渐发育成棘球蚴囊后，在骨小梁间隙沿着阻力小的方向生长并在骨髓腔内扩展。当棘球蚴囊增殖扩大时，海绵状的松质骨被压迫、吸收和破坏，最终完成棘球蚴的扩张和生长。棘球蚴的囊壁分为内、外两层。内囊为虫体本身，由角质层和生发层组成。生发层分泌清亮囊液，同时不断长出含头节的生发囊和子囊。囊液为透明或淡黄色，pH为中性，并含有氯化钠、蛋白质、葡萄糖、离子、脂质和多糖，囊液含大量抗原物质。当囊泡在囊肿内破裂时，头节进入囊液，形成白色沉积物，称为棘球蚴砂[4]。子囊的存在使棘球蚴具有多房性的特点，其沿髓腔或骨质疏松部位缓慢生长，发展蔓延形成膨胀性蜂房样或皂泡样溶骨性骨质破坏，边缘光滑整齐，通常无炎症或骨膜反应。棘球蚴所寄生的骨床，由于周围无软组织存在并与骨组织直接相邻，不能形成反应性纤维组织外囊，这是区别于其他部位软组织棘球蚴病的重要特征。当棘球蚴完全局限于骨组织内部时，患者通常无任何临床症状，或仅有局部轻微疼痛。骨棘球蚴虽然受到致密骨质的约束，但棘球蚴在骨髓腔或松质骨内不断增殖，逐渐蔓延侵犯至周围骨皮质，长期压迫使骨皮质萎缩变薄，膨胀变形并可突破骨皮质而侵及周围软组织。这一阶段患者通常临床症状加重，活动后尤明显，主要表现为局部肿胀、疼痛或活动受限，此时可能发生病理性骨折或出现神经功能损害症状。病变进一步发展到晚期，形成广泛的骨质破坏和缺损，同时棘球蚴在软组织内继续生长，形成骨和软组织内棘球蚴共存的混合性棘球蚴。临床上主要表现为局部疼痛、肿块及病理性骨折，累及脊柱者则可伴有不同程度的神经功能损害[1, 5-7]。

【临床表现】

骨棘球蚴病起病隐匿，病程进展缓慢，早期无特征性临床表现。患者一般有明确的牧区生活史及与犬、羊密切接触史。当棘球蚴完全局限于骨组织内部时，患者通常无任何临床症状，或仅有局部轻微疼痛。骨棘球蚴虽然受到致密骨质的约束，但棘球蚴在骨髓腔或松质骨内不断增殖，逐渐蔓延侵犯至周围骨皮质，长期压迫使骨皮质萎缩变薄，膨胀变形并可突破骨皮质而侵及周围软组织形成局部包块。这一阶段病程较长，患者通常临床症状加重，一般无发热、消瘦等全身症状。症状主要表现为局部肿胀、疼痛或活动受限，活动后尤明显，此时可因轻微外伤导致病情迅速进展而发生病理性骨折或出现神经功能损害症状。病变进一步发展到晚期，形成广泛的骨质破坏和缺损，同时棘球蚴在软组织内继续生长，形成骨和软组织内棘球蚴共存的混合性棘球蚴。临床上主要表现为局部疼痛、肿块及病理性骨折，累及脊柱者可侵及椎弓根和椎板，甚至侵入周围软组织形成继发性椎旁或椎管内棘球蚴囊肿，可伴有不同程度的神经功能损害，严重者出现瘫痪。

骨棘球蚴病以脊柱骨棘球蚴病最为常见（占60%以上），其次可见于股骨、胫骨、肱骨、头骨和肋骨等部位。脊柱棘球蚴病可发生于脊柱的任何一个节段，以胸椎最为多见（46%～50%），其次为腰椎（20%～29%）和骶椎（20%～23%），颈椎最少，其中累及胸腰椎的棘球蚴病占75%以上。1928年Dew根据脊柱棘球蚴病的原发部位将其分为5型，分别为髓内棘球蚴病、硬膜内髓外棘球蚴病、椎管内硬膜外棘球蚴病、脊椎棘球蚴病和椎旁棘球蚴病。其中90%发生于脊椎及硬膜外，而原发性髓内和髓外硬膜内棘球蚴病则少见，不足10%。当脊柱棘球蚴病累及范围较广，临床上无法完全按照Dew分型进行分类，有国内学者提出了第6型——混合型脊柱棘球蚴病[8]。

【辅助检查】

由于骨棘球蚴病起病隐匿，临床早期多无特征性表现，因此很难早期诊断治疗。目前应用于骨棘球蚴病的影像学检查包括X线、CT、MRI等。骨棘球蚴病的诊断较为复杂，需要结合影像学和血清学检查结果并进行全面分析才能避免漏诊或误诊。

1. X线检查

X线是诊断骨棘球蚴病的常用方法之一，但缺乏特征性表现。主要表现为局部骨密度降低，不规则骨质破坏。早期首先表现为虫蚀样不规则的骨质吸收、破坏、骨密度降低。继而出现圆形或类圆形囊状透光区，边缘清晰锐利，可见硬化带，一般无骨膜反应。晚期骨质破坏严重可发生病理性骨折，亦可穿破骨皮质侵犯软组织形成软组织包块。病变累及椎体时，随病变进展椎体外形变扁、增宽或被压缩呈楔形，侵入椎弓根和椎板致椎弓根结构不清等，与脊柱结核、肿瘤等疾病类似。棘球蚴病首先累及椎旁和椎管内软组织时，X线片上无特征性表现。棘球蚴病常见于椎体前部，一般不累及椎间盘，进入椎旁形成球形或半球形假性椎旁脓肿影，很少为梭形或向远处扩散，这是与脊柱结核和肿瘤相鉴别的主要影像学特点。

2. CT扫描

CT扫描能清晰地显示病变的内部结构：①囊型骨棘球蚴病主要表现为：大小不等的圆形或椭圆形骨质破坏，边缘锐利。骨质破坏区可为单囊性病变，也可为大小不等的多囊性病变簇集形成特征性的"葡萄串样"改变，局部骨皮质膨隆、变薄、断裂、甚至缺损。病变亦可侵入周围或椎旁软组织，形成软组织内多房囊性占位。②泡型骨棘球蚴病较少见，主要表现为局限性溶骨性骨质破坏，无典型的多房囊性改变，边缘清晰，欠规整，少或无硬化边，其中可见沙粒状碎骨[9]。

3. MRI检查

骨棘球蚴病在MRI中具有特征性，与X线和CT相比，MRI具有较好的软组织成像能力，对于各部位的棘球蚴病，尤其是椎管内和椎旁的棘球蚴病，MRI不仅能够明确诊断，而且可清晰地显示棘球蚴囊肿的数量和部位。①囊型骨棘球蚴病：由于棘球蚴呈囊性生长，T1WI呈多房囊性低信号，其囊壁等信号或呈略低信号，而子囊呈明显低信号。T2WI病变簇集呈"葡萄串样"中高信号，其囊壁与内容物均呈高信号，因囊内容物为液性，信号明显高于囊壁。②泡型骨棘球蚴病：表现为溶骨性骨质破坏，与结核和肿瘤非常相似。T1呈混杂性低信号，T2呈混杂高信号，边缘不清，无典型的囊性或多囊性改变[7,10]。

4. 血清免疫学检查

血清免疫学检查是骨棘球蚴病诊断和鉴别诊断的常用方法。感染棘球蚴后，体内可产生特异性抗体，免疫反应的强弱取决于棘球蚴的活力、棘球蚴囊壁的完整性及棘球蚴感染的组织和器官等。骨棘球蚴病的包囊无外囊，且易向骨外侵蚀，使棘球蚴组织和机体接触较多，体内的免疫反应较强。包囊完整较包囊破裂患者的免疫反应轻，包囊破裂可引起过敏性休克，甚至死亡。棘球蚴衰老、包囊钙化或棘球蚴死亡，血清学检查往往为阴性。目前棘球蚴病的血清学检查包括血清中的抗体和棘球蚴抗原两种。棘球蚴病特异性抗体检测包括皮内试验、间接血凝实验、对流免疫电泳、酶联免疫吸附实验等，抗原检测包括囊液抗原、头节抗原、囊液半纯化抗原和泡球蚴抗原。

【诊断】

诊断应结合以下标准：①患者有明确的牧区旅居史或犬、羊接触史；②临床表现无特异性，影像学检查病变呈特征性"葡萄串珠状"多房囊性骨质破坏，累及脊柱者表现为椎间隙狭窄，椎旁可见清晰的球形软组织阴影而无骨膜反应；③血清学检查包括皮内试验（Casoni试验）、间接血凝试验、对流免疫电泳法以及酶联免疫吸附试验等，阳性结果有助于诊断，其中以酶联免疫吸附试验最为常用，具有较高的敏感性和特异性。

【鉴别诊断】

1. 骨结核

骨结核起病缓慢，全身症状较隐匿，好发部位为一些负重大、活动量大的部位，如脊柱、膝关节、髋关节等。发病初期可有食欲不振、倦怠等症状，随病情进展可出现低热、盗汗、消瘦等结核中毒症状，而骨棘球蚴病一般无中毒症状。可有局部疼痛，出现病理骨折压迫脊髓或神经根可出现相应症状。实验室检查可有贫血、ESR及C反应蛋白增高，而骨棘球蚴病可出现血嗜酸性粒细胞增高。CT及MRI检查可见死骨形成、椎间隙变窄、椎旁脓肿形成等，而骨棘球蚴病一般无椎旁脓肿。

2. 骨巨细胞瘤

骨巨细胞瘤呈溶骨性骨破坏性病变，好发于长骨干骺端，以股骨远端及胫骨近端多见。典型X线主要表现为侵犯骨骺的偏心性膨胀性溶骨性病灶，边缘无硬化，也无反应性新生骨，病变部位皮质变薄，呈肥皂泡样改变。骨皮质较薄时查体可有乒乓球样触感。犬羊接触史及血清学检查有助于两者鉴别。

3. 慢性骨髓炎

慢性骨髓炎全身症状不典型，也有局部皮肤软组织水肿、色素沉着，严重者可出现患处破溃流脓、窦道形成，可经窦道排除死骨。而棘球蚴病一般无全身及局部炎症表现。X线检查可出现死骨、层状反应性新骨，而发生于脊柱的慢性感染可出现类似于结核的表现，CT和MRI检查也可见椎旁脓肿形成。实验室检查中性粒细胞计数增高，ESR加快，C反应蛋白增高。骨棘球蚴病炎症指标多无明显增高，亦无反应性新骨及椎旁脓肿形成。

【治疗】

骨棘球蚴病应早诊断、早治疗，但其起病隐匿，患者出现症状时通常病变已处于疾病发展的后期，因此治疗较为困难，复发也较为常见。对于早期确诊的骨棘球蚴病，应以根治性手术治疗为主，同时服用抗感染药物；而对于发展至较晚期、手术无法根治切除的骨棘球蚴病，应以抗感染药物治疗为主，可辅助行姑息性手术减轻症状。

1. 化学治疗

骨棘球蚴病的化学药物治疗原则与全身其他部位棘球蚴的治疗原则一致，其他部位棘球蚴病的治疗经验对骨棘球蚴病同样适用。阿苯达唑因其血药浓度（250 mg/L）高于甲苯达唑（70～90 mg/L），目前已被 WHO 推荐为首选药物[11-14]，西咪替丁可以改变阿苯达唑的代谢，增加其血药浓度，有利于提高生物利用度、增加治疗效果。囊型棘球蚴病需用药 1～6 个月，而泡型棘球蚴病需延长疗程，严重者需持续 3～5 年。关于药物治疗骨棘球蚴病的疗效尚无统一的评价标准，但在临床应用过程中出现以下任何情况之一者，应停止继续服药：①达到临床治愈标准；②用药后出现重度不良反应；③治疗无效或病情恶化。

2. 手术治疗

骨棘球蚴病手术治疗的目的是尽可能切除所有囊肿及周围骨骼组织，并用自体骨、异体骨或骨水泥填充死腔，联合假体以重建骨骼稳定性，避免继发性感染，预防复发。因术中很难发现所有微小子囊或遗留肉眼不能发现的原头蚴，且化疗药物很难完全杀死所有子囊，因此很难完全根治。因此，手术往往只是姑息性的，虽可以长期存活，但不容易根除，也不可能治愈。因此术后辅助药物治疗非常有益。对于四肢、肋骨、锁骨等容易彻底清除病灶的部位或其他部位病变早期可完全切除时，应行病灶扩大根治性切除术，切除范围包括病灶外 1～2 cm 正常软组织和骨病灶外 2～3 cm 正常骨组织。脊柱和骨盆棘球蚴病患者就诊时多属于中晚期，骨质破坏严重且广泛，扩大根治病灶切除已不可能时，可行姑息性腔内病灶清除联合残腔清理术。术中可用双氧水、10% 高渗性盐水浸泡创面 15～30 min，并用无水乙醇的纱布球擦洗，杀灭头节。手术过程中注意保护病灶周围正常组织，避免棘球蚴囊液播散造成严重后果，术中可预防性使用氢化可的松抗过敏[15-17]。

【病例摘要】

患者 35 岁，女性，主因"左髋及左下肢疼痛 14 年，发现左髋部多发包块 4 年"就诊。患者 14 年前无明显诱因下出现左髋部疼痛，并沿大腿外侧、小腿外侧放射至足背，疼痛程度较重，VAS 评分 9 分，伴有左下肢无力。4 个月后因左下肢行走无力不慎摔倒，当即出现左髋剧烈疼痛无法活动，于当地医院诊断"左髋病理性骨折，原因待查"，未进一步诊治，3 个月骨折畸形愈合。4 年前无明显诱因下患者左髋部前外侧出现直径约 3 cm 包块，压痛（＋），质韧，活动度尚可，包块逐渐增大，6 个月后直径增至约 8 cm，质地变软，后直径开始逐渐变小。2 年前就诊于青海第二附属医院，腹部 CT 检查诊断为肝棘球蚴病、骨棘球蚴病，行病理活检示：棘球蚴病。患者生于青海，久居当地。否认疫区、疫水接触史。体格检查：左髋部及左下肢可触及多个囊性类圆形包块，质软，压痛（＋），边界清楚。左髋压痛（＋）、叩痛（＋）、4 字试验（＋）。左侧屈髋肌力 0 级，伸膝屈膝肌力 4 级，踝关节跖屈背屈肌力 4 级。右侧肌力正常。左下肢较右下肢短缩 2 cm。双侧膝腱、跟腱反射正常。双侧足背动脉搏动良好。辅助检查：盆腔 X 线、CT 及 MRI 示：左侧髂腰肌水平至股骨中上段水平诸肌及皮下软组织内占位，邻近骨质破坏，符合棘球蚴病改变。部分囊性灶进入左侧腹股沟管内，伴左侧腹股沟多个肿大淋巴结，考虑棘球蚴病累及可能性大。肝 S6 占位，棘球蚴病可能性大。左髂骨病理活检示：病变内可见原头蚴样小体，符合棘球蚴病改变。诊断：①骨盆骨棘球蚴病；②肝棘球蚴病。病例详细资料见二维码数字资源 8-1。

数字资源 8-1

【参考文献】

[1] PEDROSA I, SAÍZ A, ARRAZOLA J, et al. Hydatid disease: radiologic and pathologic features and complications. Radiographics, 2000, 20（3）: 795-817.

[2] HERRERA A, MARTÍNEZ A A, RODRÍGUEZ J. Spinal hydatidosis. Spine（Phila Pa 1976）, 2005, 30（21）: 2439-2444.

[3] CRAIG P S, LARRIEU E. Control of cystic echinococcosis/hydatidosis: 1863-2002. Adv Parasitol, 2006, 61: 443-508.

[4] KING C H. Cestodes（tapeworms）. In: Principles and practice of infectious diseases, 4th edition. New York: Churchill Livingstone, 1995: 2544-2553.

[5] PAMIR M N, OZDUMAN K, ELMACI I. Spinal Hydatid Disease. Spinal Cord, 2002, 40（4）: 153-160.

[6] KARAY S, ZLITNI M, FOWLES J V, et al. Vertebral hydatidosis and paraplegia. J Bone Joint Surg Br, 1990, 72（1）: 84-88.

[7] IŞLEKEL S, ERŞAHIN Y, ZILELI M, et al. Spinal hydatid disease. Spinal Cord, 1998, 36（3）: 166-170.

[8] DEW H R. Hydatid disease: its pathology, diagnosis, and treatment. In: BJS (British Journal of Surgery). Sydney: The Australian Medical Publishing Co. Ltd, 1928: 568.
[9] IPLIKÇIOĞLU A C, KÖKEŞ F, BAYAR A, et al. Spinal invasion of pulmonary hydatidosis: computed tomographic demonstration. Neurosurgery, 1991, 29 (3): 467-468.
[10] SINGH S, KORAH I P, GIBIKOTE S V, et al. Sacral hydatidosis: value of MRI in the diagnosis. Skeletal Radiol, 1998, 27 (9): 518-521.
[11] 刘章锁, 杨文光, 温浩, 等. 阿苯达唑脂质体对泡状棘球蚴作用的病理形态学观察. 新疆医科大学学报, 2000, 23 (4): 291-293.
[12] 牛荣丽, 薛弘燮, 李志良. 阿苯达唑免疫脂质体的制备. 新疆医科大学学报, 2001, 24 (1): 60-62.
[13] 王建华, 温浩, 孙殿甲. 阿苯达唑的体内过程和剂型研究进展. 中国寄生虫病防治杂志, 2000, 15 (3): 187-188.
[14] 辛颖, 张睿. 棘球蚴病的药物治疗研究进展. 卫生职业教育, 2005, 18 (23): 127-130.
[15] LAM K S, FARAJ A, MULHOLLAND R C, et al. Medical decompression of vertebral hydatidosis. Spine (Phila Pa 1976), 1997, 22 (17): 2050-2055.
[16] SONG X H, DING L W, WEN H. Bone hydatid disease. Postgrad Med J, 2007, 83 (982): 536-542.
[17] LIANG Q, WEN H, YUNUS A, et al. Treatment experiences of pelvic bone hydatidosis. Int J Infect Dis, 2014, 18: 57-61.

第二节　肌肉囊虫病

【概述】

囊虫病是由人体组织内囊尾蚴囊肿的存在和积累引起的一种罕见传染病。病变可能会累及身体的任何部位，包括大脑、眼睛、脊髓、皮肤、肌肉和心脏。肌肉囊虫病是囊虫病的一种，常见的发病部位为头部及躯干部，四肢较少，囊虫结节的数目可自1～2个至数千个不等，大部分结节可自由滑动，与皮肤组织不粘连，无痛痒，亦无炎症反应及色素沉着，结节可陆续分批次出现，亦可逐渐消退，个别患者可出现假性肌肥大。

囊虫病的病原体是猪带绦虫，其在全世界分布很广，主要流行于欧洲、中美一些国家及东南亚一带。囊虫病在我国遍及全国，呈局限性流行或散在发生。据调查[2]，流行地区绦/囊虫病感染率分别为6.43%和4.11%，同时资料显示患者均以青壮年居多。

人体摄入受污染的猪肉通常只会导致成人绦虫感染，而非囊虫病。当猪食入被虫卵污染的食物，虫卵在猪的肠道内孵化后通过肠壁钻进肌肉组织，并发展成囊尾蚴囊肿。人进食病猪时，囊肿被释放并附着在人的肠壁上，并发育成能产卵的成年绦虫，这称为成人绦虫感染，通常不引起任何症状。然而，成人绦虫感染的患者可能会患上囊虫病[1]。

人体囊虫病感染方式有3种：一种是内源性自身感染，即由于呕吐等逆蠕动使妊娠节片或虫卵反流入胃，此种感染程度较重，囊虫可遍及全身肌肉、皮下组织和脑部。另一种为外源性自身感染，即患者手指污染本人粪便的虫卵，再经口感染。据国内报道，囊虫病合并猪带绦虫病者占28.6%～63.7%，可见自身感染需要引起足够的重视。另一种为异体感染。患者本人可无肠绦虫病，因摄入染有他人粪便中猪带绦虫虫卵的食物而感染。

囊虫病通常因人体摄入被虫卵（而不是幼虫）污染的食物而发生。病原猪带绦虫虫卵自粪便排出时已成熟，内含六钩蚴，外有厚壳，对外界抵抗力强。当人进食附有虫卵的食物后，六钩蚴在十二指肠内孵化，钻入肠壁，随后进入肠系膜及淋巴循环，而被扩散至全身，虫体逐渐长大，2个月后头节上出现小沟与吸盘，10周左右囊尾蚴发育成熟。囊尾蚴常被宿主形成的囊壁包绕，囊壁结构视其寄生部位、时间及囊尾蚴是否存活而有所不同，通常分为两层，内层呈玻璃样变，外层为细胞浸润，囊壁与虫体之间有囊腔，内含有囊液。虫体系头向内凹的囊尾蚴头节。囊尾蚴一般与普通囊肿相类似，位于疏松的结缔组织与脑室中者多呈圆形，在肌肉内略长，在脑室底部者可达2.5 cm，并有分枝或葡萄样突起称葡萄状囊尾蚴。囊尾蚴的寿命甚长，一般为3～10年，个别可长达近20年。囊肿停留在身体组织中，无法进入其生命周期的下一阶段。只要这些幼虫能够存活，它们似乎可以通过"伪装"自己来躲避宿主的免疫系统识别，只造成轻微的症状。一旦最终幼虫死亡，囊肿本身可能会变得巨大，就会引起宿主强烈的免疫防御反应。这种炎症反应可导致严重疾病，特别是囊肿位于中枢神经系统或心脏中。

囊虫感染后引起的宿主免疫调控机制尚不清楚，目前研究认为T淋巴细胞在囊虫感染过程中发挥着重要作用。T淋巴细胞是机体免疫系统的一类重要细胞群，主要介导和执行细胞免疫应答。有学者通过免疫组化检测囊虫病猪骨骼肌中的淋巴细胞，发现其与囊虫病炎症反应有关。Adalid-Peralta等[3]发现囊虫病患者脑脊液中 CD4＋CD25hi 和 CD4＋CD25hiFoxp3＋/IL-10＋Treg细胞（调节性T细胞，regulatory T cells，Treg）数量高于外周血，且Treg细胞的增加伴随着活性 CD4＋ 和 CD8＋T 细胞的降低。T细胞活性降低是Treg细胞通过Tc细胞相关抗原4及PD-1与靶细胞表面受体结合，传递抑制信号所致[4]。随后Adalid-Peralta等[5]将猪囊尾蚴与人 CD4＋T 细胞共培养，发现 CD4＋T 细胞中 CD25 和 Foxp3 高表达。以上结果提示，囊尾蚴逃避宿主的免疫攻击，从而建立长期感染可能与 CD4＋CD25hi/＋Foxp3＋/IL-10＋Treg 细胞发挥免疫抑制作用关。

有研究认为，T淋巴细胞分泌细胞因子参与囊虫病的免疫调控。囊虫病患者肌肉和脑组织中 IFN-γ，TGF-β，IL-4，IL-17 和 IL-23 表达均增加[6-7]，提示囊虫病患者不仅表现出 Th1/Th2 混合免疫反应，其中 IL-23 可诱导 Th 细胞向 Th17 转化并分泌具有抗寄生虫作用的 IL-17[8]，说明 IL-17 也参与了囊虫病免疫调控。推测 IL-17 可能是宿主防御囊尾蚴感染的重要因子之一。

有学者检测囊虫病患者血清及脑脊液发现，IL-5、IL-4及IL-10升高，IL-2和IL-6降低[9-10]，提示囊尾蚴感染可使患者机体免疫功能发生紊乱，宿主Th1型杀虫免疫反应低下，Th2型免疫反应占主导。有研究发现囊虫病患者治疗前血清中 IFN-γ和IL-2降低，IL-4和IL-10升高；治疗后呈相反趋势[11]。IFN-γ可活化单核巨噬细胞产生一氧化氮来抵抗囊虫感染[12]。IL-4及IL-10对宿主免疫反应起负向调控作用。另有研究表明，用吡喹酮联合阿苯达唑治疗前，囊虫病患者PBMC（外周血单核细胞）中 IFN-γ较低，IL-4、IL-5、IL-6 和 IL-10较高；治疗后呈相反趋势并趋于正常水平[13]。这些结果提示，IFN-γ与 IL-4、IL-5、IL-6 及 IL-10之间存在相互抑制现象，且囊尾蚴感染可使宿主Th1型免疫反应减弱而Th2型免疫反应增强，导致Th1/Th2平衡失调，最终使囊尾蚴逃避宿主的免疫攻击从而造成其持续感染。

目前，采用疫苗防治囊虫病是当前研究的热点，而猪囊尾蚴感染诱导的免疫应答及调控机制仍是制约囊虫病疫苗研制的重要瓶颈之一[14]。对于囊虫病的免疫发病与囊尾蚴的免疫逃避机制均不清楚，因此还需要进一步深入研究囊尾蚴是如何逃避宿主的免疫攻击及诱导宿主发挥负向免疫调控的分子机制，从而为研制囊虫病疫苗提供新的研究思路。

【临床表现】

肌肉囊虫病有四种不同的临床表现[15]。有肌痛或肌病型、结节或肿块型、脓肿样型和假性肥大型。幼虫死亡后，会引起强烈的炎症反应，引起肌痛型疼痛。在其他类型中，囊肿退化，囊肿液间歇性地漏入周围组织，引起慢性炎症反应。

肌肉囊虫病的病变形成的结节，以躯干和头部较多，四肢较少。结节在皮下呈圆形或椭圆形，大小 0.5～1.5 cm，硬度近似软骨，手可触及，与皮下组织无粘连，无压痛。常分批出现，并可自行逐渐消失。感染轻时可无症状。寄生数量多时，可出现肌肉酸痛无力、发胀、麻木或呈假性肌肥大症等。

【辅助检查】

1. 实验室检查

（1）免疫学方法：目前主要的检测方法有酶联免疫吸附法（ELASA），斑点酶联免疫吸附法（Dot-ELISA），生物素-亲和素酶联免疫吸附试验（BAS-ELISA），单克隆抗体酶联免疫吸附试验（McAb-ELISA），酶联免疫印记技术（ELIB），囊虫循环抗体（Cag）及短程抗体（IgG4）检测。王洪福等[16]比较了间接血凝法、间接酶标法和酶标竞争法检测囊虫病，其中酶标竞争法阳性率72.1%，无假阳性发生，认为此法效果较好。杨彦君等[17]比较了间接血凝试验（IHA），酶联免疫吸附试验（ELISA），囊虫循环抗体（Cag）及短程抗体（IgG4）检测，认为IHA、ELISA不能作为疗效考核指标，囊虫循环抗体（Cag）及短程抗体（IgG4）检测可作为疗效考核的指标。

（2）基因检测技术：免疫PCR是近年发展起来的一种高灵敏性检测技术，冯笑梅等[18]根据猪囊尾蚴 27 kD 蛋白基因的保守序列设计了一对特异性引物，建立了 PCR 与地高辛标记特异性核酸探针相结合的检测方法，能检出 3.0 pg 的同源 DNA，方法简便，安全，特异性强，敏感性高。国外也有学者通过设计高灵敏特异性 DNA 探针来鉴别不同种属的绦虫。郭增柱等[19]应用单克隆抗体检测脑囊虫病患者的循环抗体（Cag），认为脑脊液 Cag 检测有助于脑囊虫病的诊断，血清 Cag 检测有助于疗效考核。

2. 影像学检查

（1）X 线检查：李丰亭等[20]报道，在囊虫发生钙化前，X 线检查无任何阳性发现，囊虫死后钙质沉积才能显示于 X 线片上，脑囊虫病的钙化率极低，仅 10%，而四肢和躯干囊虫病的钙化率偏高，以肩、骨盆和大腿发生钙化者居多。脑内和疏松结缔组织内呈圆形，肌肉内钙化呈椭圆形和梭形，与肌肉长轴一致，钙化可为致密影，呈米粒状[21]。

（2）CT 检查：CT 检查主要用于脑囊虫病的诊断[22]。头部 CT 检查可分为四期：①活动期，主要表现为头节、囊壁、囊液同时存在，可见圆形低密度灶，病灶内点状高密度影。②退变死亡期，主要变现为头节消失、囊腔肿大，囊腔大小不一，虫体崩解。③钙化期，标志为囊虫的低密度灶转为高密度钙化灶。④混合期，同一患者上述三期中的二期同时存在。CT 是诊断脑囊虫病最好的影像检查方法之一，尤其对钙化的检出优于 MRI。对于肌肉囊虫病患者，CT 检查相对于 X 线，在确定病灶位置及大小上也有优势。

（3）MRI 检查：MRI 也主要用于脑囊虫病的诊断[23]，MRI 分期对指导临床治疗也有重要意义。目前根据其病理特点分为四期：①活动期，头节的显示是判断囊虫存活的主要依据，其在 T1WI 显示头节等信号，囊液低信号，即"黑靶征"，T2WI 显示囊液为高信号，头节为低信号，即"白靶征"，病灶周围无明显水肿反应。②退变死亡期，头节消失，病变周围不同程度水肿。③钙化期，颅内散在 T1WI 低信号、T2WI 低信号或 T1WI 等信号、T2WI 低信号改变，一般无水肿或少量水肿，增强扫描钙化可环形强化、小结节状强化或不强化。④混合期，表现为脑内形态多样的混杂病灶[15]。

（4）超声检查：超声主要用于眼内及皮肌型囊虫病的诊断。皮肌型囊虫病超声声像特点是皮下或肌间可见圆形或椭圆形囊状液性暗区，囊壁粗糙不光滑，与周围组织分界清晰，暗区内可见一强回声光斑，活动期可见蠕动[15]。

（5）脑电图：对合并脑囊虫病脑功能损害的早期诊断有较高的辅助价值。

【诊断】

囊虫病的诊断并不简单，必须综合考虑临床病史、体格检查、流行病学背景、影像学和实验室检测。Del Brutto 等[24]使用绝对、主要、次要和流行病学标准设计了脑囊虫病的诊断标准（表 8-2-1）。通过存在一个绝对标准或存在两个主要，一个次要和一个流行病学标准来确定囊虫病的明确诊断。通过符合以下三项中的其中一项来确定囊虫病的疑诊：①一个主要加两个次要标准，②一个主要加一个次要和一个流行病学标准，或③三个次要加一个流行病学标准。肌肉囊虫病的诊断也可以参考该标准，综合分析予以诊断。

【鉴别诊断】

1. 多发性皮脂腺囊肿

皮疹与表皮粘连，触诊柔软，无波动感，可挤出豆渣样物质。

2. 神经纤维瘤

囊性结节突出皮面，柔软，触之有囊腔感，皮肤常有咖啡斑和雀斑样改变。

表 8-2-1[24]　神经囊虫病的诊断标准（Del Brutto 2001）

绝对标准	脑或脊髓病变活检中寄生虫的组织学表现
	在 CT 或 MRI 上显示头节的囊性病变
	通过眼底镜检查直接观察视网膜下寄生虫
主要标准	在神经影像学研究中高度提示囊虫病的病变
	血清 EITB 检测抗囊尾蚴抗体阳性
	阿苯达唑或吡喹酮治疗后颅内囊性病变的缓解
	小单个增强病灶的自发消退
次要标准	神经影像学研究中与囊虫病相容的病变
	提示神经囊虫病的临床表现
	CSF ELISA 检测囊尾蚴抗原的抗囊尾蚴抗体或囊虫抗原阳性
	中枢神经系统外的囊虫病
流行病学标准	家庭接触囊虫感染的证据
	来自或生活在囊虫病流行地区
	经常前往疾病流行地区的旅居史

【治疗】

1. 药物治疗

目前主要有单纯吡喹酮、阿苯达唑、以上两者联合、中药治疗及中西医结合治疗。吡喹酮在1980年首次被报道用于治疗囊虫病，它通过增加虫体外膜的通透性，增加钙离子内流，引起虫体痉挛，使虫体空泡化并导致虫体外膜崩解，虫体抗原暴露，增加宿主对虫体的识别和清除。实验室与临床研究结果证明吡喹酮是抗囊尾蚴的主要药物，适用于活动期与部分退化死亡期的囊尾蚴，临床治疗肌肉型和脑囊尾蚴病均有较好效果[25]；非活动期及部分退变囊尾蚴则无需抗虫治疗。吡喹酮以杀虫作用为主，药效快，疗程短，但副作用大。阿苯达唑以影响虫体的正常代谢为主，药效缓和，疗程略长，副作用较小。阿苯达唑[26]在体内代谢为亚砜和砜，通过寄生虫肠壁细胞质微管系统的聚合，导致虫体糖原耗竭，抑制延胡索酸还原酶系统，使寄生虫无法生存和繁殖，导致虫体死亡。由于吡喹酮和阿苯达唑作用于囊虫的部位机理不同，二者联合应用，可增强疗效，减轻副作用，提高治愈率[27]。

中药及中西医结合治疗囊虫病可缩短疗程，提高治愈率，减轻西药副作用[28]。

2. 手术治疗

外科治疗囊虫病首选的治疗方法是手术摘除囊尾蚴。位于肌内的囊虫病，可手术切除活检，不仅可切除肿物，还可进行活检，明确诊断后予以恰当治疗。

【病例摘要】

患者，男，19岁，因"右手畸形"就诊，表现为手指屈曲挛缩，伴右前臂近掌侧隐痛，右手抓握及写字困难。既往无明显外伤史，无家族遗传病史及类似病史。查体右前臂近端掌侧弥漫肿胀，未见皮肤发红及皮温升高，深部触诊有压痛，右手感觉运动未见明显异常。X线未见明显异常，ESR升高为26 mm/h，前臂MRI显示明显的肌肉水肿，可见一个卵圆形病灶，病灶周围有薄薄的强化边缘。诊断为右前臂肌肉囊虫病。脑部CT排除了中枢神经系统受累。患者用阿苯达唑进行抗蠕虫治疗，共4周。屈曲挛缩采用常规物理治疗。6周后，随着右手功能活动范围的恢复，屈曲挛缩消失。病例详细资料见二维码数字资源8-2。

数字资源 8-2

【参考文献】

[1] 詹希美. 人体寄生虫学. 北京：人民卫生出版社，2005：161-163.

[2] 方文，包怀恩，黄江，等. 四川雅江县和甘肃岷县绦/囊虫病流行现状调查. 中国病原生物学杂志，2009，4（2）：121-123.

[3] ADALID-PERALTA L, FLEURY A, GARCÍA-IBARRA T M, et al. Human neurocysticercosis: in vivo expansion of peripheral regulatory T cells and their recruitment in the central nervous system. J Parasitol, 2012, 98（1）：142-148.

[4] 王雪梅，王英，方强，等. 猪囊尾蚴病患者CD4+CD25+调节性T细胞水平的变化. 淮海医药，2013，31（3）：207-208.

[5] ADALID-PERALTA L, ARCE-SILLAS A, FRAGOSO G, et al. Cysticerci drive dendritic cells to promote in vitro and in vivo Tregs differentiation. Clin Dev Immunol, 2013, 2013: 981468.

[6] RESTREPO B I, ALVAREZ J I, CASTAÑO J A, et al. Brain granulomas in neurocysticercosis patients are associated with a Th1 and Th2 profile. Infect Immun, 2001, 69（7）：4554-4560.

[7] 王雪梅，方强，陶志勇，等. 猪囊尾蚴病患者组织中IL-17和IL-23的表达及意义. 中国组织化学与细胞化学杂志，2014，23（5）：433-438.

[8] 侯晓，雷家慧，丁连亚. Treg/Th17细胞平衡与寄生虫感染免疫. 华南国防医学杂志，2017，31（10）：715-718.

[9] 刘文彬，许洪波，刘华君，等. 脑囊虫病患儿细胞免疫功能研究. 西南国防医药，2012，22（7）：746-747.

[10] RODRIGUES V, DE-MELLO F A, MAGALHÃES E P, et al. Interleukin-5 and interleukin-10 are major cytokines in cerebrospinal fluid from patients with active neurocysticercosis. Braz J Med Biol Res, 2000, 33（9）：1059-1063.

[11] 叶红，王丽. 脑囊虫病患者治疗前后Th1/Th2细胞因子的检测. 中国人兽共患病杂志，2005，21（4）：361-363.

[12] MAHANTY S, ORREGO M A, CANGALAYA C, et al. TNF-α blockade suppresses pericystic inflammation following anthelmintic treatment in porcine neurocysticercosis. PLoS Negl Trop Dis, 2017, 11（11）：e0006059.

[13] 徐宏秀,刘波,时发茂,等.囊尾蚴感染对宿主Th1/Th2相关细胞因子的影响研究.中国预防医学杂志,2001,2(2):120-122.

[14] 范贤敏,周必英.T淋巴细胞参与囊虫病的免疫调控研究进展.中华地方病学杂志,2021,40(2):164-168.

[15] VENKAT B, AGGARWAL N, MAKHAIK S, et al. Jpn J Radiol, 2016, 34(4):241-257.

[16] 王洪福.囊虫病不同检测方法的比较.中国病原生物学杂志,2008,3(6):480-481.

[17] 杨彦君,吴晓燕,杨树芳,等.四种免疫学检查在脑囊虫病诊断和治疗中的应用.中国热带医学,2008,8(7):1088-1089.

[18] 冯笑梅,韩晓芳,王希良,等.聚合酶链反应及DIG标记DNA探针检测猪囊尾蚴.中国寄生虫学与寄生虫病杂志,2001,19(1):54-55.

[19] 郭增柱,黄敏君,安亦军,等.应用单克隆抗体检测脑囊虫病患者的循环抗原.热带医学杂志,2005,5(2):113-114.

[20] 李丰亭,周中梁,罗锐,等.皮下及肌肉囊虫病的X线表现(附3例报告).实用放射学杂志,2005,21(1):109-110.

[21] NEPAL P, OJILI V. Rice-grain calcifications of cysticercosis. Abdom Radiol (NY), 2021, 46(3):1276-1277.

[22] 陈瑞民,邱日升.25例脑囊虫病的CT表现及临床分析.中国热带医学,2008,8(10):1709-1711.

[23] 徐安健,谷俊朝.囊虫病的临床诊断及治疗进展.中国热带医学,2010,10(4):506-508.

[24] BRUTTO O H, RAJSHEKHAR V, WHITE A C, et al. Proposed diagnostic criteria for neurocysticercosis. Neurology, 2001, 57(2):177-183.

[25] 姜艳霞,雷钧涛,赵爱忠.阿苯达唑治疗脑囊虫病的临床分析.军医进修学院学报,2007,28(1):60.

[26] GÖNGORA-RIVERA F, SOTO-HERNÁNDEZ J L, ESQUIVEL D G, et al. Albendazole trial at 15 or 30 mg/kg/day for subarachnoid and intraventricular cysticercosis. Neurology, 2006, 66(3):436-438.

[27] 王忠磊,寇景轩,胡颖新,等.阿苯达唑、吡喹酮联合应用治疗脑囊虫病临床研究.中国热带医学,2008,8(11):1873-1876.

[28] 王维真,王琳,杨淑芳,等.囊虫病药物治疗效果分析.中国热带医学,2007,7(10):1786-1787.

第三节　骨关节梅毒

【概述】

骨关节梅毒(bone syphilis)是全身性梅毒感染在骨与关节的表现。

梅毒是一种慢性接触性传染病,主要通过性接触、母婴、血液等方式传播。梅毒的病原体是苍白密螺旋体,是1905年Schaudinn和Hoffman发现的,他们从早期传染性损害中,观察到螺旋形病原体。近年来,梅毒的发病率呈现上升趋势。我国梅毒发病率由2003年4.5/10万上升至2013年32.86/10万,年均增长13.37%。根据传播途径不同,梅毒可分为获得性(后天性)和胎传(先天性)梅毒。先天性梅毒在早期即可以产生骨与关节病变,后天性梅毒在二、三期的时候会引起骨与关节的改变[1-3]。

梅毒累及骨与关节的发生率目前尚无法确定。一方面,在梅毒高发的早年,由于诊断的准确性存疑,数据的可信度不高;另一方面,虽然现在梅毒的诊断水平大大提高,但骨关节梅毒发病率相比以前已大大下降,而且由于绝大多数梅毒患者在疾病早期即已得到及时治疗,发生骨关节梅毒的情况已极为罕见;此外,梅毒的骨关节病变通常没有明显症状,除非进行X线等影像学检查,否则会处于隐匿性存在[4]。关于梅毒累及骨关节的发生率的报道很少,多数是20世纪40年代以前的数据。Wile和Senear(1916)发现165例早期梅毒患者中60例存在骨或关节病变(36%),Turner(1930)在10 000例晚期梅毒患者中发现骨性病变为8.8%,Buchman和Lieberman(1941)发现2400例各期梅毒患者存在骨关节病变的为119例(5%)[4]。

【临床表现】

1. 先天性早期梅毒

出生前妊娠后期发病,早者在出生后2~3周,晚者出生后6~7个月内出现临床症状。先天性梅毒婴儿中可有骨软骨炎病变。围绕着骨骺的附近,所以称病变为骨骺炎较符合。常见于长骨干骺端,骨骺附近有大量的炎性细胞浸润及肉芽组织形成,致骨化过程受阻,骨骺变宽,骺线不齐。软骨多为不成熟型细胞的增殖,细胞间质虽可钙化,但骨母细胞无活力，则钙化组织不能形成骨小梁。病变再发展，钙化的间质被纤维组织及肉芽组织所代替，即梅毒性肉芽肿[5-11]。

受累肢体局部可有肿胀、压痛、肌肉萎缩，腰体下垂呈松弛状，被动活动时婴儿即啼哭，烦躁不安，临床上称这种表现为假性麻痹。患儿常伴有梅毒性角膜炎、皮疹、黏膜斑、鼻炎、指甲损害等。同时全身表现为衰弱、消瘦、皮松皱纹多，常有低热。

当新生儿或婴儿有多发性骨骼病变时，即应想到梅毒的可能。骨损害在 X 线上的表现有助于诊断。但应注意与坏血病、佝偻病相鉴别。梅毒多发于出生后半年内的婴儿。

2. 先天性晚期梅毒

可以发生于任何年龄，但以 5～15 岁为多见。主要表现为骨膜炎、骨炎、骨髓炎、滑膜炎。病理改变与后天性梅毒的第三期相似。病变局部有肿胀、压痛，有时自觉痛明显，呈钻刺样骨痛。严重的骨膜下感染可以侵犯皮质，但树胶肿性骨髓炎较少见[5-7, 12-15]。

病儿可有马鞍鼻、神经性耳聋、梅毒性指炎、指骨及腕骨肿大，但通常无疼痛。

3. 后天性梅毒

骨关节的病理改变发生在梅毒的第二、三期。第二期可累及骨膜、骨皮质、松质骨和滑膜，如关节囊、滑囊和腱鞘等。其中以骨膜炎为多见，约占 2/3。好发于胫骨、尺骨、桡骨、腓骨、股骨、肱骨等。常见于成年人梅毒发疹期发生。第三期表现以骨炎及骨髓炎多见。成年人在梅毒感染后 3～7 年发病。骨皮质病变以增生为主。也可伴有虫蚀样骨破坏，为树胶肿性病变的表现。骨髓腔内也可发生，并可穿破软组织形成瘘管，死骨很少见。头骨为好发部位。长管骨中则以胫骨、尺骨、桡骨、肱骨为多见，病变常可累及整个骨质[16-18]。

当骨与关节受累之后，临床上表现主要是疼痛，轻重不一，重时剧烈如钻刺，常为间歇性，活动后减轻，休息时及夜间加重，影响睡眠。有时仅轻痛。病变局部皮肤有肿胀、压痛，常出现溃疡及瘘管。关节病变表现为关节痛及反应性积液，有的为树胶肿性关节炎。晚期脊髓痨患者能产生发生神经源性关节炎，通称为沙尔科关节（Charcot 关节），临床呈现关节肿大、不稳定、半脱位或脱位、活动范围加大，特点是没有疼痛。当头骨受累时，头骨上可触及多个不规则的肿块呈弹韧性硬结，有时可穿破成溃疡。若向深部发展也可侵犯头骨内板，并向内穿破致梅毒性脑膜炎。

晚期梅毒患者可发生梅毒性关节炎。多侵犯四肢大关节。发生于膝关节为最多。轻痛，运动受限，少数梅毒瘤可破溃形成瘘管。X 线表现为关节的软组织肿大，骨质有增生及破坏。

【辅助检查】

1. 体格检查

需要对患者的生殖器、骨骼关节系统或身体其他部位进行详细的检查，以寻找梅毒螺旋体引起的症状和体征。

2. 暗视野显微镜或镀银染色显微镜检查法

取病变组织、关节渗出液或皮肤溃疡渗出液或淋巴结穿刺组织，可查到梅毒螺旋体，但检出率较低。

3. 梅毒血清学试验

化验血中是否存在梅毒螺旋体相关抗体，包括特异性抗体和非特异性抗体，用来筛查和诊断梅毒。

4. 非梅毒螺旋体血清学试验

属于梅毒过筛试验。若结果为阳性，一定需要确诊试验来证实，才能诊断梅毒。因为少数病毒性肝炎、自身免疫性疾病、恶性肿瘤、妊娠及老年人等可出现假阳性，部分梅毒感染者，如并发 HIV 感染者，也可出现假阴性。

此试验滴度的变化，还能作为疗效观察、复发或再感染的指征。

5. 梅毒螺旋体血清学试验

属于梅毒确诊试验。阳性意味着患者现在体内感染病毒，或者既往感染过病毒已经治愈。

极少数存在自身免疫性疾病、恶性肿瘤等的患者，可能出现假阳性，但后续复查，结果会变成阴性。

6. 脑脊液（CSF）检查

主要用于合并神经梅毒患者的诊断。

7. 影像学检查

X 线片等影像学检查可用于骨关节梅毒的辅助诊断。

骨关节梅毒的 X 线表现为多发、对称且广泛的骨软骨炎、骨膜炎、骨髓炎。其中骨软骨炎是早发型先天性骨梅毒出现最早的 X 线征象，骨膜炎是最常见的征象，有不同程度的骨膜增生，部分增厚的骨膜与骨干融合使骨干增粗。骨髓炎多为骨软骨炎向骨干蔓延所致，表现为虫蚀样骨破坏。骨质破坏而无死骨形成是本病的特异性表现，出现骨髓炎改变时并非不伴有死骨形成，而是死骨较细小[12-19]。

【诊断】

根据病史、症状、体格检查、X 线片以及血清学和病原学检查，多数情况下诊断并不十分困难。但下列情况可能会给诊断增加难度，容易造成误诊或漏诊：

- 呈慢性和隐匿性病程，不易引起注意；
- 梅毒累及骨骼有时没有任何症状；而有的病例，累及骨骼会表现为非常明显的疼痛等症状，以至于不提示慢性疾病，造成误导；
- 个人主观上的偏见也可能会给诊断带来障碍，因为在传统观念里，梅毒是一种比较羞耻的疾病，可能会先入为主地认为梅毒不会发生在"好人"身上，也不会发生在自己熟悉的人身上[4, 14-18]。

【鉴别诊断】

梅毒是一种传染病，骨关节梅毒可能类似于许多其他疾病，这些疾病在临床上可能比骨关节梅毒更为常见，它们包括（但不限于）[4]：

- 原发性/转移性肿瘤；
- 骨髓瘤；
- 结核；
- 嗜酸性肉芽肿；
- 雅司病；
- 麻风；
- 佩吉特病；
- 慢性化脓性骨髓炎；
- 原发性成骨肉瘤；
- 尤因肉瘤。

【治疗】

骨与关节梅毒的治疗原则为全身"驱梅"治疗及局部治疗相结合，但以全身治疗为主[19-22]。

1. 全身"驱梅"治疗

（1）青霉素疗法

用前必须做皮试。

对先天性梅毒患者，两周岁以内，按每 kg 体重 35 万单位计算为一个疗程总量，分 10 次肌内注射，每日或隔日一次；2～14 岁者，按每 kg 体重 25 万单位计算。一般一个疗程总量不超过 600 万单位，共给予治疗两个疗程，中间间隔两周。

对成人二期及晚期梅毒也以 600 万单位为一个疗程总量，每日注射 60 万单位。对复发性梅毒则以 1200 万单位为一个疗程的总量，每日注射 60 万单位，共 20 日。

（2）砷铋联合疗法

用于对青霉素过敏的患者。

2. 局部治疗

在"驱梅"疗法治疗的同时，也应重视对局部的对症治疗。

- 受累的患肢应制动，用石膏托或外固定支具保持患肢于功能位。
- 对溃疡创面及时清洁换药或病灶清除，对有剧烈疼痛的长管骨骨膜炎的患者可行开窗减压术，可明显减轻疼痛。

3. 治疗注意事项

- 梅毒患者的性伴侣也需要同时接受治疗，治疗期间禁止性生活，避免再次感染及引起他人感染；
- 复发的患者，经过系列检查后，需要重新进行治疗；
- 药物治疗的患者应定期进行血液检查，监测治疗效果；
- 所有梅毒患者均应进行 HIV 感染监测；
- 青霉素过敏者，可选择头孢曲松钠等作为替代药物，也可用四环素类和大环内酯类药物，但疗效较青霉素差。孕妇、儿童、肝肾功能不全者禁用四环素类药物。

【病例摘要】

患者男，50 岁，因左膝肿胀疼痛 8 个月就诊。患者 8 个月前无明显诱因左膝出现肿胀疼痛，左膝内侧轻度隆起，局部肤色正常。查体：左膝内侧轻度隆起，局部皮温高，压痛明显。左膝 X 线片：左胫骨平台内侧骨皮质增生，骨小梁不规则粗糙，密度增加，骨髓腔变窄、模糊。查甲苯胺红不加热血清试验（TRUST）阳性，滴度 1:16；梅毒螺旋体颗粒凝集试验（TPPA）阳性。患者 6 年前有非婚性生活史。此后约 2 个月阴茎出现"硬下疳"。皮损分泌物检出"苍白螺旋体"，但当时未行正规治疗。结合患者病史、查体以及化验和检查结果，考虑诊断：获得性骨关节梅毒。病例详细资料见二维码数字资源 8-3。

数字资源 8-3

【参考文献】

[1] 张学军，郑捷. 皮肤性病学，9版. 北京：人民卫生出版社，2018：201-217.

[2] 张建中，高兴华. 皮肤性病学，3版. 北京：人民卫生出版社，2015：207-212.

[3] 中国疾病预防控制中心性病控制中心，中华医学会皮肤性病学分会性病学组，中国医师协会皮肤科医师分会性病亚专业委员会. 梅毒、淋病、生殖器疱疹、生殖道沙眼衣原体感染诊疗指南（2014）. 中华皮肤科杂志，2014，47（5）：365-372.

[4] KING A J, CATTERALL R D. Syphilis of bones. Br J Vener Dis, 1959, 35（2）：116-128.

[5] REGINATO A J. Syphilitic arthritis and osteitis. Rheum Dis Clin North Am, 1993, 19（2）：379-398.

[6] BAUER M F, CARAVATI C M. Osteolytic lesions in early syphilis. Br J Vener Dis, 1967, 43（3）：175-177.

[7] ROY R B, LAIRD S M. Acute periostitis in early acquired syphilis. Br J Vener Dis, 1973, 49（6）：555.

[8] EHRLICH R, KRICUN M E. Radiographic findings in early acquired syphilis: case report and cirtical review. AJR Am J Roentgenol, 1976, 127（5）：789-792.

[9] DISMUKES W E, DELGADO D G, MALLERNEE S V, et al. Destructive bone disease in early syphilis. JAMA, 1976, 236（23）：2646-2648.

[10] TIGHT R R, WARNER J F. Skeletal involvement in secondary syphilis detected by bone scanning. JAMA, 1976, 235（21）：2326.

[11] SHORE R N, KIESEL H A, BENNETT H D. Osteolytic lesions in secondary syphilis. Arch Intern Med, 1977, 137（10）：1465-1467.

[12] SIEGEL D, HIRSCHMAN S Z. Syphilitic osteomyelitis with diffusely abnormal bone scan. Mt Sinai J Med, 1979, 46（3）：320-322.

[13] GRAUDAL C, LANGE K, JENSEN O. Osteitis in early syphilis. A case report. Br J Vener Dis, 1981, 57（5）：312-314.

[14] HANSEN K, HVID-JACOBSEN K, LINDEWALD H, et al. Bone lesions in early syphilis detected by bone scintigraphy. Br J Vener Dis, 1984, 60（4）：265-268.

[15] VEERAPEN K, BRUCKNER F E, HALSEY J P, et al. Periostitis in secondary syphilis: a place for bone scintigraphy. J R Soc Med, 1985, 78（9）：721-724.

[16] MEIER J L, MOLLET E. Acute periostitis in early acquired syphilis simulating shin splints in a jogger. Am J Sports Med, 1986, 14（4）：327-328.

[17] MLLÉ-GOIG J E, BARRIO J L, GURGUI M, et al. Bone invasion in secondary syphilis: case reports. Genitourin Med, 1988, 64（3）：198-201.

[18] CHUNG K Y, YOON J, HEO J H, et al. Osteitis of the skull in secondary syphilis. J Am Acad Dermatol, 1994, 30（5 Pt 1）：793-794.

[19] NARAGHI A M, SALONEN D C, BLOOM J A, et al. Magnetic resonance imaging features of osseous manifestations of early acquired syphilis. Skeletal Radiol, 2010, 39（3）：305-309.

[20] EGAN K M, WALTERS M C. Osseous and meningeal involvement in secondary syphilis. Dermatol Online J, 2012, 18（4）：1.

[21] WAUGH M A. Bony symptoms in secondary syphilis. Br J Vener Dis, 1976, 52（3）：204-205.

[22] WERNER R J, HOLZMANN H, MAUL F D, et al. Early syphilis and the skeletal system. Hautarzt, 1990, 41（11）：612-616.

[23] 吴建成. 获得性骨关节梅毒3例. 临床皮肤科杂志，2009，38（9）：603-604.

第九章 血液系统疾病

第一节 多发性骨髓瘤

【概述】

多发性骨髓瘤（multiple myeloma，MM）是一种能引起广泛溶骨性破坏的骨髓浆细胞异常增殖的恶性肿瘤，可分泌单克隆性免疫球蛋白（即M蛋白），约占所有血液系统肿瘤的10%[1-2]。常见症状为相关器官功能损伤的表现，包括血钙升高、肾功能损害、贫血、骨破坏以及继发淀粉样变性等。其骨骼病变可引起溶骨性骨破坏、骨量减少，严重者可导致病理性骨折。

多发性骨髓瘤的最早记录是1844年Solly描述的一例多发骨折伴骨痛病例，尸检时发现其骨髓组织被一种红色物质取代，当时认为该疾病是炎症所致[3]。1845年William发现一例多发性骨髓瘤患者的尿液异常[4]，并由Henry Bence Jones检测发现其尿液中含有某种蛋白，并强调其在骨髓瘤诊断中的作用[5]。1846年，Heller描述了该蛋白质的热学特性，它在50℃以上加热时沉淀，进一步加热时消失，1880年Fleischer将此蛋白命名为Bence-Jones蛋白[6]。1895年Marschalko发现浆细胞，数年后Wright研究认为骨髓瘤的肿瘤细胞起源于浆细胞或其子代细胞[7]。1928年Geschickter和Copeland[8]总结了412例多发性骨髓瘤病例，强调骨髓瘤存在病理性骨折、Bence-Jones蛋白尿、贫血和慢性肾病等临床特性。同年，Perlzweig首次发现患者存在高蛋白血症。1929年，Arinkin[9]引入了骨髓穿刺活检术，进一步增加了对多发性骨髓瘤的认识。随着蛋白电泳技术的发展，1939年Longsworth[10]等发现绝大多数MM患者会出现由恶性浆细胞生成和分泌的M蛋白，血、尿免疫蛋白电泳存在特征性的峰值，即M蛋白，后被应用于临床诊断。1956年，Korngold和Lipari[11]利用琼脂免疫扩散实验从患者血尿标本中分离出不同类别的轻链蛋白，随后被证实这两种轻链由血浆IgG单克隆蛋白产生，后续这两种蛋白被命名为κ轻链和λ轻链。1975年Durie-Salmon[12]制定了多发性骨髓瘤的分期分层系统，2005年Greipp[13]等制定了新的国际分期标准，此后多发性骨髓瘤的诊断及治疗逐渐步入正轨。

多发性骨髓瘤好发于老年人，中位年龄为65～74岁，男性多于女性，总体发病率约为4.3/10万[14]。多发性骨髓瘤起源于生发中心后浆细胞的恶性转化，发病机制较为复杂，目前认为是由无症状的癌前克隆性浆细胞增殖即意义未明单克隆丙种球蛋白血症（monoclonal gammopathy of undetermined significance，MGUS）阶段进展而来。50岁以上人群中MGUS的患病率超过3%，每年约有1%的患者发展为多发性骨髓瘤。多发性骨髓瘤的发病机制可以简单概括为两个阶段：第一阶段：年龄增加、免疫抑制和环境暴露等危险因素使浆细胞对抗原刺激发生异常应答，异常应答导致Toll样受体（toll-like receptor，TLR）和浆细胞的IL-6受体的表达异常，引起浆细胞异常增殖，从而增加逃脱染色体损伤修复的风险，最终导致浆细胞发生细胞遗传学异常，引起MGUS。第二阶段：各种危险因素引起浆细胞的细胞遗传学发生改变（包括IgH易位、p53和*Ras*基因突变等），或浆细胞细胞周期及凋亡失调控，或浆细胞骨髓微环境发生改变，使浆细胞克隆发生"二次打击"，引起肿瘤负荷增加，导致MGUS进展为MM[15-16]。MM的症状主要由浆细胞浸润靶器官或分泌的轻链蛋白造成的肾损伤所致，如溶骨性骨损伤、高钙血症、贫血和肾功能不全。

【临床表现】

多发性骨髓瘤（MM）多发生于老年人，主要分布在65～74岁人群，男女发病比例约为1.4：1。大部分患者起病隐匿，往往呈亚急性起病，多数患者主要表现为浆细胞浸润骨骼以及其他靶器官受损的症状，可简单概括为"CRAB"症状：即血钙增高（calcium elevation）、肾功能损害（renal insufficiency）、贫血（anemia）、骨病（bone disease）以及继发淀粉样变性等相关表现。少部分患者呈急性起病，以脊髓压迫症、肾衰竭、高黏滞血症等为首发症状就诊。早期死亡率约为10%，最常见的死亡原因是细菌感染和肾衰竭[17]。

1. 血钙增高

高钙血症与肿瘤细胞释放破骨细胞活化因子，诱导破骨细胞促进骨质吸收有关。MM患者出现高钙血症时可能无明显症状，也可出现厌食、恶心、呕吐、多尿、烦渴、无力、意识模糊或昏睡的多种症状。此外，高钙血症还会进一步加重肾功能的损伤。当血清钙≥2.75 mmol/L时，往往需要紧急治疗。血清钙浓度升高可能是由M蛋白与钙结合所致，因此当患者存在高钙血症但无相关症状时，应检测血浆中的离子钙水平。

2. 肾功能损害

肾功能损害是多发性骨髓瘤最常见的并发症之一，50%左右的患者在病程中会出现急性肾损伤或慢性肾病[18-19]，严重肾衰竭时需进行血液透析，患者有无肾功能异常及受损程度与预后明显相关，肾功能越差，患者生存期越短[20-21]。MM患者肾功能不全主要与轻链管型肾病（也称骨髓瘤肾）和高钙血症有关[22]。MM患者浆细胞克隆性增生而产生过量单克隆游离轻链（free light chain，FLC），轻链从肾小球自由滤过，超出近端肾小管的重吸收能力，导致肾小管损伤和小管内管型形成及阻塞，继而引发急性或慢性肾病。轻链管型肾病可以是多发性骨髓瘤的首发表现，也可在后续病程中出现。此外，高钙血症引起肾血管收缩、多尿，促进小管内钙沉积，进一步增加轻链的肾毒性，从而导致急性损伤。肾功能损害时患者可出现烦渴多尿等症状。

3. 贫血

大部分MM患者均存在程度不等的贫血，多表现为正细胞正色素性贫血。MM患者贫血主要与患者骨髓替代、功能衰竭，肾功能受损导致促红细胞生成素减少有关。患者常有虚弱、疲乏无力，严重时出现黑矇、晕厥、呼吸困难，查体时可见皮肤、黏膜苍白。

4. 骨病

骨痛常是MM的首发症状，主要表现为溶骨性破坏及骨量减少，可导致骨痛、病理性骨折、脊髓压迫症、椎体塌陷和高钙血症。溶骨性骨病（osteolytic bone disease，OBD）可作为MGUS进展为MM的诊断特征之一，且骨破坏的严重程度通常与肿瘤负荷和预后相关。约85%的MM患者在诊断时显示出一定程度的骨量减少，60%的患者在诊断时存在MM相关骨痛[19]。骨髓瘤的肿瘤细胞增殖侵袭骨髓基质细胞，产生大量细胞因子包括肿瘤坏死因子、IL-6等，从而激活破骨细胞，促进骨质吸收，从而进一步加速骨髓瘤细胞增殖。瘤细胞侵袭程度不一，患者疼痛症状也不一样，早期常为轻至中度疼痛，呈间歇性、暂时性、游走性，后期病变加重时可呈持续性剧烈疼痛。病变常累及成年后仍保留红骨髓的骨骼，如中轴骨（脊柱、骨盆）、肋骨、头骨、肩胛骨等，四肢较少见，常与活动相关，夜间睡眠时疼痛较少。严重骨量丢失时可造成椎体压缩骨折，慢性压缩常导致患者背部疼痛、身高变矮、驼背畸形，急性压缩骨折时患者可出现背部或腰部剧烈疼痛，翻身、起床活动严重受影响，平卧时可减轻。约5%的患者因椎旁浆细胞瘤或椎体骨折碎片进入椎管内压迫脊髓而致脊髓压迫症或马尾综合征，患者可出现剧烈背痛伴下肢无力、感觉异常、大小便功能障碍或失禁。此时应紧急处理，避免永久性截瘫。神经根病是MM最常见的神经系统并发症，多见于胸部及腰骶部，多是椎旁浆细胞瘤或骨折塌陷压迫神经造成。

5. 感染

MM患者B细胞免疫缺陷导致的低丙种球蛋白血症、高龄、肾衰竭、肿瘤负荷较大、反复输血引起的铁过载以及继发于骨髓浸润的淋巴细胞减少和中性粒细胞减少造成免疫防御系统受损而导致感染风险增加。因此患者发生感染的概率远高于正常人群，以细菌和病毒感染为主。常见的细菌感染包括脑膜炎、败血症、肺炎、骨髓炎、蜂窝织炎和肾盂肾炎。病毒感染多为流感和带状疱疹。

【辅助检查】

1. 血液和尿液检查

血液学检查包括血常规、肝肾功能、电解质、凝血功能、血清蛋白电泳、免疫固定电泳、β2微球蛋白、C反应蛋白、外周血涂片、血清免疫球蛋白定量。尿液检查包括尿常规、蛋白电泳、尿免疫固定电泳、24 h尿轻链。血常规检查常显示有不同程度的贫血，MM患者的外周血涂片中常见缗钱状红细胞，克隆浆细胞较为少见，如检出浆细胞均应考虑浆细胞白血病，终末期患者因骨髓浸润可出现中性粒细胞及淋巴细胞减少。ESR 明显增快，常>100 mm/h，C 反应蛋白也可增高。血肌酐及尿素氮水平增高提示肾功能不全，血钙增高也较为常见，因球蛋白水平明显升高，患者可出现白球比倒置，血清总蛋白水平增高。克隆性浆细胞会分泌大量的 M 蛋白，因此大部分 MM 患者血清 FLC 分析、血清蛋白电泳（serum protein electrophoresis，SPEP）、24 h 尿的尿蛋白电泳（urine protein electrophoresis，UPEP）以及血、尿的免疫固定电泳均可检出 M 蛋白。约 80% 的 MM 患者，SPEP 检测呈局部条带或尖峰。联合血清蛋白免疫固定电泳、血清 FLC 分析以及尿 M 蛋白检测（UPEP 和尿免疫固定电泳）可将敏感性提高至 97% 以上[19]。少数非分泌型骨髓瘤患者 SPEP、UPEP、免疫固定和 FLC 分析可无 M 蛋白。FLC 分析可检测血清中未与重链结合的免疫球蛋白轻链 κ 和 λ。κ/λ 正常比值为 0.26～1.65，该比值异常可见于单种轻链产生过多的克隆性浆细胞疾病。大约 90% 的 MM 患者可出现 FLC 比值异常[23-24]。

血清免疫固定电泳可检测出 M 蛋白及其类型，依据分泌 M 蛋白的种类不同，MM 可分为以下亚型：IgG 型、IgA 型、IgD 型、IgM 型、轻链型（只产生轻链 κ 和 λ），双克隆型、寡泌型和非分泌型。轻链型 MM 特点是血、尿中仅有轻链而无免疫球蛋白重链表达，患者血清总蛋白含量通常正常或减低，因为轻链蛋白不影响血清总蛋白水平，反而免疫球蛋白重链水平常会降低。约 1/3 轻链型骨髓瘤患者就诊时血清肌酐异常，肾衰竭的发生率更高。约 2% 的病例存在 2 种 M 蛋白，即双克隆型 MM。寡分泌型 MM 特点是血清 M 蛋白<1 g/dl，且尿 M 蛋白<200 mg/24 h，但 FLC 检测比值异常。非分泌型 MM 患者血、尿免疫固定电泳和血清 FLC 比值均正常，需要进一步通过影像学检查及骨髓活检明确，非分泌型 MM 患者一般无骨髓瘤性肾病的风险，但可发生其他 MM 相关的并发症，如高血钙等。

2. 骨髓检查

骨髓穿刺活检是诊断 MM 的关键环节，所有 MM 患者在诊断时均需进行骨髓评估，优选针芯穿刺活检，由于骨髓受累可能相对局限，必要时可进行多部位骨髓穿刺活检，当病变局限于椎体或骨盆等部位时，可在 X 线、CT 引导下病变穿刺活检，从而明确诊断。骨髓检查应包括：细胞学涂片分类、骨髓活检及免疫组化（应包括：CD19、CD20、CD38、CD56、CD138、κ 轻链、λ 轻链），必要时可做荧光原位杂交和流式细胞计数以明确骨髓浆细胞的免疫表型及特征。克隆性骨髓浆细胞比例≥10% 是诊断 MM 的主要标准。浆细胞比例≥60%，无论其他表现如何，均可诊断 MM。大部分 MM 患者浆细胞比例>10%，但<60%，如无相关器官、组织损伤或没有识别出生物标志物，则不能诊断为显性骨髓瘤。如浆细胞比例<10%，如满足其他诊断标准，且病理学检查证实存在浆细胞瘤，也可诊断 MM。MM 患者免疫表型的特点为：存在一种轻链 κ 或 λ，浆细胞标志物 CD79a、VS38 c、CD138、CD38 阳性，而 CD19、CD45 通常为阴性，70%MM 患者 CD56 为阳性。间期荧光原位杂交（fluorescence in situ hybridization，FISH）可检测患者是否存在细胞遗传学方面异常，有助于预后评估和危险分层。

3. 影像学检查

多发性骨髓瘤可累及全身骨质，因此对怀疑 MM 患者应进行全身骨骼 X 线平片（包括头颅、骨盆、股骨、肱骨、胸椎、腰椎、颈椎）。CT、MRI、PET-CT 对检测骨病的敏感性优于全身骨骼检查。MRI 对骨病变最为敏感，可检出早期尚未发生溶骨性破坏的病变，可预测疾病进展情况。PET-CT 对髓外病变检测敏感性更高。全身低剂量 CT 可作为治疗时的基线评估，虽然 CT 的敏感性较 MRI 低，但其方便且费用相对较少，因此可作为首选检查方法。MM 患者影像学检查时可见有穿凿样溶骨性破坏、骨质疏松、骨小梁减少。部分患者可出现重度骨质疏松、病理性骨折及椎体压缩性骨折。最常受累部位多见于红骨髓分布的区域，如椎体、头骨、肩胛骨、肋骨、骨盆及四肢长骨的干骺端。

【诊断】

根据国际骨髓瘤工作组（International Myeloma Working Group，IMWG）的指南，诊断 MM 应同时满足如下标准的第 1 条及第 2 条，附加第 3 条中任何 1 项[25]：

1. 骨髓克隆性浆细胞比例≥10% 和（或）活检证实骨/软组织存在浆细胞瘤。
2. 血清和（或）尿出现单克隆 M 蛋白。
3. 骨髓瘤引起的相关损害：
（1）相关靶器官或组织损害表现（首字母缩写

CRAB 帮助记忆）

［C］血清钙＞2.75 mmol/L。

［R］肾功能损害（肌酐清除率＜40 ml/min 或血清肌酐＞177 μmol/L）。

［A］贫血（Hb 低于正常下限 20 g/L 或＜100 g/L）。

［B］溶骨性破坏，X 线片、CT 或 PET-CT 显示 1 处或多处溶骨性病变。

（2）无靶器官损害表现，但出现以下 1 项或多项指标异常［通常用 60（Sixty）、轻链比值（Light chain ratio）、MRI 的首字母"SLiM"记忆］。

［S］骨髓单克隆浆细胞比例≥60%。

［Li］受累/非受累血清游离轻链比≥100。

［M］MRI 检查出现＞1 处 5 mm 以上局灶性骨质破坏。

【鉴别诊断】

1. 意义未明单克隆丙种球蛋白血症（MGUS）及无症状（冒烟性）骨髓瘤（SMM）

意义未明单克隆丙种球蛋白血症（monoclonal gammopathy of undetermined significance，MGUS）被认为是 MM 发展过程中的早期阶段，而冒烟性多发性骨髓瘤（smoldering multiple myeloma，SMM）是一种无症状但更接近 MM 的癌前阶段，是处于 MGUS 和 MM 之间的一个阶段。三者鉴别点如下表 9-1-1。

表 9-1-1 MGUS、SMM 与 MM 的鉴别要点

	MGUS	SMM	MM
骨髓浆细胞比例	＜10%	骨髓浆细胞比例 10%～60% 和（或）血清 M 蛋白≥30g/L 或尿 M 蛋白≥500 mg/24 h	≥10%
M 蛋白	血清 M 蛋白＜30g/L 或尿 M 蛋白＜500 mg/24 h		任何水平
骨髓瘤定义事件（CRAB SLiM 标准）	无	无	有

2. 孤立性浆细胞瘤（solitary plasmacytoma）

浆细胞瘤是以浆细胞单克隆增殖为特征的一类疾病，当其表现为单个病灶时即为孤立性浆细胞瘤，表现为多病灶时，即多发性骨髓瘤。孤立性浆细胞瘤最常发生于骨即骨浆细胞瘤，也可发生于骨外软组织即髓外浆细胞瘤（EP）。与 MM 相比，孤立性浆细胞瘤骨髓穿刺活检无克隆性浆细胞，CT、MRI 或 PET-CT 等骨检查显示无其他溶骨性病变，无多发性骨髓瘤的"CRAB"症状。

3. AL 型淀粉样变性和轻链沉积病

免疫球蛋白轻链（AL 型）淀粉样变性和轻链沉积病（light chain deposition disease，LCDD）均是克隆性浆细胞增殖性疾病，可产生过量的轻链片段沉积于组织、器官导致功能障碍。与 MM 相比，患者会出现淀粉样物质沉积组织器官，导致心力衰竭、肾病综合征、肝大等临床症状。AL 型淀粉样变性患者骨髓浆细胞一般＜20%、骨检查无溶骨性病变，尿 M 蛋白较少。腹部脂肪、骨髓、直肠或肾等部位活检可显示淀粉样物质沉积。

4. POEMS 综合征

POEMS 综合征即骨质硬化性骨髓瘤，即多神经病（Polyneuropathy）、器官巨大症（Organomegaly）、内分泌病（Endocrinopathy）、M 蛋白（Monoclonal protein）和皮肤改变（Skin changes），是一种单克隆性浆细胞疾病[26]。周围神经病是诊断 POEMS 综合征的必要条件，通常是最主要的临床表现，患者常有累及四肢的对称性的感觉运动神经病损，而 MM 患者中较为少见。此外，MM 患者中溶骨性骨病变更常见，而骨硬化性改变较少。

【治疗】

MM 患者一旦诊断明确均需要立即治疗，治疗前应对患者的病变范围和部位、体能状态以及相关合并症进行评估，还应进行特异性 FISH 检测以对患者进行预后评估及风险分层并确定是否满足自体干细胞移植（ASCT）的条件。如年龄≤65 岁，体能状况好，或虽＞65 岁但全身体能状态评分良好的患者，经有效的诱导治疗后应将 ASCT 作为首选，诱导多以蛋白酶体抑制剂联合免疫调节剂及地塞米松的三药联合方案为主，三药联合优于两药联合方案。不适合接受 ASCT 的患者，如诱导方案有效，建议继续使用有效方案至最大疗效，随后进入维持阶段治疗。维持治疗可选择来那度胺、硼替佐米、伊沙佐米、沙利度胺等，对于有高危因素的患者，主张

用含蛋白酶体抑制剂的方案进行维持治疗2年或以上。高危患者建议两药联用，不可单独使用沙利度胺[27]。

合并症方面，本书主要介绍MM相关骨病的治疗。约2/3 MM患者诊断时存在MM相关骨病，骨病变可导致骨痛、病理性骨折和脊髓压迫。针对溶骨性病变引起的骨痛及骨量减少，可使用破骨细胞抑制剂，即双膦酸盐和地舒单抗。双膦酸盐可与骨基质结合促使破骨细胞凋亡，从而抑制骨吸收。地舒单抗是抗核因子κB受体活化因子配体（receptor activator of nuclear factor kappa B ligand，RANKL）的单克隆抗体，RANKL与破骨细胞形成和活化密切相关，抑制RANKL可抑制破骨细胞活性。静脉应用双膦酸盐及地舒单抗可迅速改善患者疼痛症状，预防骨折。骨折事件以椎体压缩性骨折最为常见，经皮穿刺椎体成形术能迅速改善椎体骨折带来的疼痛症状，提高患者生活质量及治疗耐受性。四肢骨的病理性骨折或骨折高风险部位（50%以上骨皮质破坏时）可进行髓内钉固定。部分患者椎体骨折块或髓外浆细胞瘤突入椎管内可导致的脊髓压迫症，患者出现下肢无力、感觉减退或大小便功能失禁时，应立即想到该并发症的可能，立即对整个脊柱进行MRI检查明确病变部位及压迫程度，做到早治疗、早恢复。对于病情进展缓慢，脊髓功能尚可，患者有时间窗等待进一步治疗时，可予以放疗或化疗控制局部病灶的进展。当患者病程进展迅速，脊髓功能受损严重，无时间窗等待放疗或化疗缩小椎管内病灶时，应立即进行急诊手术减压，去除椎管内压迫的骨块及肿瘤组织，最大限度恢复和改善患者的脊髓功能。相比化疗及放疗，手术减压治疗效果确切、及时，但创伤大、出血多，对患者打击较大，因此在选择治疗方案时，应由内外科医生协同分析利弊，谨慎选择治疗方案，避免专业片面影响患者治疗效果。

【病例摘要】

患者59岁，女性，主因"胸痛4月，腰痛2月"就诊。患者4月前无明显诱因出现吸气后胸痛，自觉为全胸腔疼痛，与活动无关。2月前无明显诱因下突发腰痛。患者胸痛后自行缓解，腰痛逐渐加重，偶有肋骨压痛。一周前，我院就诊行胸腰椎MRI示：L1新鲜压缩骨折可能，部分椎体轻度楔形变，扫描范围内弥漫性骨质信号异常。体重3个月来下降5 kg。患者既往2型糖尿病18年。有少量烟酒史20余年。体格检查：脊柱活动受限，脊柱无畸形，腰椎棘突存在压痛。辅助检查：总蛋白96 g/L，白蛋白39.3 g/L，尿微量白蛋白32.2 mg/L，血清免疫球蛋白化验示：IgG 28.5 g/L，IgA 0.21 g/L，IgM 0.11 g/L；血清蛋白电泳示：可见M蛋白区带，42.5%。骨髓活检示：浆细胞占91.5%，除个别细胞外，均为原幼浆细胞。全身低剂量CT及腰椎MRI：全身多发骨质破坏。诊断：多发性骨髓瘤IgGκ型、2型糖尿病。病例详细资料见二维码数字资源9-1。

数字资源9-1

【参考文献】

［1］KYLE R A, RAJKUMAR S V. Multiple myeloma. N Engl J Med, 2004, 351（18）：1860-1873.

［2］RAJKUMAR S V, KYLE R A. Plasma cell disorders. In: Cecil textbook of medicine, 23rd edition. Philadelphia: Saunders, 2007: 1426-1437.

［3］SOLLY S. Remarks on the pathology of mollities ossium with cases. Med Chir Trans, 1844, 27: 435-498.

［4］MACINTYRE W. Case of mollities and fragilitas ossium, accompanied with urine strongly charged with animal matter. Med Chir Trans, 1850, 33: 211-232.

［5］JONES H B. Chemical pathology. Lancet, 1848, 52（1299）: 88-92.

［6］FLEISCHER R. Ueber das Vorkommen des sogenannten Bence Jones'schen Eiweisskorpers im normalen Knochenmark. Arch Pathol Anatom Physiol Klin Med, 1880, 80: 842-849.

［7］WRIGHT J H. A case of multiple myeloma. Trans Assoc Am Phys, 1900, 15: 137-147.

［8］GESCHICKTER C F, COPELAND M M. Multiple myeloma. Arch Surg, 1928, 16: 807-863.

［9］ARINKIN M I. Die intravitale Untersuchungsmethodik des Knochenmarks. Folia Haematol, 1929, 38: 233-240.

［10］LONGSWORTH L G, SHEDLOVSKY T, MACINNES D A. Electrophoretic patterns of normal and pathological human blood serum and plasma. J Exp Med, 1939, 70（4）: 399-413.

［11］KORNGOLD L, LIPARI R. Multiple-myeloma proteins. III. The antigenic relationship of Bence Jones proteins to normal gammaglobulin and multiple-myeloma serum proteins. Cancer, 1956, 9 (2): 262-272.

[12] DURIE B G, SALMON S E. A clinical staging system for multiple myeloma: correlation of measured myeloma cell mass with presenting clinical features, response to treatment, and survival. Cancer, 1975, 36 (3): 842-854.

[13] GREIPP P R, MIGUEL S J, DURIE B G, et al. International staging system for multiple myeloma. J Clin Oncol, 2005, 23 (15): 3412-3420.

[14] KYLE R A, THERNEAU T M, RAJKUMAR S V, et al. Incidence of multiple myeloma in Olmsted County, Minnesota: Trend over 6 decades. Cancer, 2004, 101 (11): 2667-2674.

[15] LANDGREN O, KYLE R A, PFEIFFER R M, et al. Monoclonal gammopathy of undetermined significance (MGUS) consistently precedes multiple myeloma: a prospective study. Blood, 2009, 113 (22): 5412-5417.

[16] KYLE R A, THERNEAU T M, RAJKUMAR S V, et al. A longterm study of prognosis in monoclonal gammopathy of undetermined significance. N Engl J Med, 2002, 346 (8): 564-569.

[17] AUGUSTSON B M, BEGUM G, DUNN J A, et al. Early mortality after diagnosis of multiple myeloma: analysis of patients entered onto the United kingdom Medical Research Council trials between 1980 and 2002--Medical Research Council Adult Leukaemia Working Party. J Clin Oncol, 2005, 23 (36): 9219-9226.

[18] KYLE R A. Multiple myeloma: review of 869 cases. Mayo Clin Proc, 1975, 50 (1): 29-40.

[19] KYLE R A, GERTZ M A, WITZIG T E, et al. Review of 1027 patients with newly diagnosed multiple myeloma. Mayo Clin Proc, 2003, 78 (1): 21-33.

[20] REULE S, SEXTON D J, SOLID C A, et al. ESRD due to Multiple Myeloma in the United States, 2001-2010. J Am Soc Nephrol, 2016, 27 (5): 1487-1494.

[21] WINEARLS C G. Acute myeloma kidney. Kidney Int, 1995, 48 (4): 1347-1361.

[22] HUTCHISON C A, BATUMAN V, BEHRENS J, et al. The pathogenesis and diagnosis of acute kidney injury in multiple myeloma. Nat Rev Nephrol, 2011, 8 (1): 43-51.

[23] KYRTSONIS M C, VASSILAKOPOULOS T P, KAFASI N, et al. Prognostic value of serum free light chain ratio at diagnosis in multiple myeloma. Br J Haematol, 2007, 137 (3): 240-243.

[24] SNOZEK C L, KATZMANN J A, KYLE R A, et al. Prognostic value of the serum free light chain ratio in newly diagnosed myeloma: proposed incorporation into the international staging system. Leukemia, 2008, 22 (10): 1933-1937.

[25] RAJKUMAR S V, DIMOPOULOS M A, PALUMBO A, et al. International Myeloma Working Group updated criteria for the diagnosis of multiple myeloma. Lancet Oncol, 2014, 15 (12): e538-548.

[26] DISPENZIERI A, KYLE R A, LACY M Q, et al. POEMS syndrome: definitions and long-term outcome. Blood, 2003, 101 (7): 2496-2506.

[27] 中国医师协会血液科医师分会，中华医学会血液学分会，中国医师协会多发性骨髓瘤专业委员会. 中国多发性骨髓瘤诊治指南（2020年修订）. 中华内科杂志, 2020, 59 (5): 341-346.

第二节　范科尼贫血

【概述】

范科尼贫血（Fanconi anemia，FA）是一种罕见的可导致骨髓衰竭的遗传性疾病，其发病率为 $(1\sim5)/10^7$，多于儿童期发病，临床表现多样，主要特点为多发性先天畸形、血液系统异常及肿瘤易感性[1]。

1927年，Fanconi 最先报道了一个家庭中的3个5～7岁的男孩出现全血细胞减少和出生缺陷的症状。目前已知 FA 至有22种基因突变类型（表9-2-1）。其中 FANCB 为 X 连锁隐性（＜1%），FANCR 为常染色体显性（＜1%），剩余均为常染色体隐性遗传[2]。FANCA 最常见，占基因突变类型 60%～70%，其次为 FANCC 和 FANCG，各占 10%～15%，FANCD1 和 FANCD2 各占 1%～5%，其余基因突变类型罕见。

FA 基因编码的蛋白质参与复杂的 DNA 损伤修复网络（FA/BRCA-DNA 修复途径）和其他细胞进程。该途径主要功能是去除 DNA 的链间交联，从而影响 DNA 的复制和基因转录[3]。

根据其在 FA/BRCA DNA 修复途径中的功能，可将这些基因分为上游基因（FANCA、B、C、E、F、G、L、M 和 T）、ID 复合体（FANCD2 和 I）和下游基因（FANCD1、J、N、O、P、Q、R、S、U、V 和

表 9-2-1　FA 的基因突变类型

FA 分型	基因位点	染色体位点	患者百分比（%）	编码蛋白 /Kd
FA-A	FANCA（2175）	16q24.3	60～70	163
FA-B	FANCB（2187）	Xp22.31	罕见	95
FA-C	FANCC（2176）	9q22.3	10～15	63
FA-D1	FANCD1/BRCA2（675）	13q12.13	1～5	380
FA-D2	FANCD2（2177）	3p25.3	1～5	164
FA-E	FANCE（2178）	6p21.22	罕见	60
FA-F	FANCF（2188）	11p15	罕见	42
FA-G	FANCG/XRCC9（2189）	9p13	10～15	68
FA-I	FANCI（55215）	15q26.1	罕见	150
FA-J	FANCJ/BRIP1（83990）	17q23.2	罕见	130
FA-L	FANCL（55120）	2p16.1	罕见	43
FA-M	FANCM（57697）	14q21.3	罕见	250
FA-N	FANCN/PALB2（79728）	16p12	罕见	130
FA-O	RAD51C（5889）	17q23	罕见	47
FA-P	FANCP/SLX4（84464）	16p13.3	罕见	200
FA-Q	FANCQ/ERCC4（2072）	16p13.12	罕见	101
FA-R	FANCR/RAD51（5888）	15q15.1	罕见	45
FA-S	FANCS/BRCA1（675）	17q21.31	罕见	200
FA-T	FANCT/UBE2T（29089）	1q32.1	罕见	22.5
FA-U	XRCC2	7q36.1	罕见	34
FA-V	REV7，MAD2L2	1p31	罕见	24
FA-W	——	16q23.1	罕见	～90

W）。上游基因产物在 DNA 损伤后形成 FA 核心复合体，将 ID 复合物单泛素化，从而激活下游基因，开始 DNA 修复进程。

既往报道的 FA 基因型-表型相关性包括：①相比 FANCC，FANCG 患者和 FANCA 中双等位基因缺失的患者发生严重细胞减少和白血病的概率更高；②与 FANCA 和 FANCG 相比，FANCC 患者先天性畸形的发生率较低[4]；③ FANCD1/BRCA2 和 FANCN/PALB2 的患者癌症患病率高且发生较早。

【临床表现】

FA 平均诊断的年龄为 7 岁，平均生存期为 23 年，40 岁时有 81% 的患者因为血液系统问题死亡[5]。其主要临床表现如下[6]：

1. **皮肤异常**

黑色素沉积导致的皮肤色素沉着是 FA 最常见的表现。咖啡牛奶斑见于 63%～79% 的患者。多见于躯干、颈部、腹股沟以及腋窝，表现为斑驳的或片状、边界弥散的斑块。另一种皮肤异常为色素减退，约占 31%，表现为小的类白癜风样的斑点。

2. **骨骼畸形**

骨骼畸形最常累及手部。49%～66% 的患者出现上肢远端桡侧畸形。39%～55% 的病例累及大拇指，出现不同程度的畸形，例如：大拇指缺如、发育不全、多指、分叉拇指等。其他畸形包括腕骨发育不全、鱼际隆起发育不良、第 5 指弯曲、指骨数量异常等。13%～16% 的患者可出现桡骨缺如或发育不良，并常伴有相应拇指的缺如或发育不良。双侧桡骨远端均可受累[8]。其他相对少见的畸形部位包括脊柱（脊柱裂、脊柱侧弯）、肋骨（发育不全）和髋部（脱位或发育不良）等。

对于拇指发育不全伴或不伴桡骨发育不良的患

者，确诊为 FA 的概率约 11%[7]。

3. 血液系统异常

血液学异常平均在 7 岁时出现（0～41 岁）。部分患儿在诊断之初可无骨髓衰竭表现，但随着病情的进展，75%～90% 的患儿在诊断后 10 年内进展为骨髓衰竭[9]。40 岁时骨髓衰竭的发生率高达 90%。在发生贫血及中性粒细胞减少之前，通常先出现血小板减少伴血红蛋白升高及大红细胞症。值得注意的是，约 16% 的患者在诊断再生障碍性贫血以前，表现为骨髓异常增殖综合征（MDS）或急性粒细胞白血病（AML）。在 40 岁时累计发生 MDS 或 AML 的概率为 33%[10]。一项针对 FA 患者的调查显示诊断白血病的平均时间为 11.3 年。

4. 肿瘤易感性

FA 患者中诊断癌症时通常相对年轻，而且对于预期寿命较长的患者其癌症患病率也更高。FA 患者中最常见的非血液系统肿瘤为鳞状细胞癌（SCC），常见于头颈部和肛门及外生殖器区域。流行病学调查显示 FA 患者癌症患病率比普通人群高出 50 倍。头颈部鳞状细胞癌、食管癌和外阴癌的相对风险分别高出 700、2000 和 4000 倍[11]。40 岁时累计发生 SCC 的风险为 14%[12]。FA 可增加机体对 HPV 诱导致癌作用的易感性，SCC 的发生可能与 HPV 相关肿瘤蛋白 p53 的失活有关。流行病学的调查显示，由于骨髓移植治疗技术的发展改善了 FA 患者的生存期，实体肿瘤变成更主要的问题。

5. 中枢神经系统及感觉神经系统

小头畸形是最常见的中枢神经系统异常。患儿特殊的面容包括：精灵面容、鼻底宽、内眦褶皱等。影像学上面部骨骼无明显畸形，但发育狭小。不到 5% 的患者出现脑积水和脑室扩张，可导致智力低下。

耳部畸形常见外耳低置，耳道狭窄。听觉障碍多为传导性耳聋。高分辨率的 CT 检查有时可发现中耳或鼓膜畸形。FA 患者常出现耳、鼻、喉的感染。

眼部异常常见，包括小眼畸形（19%～43%）、斜视（16%～29%）和双侧上睑下垂（26%）。白内障少见。

6. 生长及内分泌系统异常

多数 FA 患者可见生长发育迟滞，约 60% 的患者表现为身材矮小。身材矮小常继发于激素缺乏，包括垂体功能减退伴性腺功能减退、生长激素缺乏、甲状腺功能不全、胰岛素缺乏或糖耐量异常。内源性生长激素分泌异常可能是下丘脑-垂体功能障碍所致。纠正生长激素或甲状腺激素缺乏可改善身高结果和生活质量，建议 FA 患者在使用雄激素和造血干细胞移植之前尽早进行内分泌评估。另外，65% 的青春期前后患者有性腺功能障碍。在 18 岁或以上的患者中，92% 患有骨质疏松症。

7. 泌尿生殖系统异常

FA 患者中约 30% 存在泌尿系统异常，肾最常受累。多数肾异常为结构性，例如肾发育不全、异位肾、马蹄肾或 S 形肾。集合系统异常相对少见，类型包括双集合系统、膀胱输尿管反流、尿道下裂等。未予治疗的反流或梗阻可导致肾功能下降。一半以上的患者性腺功能减退。男性患者表现为睾丸发育不全或隐睾。女性患者常表现为月经稀少、卵巢发育不良和幼稚型子宫。

8. 消化系统异常

约 14% 的 FA 患者出现胃肠道畸形。主要包括胃肠道闭锁（食管、十二指肠或空肠）或肛门闭锁。气管食管瘘也有报道。这些畸形通常在出生时即得到诊断，需在新生儿期行手术矫正。

9. 心血管系统异常

FA 患者可合并先天性心脏病。常见的类型包括动脉导管未闭、室间隔缺损、房间隔缺损、法洛四联症或二尖瓣脱垂。周围血管也可能受累，最常见的为桡动脉缺失或移位。各种异常的发生率见表 9-2-2。

【辅助检查】

1. 常规检查

血常规可表现为单一血细胞减少或全血细胞减少。早期可表现为血红蛋白升高。对于肢体畸形，需要完善相应影像学检查如 X 线片等。对于疑诊 FA 的患者，必要时还应完善泌尿系超声、超声心动图等检查排查泌尿系和心血管畸形。

2. 骨髓检查

FA 进展到骨髓衰竭时骨髓增生明显低下，巨核细胞减少或缺失。30 岁时出现骨髓衰竭的比例为 67%。骨髓染色体分析通过染色体 G 显带计数检测患者是否存在染色体异常克隆。FA 患者后期易合并血液系统疾病（急性髓系白血病、MDS），这些患者晚期可见染色体异常。骨髓的克隆性细胞遗传学异常随着年龄的增长愈加常见。最常见的克隆异常为二倍或三倍 1 号染色体长臂，7 号染色体单体或丢失长臂。5q、11q 的缺失，6p 的重排，8 号、21 号染色

表 9-2-2　FA 先天异常表现发生率[13]

先天异常	研究	
	Alter（1206 例）	IFAR（754 例）
低出生体重	11%	—
生长发育迟滞	11%	16%
身材矮小	51%	63%
皮肤异常	55%	64%
骨骼异常	71%	—
上肢异常	43%	49%
下肢异常	8%	—
生殖系统异常（男）	32%	20%
生殖系统异常（女）	3%	—
头部畸形	26%	—
中枢神经系统畸形	—	8%
眼部异常	23%	38%
泌尿系统异常	21%	34%
耳朵及听力异常	9%	11%
心肺异常	6%	13%
消化系统异常	5%	14%
无畸形	25%	30%
单纯皮肤异常或身材矮小	11%	—

体的增添可常见于不同的类型。在 AML 的 FA 患者中核型的异常更复杂。

3. 染色体断裂试验

FA 经典的诊断方法为染色体断裂试验。FA 患者的细胞对丝裂霉素 C、双环氧丁烷等 DNA 交联剂高度敏感，经 DNA 交联剂处理的 FA 患者外周血淋巴细胞易发生染色体断裂。通常双环氧丁烷试验阳性可诊断大多数 FA，但由于体细胞嵌合体及其他遗传性疾病的存在，染色体断裂试验也可能出现假阴性或假阳性结果[14]。染色体断裂试验也可以应用于通过绒毛膜绒毛取样（CVS）、羊膜穿刺术或经皮脐血取样获得胎儿细胞进行产前诊断[15]。

4. 基因测序分析

对没有明显临床表现的 FA 患者，若染色体断裂试验阴性，基因测序则是必需的。通过外显子测序鉴定 *FANC* 基因的突变，并通过传统聚合酶链反应进行验证，FA 患者基因检查可获得较高的阳性率[16]。

【诊断】

FA 的诊断基于病史、家族史及实验室检查结果。

家族史中主要询问患者家庭成员有无近亲结婚史，是否有贫血史、生长发育异常及肿瘤史。淋巴细胞染色体断裂试验提示染色体断裂增加，可考虑诊断 FA。

FA 患者临床表现经常累及多个系统，年幼时可出现一系或多系血细胞减少，伴先天多发畸形（如手臂、心肾畸形等），存在智力发育障碍，早期发生实体肿瘤等，典型患者不易漏诊。但约 1/5 的 FA 患者无上述畸形，仅表现为再生障碍性贫血或实体肿瘤，容易漏诊和误诊，错过最佳治疗时机。

早期诊断非常重要，可使患者有更充裕的时间来接受骨髓移植前的评估。基因检查可以帮助确诊。

【鉴别诊断】

FA 的鉴别诊断包括骨髓衰竭的其他遗传性和获得性病因。

1. 获得性再生障碍性贫血

获得性再生障碍性贫血（acquired aplastic anemia，aAA）是一种获得性骨髓衰竭综合征，由自身反应性 T 细胞破坏造血干细胞和骨髓祖细胞导致。该病在易感患者暴露于尚未明确的环境促发因素后发生，这类患者常有自身免疫的其他表现，包括自身免疫性甲状腺疾病。与 FA 一样，aAA 患者常在 5～15 岁时出现多系血细胞减少和骨髓再生障碍，而造血干细胞移植是有效的治愈性疗法。与 FA 不同，aAA 患者的染色体断裂检测正常，没有 *FA* 基因的致病性突变，没有 FA 的特征性先天性异常和内分泌异常，血细胞减少的发生和进展通常更快速，并且免疫抑制治疗有效。

2. 其他遗传性骨髓衰竭综合征

先天性角化不良、网状发育不良、先天性无巨核细胞性血小板减少症、施瓦赫曼-戴蒙德综合征、先天性纯红细胞再生障碍、Pearson 综合征等也可伴有骨髓的三系再生障碍。与 FA 不同，这些疾病的患者存在其他基因突变，且染色体断裂检测呈阴性。

3. 药物诱发性或感染相关的全血细胞减少

一过性全血细胞减少和骨髓再生不良的致病性因素很多，包括药物、化学物质、某些病毒感染以及脓毒症或其他严重的细菌感染。与 FA 一样，这些病况通常在儿童期出现，伴有骨髓衰竭。与 FA 的不同之处在于，这些原因导致全血细胞减少的患者没有先天性异常，大多数病例的全血细胞减少都呈一过性且可逆，但极少数病例会因药物发生永久性骨髓再生障碍。这类患者的染色体断裂检测也呈阴性。

【治疗】

1. 异基因造血干细胞移植（hematopoietic stem cell transplantation，HCT）

对于 FA 患者而言，只有异基因 HCT 能够治愈重度骨髓衰竭、输血依赖性贫血或血小板减少、MDS 或者急性髓系白血病（acute myeloid leukemia，AML）。应定期检测骨髓功能，对于中度骨髓衰竭且血细胞计数持续下降的患者，可开始计划 HCT 准备事宜。对于重度骨髓衰竭，及输血依赖的患者，推荐行 HCT。优先选择已确定无 FA 的 HLA 匹配同胞，第二选择是近似匹配的非亲缘供者。目前，移植失败和急性移植物抗宿主反应的发生率 < 10%，10 岁以下患者的 5 年总生存率 > 90%[17]，可获得较好的疗效。异基因造血干细胞移植仅可以治愈 FA 基因突变导致的血液系统异常，对 FA 导致的多发畸形、内分泌系统异常等无改善作用。

2. 雄激素

只有约 50% 的患者对雄激素治疗有效[18]。推荐在患者出现中到重度骨髓衰竭但没有始终依赖输血的时候开始尝试雄激素治疗。雄激素治疗对于红系细胞的效果最为显著，并且可以在开始治疗的数周内改善血红蛋白。

3. 输血及细胞因子治疗

贫血的患者为改善症状常需接受输血治疗，但应注意长期输注红细胞可能会导致铁过载，不治疗时可引起严重并发症和死亡。粒细胞-巨噬细胞集落刺激因子（granulocyte-macrophage colony-stimulating factor，GM-CSF）能提高患者中性粒细胞计数，但大剂量使用可能会增加 MDS 和 AML 的风险。

4. 先天畸形的评估与治疗

FA 的患者应进行充分的病情评估了解先天畸形的状况，并于相应的专科随访治疗。例如相对常见的上肢桡侧发育畸形，为改善上肢外观及功能，如无禁忌证可行骨科手术治疗。

5. 对于肿瘤的治疗

患者进展为血液系统肿瘤如 MDS 或 AML 应尽快接受 HCT 治疗。

随着目前支持治疗及 HCT 技术的不断完善，自 2000 年后 FA 患者的治疗效果不断提高，患者寿命的延长使得实体肿瘤变成更为突出的问题。应重视对实体肿瘤的筛查和预防。手术为非侵袭性肿瘤治疗的首选。若为晚期肿瘤通常选择化疗或放疗。

【病例摘要】[19]

患儿，2 岁男童，因右手拇指多指就诊。其父母是表亲。体格检查显示右桡侧的多余拇指发育不全，没有指甲、甲床和远端指骨，没有活动度。多余拇指由于受到附着于其基底的拇长展肌牵拉而处于外展位。大鱼际扁平，没有其他明显的内脏和骨骼异常。患者拟行矫形手术切除多余拇指，术前血常规检查示贫血及血小板减少，血小板计数为 5.5×10^9/L。外周血涂片显示血细胞减少。行染色体断裂试验阳性，考虑诊断为范科尼贫血。病例详细资料见二维码数字资源 9-2。

数字资源 9-2

【参考文献】

[1] TISCHKOWITZ M D, HODGSON S V. Fanconi anaemia. J Med Genet, 2003, 40（1）: 1-10.

[2] KNIES K, INANO S, RAMÍREZ M J, et al. Biallelic mutations in the ubiquitin ligase RFWD3 cause Fanconi anemia. J Clin Invest, 2017, 127（8）: 3013-3027.

[3] RODRÍGUEZ A, D'ANDREA A. Fanconi anemia pathway. Curr Biol, 2017, 27（18）: R986-988.

[4] FAIVRE L, GUARDIOLA P, LEWIS C, et al. Association of complementation group and mutation type with clinical outcome in fanconi anemia. European Fanconi Anemia Research Group. Blood, 2000, 96（13）: 4064-4070.

[5] BUTTURINI A, GALE R P, VERLANDER P C, et al. Hematologic abnormalities in Fanconi anemia: an International Fanconi Anemia Registry study. Blood, 1994, 84（5）: 1650-1655.

[6] KERVILER E D, GUERMAZI A, ZAGDANSKI A M, et al. The clinical and radiological features of Fanconi's anaemia. Clin Radiol, 2000, 55（5）: 340-345.

[7] AUERBACH A D. Fanconi anemia and its diagnosis. Mutat Res, 2009, 668（1-2）: 4-10.

[8] WEBB M L, ROSEN H, TAGHINIA A, et al. Incidence of Fanconi anemia in children with congenital thumb anomalies referred for diepoxybutane testing. J Hand Surg Am, 2011, 36（6）: 1052-1057.

[9] SHIMAMURA A, ALTER B P. Pathophysiology and management of inherited bone marrow failure syndromes.

Blood Rev, 2010, 24（3）：101-122.
[10] KUTLER D I, SINGH B, SATAGOPAN J, et al. A 20-year perspective on the International Fanconi Anemia Registry(IFAR). Blood, 2003, 101（4）：1249-1256.
[11] ROSENBERG P S, GREENE M H, ALTER B P. Cancer incidence in persons with Fanconi anemia. Blood, 2003, 101（3）：822-826.
[12] KUTLER D I, AUERBACH A D, SATAGOPAN J, et al. High incidence of head and neck squamous cell carcinoma in patients with Fanconi anemia. Arch Otolaryngol Head Neck Surg, 2003, 129（1）：106-112.
[13] KESICI S, ÜNAL Ş, KUŞKONMAZ B, et al. Fanconi anemia：a single center experience of a large cohort. Turk J Pediatr, 2019, 61（4）：477-484.
[14] 资娟, 温贤浩. 范科尼贫血的诊治进展. 医学综述, 2019, 25（20）：4098-4102.
[15] AUERBACH A D. Diagnosis of Fanconi anemia by diepoxybutane analysis. Curr Protoc Hum Genet, 2015, 85：8.7.1-17.
[16] CHANG L, YUAN W, ZENG H, et al. Whole exome sequencing reveals concomitant mutations of multiple FA genes in individual Fanconi anemia patients. BMC Med Genomics, 2014, 7：24.
[17] ASLAN D, AMEZIANE N, WINTER J P, et al. Molecular diagnosis of Fanconi anemia with next-generation sequencing in a case with subtle signs and a negative chromosomal breakage test. Turk J Pediatr, 2015, 57（3）：282-285.
[18] DUFOUR C, SVAHN J. Fanconi anaemia：new strategies. Bone Marrow Transplant, 2008, 41(Suppl 2)：S90-95.
[19] AFSHAR A. Fanconi anemia concurrent with an unusual thumb polydactyly：a case report. Arch Bone Jt Surg, 2016, 4（2）：185-187.

第三节　朗格汉斯细胞组织细胞增生症

【概述】

朗格汉斯细胞组织细胞增生症（Langerhans cell histiocytosis, LCH）是最常见的组织细胞疾病，是一组由郎格汉斯细胞（Langerhans cell, LC）为主的组织细胞在单核-巨噬细胞系统广泛增生浸润为基本病理特征的疾病[1]。LCH 的常见发病部位包括骨、皮肤、肺、肝、脾、骨髓、淋巴结和下丘脑-垂体区域。根据器官累及程度，分期可区分单系统（single system, SS）和多系统（multiple system, MS）疾病[2]。

1868 年，德国学者 Paul Langerhans 发现并命名了有树突状突起形态学特征的朗格汉斯组织细胞[3]。与其他的树突状细胞不同，正常 LC 的细胞起源并不是骨髓中的髓系祖细胞，而是来源于卵黄囊干细胞和胎肝来源的单核细胞，在胎儿出生前机体参与皮肤发育，在皮肤发育成熟后 LC 主要分布于表皮中上部，在表皮棘细胞之间，参与组成皮肤的免疫屏障[4]。然而在损伤和炎症的刺激之下，外周血的单核细胞同样可以迁移至表皮组织并分化成朗格汉斯细胞。未成熟的表皮 LC 存在特异的 Langerin（CD207）高表达。激活的 LC 通过化学因子受体 CCR7 依赖迁移至引流淋巴结，从而将抗原提呈至 T 淋巴细胞从而发挥免疫杀伤作用[5-6]。

早在 1893 年美国学者 Alfred Hand 就首次报道了一例表现为多尿、眼球突出、肝脾大的 LCH 病例[7]。在之后的几十年内，陆续有学者报道此类肿瘤样生长然而病理学为肉芽肿性的疾病[8]。1953 年 Lichtenstein 将三种组织细胞异常增殖的疾病（骨嗜酸性肉芽肿，莱特勒-西韦病和汉-许-克病）统称为组织细胞增多症 X（histiocytosis X, HX），这里的 X 代表细胞来源的不确定性[9]。20 世纪 70 年代，Nezelof 首次通过电子显微镜在 HX 病灶中发现了 LC 特殊的细胞内结构伯贝克颗粒，这为对于确定 HX 的细胞来源提供了可靠的病理学证据（图 9-3-1）。同期日本学者 Hashimoto 第一次提出了局限性 LCH 的概念。1983 年 Risdall 通过回顾研究 51 例 HX 患者，认为 HX 实际上具有相同原理的病理学改变——即 LC 异常增殖是 HX 的病理生理改变核心，此后对于疾病名称而言 LCH 逐渐取代了 HX。然而异常增殖的 LC 来源是原发还是免疫失调所导致的，目前仍然存在很大的分歧[10-14]。

LCH 发病机制尚不明确。首先对于细胞起源学说而言，LCG 可能是异常的血源性 LC 增殖导致"误导"了局部组织器官产生免疫调节反应。Allen 等在 2010 年比较了 LCH 病灶中表达 CD207＋的细胞与表皮 CD207＋对照细胞的基因表达，发现这两个亚群之间存在2000多个基因的差异表达。这些差异存在于细胞周期调控、细胞凋亡、细胞信号传导、转移和髓系分化等相关基因中，此外LCH病灶中LC高表达骨髓来源的细胞因子。而Durham研究发现LCH中LC与急性单核细胞白血病患者的CD34＋祖细胞共细胞起源[15-16]。总之目前大部分研究结果表明LCH病灶中LC起源于骨髓来源前体细胞，而并非表皮层LC。

其次，越来越多的研究表明LCH的发病与丝裂素活化蛋白激酶（MAPK）通路的异常激活相关（图9-3-2）。约80%的LCH存在MARK通路的基因突变[17]。MARK属于丝蛋白/苏氨酸激酶参与基因表达调控、细胞增殖和死亡等重要细胞活动，在多种受体信号传递途径中均具有关键性作用。BRAF为RAS-RAF-MEK-KRK信号通路中的关键基因，2010年Badalian团队在Blood杂志首次发表文章提出通过基因芯片检测的儿童LCH样本发现57%存在BRAF-V600E突变，这是人类不断深入理解LCH疾病的重要里程碑，此发现也为治疗LCH打开了新的思路[18]。少数病例发生BRAF-V600DLAT、BRAF-T599A、BRAF-V600K突变。全外显子测序分析发现33%的BRAF-V600E突变阴性LCH患者存在MAP2K突变，此外极少数患者可携带ARAF和EKBB3突变，甚至有病例同时存在多个位点基因突变[19-20]。除了MARK信号通路外，LCH病变组织中也发现了PI3K信号通路上基因突变，但是这些突变在疾病形成过程中的作用尚不明确。

【流行病学和临床表现】

LCH的发病率为（3～5）/100万；大多数患者为3岁以下的儿童，成人发病率为1～2/100万。不同类型的LCH的好发年龄不同，如莱特勒-西韦病主要发生在2岁以下的儿童，慢性多灶型主要发生于2～10岁儿童，单纯骨病变多见于5～15岁儿

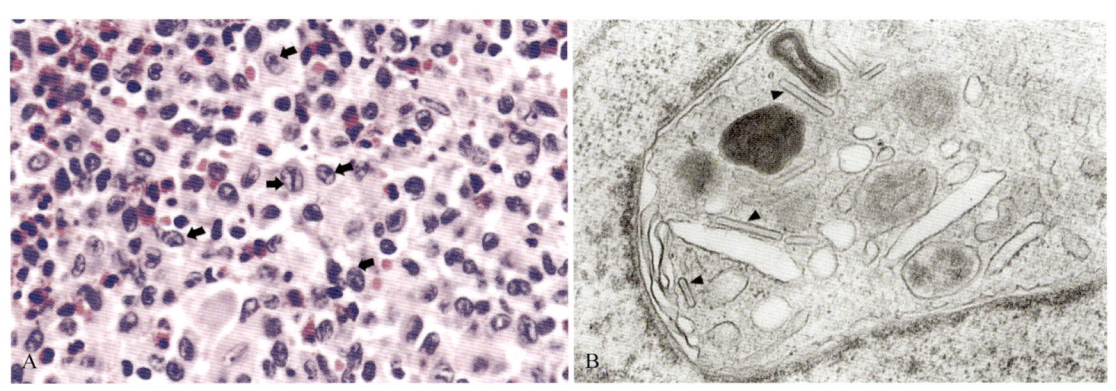

图9-3-1　A. LC的显微结构（箭头所指，200×）；B. LC内的特征性伯贝克颗粒的超微显微结构（三角所指）（83500×）

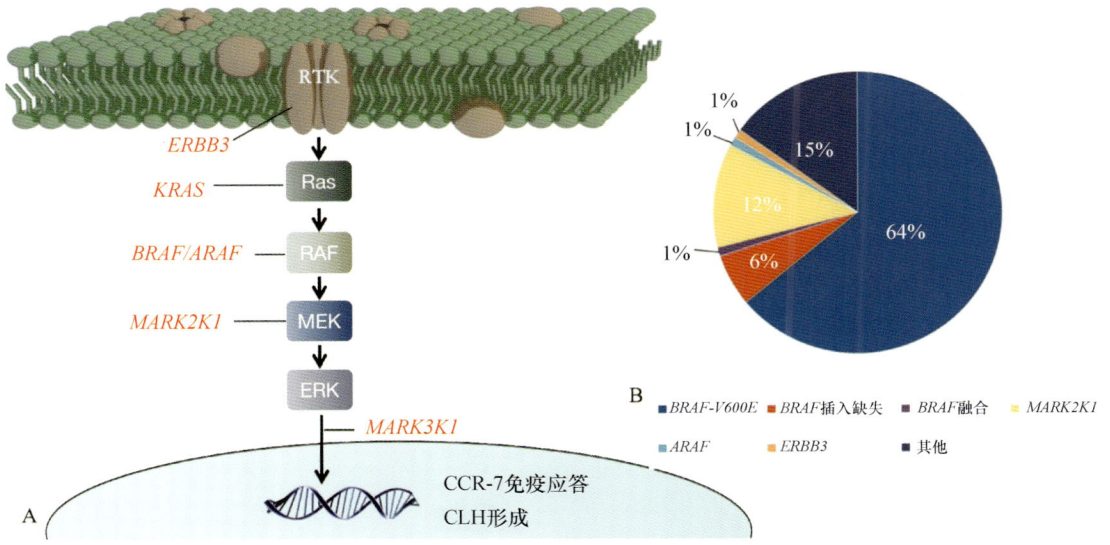

图9-3-2　A. MARK细胞信号通路与已知的基因突变位点（红色标注）；B. 儿童HCH组织中MARK通路突变位点的比例

童，肺型LCH好发于30～40岁人群；白种人发病率较高，其他种族人种的发病率较低；男性发病率高于女性，男女比例2.1:1[21]。

LCH可引起非特异性炎症反应性症状，包括发热、嗜睡和体重减轻。LCH的器官特异性症状：在单系统型LCH中，按照病灶的数量分为单病灶型（55%）和多病灶型（45%）[22]。在多系统型LCH中，骨髓、肝、脾和肺的受累被称为高危器官阳性（MS^{RO+}），相比于高危器官阴性（MS^{RO-}）的病例，MS^{RO+}的临床预后更差[23]。需要指出的是，尽管肺一直被认为属于"高危器官"，但近年的研究表明其对预后影响较小[24-25]。由于症状的不典型性，LCH从症状产生到确诊平均需要9～10周，然而对于成年患者而言LCH诊断难度更大，有报道部分成年LCH患者需要1～4年才能确诊[2]。

LCH患者在初次诊断时以下部位的受累情况依次为：骨、皮肤、淋巴结、肝、脾、口腔黏膜、肺和中枢神经系统[22]。然而疾病累及的区域和范围在一定程度上也因患者年龄而异。急性多系统疾病最常见于3岁以下儿童，而累及单个器官的慢性病程则更常见于年长儿童和成人（表9-3-1）。

1. 骨病变

单病灶骨病变型（也称嗜酸性肉芽肿）是最常见的LCH类型。患者常主诉局部区域骨表面突起，伴或不伴有疼痛；体格检查常可扪及为骨性突起，但是当病变侵蚀骨外板时，肿块变软而有波动，并可触及骨缺损的边缘。放射影像学检查通常显示特征性的溶骨性破坏，有时伴有软组织肿块。

LCH可以累及任何骨骼，最常受累的部位随患者年龄的不同而异。儿童LCH最常受累的部位是头骨（42.7%）、股骨（14.1%）、肋骨（13.9%）、骨盆（12.5%）、椎体（10.0%）和下颌骨（8.5%）[26]。相比之下，成人LCH患者中骨受累的主要部位为下颌骨（30%）、头骨（21%）、椎体（13%）、骨盆（13%）、四肢骨（17%）和肋骨（6%）[27]。约15%的骨病变患者为多病灶型[28]。

骨病变型LCH由于溶骨改变而丧失了骨对于组织的支撑保护作用，因此某些骨受累会影响邻近系统，包括：①脊柱LCH病变可能因椎体塌陷而引起脊髓功能损伤，一项针对成人脊柱LCH的回顾性病例系列研究显示，30例患者中有28例患者Frankel脊髓损伤分级为D级及以下[29]；②头骨LCH病变常引起的主诉包括头皮和（或）面部肿胀、癫痫发作、听力损失、复发性中耳炎、眼球突出、尿崩症和脑神经麻痹。需要指出的是，一些头骨病变不仅为溶骨性，还可能发展为侵犯硬脑膜的肿物，需要MRI检查进一步确诊[30]，其中发生于颞骨、蝶骨、筛骨和颧骨的病变更容易引起中枢神经系统症状[22]；③下颌骨LCH病变可引起颌部疼痛、牙龈肿胀和牙齿松动；④长骨LCH病变可能引起局部肿胀或发生病理性骨折。

2. 皮肤和黏膜病变

LCH的皮肤黏膜病变受累见于约40%的患者，单纯皮肤LCH患者的预后较好，其无进展生存率为89%[22]。皮肤型LCH通常表现为广泛的湿疹样皮

表9-3-1　LCH的分类和常见累及器官

	受累组织	症状
单器官系统 （single system） 占55%	骨（头骨、股骨、肋骨、骨盆、椎骨和下颌骨等）	骨表面肿块，骨痛；继发症状（脊髓功能损伤，复发性中耳炎、眼球突出、尿崩症和脑神经麻痹，牙龈肿胀和牙齿松动，病理性骨折）
	皮肤	广泛的湿疹样皮疹
	淋巴结	肿大的淋巴结
	骨髓	贫血、白细胞减少和（或）血小板减少
	肝脾	肝细胞损伤，肝功能障碍，硬化性胆管炎，巨脾，脾功能亢进
	肺	自发性气胸、干咳、呼吸困难或者胸痛症状
	胃肠道	不典型，常为无症状息肉
	其他系统如甲状腺等	相应症状
多器官系统 （multiple system） 占45%	累及≥2个器官/系统	预后不佳

疹，为褐色至淡紫色丘疹，通常位于腋窝、腹股沟褶、生殖器或肛周区域。其他皮肤病变可能呈脓疱性、紫癜性、瘀点性、水疱性或丘疹性结节性[31]。尤其在新生儿病例中，病变可能表现为非LCH典型的外观，呈淡黄色和耀斑状的囊泡，因而容易发生漏诊误诊。然而如前文部分提到，接近一半的LCH患者合并多个系统的累及，因此所有的皮肤型LCH患者必须接受全面评估和随访。

3. 淋巴结病变

13%～20%的患者有淋巴结肿大，肿大的淋巴结可能是原发或者引流受累病灶淋巴而继发[22, 32]。颈部淋巴结最常受累。受累淋巴结通常粘连，质地可硬可软。增大的淋巴结可能引起气道压迫症状。但是要注意区分的是皮肤和淋巴结组织中也可能存在朗格汉斯细胞的生理性增生。

4. 骨髓病变

LCH患者骨髓受累发病率为34%[33]。造血系受累可能导致贫血、白细胞减少和（或）血小板减少。贫血可表现为皮肤黏膜苍白、易疲劳、厌食、头晕和情绪改变。白细胞减少症患者可能表现为反复感染，而血小板减少症患者可能表现为出血倾向。伴血小板减少的贫血、全血细胞减少伴感染通常意味着预后不良[34]。然而，需要指出的是贫血可由其他因素引起，合并贫血的LCH不一定代表LCH的骨髓浸润。

5. 肝和脾病变

肝和脾属于高危器官，若肝脾受累则提示不良预后。由于LCH细胞的直接浸润或刺激胆管周围的巨噬细胞淋巴细胞增生，可导致肝细胞损伤甚至肝功能障碍。硬化性胆管炎是最严重的LCH并发症之一，因为硬化性胆管炎的硬化和纤维化呈进行性进展，且LCH导致的硬化性胆管炎对药物反应不佳；脾也因直接浸润或刺激胆管周围的巨噬细胞增生导致脾大，巨脾可能因脾功能亢进而进一步导致血细胞减少。

6. 肺病变

约10%的病例有肺受累。尽管业内一直认为肺属于高危器官，但近年的研究表明其对预后影响较小[33-34]。儿童多系统LCH中25%病变累及肺[35]。肺型LCH约20%患者无症状，仅表现为X线片上间质浸润和肺功能的下降。进展期的肺型LCH表现为网状结节影像学改变和囊肿形成。肺部受累患者可能因自发性气胸、干咳、呼吸困难或者胸痛症状就诊。15%～25%的患者存在复发性自发性气胸。

7. 胃肠病变

LCH中消化道受累罕见。由于胃肠道症状的不典型性，LCH的胃肠道病变需要仔细进行内镜检查及活检。3岁以下的幼儿LCH肠道病变常症状较重且肠道范围较广，最常见于十二指肠和结肠，幼儿的肠道病变提示预后不佳；而成人的LCH肠道病变常为无症状的孤立的肠道息肉，常见于直肠、乙状结肠或结肠[36-37]。

【诊断】

根据的欧洲朗格汉斯细胞组织细胞增生症协会（Euro-Histio-Net）的指南，LCH的诊断应以病变组织活检的组织学和免疫表型检查为基础，结合临床表现进行充分评估（表9-3-2）。活检部位应该选择最容易获取标本的器官，如皮肤或者易触及的骨病变。主要的病理诊断特征是显微镜下特征性LCH细胞，同时CD1a和（或）Langerin（CD207）的阳性免疫组化染色是确诊所必需的。电镜下的伯贝克颗粒以前是确诊所需的标准之一，但是由于条件因素目前指南不再推荐常规进行电镜病理检查，因为已经有研究证明Langerin（CD207）的表达与电子显微术中Birbeck颗粒的存在密切的相关性。

关于活检需要提出三点：①在一些组织如皮肤和区域淋巴结朗格汉斯细胞会有生理性的增生，因此单纯依靠显微镜的诊断是不全面的；②值得提出

表9-3-2 欧洲朗格汉斯细胞组织细胞增生症协会（Euro-Histio-Net）推荐的LCH诊断标准[38]

确定性的诊断标准	根据显微镜检查和至少下列免疫染色之一
	• Langerin（CD 207）阳性
	• CD1a阳性
	• 电镜下的伯贝克颗粒
提示性的诊断标准	仅基于临床放射学证据而没有活检的情况
	• 典型的骨病变（在难以触及的区域），伴有/不伴有尿崩症
	• 吸烟者肺部CT表现为典型的囊肿和结节（但应考虑活检以获得更明确的诊断）

的是对于骨病变的活检，刮除病变中心足以进行病理诊断，不推荐对骨病变组织完全切除活检，因为这可能会导致永久性的骨缺损；③活检是有创操作，因此对于一些特殊部位的单病灶病变应该充分权衡利弊，如枢椎齿状突或者颅内病变。

【鉴别诊断】

LCH是一种不常见但能累及多个系统的疾病，因此对于疾病的鉴别诊断至关重要。对于单系统LCH而言，皮肤LCH与多种原发皮肤病和系统性疾病的皮肤表现相似，而骨、淋巴结、胸腺、肝、脾和肺中的LCH可与淋巴瘤、实体瘤或原发性中枢神经系统肿瘤（包括生殖细胞瘤和脑膜瘤）相混淆；而对于多系统LCH而言，其他组织细胞和树突细胞疾病、转移性实体瘤或造血系统肿瘤，以及噬血细胞性淋巴组织细胞综合征和巨噬细胞活化综合征可能与LCH存在相似的临床表现，因此必须从组织学上和免疫表型上进行区分[39]。

1. 单系统LCH的鉴别诊断

表9-3-3总结了常见的单系统LCH的鉴别诊断。

2. 多系统LCH的鉴别诊断

埃德海姆-切斯特病是一种罕见的多系统组织细胞疾病，最常见于成年男性，平均诊断年龄为50～60岁，罕见与儿童。最常见于成人，可能与LCH相混淆。几乎所有的埃德海姆-切斯特病均存在长骨疼痛（常见于四肢远端）和对称性骨硬化病变，因此影像学检查基本可以明确诊断。病理表现通常表现为泡沫样或富含脂质的组织细胞，混有反应性炎症细胞和（或）纤维化。组织活检显示非LC特征的组织细胞（例如CD1a和S-100免疫组化阴性）可以进一步鉴别诊断[40]。

幼年黄色肉芽肿是皮肤树突细胞表型组织细胞的良性增生性疾病。幼年黄色肉芽肿发生于2岁前，表现为孤立性淡红色或微黄色皮肤丘疹或结节，最常见于头、颈和上躯干。皮肤外或全身性病变形式（脑、肺、肾、脾、肝、骨髓和眶后肿瘤）占4%～5%[41]。通常发生在儿童早期。组织学特征为存在泡沫样细胞或图顿巨细胞。常为良性病程，常在数年内自愈。皮肤镜检查基本上可以确诊幼年黄色肉芽肿。

噬血细胞性淋巴组织细胞增生症表现为非肿瘤性组织细胞的组织浸润。大多数此病患者为急性发病，伴有多器官受累、血细胞减少、肝功能异常和神经系统症状。与LCH不同的是，这些疾病可能表现为骨髓中明显的噬血细胞活性，相对应的临床特征为发热、脾大。炎症性标志物铁蛋白、sCD25和（或）CXCL9升高提示噬血细胞性淋巴组织细胞增生症[42]。

表9-3-3 单系统型LCH常见的鉴别诊断

临床表现	皮损	骨病变	中枢性尿崩	肝大	细胞减少	淋巴结病变
鉴别疾病	脂溢性皮炎	骨髓炎	肾源性尿崩症	先天性梅毒	再生障碍性贫血	病毒感染（如传染性单核细胞增多症、风疹、风疹、HIV）
	特应性皮炎	骨肉瘤	糖尿病	慢性肝病	暴发性脓毒症	
	中毒性红斑	尤因肉瘤	原发性多饮症	充血性心力衰竭	恶性肿瘤（如白血病、肿瘤骨髓转移）	
	念珠菌性尿布皮炎	多发性骨髓瘤		恶性血液系统肿瘤（如白血病、淋巴瘤）		细菌感染（如链球菌性咽炎、猫抓病、结核病）
		骨转移瘤				
	刺激性尿布皮炎	非骨化性纤维瘤		血液系统疾病（如地中海贫血、骨髓增生症）	骨髓增生异常综合征	
	擦烂红斑	巨细胞瘤			药物骨髓抑制	原生动物感染（如弓形虫病、利什曼病）
	皮肤真菌病	内生软骨瘤				
	单纯疱疹	骨囊肿			自身免疫性疾病（如系统性红斑狼疮、类风湿关节炎）	真菌感染（如念珠菌病、组织胞浆菌病）
	水痘	动脉瘤样骨囊肿		代谢障碍性疾病（糖原累积病、尼曼-皮克病、戈谢病）		
	疥疮	骨纤维发育不良				恶性肿瘤（如淋巴瘤、白血病、转移瘤）
	银屑病				弥散性血管内凝血病	
	扁平苔藓					川崎病
	传染性软疣			系统性红斑狼疮	脾功能亢进	罗伊萨-多尔夫曼病
	新生儿血管瘤病			结节病		Kikuchi-Fujimoto病
	幼年黄色肉芽肿				噬血细胞性淋巴组织细胞增多症	结节病
	肥大细胞增多症					胶原血管疾病
	恶性黑色素瘤					血清病
						药物反应

窦组织细胞增生症是一种巨噬细胞相关疾病，最常表现为累及淋巴结和其他器官的全身性病变，如溶骨性病变、肺结节或者皮疹[43]。虽然窦组织细胞增生症和噬血细胞性淋巴组织细胞增生症中的病态细胞均为 CD1a 阴性的巨噬细胞，但窦组织细胞增生症在组织学上巨噬细胞胞质内伸入外观正常的淋巴细胞，这具有病理学诊断价值。此外，窦组织细胞增生症患者存在常白细胞增多、多克隆性高丙种球蛋白血症、低色素性或正细胞性贫血及 ESR 升高。

【治疗】

1. 治疗前评估

完整的病史和体格检查的所有方面都很重要，但治疗前评估的对疾病的全面诊断和并发症尤其重要。评估时应特别注意可能反映 CNS 或高危器官受累的体征或症状，前者例如过度口渴和排尿、生长速度异常、神经系统检查发现异常；后者包括肝脾大及血细胞减少引起的症状（表 9-3-4）。

2. LCH 治疗概况

如前文提到的，为更好地指导治疗 LCH 患者临床上可分为 3 组：单系统 LCH、低危多系统 LCH 和高危器官受累的多系统 LCH。尽管目前的指南风险分层并不推荐检测循环细胞有无 *BRAF-V600E* 突变，但多项研究表明，该突变与高危临床特征、复发风险增加和疾病范围更广相关[44]。

对于单系统 LCH 患者，通常根据受累部位和病灶数量选择治疗，以减少毒性；对于多系统 LCH 采用长春花碱＋泼尼松龙或阿糖胞苷单药作为初始诱导化疗。后续治疗取决于 6 周时的疾病缓解情况，以及诊断时高危器官是否受累。上述一般治疗原则适用于儿童中的大多数 LCH 疾病表现。成人 LCH 患者暂时缺乏高级别循证医学证据。所有 LCH 患者完成治疗后须定期随访，以监测有无疾病复发和进展。

目前指南推荐的 LCH 治疗方法循证医学级别不高，因此治疗更应该强调个体化，同时对于多系统 LCH 或者难治型 LCH 应该鼓励患者参加设计严谨的临床试验。近年来 LCH 的靶向治疗取得了令人满意的疗效，维莫非尼对肿瘤携带 *BRAF-V600E* 突变的患者有效但存在一定的复发率，目前尚缺乏 BRAF 抑制剂联合标准化疗方案[45]。

3. 单系统 LCH 的治疗

通常根据受累部位和病灶数量而制订治疗方案。对于症状轻的单系统 LCH 可针对病变区域针对性干预后，临床随访观察，发现进展时进行治疗。对于症状重或者随访过程中新发其他系统病灶的单系统 LCH 可在病变区域的针对性治疗的基础上，采取泼尼松单药治疗、长春花碱联合泼尼松的全身治疗（表 9-3-5）。

4. 多系统 LCH 的治疗

由于暂时缺乏高级别循证医学证据，因此鼓励多系统 LCH 患者参与设计良好的临床试验。对于不适合参加临床试验或选择不参加临床试验的患者。目前临床证据支持的治疗策略为 6 周的诱导化疗＋12 个月的维持化疗。后续治疗取决于 6 周时的

表 9-3-4　LCH 治疗前评估

	病理学检查	实验室检查	影像学检查	其他检查
检查目的	明确诊断	评估一般状况和器官功能	评价全身器官受累情况	评估脏器功能和受累情况
检查内容	活检病理 免疫组化分析（CD1a 和 CD207）*BRAF-V600E* 基因检测 骨髓穿刺应该对于有肝和脾受累的所有患者、有原因不明的血细胞减少的患者，以及 2 岁以下的所有患者常规进行检查	全血细胞计数及分类计数；肝功能、肾功能检查；电解质、总蛋白、白蛋白、免疫球蛋白定量、红细胞沉降率、乳酸脱氢酶、铁蛋白、尿酸和尿液分析检查 对于有肝大、黄疸、肝酶异常，或者总蛋白/白蛋白水平低的患者，还应评估凝血酶原时间和活化部分凝血活酶时间	有症状的骨骼 X 线检查、颅部各方位 X 线、胸部 X 线片、PET 或骨扫描 腹部超声、CT 或 MRI 评估肝脾情况 脑部 MRI 用于有尿崩症的所有患者、CNS 受累或者被认为有 CNS 受累风险的患者 脊柱 MRI 用于脊柱楔形变的患者	如果怀疑有尿崩症，应进行禁水试验 肺部受累患者应接受肺功能测试 不能解释的白蛋白水平降低和（或）有吸收不良证据的患者应接受消化道内镜检查

表 9-3-5 单系统 LCH 的治疗

	皮损	骨破坏	淋巴结病变	肺病变
治疗方法	推荐使用外用氮芥软膏 严重者可接受全身治疗	非中枢神经系统危险的单头骨病变和其他单骨病变，活检时向病灶内注射糖皮质激素可帮助控制疼痛并加速骨愈合 中枢神经系统风险*骨破坏患者通常应用全身治疗 有塌陷风险的骨病变（脊柱或股骨），需要骨科医师会诊干预，部分患者可接受放疗 双膦酸盐可缓解多灶性溶骨性病变患者的疼痛	单个淋巴结累及可手术切除活检，然后观察 如果有≥2个淋巴结受累，或其他部位出现病变，通常可接受全身治疗	对于肺LCH患者，初始治疗是戒烟
注意点	● 对于所有的单系统 LCH，都必须进行全面评估，以确定其他部位有无病变 ● 由于长期并发症的存在，放射治疗已经不被推荐常规用于 LCH 的初始治疗中 ● 症状重或者随访过程中新发其他系统病灶的单系统 LCH 可在上述治疗的基础上联合全身治疗			

* 中枢神经系统风险区域包括乳突、蝶骨、眶骨、筛骨或颞骨。

疾病缓解情况以及诊断时高危器官是否受累。若患者在 6 周的诱导化疗后反应评价良好，则进行此方案的维持化疗，直到完成总共 12 个月的治疗。若 12 个月后患者未能得到充分缓解，给予第二次诱导化疗期或采用二线化疗方案。如前文中提到的，全身治疗同样适用于症状重的和有新发病灶的单系统 LCH。

● 诱导化疗一线方案为：

泼尼松龙 [40 mg/（m²·d），口服，持续 4 周，然后逐渐减量至停药、持续 2 周]

长春花碱（每周 6 mg/m²，静脉推注，持续 6 周）

● 维持化疗常用方案为：

长春花碱 + 泼尼松龙给药方案（3 周为 1 个周期，共 4 个周期）

泼尼松龙 [40 mg/（m²·d），口服，每个周期的第 1～5 日给药]，每 3 周重复

长春花碱（6 mg/m²，静脉给药，每个周期的第 1 日给药），每 3 周重复

● 特殊类型 LCH 的治疗：

累及高危器官 MS-LCH 治疗全程巯嘌呤 [50 mg/（m²·d），口服] 直到治疗结束；累及中枢神经系统的 LCH，外科手术可以使患者症状缓解，而克拉屈滨或长春花碱/泼尼松可有效治疗白质或灰质、下丘脑和垂体的肿块病变，而阿糖胞苷可逆转神经变性综合征的症状和体征[46-47]。

● 成人 LCH 的治疗

目前关于成人 LCH 治疗暂时缺乏高级别循证医学证据。根据欧洲朗格汉斯细胞组织细胞增生症协会（Euro-Histio-Net）推荐的 LCH 的指南的证据等级为 C-D 级，成人的治疗如表 9-3-6：

表 9-3-6 欧洲朗格汉斯细胞组织细胞增生症协会（Euro-Histio-Net）推荐成人 LCH 的治疗方案[38]

分类	治疗推荐
症状轻微，无高危器官	氨甲蝶呤 20 mg 每周 硫唑嘌呤 2 mg/（kg·d） 沙利度胺 100 mg/d（皮肤或软组织多病灶单系统 LCH）
另外在多灶骨 LCH	唑来膦酸 4 mg 静脉注射。 每 1～6 个月一次（取决于范围和反应）
症状，多灶 LCH，无高危器官	阿糖胞苷 100 mg/（m²·d）每周第 1～5 日给药，每 4 周 1 次 依托泊苷 100 mg/（m²·d）每周第 1～5 日给药，每 4 周 1 次 长春花碱/泼尼松龙（类似儿童疗法）
多灶 LCH，涉及高危器官*	2-CDA 6 mg/（m²·d）每周第 1～5 日给药，每 4 周 1 次

* 高危器官：骨髓、肝、脾和肺的受累。

5. 疾病随访

完成治疗后须定期随访，以监测有无病灶进展或者复发。在初始6周的治疗结束后，首次评估对诱导化疗的反应情况。对治疗有反应的患者继续进行治疗；并在治疗12、18和24周时定期评估缓解情况；之后的评估为每3个月1次，持续2年；此后每6个月1次，持续2年；然后1年1次。对于初诊和复发时有尿崩症和（或）位于眼眶、乳突或颞骨的头骨病变、脊柱病变的患者应该定期进行MRI检查[48]。有关儿童期肿瘤治疗后或已接受化疗的患者长期随访的具体指南，可登录网站（www.survivorshipguidelines.org）查询。

【病例摘要】

患儿，男，1岁，3个月前出现弛张热伴贫血，外院抗感染治疗效果不佳，5天前发现颈部姿势异常。查体：营养一般，皮肤轻度黄染，贫血貌；左侧眼眶上方 1 cm×3 cm 大小骨性突起，颌下可扪及数个淋巴结，1 cm³ 左右，质软活动尚可；咽部充血，扁桃体Ⅱ度肿大，未见分泌物；腹软无压痛，肝肋下 2.5 cm 可触及，脾肋下 3.8 cm 可触及。B超提示肝、脾、肾均增大，影像学提示：颌面骨、颈胸椎及肋骨多发骨质破坏，伴胸4、8椎体压缩骨折。患儿左侧眼眶上方局部麻醉下活检，病理回报：朗格汉斯细胞组织细胞增多症。经临床表现、影像学检查和活检病例提示朗格汉斯细胞组织细胞增多症的诊断。病例详细资料见二维码数字资源9-3。

数字资源9-3

（越　雷　孙浩林）

【参考文献】

[1] ALLEN C E, MERAD M, MCCLAIN K L. Langerhans-Cell histiocytosis. N Engl J Med, 2018, 379（9）：856-868.

[2] WINDEBANK K, NANDURI V. Langerhans cell histiocytosis. Arch Dis Child, 2009, 94（11）：904-908.

[3] LANGERHANS P. Über die Nerven der menschlichen Haut. Archiv für pathologische Anatomie und Physiologie und für klinische Medicin, 1868, 44（2）：325-337.

[4] HOEFFEL G, WANG Y, GRETER M, et al. Adult Langerhans cells derive predominantly from embryonic fetal liver monocytes with a minor contribution of yolk sac-derived macrophages. J Exp Med, 2012, 209（6）：1167-1181.

[5] MERAD M, MANZ M G, KARSUNKY H, et al. Langerhans cells renew in the skin throughout life under steady-state conditions. Nat Immunol, 2002, 3（12）：1135-1141.

[6] GINHOUX F, TACKE F, ANGELI V, et al. Langerhans cells arise from monocytes in vivo. Nat Immunol, 2006, 7（3）：265-273.

[7] HAND A. Polyuria and tuberculosis. Arch Pediatr, 1893, 10：673-675.

[8] OTANI S, EHRLICH J C. Solitary granuloma of bone：simulating primary neoplasm. Am J Pathol, 1940, 16（4）：479-490.7.

[9] LICHTENSTEIN L. Histiocytosis X; integration of eosinophilic granuloma of bone, Letterer-Siwe disease, and Schüller-Christian disease as related manifestations of a single nosologic entity. AMA Arch Pathol, 1953, 56（1）：84-102.

[10] HENTER J I, ELINDER G, SÖDER O, et al. Histiocytosis syndromes in children. Lancet, 1987, 1（8541）：1091-1092.

[11] RISDALL R J, DEHNER L P, DURAY P, et al. Histiocytosis X（Langerhans' cell histiocytosis）. Prognostic role of histopathology. Arch Pathol Lab Med, 1983, 107（2）：59-63.

[12] NEZELOF C, BASSET F. From histiocytosis X to Langerhans cell histiocytosis：a personal account. Int J Surg Pathol, 2001, 9（2）：137-146.

[13] ARCECI R J, BRENNER M K, PRITCHARD J. Controversies and new approaches to treatment of Langerhans cell histiocytosis. Hematol Oncol Clin North Am, 1998, 12（2）：339-357.

[14] HASHIMOTO K, PRITZKER M S. Electron microscopic study of reticulohistiocytoma. An unusual case of congenital, self-healing reticulohistiocytosis. Arch Dermatol, 1973, 107（2）：263-270.

[15] ALLEN C E, LI L, PETERS T L, et al. Cell-specific gene expression in Langerhans cell histiocytosis lesions reveals a distinct profile compared with epidermal Langerhans cells. J Immunol, 2010, 184（8）：4557-4567.

[16] DURHAM B H, ROOS-WEIL D, BAILLOU C, et al. Functional evidence for derivation of systemic histiocytic neoplasms from hematopoietic stem/progenitor cells.

Blood, 2017, 130(2): 176-180.

[17] KOBAYASHI M, TOJO A. Langerhans cell histiocytosis in adults: advances in pathophysiology and treatment. Cancer Sci, 2018, 109(12): 3707-3713.

[18] BADALIAN-VERY G, VERGILIO J A, DEGAR B A, et al. Recurrent BRAF mutations in Langerhans cell histiocytosis. Blood, 2010, 116(11): 1919-1923.

[19] CHAKRABORTY R, HAMPTON O A, SHEN X, et al. Mutually exclusive recurrent somatic mutations in MAP2K1 and BRAF support a central role for ERK activation in LCH pathogenesis. Blood, 2014, 124(19): 3007-3015.

[20] MCGINNIS L M, NYBAKKEN G, MA L, et al. Frequency of MAP2K1, TP53, and U2AF1 mutations in BRAF-mutated Langerhans cell histiocytosis: further characterizing the genomic landscape of LCH. Am J Surg Pathol, 2018, 42(7): 885-890.

[21] EGELER R M, HALTEREN A G, HOGENDOORN P C, et al. Langerhans cell histiocytosis: fascinating dynamics of the dendritic cell-macrophage lineage. Immunol Rev, 2010, 234(1): 213-232.

[22] GROIS N, PÖTSCHGER U, PROSCH H, et al. Risk factors for diabetes insipidus in langerhans cell histiocytosis. Pediatr Blood Cancer, 2006, 46(2): 228-233.

[23] GADNER H, GROIS N, ARICO M, et al. A randomized trial of treatment for multisystem Langerhans' cell histiocytosis. J Pediatr, 2001, 138(5): 728-734.

[24] ODAME I, LI P, LAU L, et al. Pulmonary Langerhans cell histiocytosis: a variable disease in childhood. Pediatr Blood Cancer, 2006, 47(7): 889-893.

[25] BRAIER J, LATELLA A, BALANCINI B, et al. Outcome in children with pulmonary Langerhans cell Histiocytosis. Pediatr Blood Cancer, 2004, 43(7): 765-769.

[26] SLATER J M, SWARM O J. Eosinophilic granuloma of bone. Med Pediatr Oncol, 1980, 8(2): 151-164.

[27] BAUMGARTNER I, HOCHSTETTER A, BAUMERT B, et al. Langerhans'-cell histiocytosis in adults. Med Pediatr Oncol, 1997, 28(1): 9-14.

[28] SALOTTI J A, NANDURI V, PEARCE M S, et al. Incidence and clinical features of Langerhans cell histiocytosis in the UK and Ireland. Arch Dis Child, 2009, 94(5): 376-380.

[29] HUANG W, YANG X, CAO D, et al. Eosinophilic granuloma of spine in adults: a report of 30 cases and outcome. Acta Neurochir(Wien), 2010, 152(7): 1129-1137.

[30] LAURENCIKAS E, GAVHED D, STÅLEMARK H, et al. Incidence and pattern of radiological central nervous system Langerhans cell histiocytosis in children: a population based study. Pediatr Blood Cancer, 2011, 56(2): 250-257.

[31] NEWMAN B, HU W, NIGRO K, et al. Aggressive histiocytic disorders that can involve the skin. J Am Acad Dermatol, 2007, 56(2): 302-316.

[32] PAPO M, COHEN-AUBART F, TREFOND L, et al. Systemic histiocytosis(Langerhans Cell Histiocytosis, Erdheim-Chester Disease, Destombes-Rosai-Dorfman Disease): from oncogenic mutations to inflammatory disorders. Curr Oncol Rep, 2019, 21(7): 62.

[33] MINKOV M, PÖTSCHGER U, GROIS N, et al. Bone marrow assessment in Langerhans cell histiocytosis. Pediatr Blood Cancer, 2007, 49(5): 694-698.

[34] BRAIER J L, ROSSO D, LATELLA A, et al. Importance of multilineage hematologic involvement and hypoalbuminemia at diagnosis in patients with "risk-organ" multi-system Langerhans cell histiocytosis. J Pediatr Hematol Oncol, 2010, 32(4): e122-125.

[35] VASSALLO R, RYU J H, COLBY T V, et al. Pulmonary Langerhans'-cell histiocytosis. N Engl J Med, 2000, 342(26): 1969-1978.

[36] SINGHI A D, MONTGOMERY E A. Gastrointestinal tract langerhans cell histiocytosis: a clinicopathologic study of 12 patients. Am J Surg Pathol, 2011, 35(2): 305-310.

[37] HAIT E, LIANG M, DEGAR B, et al. Gastrointestinal tract involvement in Langerhans cell histiocytosis: case report and literature review. Pediatrics, 2006, 118(5): e1593-1599.

[38] THE EUROPEAN CONSORTIUM FOR HISTIOCYTOSIS. Medical guidelines for histiocytic disorders[DB/OL].(2021-04-17)[2021-05-05]. https://www.echo-histio.net/e1623/e1554/index_eng.html.

[39] MCCLAIN K L, GOYAL G. Clinical manifestations, pathologic features, and diagnosis of Langerhans cell histiocytosis[DB/OL].(2020-05-24)[2021-05-05]. https://www.uptodate.cn/contents/clinical-manifestations-pathologic-features-and-diagnosis-of-langerhans-cell-histiocytosis.

[40] DIAMOND E L, DAGNA L, HYMAN D M, et al. Consensus guidelines for the diagnosis and clinical management of Erdheim-Chester disease. Blood, 2014, 124(4): 483-492.

[41] JANSSEN D, HARMS D. Juvenile xanthogranuloma in childhood and adolescence: a clinicopathologic study of 129 patients from the kiel pediatric tumor registry. Am J Surg Pathol, 2005, 29(1): 21-28.

[42] JORDAN M B, ALLEN C E, WEITZMAN S, et al. How I treat hemophagocytic lymphohistiocytosis. Blood, 2011, 118(15): 4041-4052.

[43] RASLAN O A, SCHELLINGERHOUT D, FULLER G N, et al. Rosai-Dorfman disease in neuroradiology: imaging findings in a series of 10 patients. AJR Am J Roentgenol, 2011, 196 (2): W187-193.

[44] BERRES M L, LIM K P, PETERS T, et al. BRAF-V600E expression in precursor versus differentiated dendritic cells defines clinically distinct LCH risk groups. J Exp Med, 2014, 211 (4): 669-683.

[45] HAROCHE J, COHEN-AUBART F, EMILE J F, et al. Dramatic efficacy of vemurafenib in both multisystemic and refractory Erdheim-Chester disease and Langerhans cell histiocytosis harboring the BRAF V600E mutation. Blood, 2013, 121 (9): 1495-1500.

[46] DHALL G, FINLAY J L, DUNKEL I J, et al. Analysis of outcome for patients with mass lesions of the central nervous system due to Langerhans cell histiocytosis treated with 2-chlorodeoxyadenosine. Pediatr Blood Cancer, 2008, 50 (1): 72-79.

[47] ALLEN C E, FLORES R, RAUCH R, et al. Neurodegenerative central nervous system Langerhans cell histiocytosis and coincident hydrocephalus treated with vincristine/cytosine arabinoside. Pediatr Blood Cancer, 2010, 54 (3): 416-423.

[48] WNOROWSKI M, PROSCH H, PRAYER D, et al. Pattern and course of neurodegeneration in Langerhans cell histiocytosis. J Pediatr, 2008, 153 (1): 127-132.

第十章 部分多系统发育异常伴骨骼畸形的综合征

第一节 尖头并指（趾）畸形

【概述】

尖头并指（趾）畸形（acrocephalosyndactyly）又被称为阿佩尔综合征（Apert Syndrome，AS），是一种罕见的、严重的颅缝早闭综合征，约占所有颅缝早闭病例的4.5%[1-2]。AS首先由Baumgartner于1842年以及Wheaton于1894年所描述，此后，一位法国儿科医生Eugene Apert于1906年发表了一系列案例，对该疾病进行了详细的阐述[3-5]。

AS是一种罕见的常染色体显性遗传疾病，其临床特征为颅缝早闭或颅顶骨融合。颅缝早闭导致颅面部骨骼从眉间到后囟门的前后生长受限，形成典型的锥状AS特征头型。常合并有其他颅面部畸形，以及手部或足部第2～4指（趾）部分或全部并指（趾）畸形[6]。该综合征在新生儿的患病率估计为1/（65 000～200 000），男女没有差异。该疾病为常染色体显性遗传模式，发病与父亲高龄、母体感染、母亲药物滥用和头颅感染炎症过程有关[7]。98%以上的病例是由位于染色体10q25-10q26的成纤维细胞生长因子（FGFR2）基因错义突变导致，目前发现主要有FGFR2 Ser252Trp或Pro252Arg两种突变。FGFR2 Ser252Trp突变的患者主要表现为严重的颅面部骨骼畸形；而FGFR2 Pro252Arg突变的患者主要表现为严重的手足指（趾）并指（趾）畸形。该突变来自于父系染色体[8-10]。患有AS的人有50%的风险其孩子患AS综合征[11]。FGFR是有丝分裂信号分子家族成员，在细胞迁移、增殖、分化和存活调控中起着重要作用。在AS中，成纤维细胞缺陷导致不能产生包括形成和发育颅骨骨缝和牙齿在内的颅面组织必需的纤维组织成分，最终形成特征性颅面部畸形。

【临床表现】

与阿佩尔综合征相关的异常表现包括冠状缝系统的过早融合，导致颅顶短而尖和颅底畸形生长。当涉及人字缝时，后颅窝发育不全可能发展为小脑扁桃体下疝畸形，慢性扁桃体疝和脑积水风险增加[12]。脑积水与颅内压升高有关，可导致嗜睡、易怒、呕吐、第六脑神经麻痹和头痛等临床表现。其他典型的表现有脑沟回畸形、灰质异位、脑室扩大、边缘结构畸形、胼胝体发育不良甚至缺失。患者可能出现脊柱椎体融合，主要累及颈椎。

在眼眶区域有上或下眼眶边缘的后缩，并伴有高度近视、眼睑反长色素、眼球突出、斜视和眉裂。AS患者的眼眶后缩可能延伸至面中部，导致上颌骨发育不全形成上颌V形牙弓。安氏Ⅲ型前牙咬合不正也很常见。上颚高而窄，伴有侧方肥大性肿胀。30%的患者出现软腭或悬雍垂裂。延迟或异位的牙齿萌出，交叉咬合和牙齿拥挤亦较为常见[13]。鼻梁扁平，常见一个小的球状鼻尖。除了面中部发育不全外，还常有咽部狭小，骨性鼻腔狭窄。新生儿期患儿是鼻呼吸者，这些鼻咽部异常可能导致严重的呼吸窘迫。因此，大多数新生儿需要气管切开等气道干预。老年患者应使用呼吸睡眠监测了解是否存在阻塞性睡眠呼吸暂停[14]。传导性听力障碍在AS中很常见，这是慢性中耳炎和偶尔的中耳畸形引起的[15]。耳朵位置低，可能伴有耳廓增大。

AS常见有双侧对称性的复杂手部、足部并指（趾）畸形。无论畸形的严重程度，手部均有以下四个共同的特点：①示指、中指和环指之间存在复杂的并指畸形。②拇指缩短，近节或远节呈桡侧偏斜。③第四指间隙呈单纯并指畸形。④指骨短小。足部出生时楔骨分割良好，但逐渐出现跗骨间的融合。

在儿童期，骨性融合逐步进展至跖骨干，并最终累及远节和近节趾骨。

大多数 AS 患者伴有神经系统受累。大约 50% 的病例智力发育缓慢，但大多数患者只有轻度智力缺陷。

【诊断】

孕期的早期诊断和干预十分重要，在孕 26 周出现三叶草状颅骨，颅骨缝闭合畸形是 AS 的明显特征。使用二维超声及胎儿磁共振成像（MRI），必要时使用三维超声可用于诊断异常的颅面和手足畸形。三叶草状胎儿头骨畸形，胎儿的并指（趾）畸形结合产前基因分析证实 *FGFR2* 的突变可诊断胎儿患有 AS。

【治疗】

1. AS 的整体治疗策略

由于 AS 复杂性，涉及心理、美学和功能方面的诸多问题，治疗上呈现多元化和个体化的趋势。只有在以往颅面整形外科中心获得的临床经验基础上，由多学科（神经外科、儿科、口腔科、眼科、耳鼻喉科、骨科、心理学、遗传学）参与，进行团队协作，才能获得满意的临床效果。AS 患者在婴幼儿及生长发育期不可避免地需要进行大量的手术，但已有研究表明，低龄患者多次全身麻醉与智力缺陷以及认知功能障碍存在关联性。这一问题使得对于 AS 的治疗需要根据一个合理时间表来优化结果，该时间表提供了 AS 治疗中涉及的不同专业的整合。Fadda[5] 将治疗方案分为三个阶段（表 10-1-1）：①第一阶段：从出生到 2 岁。②第二阶段：生长期（2～12 岁）。③第三阶段：生长末期及成人期。

第一阶段：出生后头几周，尤其是那些严重的 AS 病例，应重点关注颅脑、呼吸和眼部的紧急情况。对于严重的患者，需要立即手术治疗，以防止或纠正乳头水肿，角膜溃疡，严重呼吸窘迫和颅内高血压。这一阶段手术对于解决颅面畸形和神经解剖畸形非常重要。应进行后颅延长术或前部眶骨前移术以获得颅内空间扩展。目前手术方式和时机仍存在争议[11,16-17]。解决颅缝早闭的手术多在出生后 4 个月进行，现在基本的手术方法是 4～6 个月时行前部眶骨前移手术，6 个月～1 年时进行后颅延长术。

第二阶段：在生长期（12 岁之前），可矫正颅面中部的凹陷和眶距增宽，此时期可同时进行眼部斜视、口腔正颌、手足畸形的矫正治疗。6～7 岁，AS 患者一般接受纠正面中部凹陷的治疗，对面中部凹陷经典术式采用 Le Fort Ⅲ 型截骨，前移面中部骨骼。整体骨前移结合骨外固定延长技术被报道用于矫正面中部凹陷，眶距增宽以及面部扁平。外固定牵张成骨相比标准的 Le Fort Ⅲ 截骨，复发率降低，并发症减少。如果需要可进行治疗眶距增宽的手术：一度眶距增宽可进行隆鼻术或切除内眦赘皮来矫正；二度需施行颅外径路的 U 形截骨术或 O 形截骨术矫正；三度需颅内外联合径路截骨矫正。

第三阶段：此阶段的外科手术主要针对下面部的骨骼，并对最终矫形后的新骨骼结构做附加调整的软组织手术。由于安氏 Ⅲ 型面容合并开放性咬合是由于上颌骨畸形所致此时期可对患者施行 Le Fort Ⅰ 型截骨。口腔正畸医师在手术前和手术后阶段均应介入，因为 AS 患者需要个性化的牙齿排列计划，有时为使颅面整体的结构正常化需提供个体化截骨

表 10-1-1 AS 的外科治疗时间表

治疗阶段	外科处理
出生至 2 岁	急症处理
	颅骨成型
	腭裂矫正
	手部畸形矫正
生长期（2～12 岁）	中面部畸形矫正
	斜视矫正
	手足畸形矫正
	畸齿矫正
生长末期及成人期（12 岁以后）	下面部畸形矫正
	个体化外科手术
	附带整容整形手术

和骨牵张的手术干预方案。

2. 手足畸形的矫正

AS 患者具有特征性的第二、三和第四手指的严重融合或蹼带（被称为"手套手"）。AS 患者的并指畸形多为复杂性并指，除了皮肤软组织的相连外还有指骨间的融合，或神经血管及肌肉肌腱相连。Eaton 和 Lister 对先天性并指畸形程度进行了分级：包括指蹼粘连程度分级、骨结构畸形及活动范围分级、形态损害分级，根据手功能评定的方法测定手各部的主动及被动活动范围。并指畸形的治疗

时机应根据并指畸形分级、患儿的全身状况等综合评估，一般在患儿6个月～3岁前早期行分叉术矫正并指畸形，减少术后继发畸形。矫正并指畸形的分叉术需要分离并指间的皮肤，作Z形组织瓣改形，通常皮瓣应尽可能覆盖于关节部位，尽量用皮瓣覆盖手指的桡侧保证桡侧感觉的存在。并指分指后的创面用全厚皮片移植。伴有血管神经变异的并指治疗之前可行血管造影，充分了解血管情况再行手术。血运较差时，可采用分期手术。两指并连之间仅有一条指神经时，在分指时应将指神经尽可能保留于示、中、环指的桡侧和小指的尺侧，以便重建对指捏物时有感觉。两并指共用一条肌腱时，可将该肌腱保留在主要指上，必要时可从一指移位到主要指二的相应位置，对无肌腱的指，后期可行肌腱移植术[18]。

脚趾的并趾畸形对功能和外形影响较小，可不做处理。如果进行足部畸形的矫正，主要的手术为脚趾并趾分离和拇趾畸形（拇内翻）矫正[19]。尚未确定并趾分离手术所能给患者带来的益处，通常只在累及拇趾的情况下才进行并趾分离手术。在行并指分离外侧足趾时，局部感染和瘢痕疙瘩的形成率较高。拇趾和第一跖骨轴线的重新排列可以通过多种方法进行，包括但不限于第二跖列切除，一侧近节趾骨的籽骨切除，开放楔形截骨术，骨融合的第一跖骨和第二跖骨之间的截骨术，以及使用第一跖骨缓慢牵张延长术。某些患者存在跗骨联合和其他解剖变异，可以对其进行矫正。穿鞋适脚问题常被认为是手术适应证，足底压力图对于了解足底压力分布有所帮助，在足底做足垫支撑或穿戴矫形鞋可能有助于缓解异常足底压力。

【病例摘要】

患儿男性，出生4天，临床表现为颅缝早闭和手足并指。其外貌特征为颅缝早闭，面中部后缩，前额陡宽，头围较大，鼻梁明显凹陷，鼻短宽、鼻尖突出，除此之外，耳朵较正常儿童略低，无唇腭裂。通过基因测序确定突变位置，在*FGFR2*基因的外显子7中检测到突变：p.Pro253Arg（P253R）758 C＞G，在其父母的基因中未发现该突变。诊断：阿佩尔综合征（尖头并趾畸形）。其原因是*FGFR2*基因第7外显子758 C＞G突变，考虑到其父母没有该突变，该综合征是自发基因突变所致。病例详细资料见二维码数字资源10-1。

数字资源10-1

【参考文献】

[1] BATHIA P V, PATEL P S, JANI Y V, et al. Apert's syndrome: report of a rare case. J Oral Maxillofac Pathol, 2013, 17（2）：294-297.

[2] LIU C, CUI Y, LUAN J, et al. The molecular and cellular basis of Apert syndrome. Intractable Rare Dis Res, 2013, 2（4）：115-122.

[3] DE D, NARANG T, KANWAR A J, et al. Brachycephaly and syndactyly: Apert's syndrome. Indian J Dermatol Venereol Leprol, 2008, 74（4）：395-396.

[4] SOANCĂ A, DUDEA D, GOCAN H, et al. Oral manifestations in Apert syndrome: case presentation and a brief review of the literature. Rom J Morphol Embryol, 2010, 51（3）：581-584.

[5] FADDA M T, IERARDO G, LADNIAK B, et al. Treatment timing and multidisciplinary approach in Apert syndrome. Ann Stomatol（Roma）, 2015, 6（2）：58-63.

[6] DIXIT S, SINGH A, GS M, et al. Apert's syndrome: report of a new case and its management. Int J Clin Paediatr Dent, 2008, 1（1）：48-53.

[7] SANNOMIYA E K, REIS SA, ASAUMI J, et al. Clinical and radiographic presentation and preparation of the prototyping model for pre-surgical planning in Apert's syndrome. Dentomaxillofac Radiol, 2006, 35（2）：119-124.

[8] STAVROPOULOS D, BARTZELA T, BRONKHORST E, et al. Dental agenesis patterns of permanent teeth in Apert syndrome. Eur J Oral Sci, 2011, 119（3）：198-203.

[9] PI G, ZÚÑIGA A, CERVERA J, et al. Prenatal diagnosis of Apert syndrome caused by de novo mutation in FGFR2 gene. An Pediatr（Barc）, 2014, 80（3）：e104-105.

[10] TORRES L, HERNÁNDEZ G, BARRERA A, et al. Molecular analysis of exons 8, 9 and 10 of the fibroblast growth factor receptor 2（FGFR2）gene in two families with index cases of Apert syndrome. Colombia Médica, 2015, 46（3）：150-153.

[11] OBEROI S, HOFFMAN W Y, VARGERVIK K. Craniofacial team management in Apert syndrome. Am J Orthod Dentofacial Orthop, 2012, 141（4 Suppl）：S82-87.

[12] CINALLI G, RENIER D, SEBAG G, et al. Chronic

tonsillar herniation in Crouzon's and Apert's syndromes: the role of premature synostosis of the lambdoid suture. J Neurosurg, 1995, 83 (4): 575-582.
[13] SABERI B V, SHAKOORPOUR A. Apert syndrome: report of a case with emphasis on oral manifestations. J Dent (Tehran), 2011, 8 (2): 90-95.
[14] MOORE M H. Upper airway obstruction in the syndromal craniosynostoses. Br J Plast Surg, 1993, 46 (5): 355-362.
[15] JONG T, TOLL M S, GIER H H, et al. Audiological profile of children and young adults with syndromic and complex craniosynostosis. Arch Otolaryngol Head Neck Surg, 2011, 137 (8): 775-778.
[16] MAZZONE V. Apert's syndactyly: strategies in surgical treatment. Riv Chir Mano, 2006, 2: 124-127.
[17] MULLIKEN J B, BRUNETEAU R J. Surgical correction of the craniofacial anomalies in Apert syndrome. Clin Plast Surg, 1991, 18 (2): 277-289.
[18] 靳天娇. Apert 综合征的治疗进展. 中国美容医学, 2012, 21 (6): 1081-1084.
[19] STAUFFER A, FARR S. Is the Apert foot an overlooked aspect of this rare genetic disease? Clinical findings and treatment options for foot deformities in Apert syndrome. BMC Musculoskelet Disord, 2020, 21 (1): 788.

第二节　遗传性骨发育不良

【概述】

并肢端溶骨症（hereditary osteodysplasia with acroostedolysis，又称 Hajdu-Cheney 综合征）是一种罕见的遗传性疾病。其特征是手和脚的肢端骨溶解，骨骼、牙齿和关节的发育缺陷导致独特的颅面和颅骨改变，也表现为严重的骨质疏松和身材矮小。有时还有其他与该疾病相关的症状，包括神经系统问题、出生时出现的心脏异常（先天性）以及肾和尿路异常。大多数受影响的个体智力发育正常，但有一小部分表现出轻度智力发育迟缓。Hajdu 在 1948 年首次描述了这种疾病，Cheney 在 1965 年进一步报道了这种综合征[1-2]。

Hajdu-Cheney 综合征是一种极其罕见的疾病，文献报道的累计也不到 100 例，具体发病率不详。

Hajdu-Cheney 综合征与 NOTCH2 基因的改变（突变）有关。这种情况可以通过常染色体显性遗传，但许多病例是由非遗传的新突变引起的[3-4]。

【临床表现】

Hajdu-Cheney 综合征的症状和体征在受影响的个体之间可能存在很大差异。这种疾病在出生时就存在（先天性），但在某些个体中，症状和体征在青春期和成年期可能更明显[1-2]。

虽然研究人员已经根据现有的病例总结建立了一个明确的具有特征性或"核心"症状的综合征，但关于该疾病的许多内容人们还没有完全了解。一些因素——包括确定的病例数量少，缺乏大型临床研究，以及影响该疾病的其他基因的可能性——阻碍了医生对相关症状和预后的全面了解。因此，重要的是要注意，受影响的个体可能没有下文讨论的所有症状。父母应与医生和医疗团队讨论他们的具体病例、相关症状和总体预后[5-9]。

Hajdu-Cheney 综合征的一个特征表现是骨溶解，特别是手指和脚趾的最远端骨骼（肢端骨溶解）。可能不伴有疼痛，也可能伴随炎症、疼痛、肿胀和异常感觉，如烧灼或刺痛（感觉异常）。在严重情况下，手指和脚趾可能会出现短缩，呈棍状或圆形。一般来说，手指受到的影响比脚趾严重。

有些病例的骨量也会减少（骨质疏松症），这容易导致骨折。骨质疏松症可能很严重，相应的骨折也很常见。脊柱的骨骼称为脊椎，可能容易发生压缩性骨折，导致脊椎塌陷。这是非常痛苦的，可导致脊柱畸形。有些人可能有脊柱侧弯异常（脊柱侧凸）或脊柱后凸。手臂和腿部的长骨可能畸形或弯曲。由于这些不同的骨骼问题，受影响的个体可能达到明显低于预期的成人身高（矮小）。有时，这些骨骼问题会在青春期晚期或成年早期对日常生活造成严重损害。

另外一个表现是独特的面部特征。一些特征在婴儿期或儿童期就出现，而其他特征随着受影响个体的年龄增长而变得更加明显。这些特征包括眼睛之间的距离比正常人稍远（轻度近视）；上、下眼睑之间间距增大；眉毛异常浓密；耳朵低矮，高拱形的上颚；腭裂；小颌；面部中部平整；头发粗糙；短脖子。颈部的活动范围可能受到限制。

头骨也有异常，包括缝线开放。婴儿的头骨有七块骨头和几个称为缝线的关节。缝线是由坚韧、有弹性的纤维组织制成，将骨头彼此分开。缝线在头骨上的两个被称为囟门的点相交，这两个点更被称为婴儿的"软点"。婴儿头骨的七块骨头在两岁左右通常融合在一起。在受影响的成年人中，位于头骨后部的枕骨可能向外凸出。

牙齿异常很常见，包括恒牙萌出时被阻塞（阻生），上下牙可能无法正确咬合（错牙合）。恒牙可能会早期脱落。患者的牙龈可能出现感染、肿胀和出血（牙周病）。

其他症状可能包括听力丧失、关节过度活动，并可能超出正常范围。据报道，一些儿童存在各种心脏缺陷。也可能发生影响尿路的异常情况。有些儿童还伴有脐疝。

一些受影响的个体可能有颅底扁平化。这可能是因为颅底因基底内陷而向上推。当脊柱上部骨骼的位置高于正常位置时，就会发生基底内陷，堵塞了颅底上脊柱通过的孔。这会阻碍环绕大脑和脊髓的液体（脑脊液）的流动。这些情况可导致脑内液体过度积聚和压力升高（脑积水）、呼吸停止和猝死。

一部分患者患有多囊肾病，即肾内囊肿的形成。这可能会导致身体两侧最后一根肋骨和臀部之间的疼痛（腰痛）、尿中带血以及肾功能逐渐下降。

【辅助检查】

辅助检查包括血液生化检测、普通X线检查、双能X线检查、泌尿系超声、心脏超声以及基因检测和分子遗传学检测等。

血液生化检测可以显示肾功能情况。X线检查包括头骨X线、手部X线、足部X线、脊椎X线检查，可以显示是否有Hajdu-Cheney综合征的特征表现。双能X线检查可以用来测量骨密度和检测是否有骨质疏松症的存在。泌尿系超声可以检查肾的情况，是否伴随有肾囊肿及尿路异常。心脏超声可以显示是否伴发有心脏发育异常。必要时可以进行头颅CT和磁共振检查，可以进一步显示头骨情况及脑脊液情况[10-11]。

NOTCH2基因突变的分子遗传学检测可确认Hajdu-Cheney综合征的诊断[12]。

【诊断】

Hajdu-Cheney综合征的诊断基于详细的病史，包括特征性症状的识别、患者家族史、查体，以及辅助检查。

Hajdu-Cheney综合征的患者有不同的放射学表现，包括手足远端的肢端骨溶解，头颅X线片显示开放的缝线、颅底异常扁平，脊椎的X线片显示骨质流失和骨折。此外，骨密度可用于确定是否存在骨质疏松症。

根据目前报道的有限病例数，Hajdu-Cheney综合征的常见致病机制涉及NOTCH2的突变，导致相应蛋白质产物的改变。基于这一信息，Hajdu-Cheney综合征的诊断将通过NOTCH2的序列分析进行。为此，从外周血白细胞中分离基因组DNA，并使用特异性引物通过聚合酶链反应（PCR）扩增，然后对PCR产物进行序列分析。NOTCH2基因的检测和分子遗传学检测是目前Hajdu-Cheney综合征的确诊方法[12]。

【鉴别诊断】

Hajdu-Cheney综合征（HCS）可表现为广泛的骨骼和非骨骼表现，因此鉴别诊断可能包括大量的临床症状。肢端溶解可继发于自身免疫性疾病，如硬皮病、系统性红斑狼疮、干燥综合征、类风湿关节炎和雷诺病；冻伤和伤害；神经病；糖尿病；卟啉病和银屑病。在HCS的鉴别诊断中，应考虑原发性和继发性骨质疏松[33-34]。沃纳综合征和早衰、成骨不全和其他罕见的骨骼疾病，如Ehlers-Danlos综合征、颅骨锁骨发育不良、特发性青少年骨质疏松症也构成鉴别诊断的一部分[13-15]。

【治疗】

Hajdu-Cheney综合征的治疗针对每个个体的特定症状来制订具体的治疗方案，需要多学科专家小组的协调努力，包括儿科医生、骨科/矫形外科医生、心脏病专家、牙科专家、言语学家、耳科专家，其他医疗专业人员可能需要系统全面地规划受影响儿童的治疗[16-17]。

此外，还需要对受影响的个人及其家庭进行遗传咨询。对整个家庭的心理社会支持也是必不可少的。

目前尚没有针对该疾病的标准化治疗方案或指

南。由于这种疾病的罕见性，目前还没有针对大量患者的治疗试验数据。以单一病例或小系列病例报告的形式，报道了各种治疗方法。这些治疗试验将非常有助于确定Hajdu-Cheney综合征患者的特定治疗药物和治疗的长期安全性和有效性。

为了治疗骨质疏松症，一些人接受了防止骨吸收的药物治疗，包括维生素D和双膦酸盐。正常情况下，骨骼逐渐分解（骨吸收），然后重新形成，这一过程称为骨转换。似乎过度或加速的骨转换导致Hajdu-Cheney综合征。这些药物的益处尚未确定[16-19]。

治疗Hajdu-Cheney综合征的各种并发症可能需要手术，包括脑积水、脊髓畸形、腭裂和先天性心脏缺陷。助听器可用于治疗听力损失。

【病例摘要】

患者，女性，43岁，因多颗牙齿松动和过早脱落而就诊于牙科门诊。患者同时还伴随手指和脚趾的渐进性缩短和疼痛史。怀疑患者甲状旁腺功能亢进症，拟于内分泌科进行进一步评估。患者无任何神经功能缺损的病史。查体显示患者身材矮小，前额突出，面部中部扁平。手指和脚趾短、粗。没有局部炎症的迹象。该患者的内分泌和代谢检查正常。双手、双足X线片显示骨溶解；头骨侧位片显示在人字缝中有多块虫骨；头骨Waters位副鼻窦X线片显示额窦双侧上颌窦明显发育不良；口腔X线片显示上颌骨牙槽边缘侵蚀，多颗上下牙齿缺失。根据临床和影像学特征，患者被诊断为Hajdu-Cheney综合征。病例详细资料见二维码数字资源10-2。

数字资源 10-2

【参考文献】

［1］CHENEY W D. Acro-Osteolysis. Am J Roentgenol Radium Ther Nucl Med, 1965, 94: 595-607.

［2］HAJDU N, KAUNTZE R. Cranio-skeletal dysplasia. Br J Radiol, 1948, 21 (241): 42-48.

［3］ZHANG X, SHI Y, WENG Y, et al. The truncate mutation of Notch2 enhances cell proliferation through activating the NF-κB signal pathway in the diffuse large B-cell lymphomas. PLoS One, 2014, 9 (10): e108747.

［4］LEE S Y, KUMANO K, NAKAZAKI K, et al. Gain-of-function mutations and copy number increases of Notch2 in diffuse large B-cell lymphoma. Cancer Sci, 2009, 100 (5): 920-926.

［5］CURRARINO G. Hajdu-Cheney syndrome associated with serpentine fibulae and polycystic kidney disease. Pediatr Radiol, 2009, 39 (1): 47-52.

［6］GRAY M J, KIM C A, BERTOLA D R, et al. Serpentine fibula polycystic kidney syndrome is part of the phenotypic spectrum of Hajdu-Cheney syndrome. Eur J Hum Genet, 2012, 20 (1): 122-124.

［7］SILVERMAN F N, DORST J P, HAJDU N. Acroosteolysis (Hajdu-Cheney syndrome). Birth Defects Orig Artic Ser, 1974, 10 (12): 106-123.

［8］BRENNAN A M, PAULI R M. Hajdu-Cheney syndrome: evolution of phenotype and clinical problems. Am J Med Genet, 2001, 100 (4): 292-310.

［9］DESCARTES M, ROJNUEANGNIT K, COLE L, et al. Hajdu-Cheney syndrome: phenotypical progression with de-novo NOTCH2 mutation. Clin Dysmorphol, 2014, 23 (3): 88-94.

［10］CANALIS E, MAZZIOTTI G, GIUSTINA A, et al. Glucorticoid-induced osteoporosis: pathophysiology and therapy. Osteoporos Int, 2007, 18 (10): 1319-1328.

［11］MAZZIOTTI G, CANALIS E, GIUSTINA A. Drug-induced osteoporosis: mechanisms and clinical implications. Am J Med, 2010, 123 (10): 877-884.

［12］NARUMI Y, MIN B J, SHIMIZU K, et al. Clinical consequences in truncating mutations in exon 34 of NOTCH2: report of six patients with Hajdu-Cheney syndrome and a patient with serpentine fibula polycystic kidney syndrome. Am J Med Genet A, 2013, 161A (3): 518-526.

［13］FRANCHIMONT N, CANALIS E. Management of glucocorticoid induced osteoporosis in premenopausal women with autoimmune disease. Autoimmun Rev, 2003, 2 (4): 224-228.

［14］MILLER P D. Unrecognized and unappreciated secondary causes of osteoporosis. Endocrinol Metab Clin North Am, 2012, 41 (3): 613-628.

［15］MANNSTADT M, LIN A E, LE L P. Case records of the Massachusetts General Hospital. Case 24-2014. A 27-year-old man with severe osteoporosis and multiple bone fractures. N Engl J Med, 2014, 371 (5): 465-472.

［16］GALLI-TSINOPOULOU A, KYRGIOS I, GIZA S, et al. Two-year cyclic infusion of pamidronate improves bone mass density and eliminates risk of fractures in a girl with osteoporosis due to Hajdu-Cheney syndrome. Minerva Endocrinol, 2012, 37 (3): 283-289.

[17] MCKIERNAN F E. Integrated anti-remodeling and anabolic therapy for the osteoporosis of Hajdu-Cheney syndrome: 2-year follow-up. Osteoporos Int, 2008, 19(3): 379-380.

[18] TAO J, JIANG M M, JIANG L, et al. Notch activation as a driver of osteogenic sarcoma. Cancer Cell, 2014, 26(3): 390-401.

[19] MOELLERING R E, CORNEJO M, DAVIS T N, et al. Direct inhibition of the NOTCH transcription factor complex. Nature, 2009, 462(7270): 182-188.

[20] PALAV S, VERNEKAR J, PEREIRA S, et al. Hajdu-Cheney syndrome: a case report with review of literature. J Radiol Case Rep, 2014, 8(9): 1-8.

第三节　遗传性心血管上肢畸形综合征

【概述】

遗传性心血管上肢畸形综合征（Holt-Oram syndrome，HOS），也称心手综合征，是一种常染色体显性遗传病。其特征表现为上肢异常伴发先天性心脏异常。Holt 和 Oram 于 1960 年首次描述了该综合征，当时在四代人的家庭成员中观察到拇指异常和房间隔缺损（ASD）时发现了该综合征。此后，在全世界各个不同族群中都有个案被报告出来[1-4]。

染色体 12q24.1 上 TBX5 基因的杂合突变导致了遗传性心血管上肢畸形综合征。这个基因负责编码转录因子 T-box5，它在心脏和四肢发育过程中调节其他基因的表达。该基因在心脏分隔和上肢、手部骨骼发育中产生重要作用。超过 85% 的遗传性心血管上肢畸形综合征患者携带突变的 TBX5 基因[5]。

作为一种常染色体显性遗传疾病，每个细胞中的一个突变拷贝将导致该综合征的发展。然而实际上大多数遗传性心血管上肢畸形综合征的病例都是散发性的，是通过新生突变发生的。

遗传性心血管上肢畸形综合征患者上肢畸形有 100% 外显率，心脏缺损有 75% 外显率。由于基因表达的多样性，因此很难预测后代的畸形特征。然而，如果该基因是以常染色体方式遗传而不是新生突变，那么后代的心脏和肢体畸形往往会表现的更严重[6-7]。

遗传性心血管上肢畸形综合征的发生没有特别的性别差异。此病发病率估计为每 100 000 人中就有 1 人。目前尚未发现此症发病率与特定的种族、民族或地理位置相关[2-4]。

【临床表现】

如同此症的别名——心手综合征，遗传性心血管上肢畸形综合征的患者临床表现主要集中在上肢畸形与心脏异常方面。

具有遗传性心血管上肢畸形综合征家族史的人和拥有以下异常表现的人应该高度怀疑此病。
- 上肢畸形
- 先天性心脏异常
- 心脏传导性疾病
- 家族史中有先天性心脏病的亲属

上肢畸形可累及单侧或双侧的腕骨、鱼际骨和桡骨。大多数病例仅发生于左侧[8]。可见腕骨融合或异常发育、拇指完全缺失、拇指严重发育不全、三指。桡骨可能表现为不发育或发育不全、前臂旋前或旋后畸形。也可能出现短肢畸形（图 10-3-1）。肩膀与锁骨可能也会受到影响，使得肩膀因为异常的下斜而显得狭窄。除此之外没有其他异常与此症有关，患者的智力大多是正常的。

虽然所有的遗传性心血管上肢畸形综合征患者都存在上肢发育缺陷，但这些发育异常的上肢临床表现差异极大，以至于会造成某些仅有轻微上肢畸形伴或不伴有心脏畸形的个体出现漏诊。只有当有更严重的患病亲属出生或有中年亲属患者因为心脏异常［如肺动脉高压、高度房室传导阻滞和（或）心房颤动］出现症状时，该个体才会被确诊[9]。

先天性心脏畸形存在于 75% 的遗传性心血管上肢畸形综合征患者中。可出现不同大小、类型、部位的房间隔缺损（ASD）和室间隔缺损（VSD）。最常见的是继发孔型房间隔缺损和室间隔缺损。间隔缺损可能是轻微的，也可能是更严重的，并会导致如肺动脉高压、充血性心力衰竭或感染性心内膜炎等进一步的问题。ASDs 可以表现为一个共同的心房，并常伴有心室异构；也就是说，基于其解剖位置的心室的特征被改变（例如，根据其解剖位置被认为是右心房的结构可能没有典型右心房的附件形态）[9]。部分存在严重心脏先天畸形的患儿有可能在极早期就需要手术治疗来延长生命[10]。部分遗传性心血管

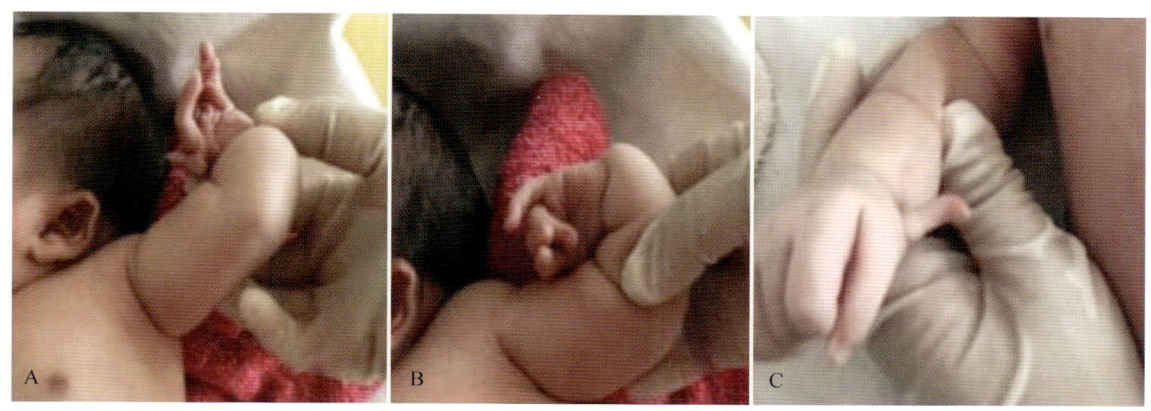

图 10-3-1　A.患儿右手拇指多指三指节；B、C.患儿左前臂、掌部、拇指异常

上肢畸形综合征患者中可存在圆锥动脉干畸形，但并不常见，可能是由其他遗传缺陷引起[11-13]。

无论该个体是否存在心脏畸形，遗传性心血管上肢畸形综合征患者产生心脏传导异常的风险是增加的，可能在出生时表现为窦性心动过缓或一度房室传导阻滞，并可毫无征兆地进展为完全性心脏传导阻滞。其他心律失常如房颤等也不鲜见[14]。除此之外，还有其他的先天性心脏异常也有可能会出现，例如：动脉导管未闭（patent ductus arteriosus，PDA）或是主肺动脉移位（transpositions of the great arteries）。

遗传性心血管上肢畸形综合征的自然病史因个人而异，主要取决于先天性心脏畸形的严重程度。潜在的并发症（如果不认识和适当处理，可能危及生命）包括充血性心力衰竭、肺动脉高压、心律失常、心脏传导阻滞、心房颤动和感染性心内膜炎。

【辅助检查】

1. 放射学检查

上肢骨骼的 X 线检查对诊断遗传性心血管上肢畸形综合征具有重要意义。可发现双侧或单侧的上肢骨骼发育异常。包括：三指、无拇指、拇趾畸形；由于骨骼发育异常引起上臂不等长；桡骨、腕骨和鱼际骨融合或异常发育；前臂旋前和旋后畸形；拇指异常对掌；肩倾斜等。手的前后位 X 线可发现所有患者均会出现的腕骨畸形，有时候是诊断遗传性心血管上肢畸形综合征的唯一证据。[15-16]

2. 心脏检查

心电图、超声心动图等心脏检查在遗传性心血管上肢畸形综合征的诊断中不可或缺。房间隔缺损和室间隔缺损是遗传性心血管上肢畸形综合征患者心脏畸形中最常见的类型（图 10-3-2）。

即使在没有先天性心脏发育畸形的遗传性心血管上肢畸形综合征的患者中也可能存在心脏传导性疾病。患病个体可能在出生时仅表现为窦性心动过缓和一度房室传导阻滞，但房室传导阻滞可能不可预测地发生进展，导致伴或不伴有心房颤动的完全性心脏传导阻滞。[14]

3. 基因检测

遗传性心血管上肢畸形综合征的诊断是基于上肢骨骼异常的影像学表现以及个人或家族的心脏结

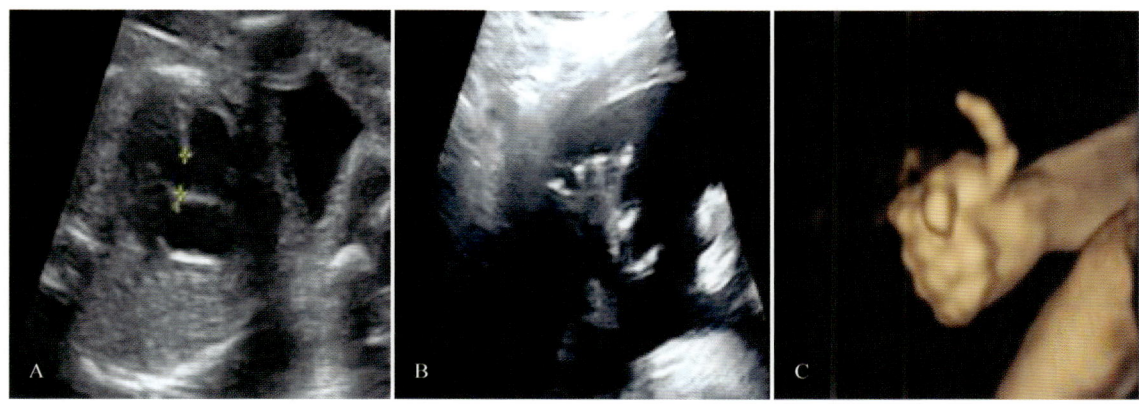

图 10-3-2　孕 23 周胎儿。A.室间隔缺损；B、C.左手拇指多指三指节二维、三维图

构或传导缺陷，如果临床表现不充分，分子遗传检测也可以用于此病的诊断。遗传性心血管上肢畸形综合征是一个常染色体显性遗传疾病，大约85%的患者是由于新生突变而患病。确诊患者有50%的概率会遗传给后代。产前基因测试 TBX5 致病性变体可用于确诊。

分子检测方法可以包括单基因检测和多基因检测。如果表型包括遗传性心血管上肢畸形综合征的非典型特征，则可以采用多基因检测。在遗传性心血管上肢畸形综合征患者中，有涉及12q24的染色体重排的报道[17-18]（表10-3-1）。

表10-3-1 遗传性心血管上肢畸形综合征的基因检测

基因	方法	可检测到的存在病原变异的先证者比例
TBX5	序列分析	>70%
	靶向基因删除/复制分析	<1%
未知	NA	

【诊断】

体格特征和家族史有助于确定遗传性心血管上肢畸形综合征的诊断。遗传性心血管上肢畸形综合征是一个常染色体显性遗传疾病，大约85%的患者是由于新生突变而患病。确诊患者有50%的概率会遗传给后代。在这种患病风险为50%的高位妊娠中，高分辨率产前超声检查可以发现上肢畸形和（或）先天性心脏畸形。如果在亲属患者中发现 TBX5 致病性变体，产前分子遗传学检测可用于确诊[9]。

具有先天性心脏畸形的家族史的人需要进一步的心电图和超声心动图检查。此外，上肢X线片可以显示各种异常。最后，寻找 TBX5 突变的基因检测是一个可考虑的诊断方法。

注意：涉及以下结构或器官系统的先天性畸形通常不在遗传性心血管上肢畸形综合征的范围内，提示临床医生应考虑其他诊断：仅尺骨变异、肾、脊椎、头骨、听力系统（耳畸形±听力损失）、下肢、肛门和眼睛。

【鉴别诊断】

下列疾病或情况可能被误认为是遗传性心血管上肢畸形综合征，应予以排除[19-21]。

- 血小板减少伴桡骨缺如
- 致畸剂暴露（沙利度胺、丙戊酸钠）
- 心手综合征 II 型
- 心手综合征 III 型
- 杜安桡骨线综合征
- Ulnar-mammary 综合征
- 长拇指型短指症

【治疗】

遗传性心血管上肢畸形综合征的治疗是个体化的，并且基于特定的症状。应进行包括儿科医生、心脏病专家、心血管外科医生和骨科医生（手外科医生）在内的综合治疗[9]。

根据具体的心脏缺陷考虑药物治疗。例如，如果存在充血性心力衰竭，利尿剂、血管紧张素转换酶抑制剂、β-肾上腺素能拮抗剂和强心甙可能是必要的。心律失常的治疗可能需要药物、手术和（或）起搏器植入。定期监测至关重要，应包括每年一次的心电图检查。如果患者有传导异常，应考虑每年进行一次动态心电图监测。间隔缺损患者应每1~5个月进行一次超声心动图检查。

心脏畸形患者可能需要药物、人工起搏器或手术矫正。心脏的异常在机体成熟到足以耐受手术过程时，要尽快接受外科矫正治疗。包括开放性手术和心导管治疗。目前大多数房间隔损可借由心导管方式治疗。而未来室间隔缺损亦可能借由心导管的方式予以治疗。这两种类型的心脏畸形，矫正修补的结果通常都不错。

相对而言，骨骼肢体异常所造成的影响治疗效果差异较大。根据不同的上肢畸形及畸形部位、程度等，其治疗方式及治疗结果均有较大差异。骨科医师团队可以对部分患者选择改善上肢和手部功能重建的手术。物理和职业治疗也是非常重要的一个方面。患有严重先天上肢畸形的个体可以通过手术来改善功能，例如拇指不发育/发育不全患者可以通过拇指化术[22]（通过将另一个手指移动到鱼际位置来创造一个拇指状的手指）来重建功能。尽管部分肢体异常可以由手术治疗获得功能上的改进，但当肢体完全缺损（完全没有长出来）、异常短小或是严重畸形时；不论是发生在手指或是整个前臂，各种治疗方式的效果都不尽如人意。严重肢体缩短的儿童可使用假肢以及物理和职业治疗[23-24]。

对遗传性心血管上肢畸形综合征患者进行各种有创操作及手术治疗时，必须重视预防感染，以避免产生细菌感染性心内膜炎和心包炎等并发症。遗传性心血管上肢畸形综合征患者更易受到呼吸道感染，除密切监测外，应该更积极地使用抗生素治疗[25]。

最后，应处理社会心理方面的问题，尽早积极进行心理干预[9]。

有心脏结构缺陷或心脏传导异常病史的遗传性心血管上肢畸形综合征孕妇在怀孕期间应接受多学科小组（包括心脏病专家）的评估，尽早发现胎儿的异常情况[25]。

【病例摘要】[26]

女，4 岁。患儿为足月顺产第二胎。出生后哭闹时口唇发绀。平素易感冒。发育差，右上肢短小，腕及拇指屈曲畸形，活动差。

家族史：无典型类似患者。

查体：体温 36.7℃，脉搏 94 次 / 分，呼吸 21 次 / 分，血压 10.0/5.0 kpa（75/37 mmHg）。口唇无发绀。头颈正常。胸廓呈轻度鸡胸，心前区无隆起，未触及震颤。心界向左下扩大。心率：96 次 / 分，律齐，胸骨左侧 2～3 肋间可闻收缩期吹风样杂音。肺动脉第二音亢进。双肺（－）。无杵状指（趾）。右上肢短小，腕关节屈曲状，活动受限。

辅助检查：心电图示窦性心动过速，可疑右心室肥厚。超声心动图示：房间隔中断 0.8 cm，左房上部可见一条索回声，将左房分为两部。顶部可探及肺静脉入口。左房内隔膜回声中断 0.5 cm。X 线检查：胸部 X 线片示两肺血增多，心脏呈二尖瓣型，心尖上翘，肺动脉段稍隆起；右上肢 X 线片示右前臂桡骨、右手第一掌骨均缺如，右拇指指骨发育不良。

结合病史、体征及辅助检查诊断：遗传性心血管上肢畸形综合征。

【参考文献】

[1] VANLERBERGHE C, JOURDAIN A S, GHOUMID J, et al. Holt-Oram syndrome: clinical and molecular description of 78 patients with TBX5 variants. Eur J Hum Genet, 2019, 27(3): 360-368.

[2] RÍOS-SERNA L J, DÍAZ-ORDOÑEZ L, CANDELO E, et al. A novel de novo TBX5 mutation in a patient with Holt-Oram syndrome. Appl Clin Genet, 2018, 11: 157-162.

[3] ARKOUMANIS P T, GKLAVAS A, KARAGEORGOU M, et al. Holt-Oram syndrome in a patient with Crohn's disease: a rare case report and literature review. Med Arch, 72(4): 292-294.

[4] SPIRIDON M R, PETRIS A O, GORDUZA E V, et al. Holt-Oram syndrome with multiple cardiac abnormalities. Cardiol Res, 2018, 9(5): 324-329.

[5] BABAN A, PITTO L, PULIGNANI S, et al. Holt-Oram syndrome with intermediate atrioventricular canal defect, and aortic coarctation: functional characterization of a de novo TBX5 mutation. Am J Med Genet A, 2014, 164A(6): 1419-1424.

[6] ROSS S B, BAGNALL R D, YEATES L, et al. Holt-Oram syndrome in two families diagnosed with left ventricular noncompaction and conduction disease. HeartRhythm Case Rep, 2018, 4(4): 146-151.

[7] SHANKAR B, BHUTIA E, KUMAR D, et al. Holt-Oram syndrome: a rare variant. Iran J Med Sci, 2017, 42(4): 416-419.

[8] SMITH A T, SACK G H, TAYLOR G J. Holt-Oram syndrome. J Pediatr, 1979, 95(4): 538-543.

[9] MCDERMOTT D A, FONG J C, BASSON C T. Holt-Oram syndrome. GeneReviews® [Internet] [DB/OL]. (2019-05-23) [2021-08-03]. https://www.ncbi.nlm.nih.gov/books/NBK1111/.

[10] SLETTEN L J, PIERPONT M E. Variation in severity of cardiac disease in Holt-Oram syndrome. Am J Med Genet, 1996, 65(2): 128-132.

[11] FARIA M H, RABENHORST S H, PEREIRA A C, et al. A novel TBX5 missense mutation (V263M) in a family with atrial septal defects and postaxial hexodactyly. Int J Cardiol, 2008, 130(1): 30-35.

[12] BABAN A, PITTO L, PULIGNANI S, et al. Holt-Oram syndrome with intermediate atrioventricular canal defect, and aortic coarctation: functional characterization of a de novo TBX5 mutation. Am J Med Genet A, 2014, 164A(6): 1419-1424.

[13] BARISIC I, BOBAN L, GREENLEES R, et al. Holt Oram syndrome: a registry-based study in Europe. Orphanet J Rare Dis, 2014, 9: 156.

[14] VARGESSON N, HOOTNICK D R. Arterial dysgenesis and limb defects: clinical and experimental examples. Reprod Toxicol, 2017, 70: 21-29.

[15] POZNANSKI A K, GALL J C, STERN A M. Skeletal manifestations of the Holt-Oram syndrome. Radiology, 1970, 94(1): 45-53.

[16] BASSON C T, COWLEY G S, SOLOMON S D, et al. The clinical and genetic spectrum of the Holt-Oram syndrome (heart-hand syndrome). N Engl J Med, 1994, 330(13): 885-891.

[17] LI Q Y, NEWBURY-ECOB R A, TERRETT J A, et al. Holt-Oram syndrome is caused by mutations in TBX5, a member of the Brachyury (T) gene family. Nat Genet, 1997, 15(1): 21-29.

[18] BASSON C T, HUANG T, LIN R C, et al. Different TBX5 interactions in heart and limb defined by Holt-Oram syndrome mutations. Proc Natl Acad Sci U S A, 1999, 96（6）：2919-2924.

[19] NEWBURY-ECOB R A, LEANAGE R, RAEBURN J A, et al. Holt-Oram syndrome：a clinical genetic study. J Med Genet, 1996, 33（4）：300-307.

[20] ALLANSON J E, NEWBURY-ECOB R A. Holt-Oram syndrome：is there a "face"? Am J Med Genet A, 2003, 118A（4）：314-318.

[21] MCDERMOTT D A, BRESSAN M C, HE J, et al. TBX5 genetic testing validates strict clinical criteria for Holt-Oram syndrome. Pediatr Res, 2005, 58（5）：981-986.

[22] VAIENTI L, ZILIO D, RAVASIO G, et al. The pollicization of the index finger in the aplasia of the thumb. Pediatr Med Chir, 2009, 31（6）：258-261.

[23] VIRDIS G, DESSOLE M, DESSOLE S, et al. Holt Oram syndrome：a case report and review of the literature. Clin Exp Obstet Gynecol, 2016, 43（1）：137-139.

[24] MCDERMOTT D A, HE J, SONG Y S, et al. Update：PGD and Holt-Oram syndrome. Am J Med Genet A, 2005, 136（2）：223.

[25] KRAUSER A F, PONNARASU S, SCHURY M P. Holt-Oram Syndrome. StatPearls [Internet] [DB/OL].（2020-08-22）[2021-08-03]. https://www.ncbi.nlm.nih.gov/books/NBK513339/.

[26] 刘吉福, 任林生. 心手综合征附1例报告及文献复习. 中国罕少疾病杂志, 1998, 5（3）：23-24.

第四节 拉森综合征

【概述】

拉森综合征又称小儿扁脸关节脱位足异常综合征，由Larsen等[1]于1950年首次报道，作为一种罕见的遗传病，其特征为先天性大关节脱位和特征性颅面畸形。据估计，拉森综合征的发病率约为每10万胎儿中发生1例，在男性和女性中的发病率没有显著差异。典型的拉森综合征是由位于3号染色体短臂（3p，14）上的丝蛋白B（FLNB）基因突变引起的，其遗传方式为常染色体显性遗传，过去曾报道过常染色体隐性遗传的病例，它们可能与亲代种系嵌合体或某种具有相似表型的隐性遗传综合征有关[2-5]。

拉森综合征的临床特征与其他FLNB基因突变疾病相似，包括先天性髋、膝、肘和肩关节脱位，脊柱异常（脊柱侧凸、颈椎后凸和椎体半脱位/融合），方形（匙形）远端指骨，颅面畸形（面部扁平、前额突出、鼻梁凹陷、颧骨扁平和眼距过远）。其他不常见的临床特征包括腭裂、口面部畸形、声门下狭窄、喉软化和气管软化[4]。此外，一些拉森综合征患者可能出现听力损失，但导致听觉损伤的确切机制尚未阐明。

【临床表现】

拉森综合征的症状及其严重程度在不同病例中的差别很大。在同一家族中，有些个体可表现为腭裂和多个大关节的脱位，但其他个体仅有轻微的表现，如方形（匙形）远端指骨，身材矮小者多见，70%的病例身高在正常值10%以下[4]。

具有明显特征的颅面畸形和骨与关节异常是典型常染色体显性拉森综合征最常见的表现。拉森综合征相关的一些症状在出生时就存在，如大关节脱位（髋关节发生率80%、膝关节发生率80%、肘关节发生率65%），也可伴有肩关节的半脱位。约75%的患者存在马蹄内翻足。此外，拉森综合征患者可能存在关节的极度松弛，其关节脱位的风险显著高于正常人。部分患者的手指尤其是拇指外形短而宽，有的末端可呈方形或匙形。患者的腕关节和踝关节可能出现额外的骨头（多余的腕骨和跗骨），其中一些骨头可能在儿童时期融合在一起[6-8]。

拉森综合征患者中84%的人出现脊柱异常，包括脊柱异常侧凸或颈椎后凸畸形。颈椎后凸发生在50%的患者中，可能是由于颈椎椎体的半脱位或椎体的融合，这通常与后椎弓发育不良（即椎板发育不良和颈椎外侧突发育不全）有关。拉森综合征合并颈椎发育不良的患者，存在较高的颈脊髓损伤和继发瘫痪的风险，其发生率至少为15%[9-10]。

拉森综合征患者的颅面特征也很显著，主要包括眼间距比正常人宽、前额突出、鼻梁塌陷，因此面部可能会显得尤为扁平，腭裂或悬雍垂裂也可能发生在15%的患者中。听力丧失也很常见，通常以耳鸣为先兆，21%的人传导性耳聋可能与中耳内小骨畸形有关[11]。

心血管系统表现也可见于部分患者：一类为先天性畸形，包括房间隔缺损、室间隔缺损、动脉导管未闭、肺动脉狭窄等，其中以室间隔缺损最为常见；另一类为后天获得性损伤，如主动脉扩张、二尖瓣及三尖瓣脱垂等[12]。

少数典型拉森综合征患者出现气管软骨软化的情况，FLNB 突变相关的患者还可能出现严重的喉软化症。文献所报道的其他异常还包括脑积水、小颌、先天性白内障、性腺发育不良和隐睾等[12]。

【辅助检查】

1. 影像学检查

影像学检查可以发现相关骨骼异常的存在，并可评估疾病的严重程度。产科超声检查是拉森综合征产前诊断的重要方式。

2. 分子遗传学检查

对于高度怀疑拉森综合征的患者，可对 FLNB 基因进行测序，明确基因突变。

【诊断】

拉森综合征的诊断是基于全面的临床评估、详细的病史，并通过特征性的临床和影像学表现来确定的。影像学检查可以发现骨骼发育的异常，分子遗传学检测可以证实 FLNB 基因突变的存在。

拉森综合征的产前诊断可以通过超声检查进行。由于大多数病例是散发的，这种检查方式的检出率比较低，通过分子遗传检测确认诊断是必要的。关节过伸、肱骨开裂、胸腔狭窄、羊水增多以及鼻梁塌陷、眼距增宽、前额突出等颅面部表现都提示拉森综合征的可能，但其他遗传性骨骼发育不良性疾病也可以有这些表现。当高度怀疑此病时，可以对 FLNB 基因进行测序，以确定突变并作出明确诊断。如果怀疑有拉森综合征，并且决定继续妊娠，生产时建议行剖宫产以防止阴道分娩时对四肢和颈椎造成创伤。

【鉴别诊断】

以下疾病的症状可能与拉森综合征相似。可能有助于鉴别诊断。

1. Ⅰ型和Ⅲ型骨发育不全症[13]（atelosteogenesis, AO）

此两型骨发育不全症曾被认为是不同的疾病，但现在被认为是由 FLNB 突变[14]导致的更严重但相似的疾病。AO Ⅲ比 AO Ⅰ轻，其患者的存活时间也更长。临床表现包括髋关节、膝关节、肘部和畸形足脱位。影像学特征包括肱骨和股骨远端变细，手、足的管状骨短而宽，以及椎体发育不全。患有 AO Ⅲ 的婴儿可以在新生儿期存活，但可能需要有创操作支持。由于喉气管软化和胸廓发育不全，他们有严重的呼吸功能不全。AO Ⅰ患儿的围产期死亡率较高，可出现严重的短肢侏儒症、髋膝肘关节脱位和畸形足。影像学特征包括明显的椎体扁平、骨盆发育不全、肱骨股骨的发育不全、缺如或缩短、尺骨和胫骨的缩短和弯曲、掌骨和趾骨的不完全骨化。

2. 回旋镖（boomerang）发育不良[15]

这是一种围产期严重的骨发育不良，与 AO Ⅰ非常相似，主要表现为股骨的弯曲，偶尔也有骨外表现，如脑疝和脐疝。在产前超声检查中，回旋镖发育不良和 AO Ⅰ表现为胸廓发育不全和肢体缩短，椎体和附件的骨化延迟或缺失，也可能出现明显的关节脱位。仅靠超声检查是很难确诊的。回旋镖发育不良或 AO Ⅰ的新生儿往往在出生后不久就死于心肺功能不全。

3. 脊柱小关节综合征[16]（facet syndrome）

这是一种常染色体隐性遗传病，由 FLNB 突变引起。它的特征是不匀称的身材矮小、脊柱侧凸及前凸畸形、腕骨和跗骨融合、关节松弛、畸形足或扁平足、听力丧失、牙釉质发育不良以及轻度的颅面畸形（包括圆脸、凸额、鼻短上翘、腭裂）。脊柱小关节综合征也与视网膜异常和感音神经性耳聋有关。

4. 留尼旺岛拉森综合征[17]

该综合征临床表现为大关节脱位，伴有韧带过度松弛，身材矮小，面部特征明显（圆脸、前额突出、突眼、小嘴）。放射学特征包括膝关节、髋关节、肘关节和手指脱位等。留尼旺岛拉森综合征是由 B4GALT7 的纯合错义突变引起的。所有报道 B4GALT7 突变的患者均存在关节过度活动，但关节脱位仅在留尼旺岛患者中报道。这些临床差异可能是由于所报道的突变对糖胺聚糖生物合成的定量影响不同而产生不同的后果。

5. Desbuquois 综合征[18]

这是一种罕见的常染色体隐性遗传病，由于钙激活核苷酸酶 1（CANT1）突变引起。其特征是关节松动或松弛、身材矮小、四肢短小。患者可能有明显的面部特征，包括突眼、小颌和圆而扁平的脸。脊柱也可能出现异常的前后凸和侧突畸形。

6. Ehlers-Danlos 综合征[19]

这是一组遗传性结缔组织疾病。主要表现可能包括关节过度活动，这可能容易导致关节脱位，皮肤菲薄松弛，皮肤血管等组织脆性增加。

【治疗】

拉森综合征的治疗是针对每个患者的具体症状而言的，可能需要不同学科专家的协作。儿科、整形外科、耳鼻喉科、遗传学等学科的专家可能需要一起系统和全面地为患儿制订治疗方案。

婴儿拉森综合征的治疗包括矫正性的石膏固定或牵引。矫形手术也可以用来修复骨骼的脱位或畸形。物理治疗是必要的，以加强受累关节的稳定性。关节治疗通常需要较长的周期[20]。

某些病例中颈椎的固定治疗也是必要的，可能需要进行颈椎手术，对受累椎体进行融合。由于颈椎畸形的存在，手术中进行气管插管时需要特别注意。颈椎不稳定和术后呼吸并发症也是需要注意的潜在问题[21-22]。

对于骨骼畸形和关节脱位的治疗，手术前后可能需要物理治疗。鼻部生长发育缺陷和腭裂的患者可以进行整形手术，这些患者也可能需要接受发音训练。呼吸问题可能需要呼吸机辅助、特殊喂养技术和胸部理疗等支持。

建议对患病的个人及其家族进行遗传咨询。其他的治疗措施主要是对症支持治疗。

【病例摘要】

患者，36岁女性，主诉"停经30+5周，发现胎儿畸形5周"。超声：两胎儿畸形，右下方胎儿考虑拉森综合征；左下方胎儿右足内翻。超声检查结果提示双胎儿多发畸形，其一考虑拉森综合征。患者及家属知情商议后要求终止妊娠，行子宫下段横切口剖宫产术，见原右下方胎儿脐带缠绕原左上方胎儿2周，原右下方胎儿可见面部扁平，眼距增宽，双侧膝关节反曲。两胎儿娩出时均无生命体征。病例详细资料见二维码数字资源10-4。

数字资源 10-4

【参考文献】

[1] LARSEN L J, SCHOTTSTAEDT E R, BOST F C. Multiple congenital dislocations associated with characteristic facial abnormality. J Pediat, 1950, 37（4）: 574-581.

[2] BICKNELL L S, FARRINGTON-ROCK C, SHAFEGHATI Y, et al. A molecular and clinical study of Larsen syndrome caused by mutations in FLNB. J Med Genet, 2007, 44（2）: 89-98.

[3] BERNKOPF M, HUNT D, KOELLING N, et al. Quantification of transmission risk in a male patient with a FLNB mosaic mutation causing Larsen syndrome: implications for genetic counseling in postzygotic mosaicism cases. Hum Mutat, 2017, 38（10）: 1360-1364.

[4] MARQUES L H, MARTINS D V, JUARES G L, et al. Otologic manifestations of Larsen syndrome. Int J Pediatr Otorhinolaryngol, 2017, 101: 223-229.

[5] ZHANG D, HERRING J A, SWANEY S S, et al. Mutations responsible for Larsen syndrome cluster in the FLNB protein. J Med Genet, 2006, 43（5）: e24.

[6] MEI H, HE R, LIU K, et al. Presumed Larsen syndrome in a child: a case with a 12-year follow-up. J Pediatr Orthop B, 2015, 24（3）: 268-273.

[7] PETRELLA R, RABINOWITZ J G, STEINMANN B, et al. Long-term follow-up of two sibs with Larsen syndrome possibly due to parental germ-line mutation. Am J Med Genet, 1993, 47（2）: 187-197.

[8] ROCK M J, GREEN C G, PAULI R M, et al. Tracheomalacia and bronchomalacia associated with Larsen syndrome. Pediatr Pulmonol, 1988, 5（1）: 55-59.

[9] BANKS J T, WELLONS J C, TUBBS R S, et al. Cervical spine involvement in Larsen's syndrome: a case illustration. Pediatrics, 2003, 111（1）: 199-201.

[10] JOHNSTON C E, BIRCH J G, DANIELS J L. Cervical kyphosis in patients who have Larsen syndrome. J Bone Joint Surg Am, 1996, 78（4）: 538-545.

[11] BECKER R, WEGNER R D, KUNZE J, et al. Clinical variability of Larsen syndrome: diagnosis in a father after sonographic detection of a severely affected fetus. Clin Genet, 2000, 57（2）: 148-150.

[12] ONLINE MENDELIAN INHERITANCE IN MAN. Larsen syndrome [DB/OL].（2018-08-14）[2021-09-07］. https: //omim.org/entry/150250/.

[13] SILLENCE D, WORTHINGTON S, DIXON J, et al. Atelosteogenesis syndromes: a review, with comments on their pathogenesis. Pediatr Radiol, 1997, 27（5）: 388-396.

[14] ROBERTSON S. FLNB Disorders. GeneReviews® [Internet][DB/OL].（2020-01-13）[2021-09-07］. https: //www.ncbi.nlm.nih.gov/books/NBK2534/.

- [15] WINSHIP I, CREMIN B, BEIGHTON P. Boomerang dysplasia. Am J Med Genet, 1990, 36（4）: 440-443.
- [16] LANGER L O, GORLIN R J, DONNAI D, et al. Spondylocarpotarsal synostosis syndrome (with or without unilateral unsegmented bar). Am J Med Genet, 1994, 51 (1): 1-8.
- [17] ARUNRUT T, SABBADINI M, JAIN M, et al. Corneal clouding, cataract, and colobomas with a novel missense mutation in B4GALT7-a review of eye anomalies in the linkeropathy syndromes. Am J Med Genet A, 2016, 170 (10): 2711-2718.
- [18] FAIVRE L, CORMIER-DAIRE V, YOUNG I, et al. Long-term outcome in Desbuquois dysplasia: a follow-up in four adult patients. Am J Med Genet A, 2004, 124A (1): 54-59.
- [19] GRAHAME R. Ehlers-Danlos syndrome. S Afr Med J, 2016, 106（6 Suppl 1）: S45-46.
- [20] ROBERTSON F W, KOZLOWSKI K, MIDDLETON R W. Larsen's syndrome. Clin Pediatr (Phila), 1975, 14 (1): 53-60.
- [21] MALIK P, CHOUDHRY D K. Larsen syndrome and its anaesthsia considerations. Paediatr Anaesth, 2002, 12 (7): 632-636.
- [22] CRITCHLEY L A, CHAN L. General anesthesia in a child with Larsen syndrome. Anaesth Intensive Care, 2003, 31 (2): 217-220.

第五节　纤维性骨营养不良综合征

【概述】

纤维性骨营养不良综合征（McCune-Albright syndrome，MAS）是一种十分罕见并累及多脏器的散发性先天性疾病。McCune 于 1936 年报道了第一例，随后 Albright 等于 1937 年也报道了 1 例，因此该综合征得名 McCune-Albright 综合征[1]。纤维性结构不良（fibrous dysplasia，FD）、皮肤咖啡牛奶斑、一个或多个内分泌腺体的自主性功能亢进为 MAS 的三联症[1-2]。MAS 还可累及非内分泌系统，如心血管系统疾病、肝病、肾病等，病情非常复杂。

MAS 是由体细胞中定位于染色体 20q13.3 的 G 蛋白耦联受体刺激型 α 亚单位的编码基因（GNAS）发生突变所致，这一突变发生在受精之后，并不遗传自父母[3]。突变使腺苷酸环化酶的活性增强，导致 cAMP 堆积，致使体内多种 cAMP 依赖性受体激活，包括甲状旁腺激素（PTH）、促肾上腺皮质激素（ACTH）、促甲状腺激素（TSH）、卵泡生成素（FSH）、黄体生成素（LH）等受体被激活，引起骨骼病变及相应内分泌靶器官功能亢进[4]。MAS 的发病率估计在 1/1 000 000 到 1/100 000 之间，但在中国人群中的患病率尚不清楚[5]。该病具有自限性，青春期前进展快，成年后疾病大多趋于稳定。MAS 极少发生恶变，恶变主要发生在骨骼，约占 1%。

FD 有其特异的组织学特点，病理学诊断可在临床诊断不明确时辅助诊断。组织学上，FD 由内含骨性小梁的密度适中的纤维连接组织集合而成，其骨小梁随机分布，与正常骨松质沿压力导向排列的骨小梁不同。骨小梁为弯曲及分叉状，伴稀疏的连接，低倍镜下呈字母样或象形汉字样表现，其由编织样的未成熟骨组成，且无成骨活性证据（"裸小梁"），病变内偶可见软骨形成区[6]。FD 典型组织学表现见图 10-5-1。

【临床表现】

MAS 最常累及的部位为骨、皮肤及内分泌系统，症状的严重程度个体间差异极大，部分患者在婴幼儿时期即出现明显的骨骼及内分泌异常，也有部分个体在整个儿童期均无明显症状。症状表现与 GNAS 突变的部位及在胚胎发生中所处的时期，以及受累通路在受累组织中的作用相关，并不是每位患儿都会出现以下所有症状。

1. 骨骼系统

FD 是指畸变的骨母细胞增多并异常分化，引起骨髓内纤维细胞广泛增殖、分化，形成幼稚编织骨，易引发骨痛并发生病理性骨折及骨骼畸形。依据累及骨的数量及部位可将 FD 分为单骨型 FD、多骨型 FD 和 MAS。单骨型 FD 是指病损发生在一个骨部位，约占所有 FD 的 60%；多骨型 FD 是指 FD 发生在多于一个骨部位且没有骨骼外的表现，约占所有 FD 的 40%；MAS 是指 FD 合并一个或多个骨骼外表现，两个或更多的骨骼外的表现也可定义为 MAS[7]。

绝大部分骨组织病损可在 10 岁前被检测出，极少有患者会在 15 岁以后出现新发的骨病损[8]。所有

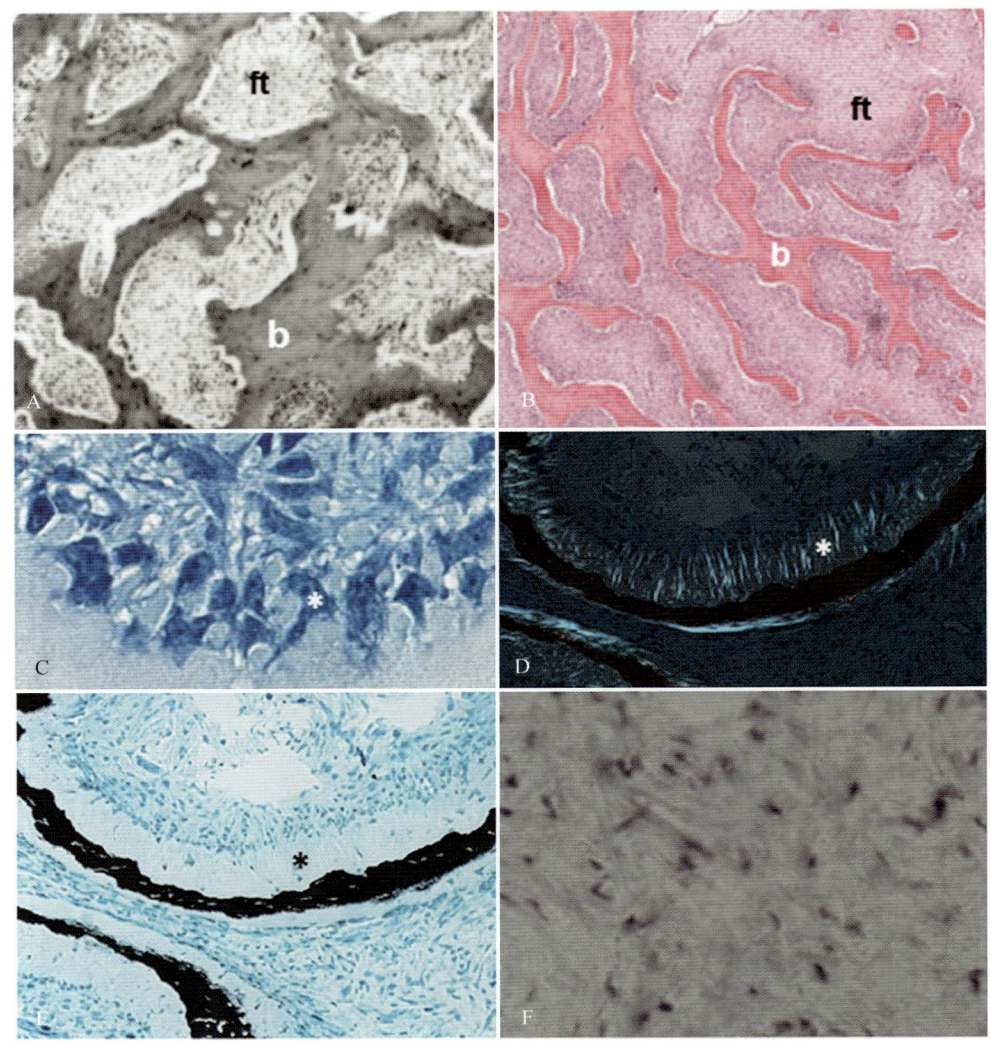

图 10-5-1　FD 的典型组织学表现。A. 头骨的 FD 病变显示典型的骨小梁结构（b）嵌入纤维组织（ft）区域。B. 纤维组织（ft）中的骨小梁（b）显示典型的不连续和平行排列。C. 位于骨表面且形态学上不典型的成骨细胞（星号）。D. 胶原纤维与形成的骨表面呈垂直排列，也叫 Sharpey 纤维（星号）。E. FD 骨严重矿化不足，内含过量的类骨质组织（星号）。F. 原位杂交技术显示活化的 FD 成骨细胞产生（FGF-23）

部位的骨均可受累，但四肢长骨、颅面骨与肋骨是最常见的受累的部位[9]。当病变累及肋骨时，FD 通常表现为无痛性的骨肿大。当累及脊柱时，FD 可致椎体压缩性骨折，还可引起进行性的脊柱曲线异常（侧弯或后凸畸形）。当累及四肢长骨时，FD 可引起受累骨骼的反复骨折及弯曲变形，导致患儿下肢不等长并出现步态异常。当 FD 累及颅面骨时，根据受累部位的不同可能出现相应的特异症状，包括局部疼痛、鼻塞、牙齿歪斜、下颌不平、面部不对称等。异常增生的组织还可压迫临近的神经组织，可致多种神经症状，如视神经或听神经受压可产生视觉缺失或听觉受损。

FD 病变呈中心性发生于骨内，在儿童患者中常不累及骨骺，在成人患者中极少见累及骨的关节端。当病变增大，可导致骨髓腔膨胀。单骨型 FD 的影像学表现多样，取决于其内骨与纤维成分的比率。病变内含骨性成分较多者更为致密且硬化更多，而病变内含纤维成分较多者则透光性更高，伴典型的磨玻璃样表现[10]。CT 表现与传统 X 线检查一致。CT 图像上，硬化较多的病变呈较高密度，而含纤维成分较多的病变则呈低密度，伴无定形的磨玻璃样结构[11]。FD 的 MRI 表现多样，因其组织学成分不同而有差异。有些病变表现为 T1 和 T2 序列上稍低信号，有些在 T1WI 上表现为中或低信号，而在 T2WI 上表现为混杂或高信号。硬化边（壳征）均表现为在 T1 和 T2 序列上的低信号带。FD 典型影像学表现见图 10-5-2。

FD 病变在影像学上的表现会随着疾病的自然进程而发生改变。在婴幼儿时期，病变常在 X 线片上常呈异质性；但是在儿童晚期和成年早期，病变在影像学上呈现经典的均质"磨玻璃"样外观；在老年患者中，病灶更呈现出异质性且硬化的表现（图 10-5-3）[12]。

2. 皮肤

咖啡牛奶斑是 MAS 的常见表现，一般于出生时即有。斑块可分布于身体的任何部位，如颈背部、躯干、上下肢及臀部。斑块通常大小不等、形态不规则且不高出皮面，颜色为深褐色，类似于咖啡与牛奶混合后的颜色，故得名咖啡牛奶斑。咖啡牛奶斑通常不会超过身体的假想中线而只累及身体的一侧（图 10-5-4）[13]。疾病的严重程度与咖啡牛奶斑的大小及分布并不相关，也并不是所有的患者都出现咖啡牛奶斑。

3. 内分泌系统

MAS 可累及多种内分泌腺体，导致受累腺体功能亢进或发生肿瘤，并可抑制血清促分泌激素的分泌。患儿性早熟非常常见，男女均可发病。女性患者性早熟发病率超 50%，可表现为过早的第二性症发育和阴道不规则出血，子宫、卵巢较同龄儿童增大，也可出现卵巢囊肿、骨骺提前闭合等[13]。男性性早熟相对少见，患者会出现阴茎或睾丸增大，阴囊增厚并褶皱增加，阴毛、腋毛增多[14]。性早熟儿童的身高通常较同龄儿童更高，但由于生长发育更早停止，他们的最终身高并不高。

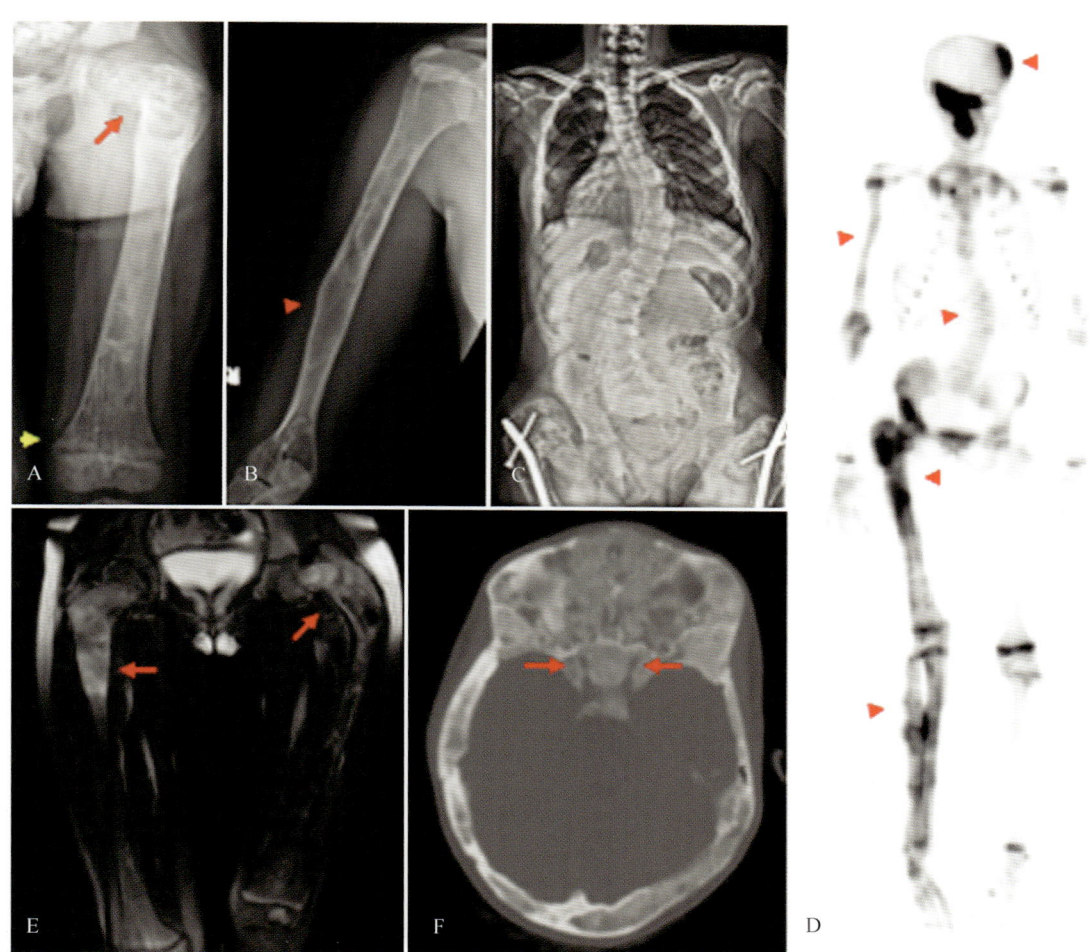

图 10-5-2 FD 的特征性的影像学表现。A. 股骨 X 线片显示弥漫性的纤维发育不良和髋内翻畸形（红色箭头）。可以见到远端股骨干骺端（黄色箭头）由 FGF-23 介导的不规则外观。B. 肱骨 X 线片显示纤维发育不良的典型表现，包括均一的"磨玻璃样"外观和皮质变薄。在肱骨干（红色箭头）先前断裂的部位发生了弯曲。C. 一位有弥漫性脊柱 FD 患者的 X 线片，脊柱 FD 导致胸腰椎脊柱侧凸畸形。可以见到双侧髓内股骨棒的存在。D. 锝-99 扫描显示纤维骨发育不良的病变区域摄取增加，包括头骨、脊柱、右侧肱骨和右下肢（红色箭头）。E. 下肢的磁共振 T2 加权像显示双侧股骨（红色箭头）中界限清楚的中高信号强度病变，对应于纤维发育不良性病变。F. 头骨 CT 扫描显示颅面骨纤维发育不良的弥漫均质的"磨玻璃样"改变影像学特征。双侧视神经管受累（红色箭头）

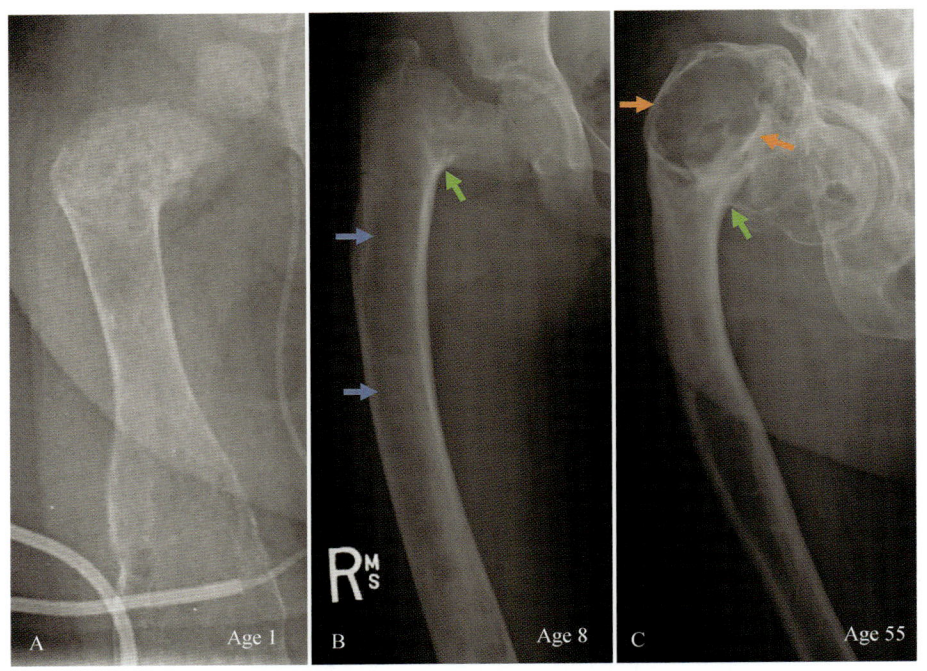

图10-5-3 FD 的影像学特征。FD 的典型影像学特征包括随年龄相关的疾病进展，这一特点在以下三个右侧股骨广泛受累的不同患者中得以显示。A. 1 岁儿童右侧股骨 X 线片显示受累区域呈异质性的表现。B. 8 岁儿童典型的 FD 病变影像学表现，包括均质"毛玻璃"样低密度区（蓝色箭头）和严重的髋内翻（绿色箭头）。C. 55 岁患者右侧股骨 X 线片显示老年硬化性的 FD 表现，包括由被硬化骨包围的透亮病变区域的"外皮"征（橙色箭头）和严重的髋内翻（绿色箭头）

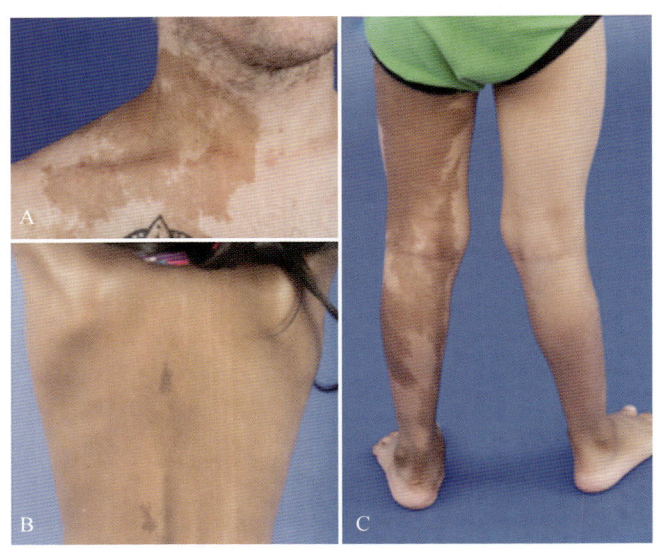

图10-5-4 MAS 患者咖啡牛奶斑的典型图像。来自三位患者肩部（A）、背部（B）和下肢（C）的照片显示典型的色素沉着皮损，皮损边缘呈锯齿状，并且发生在身体中线的一侧。图 A 和 C 显示大的皮损，而图 B 中的患者在经典位置上有两个小的皮灶，表明潜在的受累范围较广

MAS 还可累及甲状腺、垂体及肾上腺。甲状腺受累的患者可出现甲状腺肿大及功能亢进症，可能导致患者焦虑、疲乏感、眼突、易出汗、心悸、体重下降、怕热等[15-16]。在一些病例中，甲亢不能通过药物有效控制。当 MAS 累及垂体功能时，可导致生长激素的过度分泌。生长激素分泌过量时最常见的症状是生长速度加快，但性早熟的患者这一特点可能被掩盖。生长激素分泌过多可导致头颅过大并出现视力问题，部分 MAS 患者还可出现肢端肥大症[13, 17]。当肾上腺糖皮质激素分泌受累时，患者可分泌过多的糖皮质激素并出现库欣综合征，表现为向心性肥胖、满月脸、水牛背、悬垂腹和锁骨上窝脂肪垫，但四肢却很纤细[18-19]。

据报道，4.0%～38.5% 的 MAS 患者合并低磷血症，表现为低血磷性佝偻病及骨软化病。这是由于病变骨组织中纤维母细胞生长因子 23（fibroblast growth factor -23，FGF-23）水平升高，使肾无法很好地重吸收磷所致，因此 FD 较重的患者更易出现低磷血症。低磷血症的患儿与血磷水平正常的 MAS 患者相比，常会更早地出现骨折[20]。

4. 其他症状

MAS 较少见的表现有胃食管反流、胃肠道息肉、胰腺炎等。此外心脏异常如心动过速、高输出量性心力衰竭及主动脉根部扩张等也是可能的表现。

骨纤维异常增殖灶通常为良性病变，只有在不超过 1% 的患者中这些病灶可能发生恶变，恶变常出

现在病灶骨痛经过放射治疗后的患者中[21]。MAS 患者乳腺癌、肝胆管以及胰腺肿瘤的发病率升高，极少的病例也报道了甲状腺癌和睾丸癌[14, 22-25]。

【辅助检查】

MAS 是一个临床综合征，诊断主要依靠临床表现。虽然 GNAS 基因突变检测在商业方面可行，但由于患者是嵌合体，检测经常存在假阴性结果，且即使结果阳性，对临床治疗也帮助甚少。X 线片与 CT 检查能帮助发现和鉴定 FD 病灶，颅部 CT 检查能帮助诊断颅面部骨质及垂体病损。常规的视觉及听觉检查能明确病损对视听觉系统的影响。骨扫描能帮助了解全身骨代谢情况。性早熟的患者需检测血清雌激素和睾酮水平。男童需行睾丸超声以排除性激素相关肿瘤。高水平的雌激素能激活下丘脑-垂体-性腺轴，为了评估中枢性的性早熟，促性腺激素释放激素刺激实验、血清促黄体激素和卵泡刺激素都应该检查。

生长激素过量的检查包括口服糖耐量试验检查、血清生长激素和催乳素检查。甲亢的检查包括测定血清促甲状腺激素、游离和结合甲状腺素水平。如发现异常，建议进一步行甲状腺超声检查。由于可能合并低磷血症，血清磷水平和肾的磷重吸收功能也应检测。

【诊断】

FD/MAS 的亚型诊断可基于以下要点：①骨骼累及的范围：单骨型或多骨型；②骨骼外的表现。基于 MAS 的临床特点，目前遵循的 MAS 诊断标准为 FD 合并一个或多个骨骼外表现，或两个或更多的骨骼外的表现也可诊断为 MAS。MAS 患者多因性早熟或病理性骨折就诊，对于这些患者应进行详细的体格检查，观察皮肤色素沉着情况，筛查内分泌腺体受累及骨骼病变情况。MAS 的基因诊断近年来在理论水平及技术手段方面有很大的进展，但由于患者是嵌合体，基因检测结果阴性尚不能完全排除本病，需长期随访观察。

【鉴别诊断】

1. 神经纤维瘤病 I 型（neurofibromatosis type I，NF I）

NF I 和 MAS 具有很多共同特征，包括咖啡牛奶斑和骨骼异常，NF I 也可伴有低磷血症。NF I 的皮肤表现包括 6 个和更多的咖啡牛奶斑，NF I 的咖啡牛奶斑边界通常是平滑的，而 MAS 的咖啡牛奶斑边界不规则。NF I 的骨骼病损特点包括脊柱侧后凸畸形、蝶骨发育不良、长骨的骨皮质变薄及弯曲。但 NF I 所特有的临床表现包括腋窝雀斑和神经系统肿瘤如神经纤维瘤和视神经胶质瘤可将两者区分。此外 NF I 是由杂合子的突变所引起的，通过常染色体显性方式进行遗传。

2. 皮肤骨骼低磷血症综合征（cutaneous-skeletal hypophosphatemia syndrome，CSHS）

CSHS 是一种体细胞中 HRAS 和 KRAS 基因突变引起的嵌合体疾病[26]。受累患者会发生在嵌合体分布的骨骼发育不良、FGF-23 过度生成导致的佝偻病以及其他各种与眼睛、大脑和脉管系统相关的异常后，出现皮肤病损（表皮和大的先天性黑素细胞痣）[27]。

3. 内分泌疾病

垂体生长激素瘤可表现为巨人症/肢端肥大症，有特征性的面容改变、骨组织及软组织增厚，但通常无咖啡牛奶斑及病理性骨折。格雷夫斯病患者有典型的甲亢表现，不伴咖啡牛奶斑及骨骼受累，常伴有 TSH 抗体阳性。

【治疗】

MAS 的治疗主要为对症治疗，目前尚无有效根治方法。

1. 骨病损的治疗

MAS 患者的骨纤维异常增殖症可采用双磷酸盐类药物进行治疗[28-33]。这类药物可以抑制骨吸收，钙和维生素 D 可与这类药物一同使用。部分患者对这类药物反应良好，能明显减轻骨痛。另一些患者对这类药物反应不佳或在一段时间有效后失效。通常复发更加常见，对这类患者可使用更强的双磷酸盐类药物如唑来膦酸钠，可以减轻骨痛。

FD 主要以保守治疗为主，但在必要时也可行手术治疗。手术可矫正因疾病引起的毁容或畸形，可矫正肢体不等长，解除骨组织压迫神经所引起的症状，矫正骨的特定并发症如脊柱侧弯等[34]。加强 FD 病灶周围肌肉组织的力量训练能帮助减少骨折的发生风险。

2. 性早熟的治疗

轻症性早熟仅需密切观察而无需特殊治疗，如性早熟呈进行性进展，可行药物治疗。最常使用药物为来曲唑类，这类药物能阻止雄激素向雌激素进行转化，在 MAS 性早熟的治疗中应用历史悠久[35]。近年来，研究发现选择性雌激素受体调节剂（如他莫昔芬）能与雌二醇竞争结合雌激素受体，减少阴道出血，控制 MAS 患者性发育，延缓骨龄进展，促进最终身高的增长[36]。

3. 其他内分泌疾病的治疗

甲亢可以使用药物治疗，特别是硫代酰胺类药物能抑制甲状腺激素的产生[15-16]。大部分 MAS 患者对这种治疗反应良好。但是甲亢会在 MAS 患者中一直存在，因此有些医师建议手术切除甲状腺后联合放射性碘消融。放射性碘消融能够破坏甲状腺全切术后残余的几乎所有甲状腺组织。治疗之后患者行甲状腺激素替代治疗。

生长激素过量可以使用长效生长抑素类似物如奥曲肽或溴隐亭治疗[17]。这类药物能抑制生长激素的产生。生长激素受体拮抗剂培维索孟也可以用于治疗生长激素过量。如果药物治疗效果不佳，可以采用垂体切除或放射治疗破坏垂体组织来进行治疗。

MAS 患者的库欣综合征部分能自行恢复。针对一些严重的病例中，可以使用药物抑制糖皮质激素的产生。但是库欣综合征也可能是 MAS 的一个严重并发症，并且可能对药物治疗反应不佳，因此对于这类患者一些医师建议切除肾上腺，切除肾上腺后患者行激素替代治疗。

低磷血症或因低磷血症引起的骨软化病可以采用口服含磷药物或骨化三醇进行治疗[37]。对于有低磷血症而没有骨软化的患儿是否需要治疗目前尚存在争议，一些医师建议仅对血清磷含量明显降低的患儿进行治疗。

【病例摘要】

患者，女性，25 岁。患者 2 月龄时出现阴道异常出血，6 月龄时双侧乳房增大，伴轻度泌乳，2 岁时于当地医院检查提示性早熟，9 岁开始规律月经来潮，阴毛、腋毛发育，18 岁开始间断出现右膝关节疼痛。2019 年 4 月患者外出活动时扭伤右膝关节后出现剧烈疼痛。家族无类似病史。查体：轻微跛行，面部无痤疮，全身鬓毛不明显，右上腹皮肤有一直径约 4 cm 的咖啡牛奶斑，左侧颅顶部可触及直径约 6 cm 类圆形骨性突起。全身骨骼无挤压痛，脊柱无畸形。雌二醇、睾酮明显升高，血磷稍低，碱性磷酸酶、人 Ⅰ 型胶原羟基端肽 β - 胶原降解产物明显升高。全身骨显像示全身多处骨质可见放射性浓聚影，以上相应部位 X 线片或 CT 见多发骨纤维发育不良，考虑骨纤维异常增生症。垂体平扫＋动态增强 MRI 示垂体左翼异常强化灶，考虑腺瘤可能。最终根据临床表现及检验、检查结果诊断为纤维性骨营养不良综合征。病例详细资料见二维码数字资源 10-5。

数字资源 10-5

【参考文献】

[1] ALBRIGHT F, BUTLER A M, HAMPTON A O, et al. Syndrome characterized by osteitis fibrosa disseminata, areas of pigmentation and endocrine dysfunction, with precocious puberty in females—Report of five cases. N Engl J Med, 1937, 216: 727-746.

[2] LICHTENSTEIN L. Polyostotic fibrous dysplasia. Arch Surg, 1938, 36: 874-898.

[3] WEINSTEIN L S, SHENKER A, GEJMAN P V, et al. Activating mutations of the stimulatory G protein in the McCune-Albright syndrome. N Engl J Med, 1991, 325 (24): 1688-1695.

[4] LANDIS C A, MASTERS S B, SPADA A, et al. GTPase inhibiting mutations activate the alpha chain of Gs and stimulate adenylyl cyclase in human pituitary tumours. Nature, 1989, 340 (6236): 692-696.

[5] DUMITRESCU C E, COLLINS M T. McCune-Albright syndrome. Orphanet J Rare Dis, 2008, 3: 12.

[6] RIMINUCCI M, LIU B, CORSI A, et al. The histopathology of fibrous dysplasia of bone in patients with activating mutations of the Gs alpha gene: site-specific patterns and recurrent histological hallmarks. J Pathol, 1999, 187 (2): 249-258.

[7] CHAPURLAT R D, ORCEL P. Fibrous dysplasia of bone and McCune-Albright syndrome. Best Pract Res Clin Rheumatol, 2008, 22 (1): 55-69.

[8] HART E S, KELLY M H, BRILLANTE B, et al. Onset, progression, and plateau of skeletal lesions in fibrous dysplasia and the relationship to functional outcome. J Bone Miner Res, 2007, 22 (9): 1468-1474.

[9] KELLY M H, BRILLANTE B, COLLINS M T. Pain in fibrous dysplasia of bone: age-related changes and the anatomical distribution of skeletal lesions. Osteoporos Int, 2008, 19 (1): 57-63.

[10] FITZPATRICK K A, TALJANOVIC M S, SPEER D P, et al. Imaging findings of fibrous dysplasia with histopathologic and intraoperative correlation. AJR Am J Roentgenol, 2004, 182 (6): 1389-1398.

[11] KUSHCHAYEVA Y S, KUSHCHAYEV S V, GLUSHKO T Y, et al. Fibrous dysplasia for radiologists: beyond ground glass bone matrix. Insights Imaging, 2018, 9 (6): 1035-1056.

[12] LEET A I, COLLINS M T. Current approach to fibrous dysplasia of bone and McCune-Albright syndrome. J Child Orthop, 2007, 1 (1): 3-17.

[13] COLLINS M T, SINGER F R, EUGSTER E. McCune-Albright syndrome and the extraskeletal manifestations of fibrous dysplasia. Orphanet J Rare Dis, 2012, 7 (Suppl 1): S4.

[14] BOYCE A M, CHONG W H, SHAWKER T H, et al. Characterization and management of testicular pathology in McCune-Albright syndrome. J Clin Endocrinol Metab, 2012, 97 (9): E1782-1790.

[15] CELI F S, COPPOTELLI G, CHIDAKEL A, et al. The role of type 1 and type 2 5'-deiodinase in the pathophysiology of the 3, 5, 3'-triiodothyronine toxicosis of McCune-Albright syndrome. J Clin Endocrinol Metab, 2008, 93 (6): 2383-2389.

[16] TESSARIS D, CORRIAS A, MATARAZZO P, et al. Thyroid abnormalities in children and adolescents with McCune-Albright syndrome. Horm Res Paediatr, 2012, 78 (3): 151-157.

[17] SALENAVE S, BOYCE A M, COLLINS M T, et al. Acromegaly and McCune-Albright syndrome. J Clin Endocrinol Metab, 2014, 99 (6): 1955-1969.

[18] BROWN R J, KELLY M H, COLLINS M T. Cushing syndrome in the McCune-Albright syndrome. J Clin Endocrinol Metab, 2010, 95 (4): 1508-1515.

[19] CARNEY J A, YOUNG W F, STRATAKIS C A. Primary bimorphic adrenocortical disease: cause of hypercortisolism in McCune-Albright syndrome. Am J Surg Pathol, 2011, 35 (9): 1311-1326.

[20] LEET A I, CHEBLI C, KUSHNER H, et al. Fracture incidence in polyostotic fibrous dysplasia and the McCune-Albright syndrome. J Bone Miner Res, 2004, 19 (4): 571-577.

[21] RUGGIERI P, SIM F H, BOND J R, et al. Malignancies in fibrous dysplasia. Cancer, 1994, 73 (5): 1411-1424.

[22] MAJOOR B C, BOYCE A M, BOVÉE J V, et al. Increased risk of breast cancer at a young age in women with fibrous dysplasia. J Bone Miner Res, 2018, 33 (1): 84-90.

[23] COLLINS M T, SARLIS N J, MERINO M J, et al. Thyroid carcinoma in the McCune-Albright syndrome: contributory role of activating Gs alpha mutations. J Clin Endocrinol Metab, 2003, 88 (9): 4413-4417.

[24] GAUJOUX S, SALENAVE S, RONOT M, et al. Hepatobiliary and Pancreatic neoplasms in patients with McCune-Albright syndrome. J Clin Endocrinol Metab, 2014, 99 (1): E97-101.

[25] PARVANESCU A, CROS J, RONOT M, et al. Lessons from McCune-Albright syndrome-associated intraductal papillary mucinous neoplasms: GNAS-activating mutations in pancreatic carcinogenesis. JAMA Surg, 2014, 149 (8): 858-862.

[26] LIM Y H, OVEJERO D, SUGARMAN J S, et al. Multilineage somatic activating mutations in HRAS and NRAS cause mosaic cutaneous and skeletal lesions, elevated FGF23 and hypophosphatemia. Hum Mol Genet, 2014, 23 (2): 397-407.

[27] OVEJERO D, LIM Y H, BOYCE A M, et al. Cutaneous skeletal hypophosphatemia syndrome: clinical spectrum, natural history, and treatment. Osteoporos Int, 2016, 27 (12): 3615-3626.

[28] CHAPURLAT R D, HUGUENY P, DELMAS P D, et al. Treatment of fibrous dysplasia of bone with intravenous pamidronate: long-term effectiveness and evaluation of predictors of response to treatment. Bone, 2004, 35 (1): 235-242.

[29] PLOTKIN H, RAUCH F, ZEITLIN L, et al. Effect of pamidronate treatment in children with polyostotic fibrous dysplasia of bone. J Clin Endocrinol Metab, 2003, 88 (10): 4569-4575.

[30] MAJOOR B C, APPELMAN-DIJKSTRA N M, FIOCCO M, et al. Outcome of long-term bisphosphonate therapy in McCune-Albright syndrome and polyostotic fibrous dysplasia. J Bone Miner Res, 2017, 32 (2): 264-276.

[31] PARISI M S, OLIVERI B, MAUTALEN C A. Effect of intravenous pamidronate on bone markers and local bone mineral density in fibrous dysplasia. Bone, 2003, 33 (4): 582-588.

[32] MATARAZZO P, LALA R, MASI G, et al. Pamidronate treatment in bone fibrous dysplasia in children and adolescents with McCune-Albright syndrome. J Pediatr Endocrinol Metab, 2002, 15 (Suppl 3): 929-937.

[33] FLORENZANO P, PAN K S, BROWN S M, et al. Age-related changes and effects of bisphosphonates on bone turnover and disease progression in fibrous dysplasia of bone. J Bone Miner Res, 2019, 34 (4): 653-660.

[34] STANTON R P, IPPOLITO E, SPRINGFIELD D, et al. The surgical management of fibrous dysplasia of bone. Orphanet J Rare Dis, 2012, 7 (Suppl 1): S1.

[35] ESTRADA A, BOYCE A M, BRILLANTE B A, et al.

第六节　Weill-Marchesani 综合征

【概述】

Weill-Marchesani 综合征是一种罕见的结缔组织遗传疾病，遵循常染色体隐性或显性遗传。据估计，该病患病率约为十万分之一[1]。该病特征为眼的晶状体异常、身材矮小、头部异常短宽和关节僵硬。视力异常包括晶状体呈异常的微球状、晶状体异位和眼形状异常导致的近视，而一些损伤视神经的眼病，如青光眼，甚至可能导致失明。部分患者可能存在心脏缺陷。研究已发现，*ADAMTS10*、*FBN1* 和 *LTBP2* 基因基因与该疾病密切相关[2-4]。

当一个人从各自父母双方各继承一个异常基因时，就会发生隐性遗传性疾病。如果一个人从父母遗传的是一个正常的基因和一个致病的异常基因，该儿童将是该疾病的携带者，但通常不显示症状。若父母均为致病基因携带者，他们同时将该异常基因传递给儿童导致患病的概率为25%，这与孩子从父母双方同时获得正常基因的概率相同。出生一名和父母一样的携带者的风险是50%。该疾病在性别遗传分布上无明显差异。

显性遗传的情况则不同，父母任何一方的无功能基因，或新的基因变异都可能导致疾病。具有无功能基因的父母一方，遗传给患儿的概率是50%，男女受累无差异。

【临床表现】

Weill-Marchesani 综合征患者的症状和体征因人而异。该病主要特征为眼的晶状体异常、身材矮小、头部异常短而宽和关节僵硬。除此之外，许多患者还有特殊的颅面异常，包括狭窄的上颚、下颌骨发育不良，部分牙齿的畸形与对线不良[2-5]。

1. 眼部表现

患者通常有微晶状体症，其晶状体比正常人更小、更圆，同时维持晶状体位置的悬韧带有不同程度缺失。因此，部分患者可能出现晶状体渐进性移位，也有患者在出生时即患有先天性的晶状体异位。异位晶状体可表现为晶状体的偏移、倾斜、不同程度脱位，导致视物模糊、复视、虹膜震颤。Weill-Marchesani 综合征也可能导致下述眼部异常：白内障、虹膜前方的前庭水状体变窄、继发性青光眼。青光眼是由眼内液压异常升高所致，会造成患者不同程度的视力障碍，包括视力减退、清晰度降低、明显的近视或失明。总之，视力障碍的程度由眼异常的严重程度与畸形类型共同决定。

2. 骨骼畸形

患者通常身材矮小，手指也较短。部分患者可能会出现某些关节的逐渐僵硬，尤其是手关节。

3. 其他临床表现

心脏异常偶有报道，包括动脉导管未闭、肺动脉瓣狭窄、胸主动脉瘤和颈动脉夹层。

【辅助检查】

1. 眼科学检查

通常需要进行一系列的眼科检查，包括透镜眼底检查，张力测量法的眼压检查，视野检查等。

2. 影像学检查

X 线、CT 或 MRI 都有助于检测特征性的骨骼或其他系统畸形。

3. 基因检测

针对 *ADAMTS10* 基因的检测有助于确认常染色体隐性遗传的诊断。

【诊断】

Weill-Marchesani 综合征的诊断依赖于全面的临床检查，以及完整的患者和家族病史的采集、特异性的体征和特殊的实验室检查。涉及的检查通常包括：眼科检查，包括眼底检查、视野检查和眼压检查等。影像学检查包括 CT 和 MRI 的断层扫描，通常可以发现典型的骨骼系统畸形或其他与本综合征相关联的畸形。在 CT 扫描期间，计算机和 X 线可显示内部结构横截面。在 MRI 成像过程中，磁场和无线电波可产生某些器官和组织的详细横截面图像。

查体无法区分患者是常染色体显性遗传或隐性遗传，对 *ADAMTS10* 基因进行基因检测能够明确患者为常染色体隐性遗传的诊断。

【鉴别诊断】

以下疾病的症状可能类似于 Weill-Marchesani 综合征。比较这些疾病有助于进行鉴别诊断：

单纯晶状体异位是一种孤立的眼部异常，其特征是晶状体的偏移、倾斜、完全移位。该病可能在出生时即存在，也可能在出生后逐渐发展。单纯晶状体异位通常由常染色体显性遗传。除了 Weill-Marchesani 综合征和单纯晶状体异位外，晶状体异位也可能与其他潜在的遗传性疾病有关，包括马方综合征、高胱胺酸尿症等[5-6]。

【治疗】

Weill-Marchesani 综合征的治疗需要针对每位患者出现的特定症状个体化实施。这种治疗可能需要多学科会诊医疗团队的协同努力。

Weill-Marchesani 综合征的具体疗法主要是对症治疗和支持治疗。专家指出，眼部异常的早期诊断对于确保视觉正常发育十分重要。在一些病例报道中，学者建议使用矫正眼镜等视觉辅助工具，及手术来帮助改善视力。此外，对于眼内压增高或青光眼患者，治疗原则是控制眼内压，可利用眼药水、激光治疗行虹膜切开术、移除晶状体等进行治疗[6-7]。

专家指出，刺激瞳孔收缩与扩张可能会诱发部分患者青光眼的发生。因此，治疗中必须避免使用收缩瞳孔的药物（禁忌证），扩张瞳孔的药物也应谨慎使用。

提醒患者在接受麻醉前应告知麻醉医生患有该病，关节僵硬和颅面异常可能会影响麻醉过程中的气道管理。

此外，该病患者及其家人应进行基因咨询，以进行早期干预。

【病例摘要】

患儿，女性，15 岁。双眼视力进行性下降 4 年，伴眼胀 1 个月余。父母为近亲结婚。查体：身高、体重、智力正常。手指短粗。眼部检查：右眼视力手动/眼前，-28.00 DS/-2.00 DC×90°→数指/30 cm；左眼视力 0.04，-20.00 DS/-6.00 DC×90°→0.1。右眼眼压 48.3 mmHg，左眼眼压 24.1 mmHg。双眼角膜透明；周边前房深约 1/3 CT，中央深约 1 CT；虹膜前膨隆伴震颤，周边虹膜局部前粘连；瞳孔圆，不居中偏向鼻侧，对光反射灵敏；晶状体呈球形，向鼻侧脱位；玻璃体轻度混浊。视盘边界清楚，颜色淡，右眼杯盘比（C/D）约 0.95，左眼 C/D 约 0.91。眼轴长度测量，右眼 24.24 mm，左眼 24.73 mm。超声生物显微镜（UBM）检查，双眼房角呈裂隙状开放，局部房角关闭伴有虹膜与角膜内皮粘连，左眼虹膜睫状体囊肿。中心 30°视野检查，右眼 30°视野全缺损；左眼管状视野及颞侧视岛。双眼闪光视觉诱发电位正常。临床诊断为 Weill-Marchesani 综合征。病例详细资料见二维码数字资源 10-6。

数字资源 10-6

【参考文献】

[1] NEWELL K, SMITH W, GHOSHHAJRA B, et al. Cervical artery dissection expands the cardiovascular phenotype in FBN1-related Weill-Marchesani syndrome. Am J Med Genet A, 2017, 173（9）: 2551-2556.

[2] LIM S H, SON J H, CHA S C. Acute angle-closure glaucoma in a highly myopic patient secondary to Weill-Marchesani syndrome: histopathologic lens features. Int Ophthalmol, 2016, 36（6）: 921-924.

[3] GUO H, WU X, CAI K, et al. Weill-Marchesani syndrome with advanced glaucoma and corneal endothelial dysfunction: a case report and literature review. BMC Ophthalmol, 2015, 15: 3.

[4] HAJI-SEYED-JAVADI R, JELODARI-MAMAGHANI S, PAYLAKHI S H, et al. LTBP2 mutations cause Weill-

Marchesani and Weill-Marchesani-like syndrome and affect disruptions in the extracellular matrix. Hum Mutat, 2012, 33（8）：1182-1187.

[5] KUTZ W E, WANG L W, BADER H L, et al. ADAMTS10 protein interacts with fibrillin-1 and promotes its deposition in extracellular matrix of cultured fibroblasts. J Biol Chem, 2011, 286（19）：17156-17167.

[6] DAGONEAU N, BENOIST-LASSELIN C, HUBER C, et al. ADAMTS10 mutations in autosomal recessive Weill-Marchesani syndrome. Am J Hum Genet, 2004, 75（5）：801-806.

[7] FAIVRE L, DOLLFUS H, LYONNET S, et al. Clinical homogeneity and genetic heterogeneity in Weill-Marchesani syndrome. Am J Med Genet A, 2003, 123A（2）：204-207.

第七节　波伦综合征

【概述】

波伦综合征（Poland syndrome，PS）是一种罕见的临床表现明显的先天性疾病，其典型特征是身体单侧胸壁肌肉缺失（或发育不全）、同侧短手异常和蹼状指（短指对称）[1-2]。在不同遗传模式（包括常染色体显性不完全外显、常染色体隐性和X连锁）的病例中，约有10%的病例出现家族性复发[3]。在这些情况下，典型特征为单侧胸壁缺乏胸小肌和胸骨或部分胸大肌。胸小肌较薄、呈三角形，位于上胸壁；胸大肌体积巨大、呈扇形，覆盖前侧和大部分上侧的胸部。患病个体可能表现不同的相关特征，如一侧乳头（包括乳头周围的乳晕）发育不全或缺少，和（或）腋下斑状毛发缺失[2,4]。女性患者可能出现一侧乳房和皮下组织发育不全或缺失[5-6]。部分患者也可能出现相关的骨骼异常，如上肋骨发育不全或缺失、肩胛骨抬高（Sprengel畸形）和（或）手臂缩短、前臂骨骼发育不良（即尺骨和桡骨）[1,7]。波伦综合征更多见于男性，常影响右侧机体且相关病例约占75%[8-9]。该病的病因尚不明确[4,8,10]。

波伦综合征是以研究者（Alfred Poland）的名字命名的，其最早于1841年对波伦综合征进行描述。相关医学文献报道波伦综合征男性发病率是女性的3倍[11]。有研究[1]估计其发病率为1/（10 000～100 000）。PS可能由胚胎早期阶段的血管损伤引起[12]，提示环境因素可能为相关诱因。文献报道PS继发于调节胚胎发育基因的有害突变，特别是影响胸肌和骨骼结构的基因[13,14]。此外，有人提出PS代表由发育过程中发生的体细胞突变引起的镶嵌表型，表型的严重程度取决于胚胎发生过程中发生突变的时间[15]。也有报道[16]认为波伦综合征与10p13-14重复和先天性高胰岛素血症有关。然而，波伦综合征的潜在遗传病因仍未明确[7,17]。

【临床表现】

波伦综合征相关症状极其多变，少数情况下可累及一个或一个以上的家庭成员。部分病例报道，某患者具有该疾病的所有主要特征，而另一家庭成员仅胸肌或手部受累[4]。如上所述，波伦综合征最常见的特征是身体一侧胸壁肌肉缺失以及同侧手部受累。约75%的病例累及身体右侧[9,18]。其主要临床表现如下。

1. 胸壁缺损

大多数受累个体出现胸大肌胸骨部分和胸小肌缺损。胸大肌体积较大，位于胸壁上部，起自胸骨、锁骨和第二至六肋软骨，它作用于肩关节，参与手臂运动。胸小肌较薄，呈三角形，位于胸大肌深部，该肌肉作用于第三到第五肋，并可旋转肩胛骨并使其向前和向下移动[4,19]。部分波伦综合征患者缺乏其他区域的单侧肌肉，例如背阔肌和（或）胸壁薄肌肉，从臂下肋骨延伸到肩胛骨（前锯肌）[1,20]。其他相关异常包括乳头周围发育不全、乳晕缺失和（或）腋下异常斑片状毛发缺失。所有PS女性患者在青春期后都有一定程度的乳房缺损，其他相关的异常或综合征并不常见[6]，脊柱畸形程度常较轻[10]。女性患者的乳房和皮下组织可能发育不足或缺失[21]。波伦综合征患者也可能存在多样的骨缺损，包括发育不全或缺乏某些肋骨和肋软骨，肋骨通过肋软骨连接到胸骨[10]。此外，部分患者表现为肩胛骨抬高和（或）不发达、患侧手臂运动受限、出现肿块[2,5]。

2. 手部异常

大多数波伦综合征患者的同侧手受累。手部的某些骨骼（如指骨）发育不全或缺失，导致短指畸形[1]。多数患者出现蹼状指，特别是示指和中指[1,20]。部分患者出现手臂的异常缩短，拇指、桡骨和尺骨的骨骼发育不全[4]。先天性手部畸形提示临床医师考虑波伦综合征诊断。

【辅助检查】

根据该病的相关临床表现，结合胸部 X 线及 CT、MRI 检查可明确诊断。

1. 胸部 X 线检查

X 线检查可识别和描述手、前臂、肋骨和肩胛骨的异常[2]。胸部 X 线显示右侧胸腔变小，右侧膈肌升高，多根肋骨在右侧异常延伸，第三至第七肋为著，胸骨旁缺少右侧第三肋软骨和右胸壁软组织[20]。

2. 胸腹部 CT、MRI 检查

CT 显示胸壁畸形、胸肌缺失和左肾发育不良。据报道，单侧内脏发育不全是由锁骨下动脉供应中断引起的，发生在妊娠 7～8 周[11]。三维重建的高分辨率 CT 显示胸骨凹陷，向右旋转，多根肋骨在右侧异常延伸，第三至第七肋为著，胸骨旁缺少右侧第三肋软骨和右胸壁软组织（图 10-7-1）。此外，胸部磁共振成像显示胸大肌、胸小肌和背阔肌缺失[20]。

【诊断】

早期诊断和及时治疗对提高患者及家属的生活质量具有重要意义，早期诊断对安排及时的治疗方法也起着重要作用[22]。根据医学文献的报道，绝大多数病例都是在没有家族史的情况下，因不明原因随机发病。但也有报道家族模式的罕见病例。一些研究人员认为，明显的家族性病例可能因遗传易感性的某个事件或异常（如早期中断血流）诱发[4]。临床诊断 PS 的标准为胸大肌部分或完全缺失[10,18]。诊断方案包括多学科评估（儿科医生、整形外科医生、手外科和骨科医生、遗传学家和心理学家）和影像学调查（胸部超声、超声心动图、腹部超声、胸部 X 线片；手部 / 上肢有明显异常时的 X 线片；胸部 CT 或其他检查）[10]。

根据研究报道，波伦综合征可能因某些动脉发育受损或机械因素等导致早期胚胎发育过程中血流减少或中断。术语"锁骨下动脉供应中断序列"被建议用于胚胎发育第六周前后，由于通过特定动脉[即锁骨下动脉、椎动脉和（或）其分支]的血流中断而可能发生的一组病症[2,23]。这些病症包括波伦综合征、默比乌斯综合征、先天性短颈综合征和斯普伦格尔畸形[4]。

波伦综合征的诊断通常是在出生时根据特殊体征、详尽的临床评估和专业检查而得出。这类检查包括先进的影像学技术，例如可以确定肌肉受影响程度的 CT 扫描[24]。CT 可显示人体内特定器官或结构的横截面图像。X 线可用于识别和描述手、前臂、肋骨和（或）肩胛骨的特殊异常[2]。值得注意的是，波伦综合征不是唯一可以观察到胸部发育障碍的综合征[25]。

【鉴别诊断】

波伦综合征的鉴别诊断包括胸前发育不全（同侧乳房发育不全和乳头乳晕复合体上位）、亚马逊综合征（波伦综合征伴乳房发育不全）和先天性短

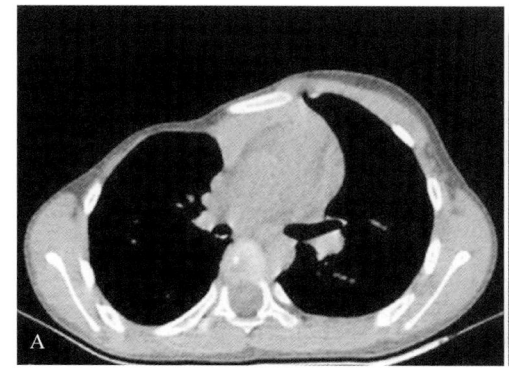
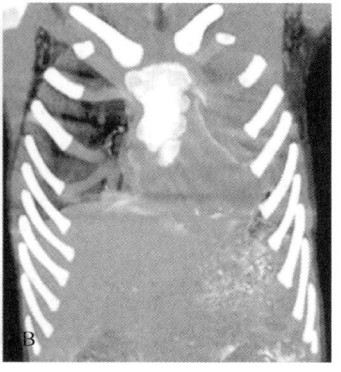

图 10-7-1　三维重建的高分辨率计算机断层扫描显示胸骨凹陷，向右旋转，多条肋骨在右侧异常延伸，特别是从右第 3 至第 7 肋骨，胸骨旁缺少右部分第 3 肋软骨和右胸壁软组织

颈综合征（颈椎分割失败导致短颈，颈部活动受限，后发际线较低[26]）。下列疾病的症状可能与波伦综合征相似，有助于鉴别诊断：

1. 默比乌斯综合征

又被称为"波伦-默比乌斯综合征"，其特征是因第六和第七脑神经损伤引起的面瘫，与波伦综合征中常见的胸壁缺损和（或）手部畸形（短指畸形）有关。默比乌斯综合征的特征还包括"面具样"的无表情脸、眼球运动受限、上睑下垂、舌发育不足和（或）活动受限、吮吸和吞咽不良、语言障碍等。其他特征包括足扭曲变形（马蹄内翻足）和轻度智力低下。一些研究者认为，该病病因可能是胚胎发育期间通过特定动脉的血流早期中断（即锁骨下动脉供应中断序列）[4]。

2. 口下颌肢体发育不良综合征

该病的特征是口腔和下颌区域发育不良，胚胎的一部分最终发育成上下肢和手足，可能还有胚胎发育中的其他区域。这种所谓的面部-肢体畸形综合征的"群体"包括默比乌斯综合征、Charlie M 综合征、Hanhart 综合征等。此类疾病通常因未知原因随机发生，并且可能具有极其多变的临床特征。一些学者认为此类疾病是重叠的综合征或疾病变体，代表了一系列由环境和（或）其他因素引起的畸形。部分学者认为某些口下颌肢体发育不良综合征可能是各种机械因素导致某些动脉早期血流中断所致[4]。

3. Charlie M 综合征

该病是一种罕见疾病，其具有独特的面部和四肢畸形。现有研究中，Charlie M 综合征与其他各种面部畸形综合征的鉴别存在分歧。该综合征的特征是眼间距过大（眼球高度近视）、宽鼻子小嘴巴、口顶不完全闭合（腭裂）、异常小的下颚、面神经麻痹、无或锥形前牙、手指和脚趾的不对称变异[4]。

【治疗】

治疗的核心理念：①阶梯治疗：在适当的时候使用保守方法，多阶段微创手术计划，而不是单一阶段的大手术。②多学科联合治疗：所有病例都应包括儿科、胸部外科医生和整形外科医生。手外科医师、骨科医师、遗传学家和心理学家应在必要时就治疗计划进行合作。③优化治疗时机：在青春期早期开始治疗计划，减少心理顾虑[10]。

应根据年龄、性别、畸形程度和患者偏好进行个体化治疗[27]。功能性残疾最小的患者通常寻求手术美容。手术的其他适应证包括胸壁的阵发性运动和进行性肺疝。某些重建手术可纠正胸部的功能和结构畸形，例如皮瓣（背阔肌、腹直肌和网膜）、脂肪填充和定制硅胶假体[21, 23, 28]。最近亦有定制硅胶假体植入后迟发性感染的报道[24]。波伦综合征的并指症状通常是首先需要修复的部分，最好在学龄前进行[1, 28]。PS 很少出现心脏和肾异常，但是所有患者都应进行评估并排除相关可能，即使出现相关异常，其程度多轻微，不需要手术治疗[10]。

波伦综合征的治疗应针对每个人的特定症状。治疗可能需要专家小组的协调努力。整形手术可以用来重建胸壁并将肋骨移植到适当的位置。女性也可行整形手术来构建乳房[5]。采用组织扩张加腹壁下穿支皮瓣转移的二期手术方法，使乳房恢复美观，乳房对称性好，瘢痕不明显[21]。物理治疗也有助于改善运动受限。遗传咨询有利于受影响的个人及其家庭。

【病例摘要】

患者，男，86 岁，皮肤科门诊查体发现右胸大肌和右手短指肌缺失[20]。上述症状出生即发现，无力量减弱或活动范围缩小，临床诊断为波伦综合征。波伦综合征是一种罕见的先天性疾病，其特征是单侧胸壁肌肉缺失或发育不足，患侧肢体畸形，包括并指或短指畸形。患者可能有下胸腔、长骨、乳房和肾的畸形，腋毛可能缺失。虽然波伦综合征的病因尚不清楚，但多数学者认为，胸壁和手的胚胎组织供血中断可能有影响。整形手术可以用来重建胸壁或乳房，物理治疗可能有助于改善行动受限。在这名患者中，导致波伦综合征诊断的发现不需要进一步评估或随访[18]。

【参考文献】

[1] SHAHI P, SEHGAL A, ZAFAR A, et al. Brachysyndactyly in Poland Syndrome. Cureus, 2020, 12（8）：e9755.

[2] HO T H, WANG C C. Poland syndrome in an 18-year-old man. CMAJ, 2019, 191（28）：E793.

[3] BABAN A, TORRE M, COSTANZO S, et al. Familial Poland anomaly revisited. Am J Med Genet A, 2012, 158A（1）：140-149.

[4] NATIONAL ORGANIZATION FOR RARE DISORDERS.

Poland Syndrome [DB/OL]. (2015-06-30) [2021-04-22]. https://rarediseases.org/rare-diseases/poland-syndrome/.

[5] FREITAS R S, TOLAZZI A R, MARTINS V D, et al. Poland's syndrome: different clinical presentations and surgical reconstructions in 18 cases. Aesthetic Plast Surg, 2007, 31 (2): 140-146.

[6] CARRAGEE E H, ARLEO E K. Poland's Syndrome: when there is no breast. Breast J, 2017, 23 (6): 726-730.

[7] CHARLIER P, DEO S, GALASSI F M, et al. Poland syndrome before Alfred Poland: the oldest medical description (Paris, France, 1803). Surg Radiol Anat, 2019, 41 (10): 1117-1118.

[8] FOKIN A A, ROBICSEK F. Poland's syndrome revisited. Ann Thorac Surg, 2002, 74 (6): 2218-2225.

[9] CHAVOIN J P, TAIZOU M, MORENO B, et al. Correcting Poland syndrome with a custom-made silicone implant: contribution of three-dimensional computer-aided design reconstruction. Plast Reconstr Surg, 2018, 142 (2): 109e-119e.

[10] ROMANINI M V, CALEVO M G, PULITI A, et al. Poland syndrome: a proposed classification system and perspectives on diagnosis and treatment. Semin Pediatr Surg, 2018, 27 (3): 189-199.

[11] GONDA K, TACHIYA Y, HATAKEYAMA Y, et al. Poland syndrome accompanied by internal iliac artery supply disruption sequence: a case report. J Med Case Rep, 2018, 12 (1): 312.

[12] BAVINCK J N, WEAVER D D. Subclavian artery supply disruption sequence: hypothesis of a vascular etiology for Poland, Klippel-Feil, and Möbius anomalies. Am J Med Genet, 1986, 23 (4): 903-918.

[13] VALASEK P, THEIS S, DELAURIER A, et al. Cellular and molecular investigations into the development of the pectoral girdle. Dev Biol, 2011, 357 (1): 108-116.

[14] DAVID T J, WINTER R M. Familial absence of the pectoralis major, serratus anterior, and latissimus dorsi muscles. J Med Genet, 1985, 22 (5): 390-392.

[15] STEENSEL M A. Poland anomaly: not unilateral or bilateral but mosaic. Am J Med Genet A, 2004, 125A (2): 211-212.

[16] GIRI D, PATIL P, HART R, et al. Congenital hyperinsulinism and Poland syndrome in association with 10p13-14 duplication. Endocrinol Diabetes Metab Case Rep, 2017, 2017: 16-125.

[17] COHEN P R. Poland's syndrome: are postzygotic mutations in β-actin associated with its pathogenesis? Am J Clin Dermatol, 2018, 19 (1): 133-134.

[18] KENNEDY K R, WANG A L. Poland Syndrome. N Engl J Med, 2018, 378 (1): 72.

[19] AFONSO M, ALFARO T, CEMLYN-JONES J, et al. Poland syndrome and pneumothorax: the compelling evidence of an association. Pulmonology, 2018, 24 (5): 316-317.

[20] GUI L, SHEN S, MEI W. Anaesthesia for chest wall reconstruction in a patient with Poland syndrome: CARE-compliant case report and literature review. BMC Anesthesiol, 2018, 18 (1): 57.

[21] XU B, LIU T, LIU C. Breast reconstruction with perforator flaps in Poland syndrome: report of a two-stage strategy and literature review. Breast Care (Basel), 2020, 15 (4): 421-427.

[22] BALDELLI I, GALLO F, CRIMI M, et al. Experiences of patients with Poland syndrome of diagnosis and care in Italy: a pilot survey. Orphanet J Rare Dis, 2019, 14 (1): 269.

[23] LOH C Y, KHAN W U, EL-MUTTARDI N. Pedicled supraclavicular flap for neck defect reconstruction in Poland syndrome. J Maxillofac Oral Surg, 2019, 18 (4): 648-650.

[24] CHOI J, KIM J H, SUNG Y E, et al. Delayed periprosthetic seroma in a male Poland syndrome patient: a case report. Medicine (Baltimore), 2021, 100 (10): e24974.

[25] BAAS M, BURGER E B, SNEIDERS D, et al. Controversies in Poland syndrome: alternative diagnoses in patients with congenital pectoral muscle deficiency. J Hand Surg Am, 2018, 43 (2): 186.e1-e16.

[26] SUNITHA V C, NARAYANAN S, NAIR P P, et al. Left-sided Poland's syndrome in a girl with rare associations like spina bifida and diaphragmatic hernia. BMJ Case Rep, 2013, 2013: bcr2013200930.

[27] CINGEL V, BOHAC M, MESTANOVA V, et al. Poland syndrome: from embryological basis to plastic surgery. Surg Radiol Anat, 2013, 35 (8): 639-646.

[28] BANSAL A, REDDY K, DINSMORE K, et al. Poland syndrome: a case report. BMJ Case Rep, 2017, 2017: bcr2017221564.

第八节 Proteus 综合征

【概述】

Proteus 综合征（Proteus syndrome，PS）也称变形综合征，是一种以部分皮肤、结缔组织、大脑、体内其他组织进行性增大为特征的少见基因病。变形综合征首先由 Cohen 和 Hayden 在 1979 年报道，在 1983 年由 Wiedemann 命名[1]。1983 年德国儿科医师 Wiedemamm 等针对该病临床表现的复杂多变性而最终将其命名为 Proteus syndrome[2]。Proteus 综合征的特点是进行性节段性或斑块性过度生长，最常见的是影响骨骼、皮肤、脂肪和中枢神经系统。在大多数个体中，Proteus 综合征在出生时轻度或无表现，在蹒跚学步期迅速发展和进展，并持续发展到儿童期，导致严重的过度生长和毁容。它与一系列肿瘤、肺部并发症和深静脉血栓形成和肺栓塞的显著易感性有关。Proteus 综合征发病率为 1:(100 000~1 000 000)，文献中仅报道了约 200 例病例[3]。

【病因及发病机制】

该病的发病原因尚不明确，一般认为与遗传基因变异有关。在胚胎发育期，由于基因突变或其他原因，导致机体部分体细胞中的遗传物质发生了改变，形成嵌合性 DNA 分子及嵌合性染色体。这样，在细胞分裂过程中就会造成子代体细胞的嵌合性，并形成机体的嵌合体相关疾病及嵌合性病变。最近发现它的镶嵌现象与位于染色体 14q32.3 的 AKT1 基因的体细胞激活突变有关[4]。

【临床表现】

Proteus 综合征的临床表现多种多样，有些人受影响很小，但有些人受影响相当严重。大多数受影响的个体在出生时很少或没有表现。通常首次表现出现在 6~18 个月，出现不对称的过度生长；最常见的是脚或手，但也可能发生在任何地方。常见的临床表现如下[5-6]。

1. 过度生长

PS 患者的过度生长，对于大部分骨骼（先天性半头畸形除外）来说，在出生时不存在或很小，通常在 6~18 个月时才表现出来，并在 12 岁时开始发病。PS 患者 1 岁时过度生长区域的典型进展是 15%，3 岁时增长 30%，6 岁时增长 100%。在 X 线平片上，受 PS 影响的骨骼，特别是四肢、椎体和颅骨的管状骨，会出现扭曲、奇异、不规则的钙化过度生长，随着时间的推移会使骨骼无法辨认。快速和严重的过度生长对骨科管理提出了挑战。过度生长在儿童时期迅速加速并不罕见，据报道，腿长差异达 20 cm。90 度以上的脊柱侧弯并不少见。任何骨头都可能受到影响。

2. 血管畸形

许多 PS 患者有皮肤毛细血管畸形和突出的静脉模式或静脉曲张，血管畸形通常在出生后的头几个月被发现，并且随着时间的推移通常是稳定的。淋巴管畸形可发生在任何组织中，这可以是进行性的，并且经常出现脂肪瘤过度生长的区域，导致脂肪瘤的手术方法复杂化。PS 最紧急和危及生命的并发症是深静脉血栓（DVT）和肺栓塞（PE）。深静脉血栓患者可表现为可触及的皮下绳状肿块、肿胀、红斑、疼痛和远端静脉充血。PE 的症状包括呼吸急促、胸痛和咳嗽（可能包括咯血）。DVT 和 PE 在普通儿科人群中的罕见可导致诊断延迟。

3. 脂肪瘤组织过度生长/脂肪萎缩

个体表现出脂肪组织过度生长是很常见的，最常见的是在婴儿期。在整个青少年时期，过度生长的脂肪组织可以不断出现在新的位置。PS 患者也可出现明显的区域性脂肪萎缩，也有同时表现为区域性脂肪瘤性过度生长和脂肪萎缩。在一些患有 PS 的儿童和成人中可观察到心肌脂肪浸润，特别是室间隔。

4. 脑回状结缔组织痣

在大多数 PS 患者中都存在，此特征被认为是该病标志性改变。该特征很少出现在婴儿期，通常在儿童期发展并贯穿青春期。它们最常见于脚底、手、鼻翼、耳和泪点。真正的大脑结缔组织痣是坚固的，具有类似脑沟和脑回的独特模式（因此得名"脑状"）。它们不应与其他形式的过度生长所见突出的足底或手掌皱纹相混淆。

5. 肿瘤

在多个 PS 患者中观察到的肿瘤包括脑膜瘤、卵巢囊腺瘤和腮腺单形性腺瘤。

6. 肺部病变

大疱性肺疾病并不常见，但确实会影响一些 PS 患者，最常见于儿童晚期或青春期。与其他疾病表现一样，这可能以惊人的速度进展。通常表现为运动耐受性降低或胸部显像的偶然发现。

7. 特殊面容

畸形的面部特征通常在童年时期进化，在出生时不明显。报告的面部特征包括：头长，脸长，眼睑裂向下倾斜，和（或）轻微上睑下垂，鼻梁凹陷，鼻孔宽或前倾，嘴巴静息时张开。

8. 心理问题

除了功能损害外，PS 的骨骼和结缔组织过度生长还会导致一些个体的毁容，这是许多家庭关注的一个重要问题。这种情况是渐进性的，严重程度因人而异，给临床医生和家庭带来不确定性。对于许多个人和家庭来说，应对这种极其罕见的慢性疾病是一个挑战。

【诊断】

Proteus 综合征的诊断标准自 1983 年 Wiedemann 提出第 1 个临床标准以来，国内外不断提出新的诊断标准，目前较为全面的是 2004 年 Turner 等人对以前标准进行了修正，制定的主次诊断标准。主要标准：①病变损害呈嵌合分布；②人群呈散发；③病程呈进展性。次要标准包括：A 类：脑回状结缔组织痣。B 类：①线型表皮痣；②不对称的过度生长（至少具备以下一项）：四肢、头骨增生、外耳道骨质增生、大椎体发育不良（即椎骨生长异常）、脏器：脾/胸腺；③未满 20 岁出现在第二个十年之前发病的特定肿瘤（以下任一种）：双侧卵巢囊腺瘤、腮腺单形性腺瘤。C 类：①脂肪组织生长失调：脂肪组织失调（以下任一种）：脂肪瘤性过度生长/区域性脂肪萎缩；②血管畸形（以下任一种）：毛细血管畸形/静脉畸形/淋巴畸形；③肺气肿；④面部表现型：头长，脸长，眼睑裂向下倾斜和（或）轻微上睑下垂，鼻梁下垂，鼻孔宽或前倾，休息时嘴张开。

Protus 综合征患者需要满足 3 条主要标准加上 1 条 A 类标准或 2 条 B 类标准或 3 条 C 类标准。如果临床标准不确定，通过分子遗传检测确定 AKT1 的嵌合体、体细胞、杂合子致病变异可以确定诊断。

基因检测方法包括有针对性的分析，多基因面板的使用，以及更全面的基因组检测。首先对受影响组织中的致病变异 c.49G > A（p.Glu17Lys）进行靶向分析。AKT1 c.49G > A 的体细胞嵌合体，该变体是迄今为止在临床确诊的 PS 患者中发现的唯一致病变体。同时可以考虑包括 *AKT1* 和其他相关基因的多基因组，考虑更全面的基因组检测，包括外显子组测序和基因组测序[7]。

【鉴别诊断】

PTEN 错构瘤肿瘤综合征，是一种异质性疾病，表现为不对称的过度生长、大头畸形、皮肤血管畸形和肿瘤易感性。该病也包括线性痣和血管畸形的生长异常，但在临床和分子上都与 PS 不同。该疾病属于常染色体显性遗传；PS 不是遗传的。因此，这两种疾病的遗传意义是截然不同的。

CLOVE（S）综合征是目前已被纳入 PS 异质指定的几个不同的实体之一。它表现出产前不对称的过度生长，但确是成比例的。受影响的人通常有张开的脚和脚趾。血管畸形最常见的是覆盖于脂肪瘤表面或局限于四肢的淋巴静脉畸形。过度生长的脂肪瘤性质表现为正常脂肪筋膜平面内脂肪过度生长和线性疣状表皮痣。有些人可能有中枢神经系统。

偏侧增生的一种更具体的类型，偏侧增生伴多发性脂肪瘤综合征。这种先天性的，主要的非进行性的偏侧增生有时与 PS 混淆。

Klippel-Trenaunay 综合征（血管骨肥大综合征）：表现为过度生长和血管畸形。过度生长通常是同侧的，并与血管畸形重叠，典型的血管畸形是外侧静脉畸形，骨骼过度生长完全缺乏 PS 患者中所见的扭曲和进行性。

Maffuci 综合征：为指/趾内生性软骨瘤、多发静脉畸形和血管瘤，但不伴有偏侧过度生长。

Bannayan Riley Ruvalcaba 综合征（巨颅-脂肪瘤-血管畸形综合征）：出生即发病，常染色体显性遗传和家族史，非散发病例。

表皮痣：自幼发病，可见有疣状痣与骨骼畸形，常有神经症状，无偏侧增生。

神经纤维瘤：PS 发病区域质地坚实，组织学特征为结缔组织高度胶原化；神经纤维瘤柔软、可移动，组织学特征为纤细的结缔组织，典型的 I 型神经纤维瘤病临床表现包括咖啡牛奶斑、表皮和皮下的肿瘤、骨发育不良、多发中枢神经系统肿瘤。

【治疗】

为了更好地评估患者的疾病严重程度，进行以下评估：

详细和全面的（全身、脊柱和手部）骨科评估

骨骼测量作为过度生长程度和严重程度的基线研究。

CT检查，可能对显著脊柱侧凸患者进行三维重建。由于椎体通常是进行性变形的，因此这项研究对手术计划非常有帮助。

胸部检查，肺功能检查，对有大疱性肺疾病体征或症状的患者进行高分辨率胸部CT检查。

发育迟缓者进行神经发育评估。

遗传学家和（或）遗传顾问评估。

康复医学评估。

其他成像技术（如CT、MRI和超声检查）非常有用，应根据检查表现和病史确定。

Proteus综合征患者的治疗以手术治疗为主。患者临床表现复杂、可累及多系统，需针对个人具体需求进行协调和多学科联合治疗[8]。

过度生长。对于管状骨的过度生长，应采用骨骺固定术[9]。在正常（较短）肢体上进行牵张截骨术（所谓的Ilizarov手术）对PS患者是一种有害的干预。PS患者的骨骼过度生长可导致显著的生物力学和功能损害。因此，持续和全面的康复医学护理，包括物理和职业治疗，对许多人来说是重要的。脊柱侧凸手术在PS患者中是高危的，脊柱侧凸的进展非常迅速，需要密切和频繁的监测，脊柱侧凸的进行性可导致致命的限制性肺疾病，因此需要进行此类手术。

脑回状结缔组织痣（CCTN）。患有大足底CCTN的PS患者应该接受定期的皮肤护理，注意处理异味（青春期后期难以清洁深沟的潜在并发症）和其他问题，如压疮。大的足底CCTN也可能导致鞋子不合脚的问题，通常需要如上所述的足部干预。

脂肪瘤组织过度生长/脂肪萎缩。脂肪组织过度生长的处理是具有挑战性的，因为脂肪过度生长的区域不是被包裹的和离散的（与脂肪瘤相反），因此，很难切除，通常在手术减积后再生。推荐开放性手术而不是抽脂，因为在某些个体中，高度血管化的脂肪瘤过度生长可能导致难以控制出血和（或）慢性淋巴流。

深静脉血栓（DVT）和肺栓塞（PE）。对出现DVT（例如，可触及的皮下绳状肿块、肿胀、红斑、疼痛和远端静脉充血）或PE（例如，呼吸急促、胸痛和可能包括咯血的咳嗽）症状的个体进行紧急评估。由于PE患者可能无症状，因此建议无论症状如何，对深静脉血栓患者进行PE评估。评价深静脉血栓形成。在没有心肺损伤的情况下，考虑D-二聚体测定和（或）超声检查。对PE的评价，推荐使用高分辨率胸部CT（螺旋CT）。DVT和PE的治疗应遵循推荐的抗凝指南。

肿瘤。临床医生对PS患者应定期（每6～12个月）随访，观察有无出现恶性肿瘤的体征和症状（如疼痛、意外生长、梗阻或压迫症状）。如果引起这些症状，就应该对该器官系统进行影像学评估。

大疱性肺疾病。肺检查推荐给大疱性肺疾病患者，一些患者可能需要切除大疱性病变。大疱性疾病在脊柱侧凸的背景下可以有重大和复杂的挑战，应以适当的处理。

心理问题。在大多数情况下，心理咨询当然是必要的。

【参考文献】

[1] SAITO T, NAKANE T, NARUSAWA M, et al. Giant umbilical cord and hypoglycemia in an infant with Proteus syndrome. Am J Med Genet A, 2018, 176（5）: 1222-1224.

[2] NATHAN N, KEPPLER-NOREUIL K M, BIESECKER L G, et al. Mosaic Disorders of the PI3K/PTEN/AKT/TSC/mTORC1 Signaling Pathway. Dermatol Clin, 2017, 35（1）: 51-60.

[3] TOSI L L, SAPP J C, ALLEN E S, et al. Assessment and management of the orthopedic and other complications of Proteus syndrome. J Child Orthop, 2011, 5（5）: 319-327.

[4] LINDHURST M J, SAPP J C, TEER J K, et al. A mosaic activating mutation in AKT1 associated with the proteus syndrome. N Engl J Med, 2011, 365（7）: 611-619.

[5] SAPP J C, TURNER J T, KAMP J M, et al. Newly delineated syndrome of congenital lipomatous overgrowth, vascular malformations, and epidermal nevi（CLOVE syndrome）in seven patients. Am J Med Genet A, 2007, 143A（24）: 2944-2958.

[6] TWEDE J V, TURNER J T, BIESECKER L G, et al. Evolution of skin lesions in Proteus syndrome. J Am Acad Dermatol, 2005, 52（5）: 834-838.

[7] TAN H Y, NICODEMUS K K, CHEN Q, et al. Genetic variation in AKT1 is linked to dopamine-associated

prefrontal cortical structure and function in humans. J Clin Invest, 2008, 118（6）: 2200-2208.
[8] LEONI C, GULLO G, RESTA N, et al. First evidence of a therapeutic effect of miransertib in a teenager with Proteus syndrome and ovarian carcinoma. Am J Med Genet A, 2019, 179（4）: 1319-1324.
[9] RABOUDI T, BOUCHOUCHA S, HAMDI B, et al. Soft-tissue necrosis complicating tibial osteotomy in a child with Proteus syndrome. Orthop Traumatol Surg Res, 2014, 100（2）: 247-250.

第九节　Schimke 免疫性骨发育不良

【概述】

Schimke 免疫性骨发育不良（Schimke immunoosseous dysplasia，SIOD）是一种常染色体隐性遗传病，累及骨骼、皮肤、肾、免疫、血液等多系统，1974 年首次由 Schimke 报道。以脊椎骨骺发育不良为主要特征，临床表现有身材矮小、肾病和 T 细胞缺乏。脊椎骨骺发育不良（spondyloepiphyseal dysplasia，SED）的影像学表现为卵圆形、稍扁平的椎体、小而变形的股骨干骨骺、浅的发育不良的髋臼。成人身高男性一般为 136～157 cm，女性为 98.5～143 cm。几乎所有患者在生长发育停滞得到诊断后的五年内都会发展为进行性类固醇耐药性肾病，以终末期肾病告终。大多数的患者有 T 细胞缺乏和相关的机会性感染风险，这是该病常见的死亡原因。根据临床特征的严重程度和发病年龄，SIOD 分为婴儿期/严重的早发型和幼年期/较轻的晚发型。早期发病的患者通常表现出严重症状。如果采取对症治疗，病情较轻的患者可以活到 50 岁。然而，症状的严重程度和发病年龄并不一定能预测生存率，因为少数早发性疾病患者存活到第三或第四个十年。

在 50%～60% 临床诊断为 SIOD 的个体中发现了 SWI/SNF 相关、基质相关、肌动蛋白依赖的染色质调控子 a-like 1（SMARCAL1）基因的两种突变。SIOD 的诊断目前仍基于临床表现。SMARCAL1 是目前已知的唯一能导致 SIOD 的基因，然而大约有一半的患者无法检测到 SMARCAL1 的突变。在 SMARCAL1 中发现的突变表明 SIOD 是由编码蛋白的功能丧失引起的。这些突变包括基因缺失、无义突变、移码突变、剪接和错义突变。尚未发现 SMARCAL1 突变会导致任何其他疾病。尽管进行了广泛的分析，但特定的 SMARCAL1 突变与症状或结果的严重程度之间没有可预测的关系。这表明 SIOD 是 SMARCAL1 突变与环境、遗传和表观遗传因素相互作用的结果[1]。

在一组有 SIOD 的典型表现却未检测到 SMARCAL1 病理性突变的患者中，色素沉着斑，淋巴细胞减少，局灶性节段性肾小球硬化及脑缺血等发生率较低，而认知功能损害的发生率较高[2-3]。

SIOD 是泛种族的罕见病，发病率未知。根据转诊情况和公布的出生率推断，在北美，发病率为 1 : （1 000 000～3 000 000）[4]。

【临床表现】

1. 身体特征

大多数受影响的人都有独特的身体特征，包括纤细的毛发，薄薄的上唇，宽而低的鼻梁，球状的鼻尖和不成比例的身材矮小。其他特征包括腰椎过度前凸，腹部突出，躯干色素沉着斑（偶尔在颈部、面部、手臂和腿部出现）。较不常见的身体特征包括无牙或小牙[5]和角膜混浊。

2. 生长与骨骼系统

生长缓慢通常是 SIOD 的第一个明显迹象，体内生长激素水平正常。大多数患者的生长缓慢在出生之前就出现了，并在出生后继续存在；然而，有些患儿出生时有正常的身长和体重，在出生后才发现生长缓慢（范围: 0～13 岁，平均: 2 岁）[2]。存活到成年的男性身高一般为 136～157 cm，女性为 98.5～143 cm。

身材矮小通常是因为脊椎骨骺发育不良，这是一种骨骼生长障碍；它不是肾衰竭的并发症。SIOD 患者的人体测量特征与其他类型的慢性肾病患者显著不同，特别是在中位腿长和坐高方面[6]。脊柱和髋关节受影响最严重。放射学上的异常包括卵圆形或轻度扁平的椎体，小而变形的股骨干和浅的异常的髋臼窝。较不常见的骨骼问题包括脊柱前凸、后凸和脊柱侧凸以及骨质减少（骨密度降低）和退行性髋关节疾病。许多患者需要进行髋关节置换手术。

3. 内分泌系统

大约42%的SIOD患者甲状腺功能减退。然而，到目前为止，甲状腺功能差并没有引起临床症状（亚临床甲状腺功能减退）。在接受甲状腺激素补充治疗的患者中，甲状腺激素水平的纠正并不能减轻SIOD的其他症状。

4. 肾

所有报道的患者最终都发展为肾功能不全。肾病的特征是逐渐恶化的蛋白尿，最终发展为肾衰竭。进展性肾病对免疫抑制剂治疗无反应。肾功能障碍的诊断通常是并发的或在生长缓慢的诊断5年之后。肾病引起高血压和高胆固醇、高脂血症，可能会加重SIOD的血管疾病；然而，肾移植并不能阻止动脉粥样硬化的进展[7-8]。

5. 心血管系统

半数SIOD患者出现动脉粥样硬化的临床症状。发病通常发生在幼儿期，并不断恶化。虽然降胆固醇药物和肾移植可以通过缓解高血压、高血脂和胆固醇水平等因素来减缓病情的进展，但肾移植或骨髓移植都不能消除该病。血管疾病在移植肾中不会复发。除动脉粥样硬化外，尸检还发现动脉内部弹性层破裂磨损，动脉壁肌层增厚。后者可能是高血压的并发症或血管的固有缺陷。少数患者也出现主动脉狭窄，文献报道1例出现严重的二尖瓣主动脉狭窄，1例有广泛的脂肪浸润，类似于心律失常性右室心肌病[9-10]。

6. 中枢神经系统

中枢神经系统表现出多种发育性和缺血性变化。发育缺陷包括提示异常神经元迁移的脑畸形，包括异位、皮质厚度不规则、脑回形成不完全、皮质层清晰度差和错构性。此外，青少年和成年患者的神经祖细胞（干细胞）非常少。尽管有这些畸形，大多数SIOD患者在因脑血供减少（脑缺血）而出现症状之前都有正常的社交、语言、运动和认知发育[11-12]。

脑缺血可以暂时或永久地扰乱大脑某一特定区域的血液供应，从而导致暂时性（47%，短暂性脑缺血发作）或永久性（44%，卒中）功能障碍。脑缺血性发作和卒中通常是由急性血压变化引起的，例如在服用大剂量类固醇后。缺血性改变包括神经元和髓磷脂的丧失，胶质细胞增生（瘢痕），脑萎缩，梗死区域的退行性变，包括小脑萎缩。少数患者也表现为烟雾病，可能是脑缺血和动脉粥样硬化的并发症。SIOD患者的另一个常见神经学特征是严重的偏头痛样头痛（60%）。引起头痛的原因尚不清楚。

7. 造血和免疫系统

几乎所有患者都有一定程度的血细胞缺陷。T淋巴细胞缺乏症最常见（97%），通常在出生时就存在。$CD4^+$ T细胞（调节免疫系统的多个方面）和$CD8^+$ T细胞（在控制病毒方面很重要）的减少是典型的。然而，除了T淋巴细胞缺乏外，造血障碍还可能包括任何或所有其他血细胞谱系。这些造血细胞缺陷反映了骨髓产生的造血细胞减少。该病患者对G-CSF的升白作用和EPO的升红细胞作用不敏感[13-15]。

由于免疫缺陷，患者机会性真菌、病毒和细菌感染的风险增加。免疫缺陷还与免疫失调疾病，如自身免疫性血液疾病有关[16-17]。

8. 生殖系统

很少有SIOD患者达到性成熟，那些已经达到性成熟的患者，也没有生育能力。存活到成年的患者确实出现了第二性征，虽然女性月经周期通常不规律但有月经周期。对两名患病男性的尸检显示，精子生产受到了不同程度的影响。其中一名患者睾丸间质纤维化且有无精子症，而另一名患者睾丸间质纤维化较少并产生精子[10]。

9. 消化系统

少数SIOD患者有肠病。在这些人中，大多数肠病是由感染引起的（例如，幽门螺杆菌）。然而，文献报道1例无感染证据的患者有胃肠道绒毛萎缩，经皮质类固醇治疗后有所改善[18]。

【辅助检查】

SIOD的诊断是建立在典型的临床特征和影像学特征上。如果临床特征不确定，通过分子遗传检测在SMARCAL1中识别双等位致病变异可以确定诊断。

1. 影像学检查

常见的放射学异常是卵圆形、稍扁平的椎体，小而变形的股骨干骨骺和浅的发育不良的髋臼窝。其他的骨骼异常并不常见。超声检查：如果胎儿通过超声发现有宫内发育迟缓和患病同胞，可能会被怀疑为该诊断。

2. 肾病理检查

几乎所有（99%）SIOD 患者都有蛋白尿，通常演变为终末期肾病。肾病理报告为局灶性节段性肾小球硬化，83% 的个体无症状特征。

3. 免疫学检查

T 细胞缺乏（76% 的被测个体）。一般情况下，CD4$^+$ 和 CD8$^+$ 细胞均减少，CD4/CD8 比值正常。T 细胞主要是记忆型（CD45R0 + CD45RA -）表面表型。

4. 基因检测

通过分子遗传检测在 SMARCAL1 中发现双等位致病变异，如果临床特征不确定，可证实诊断。分子检测方法可以包括单基因检测，使用多基因面板，和更全面的基因组检测：首先对 SMARCAL1 进行序列分析，如果只有一个或没有致病变异，则进行基因靶向缺失 / 重复分析。如果单基因序列检测 [和（或）使用多基因面板] 不能确诊 SIOD 患者，可以考虑进行更全面的基因组检测（如有），包括外显子组测序、基因组测序和线粒体测序。

【诊断】

SIOD 的诊断主要是临床表现。最常见的特异的临床表现是骨骼发育不良（脊椎骨骺发育不良）、肾功能不全（尿蛋白丢失）、T 淋巴细胞缺乏（特别是不成熟 CD4$^+$ 和 CD8$^+$ T 细胞）、面部畸形和色素沉着斑。如果临床特征不确定，通过分子遗传检测在 SMARCAL1 中发现双等位致病变异，可证实诊断。

【鉴别诊断】

Schimke 免疫性骨发育不良（SIOD）的鉴别诊断取决于个体的表现特征，需与肾病综合征或免疫缺陷相关的遗传性骨软骨发育不良相鉴别，如 Conorenal 综合征，短肢骨骼发育不良伴严重联合免疫缺陷，伴有体液免疫缺陷的短肢骨骼发育不良，Roifman 综合征免疫缺陷-着丝粒不稳定-面部异常综合征等，但 T 细胞缺乏、不成比例的身材矮小伴脊椎骨骺发育不良以及进行性肾病是 SIOD 所特有的。

肾衰竭导致的身材矮小与 SIOD 可以通过身体测量的不均衡来区分。在慢性肾衰竭患者中，中位腿长比坐高明显减少，而在 SIOD 患者中，坐高的减少比腿长明显减少。如果这个比值小于 0.83，SIOD 就很有可能。但是，如果比值大于 1.01，则必须考虑其他形式的慢性肾病[6]。

【治疗】

1. 避免加重因素

（1）高血压：血压控制不佳可加重或引起脑缺血。特别是大剂量类固醇经验性治疗肾病综合征引起的高血压可引起脑缺血。

（2）热，压力和缺乏睡眠：患有短暂性神经系统疾病的人发现，热、压力和睡眠不足会加速神经系统疾病的发作。

（3）接种活疫苗：T 细胞缺乏是严重的，在一些人中有严重的感染。因此，应避免接种所有活疫苗，包括轮状病毒疫苗、MMR 疫苗、水痘疫苗、卡介苗、口服伤寒沙门菌疫苗和黄热病毒疫苗。

（4）化疗等：SIOD 细胞和模型生物对 DNA 损伤剂敏感。

2. 对症治疗

（1）肾病：肾病从蛋白尿进展到终末期肾病（ESRD）的速率各不相同，任何已知药物治疗都无法预防，尽管少数患者经环孢素 A、他克莫司或糖皮质激素治疗后肾病进展率有短暂性降低。肾移植可有效治疗肾病，移植后肾病和动脉硬化均无复发。轻度免疫抑制治疗，如单一免疫抑制治疗，似乎可以改善肾移植后的预后[9-10, 19-20]。

（2）骨骼系统：一些在儿童时期存活下来的患者需要进行髋关节置换。脊柱侧弯和或脊柱后凸可经矫形手术进行治疗。

（3）免疫系统：中性粒细胞减少症通常对补充粒细胞集落刺激因子或粒细胞-巨噬细胞集落刺激因子反应良好。文献报道 1 例患者已通过骨髓移植（BMT）成功治疗，4 例患者在骨髓移植后死亡。有自身免疫问题的个体对治疗有不同的反应。少数人因贫血或血小板减少而依赖输血[21-23]。

（4）感染性疾病：复发性疱疹感染的患者可从阿昔洛韦治疗中获益。少数患者发展为严重的弥散性皮肤乳头状瘤病毒感染，经咪喹莫特和西多福韦治疗后有所改善。患有严重早发性疾病的个体最好根据其他 T 细胞免疫缺陷的方案接种疫苗（即只应使用灭活疫苗，避免使用所有减毒活疫苗）。由于机会感染的风险增加，预防（甲氧苄啶 / 磺胺甲噁唑或阿托喹）对伊氏肺孢子虫肺炎通常是推荐的。如果复发性口腔疱疹感染或带状疱疹发生，预防性的阿昔洛韦可降低发病率。

（5）中枢神经系统：短暂性脑缺血发作或卒中

患者在使用改善血流或降低凝血能力的药物（己酮氧基碱、阿司匹林、双嘧达莫、华法林、肝素）治疗后，通常会出现暂时的改善。迄今为止，还没有确定的治疗或有效的长期疗法。偏头痛通常很难治疗，因为抗偏头痛药物的反应是不确定的。

（6）甲状腺功能减退：可以通过补充左旋甲状腺素治疗。

【病例摘要】

男，4岁，1月前无明显诱因出现眼睑水肿，5天前加重并渐及颜面部及双下肢，3天前进食后出现呕吐，非喷射性，为胃内容物，1天前就诊当地医院，查尿常规：尿蛋白（＋＋＋），建议转诊治疗。患儿为G1P1，出生体重为1.7 kg，父母非近亲结婚，患儿外祖父弟弟15岁时曾患"急性肾炎"。查体：神清，精神反应可，体重16 kg，身高100 cm，特殊面容：宽鼻梁，鼻尖成球形，眼裂小，颈短，躯干短而宽。双眼睑及颜面轻度水肿，双下肢中度水肿。查蛋白尿（＋＋＋＋），X线检查显示椎体发育异常，经基因检查和肾病理检查明确Schimke免疫性骨发育不良的诊断。病例详细资料见二维码数字资源10-9。

数字资源10-9

【参考文献】

［1］COLEMAN M A, EISEN J A, MOHRENWEISER H W. Cloning and characterization of HARP/SMARCAL1: a prokaryotic HepA-related SNF2 helicase protein from human and mouse. Genomics, 2000, 65（3）: 274-282.

［2］CLEWING J M, FRYSSIRA H, GOODMAN D, et al. Schimke immunoosseous dysplasia: suggestions of genetic diversity. Hum Mutat, 2007, 28（3）: 273-283.

［3］BARADARAN-HERAVI A, THIEL C, RAUCH A, et al. Clinical and genetic distinction of Schimke immuno-osseous dysplasia and cartilage-hair hypoplasia. Am J Med Genet A, 2008, 146A（15）: 2013-2017.

［4］LIPPNER E, LÜCKE T, SALGADO C, et al. Schimke Immunoosseous Dysplasia. GeneReviews® [Internet] [DB/OL].（2021-03-30）[2021-05-04]. https://www.ncbi.nlm.nih.gov/books/NBK1376/.

［5］MORIMOTO M, KÉROURÉDAN O, GENDRONNEAU M, et al. Dental abnormalities in Schimke immuno-osseous dysplasia. J Dent Res, 2012, 91（7 Suppl）: 29S-37S.

［6］LÜCKE T, FRANKE D, CLEWING J M, et al. Schimke versus non-Schimke chronic kidney disease: an anthropometric approach. Pediatrics, 2006, 118（2）: e400-407.

［7］NIRANJAN T, BIELESZ B, GRUENWALD A, et al. The Notch pathway in podocytes plays a role in the development of glomerular disease. Nat Med, 2008, 14（3）: 290-298.

［8］MUREA M, PARK J K, SHARMA S, et al. Expression of Notch pathway proteins correlates with albuminuria, glomerulosclerosis, and renal function. Kidney Int, 2010, 78（5）: 514-522.

［9］LÜCKE T, MARWEDEL K M, KANZELMEYER N K, et al. Generalized atherosclerosis sparing the transplanted kidney in Schimke disease. Pediatr Nephrol, 2004, 19（6）: 672-675.

［10］CLEWING J M, ANTALFY B C, LÜCKE T, et al. Schimke immuno-osseous dysplasia: a clinicopathological correlation. J Med Genet, 2007, 44（2）: 122-130.

［11］KILIC S S, DONMEZ O, SLOAN E A, et al. Association of migraine-like headaches with Schimke immuno-osseous dysplasia. Am J Med Genet A, 2005, 135（2）: 206-210.

［12］BARADARAN-HERAVI A, CHO K S, TOLHUIS B, et al. Penetrance of biallelic SMARCAL1 mutations is associated with environmental and genetic disturbances of gene expression. Hum Mol Genet, 2012, 21（11）: 2572-2587.

［13］SANYAL M, MORIMOTO M, BARADARAN-HERAVI A, et al. Lack of IL7Rα expression in T cells is a hallmark of T-cell immunodeficiency in Schimke immuno-osseous dysplasia（SIOD）. Clin Immunol, 2015, 161（2）: 355-365.

［14］PUEL A, ZIEGLER S F, BUCKLEY R H, et al. Defective IL7R expression in T（-）B（+）NK（+）severe combined immunodeficiency. Nat Genet, 1998, 20（4）: 394-397.

［15］ROIFMAN C M, ZHANG J, CHITAYAT D, et al. A partial deficiency of interleukin-7R alpha is sufficient to abrogate T-cell development and cause severe combined immunodeficiency. Blood, 2000, 96（8）: 2803-2807.

［16］BOERKOEL C F, O'NEILL S, ANDRÉ J L, et al. Manifestations and treatment of Schimke immuno-osseous dysplasia: 14 new cases and a review of the literature. Eur J Pediatr, 2000, 159（1-2）: 1-7.

［17］BOERKOEL C F, TAKASHIMA H, JOHN J, et al.

Mutant chromatin remodeling protein SMARCAL1 causes Schimke immuno-osseous dysplasia. Nat Genet, 2002, 30 (2): 215-220.

[18] KAITILA I, SAVILAHTI E, ORMÄLÄ T. Autoimmune enteropathy in Schimke immunoosseous dysplasia. Am J Med Genet, 1998, 77 (5): 427-430.

[19] ELIZONDO L I, HUANG C, NORTHROP J L, et al. Schimke immuno-osseous dysplasia: a cell autonomous disorder? Am J Med Genet A, 2006, 140 (4): 340-348.

[20] LÜCKE T, KANZELMEYER N, BARADARAN-HERAVI A, et al. Improved outcome with immunosuppressive monotherapy after renal transplantation in Schimke-immuno-osseous dysplasia. Pediatr Transplant, 2009, 13 (4): 482-489.

[21] THOMAS S E, HUTCHINSON R J, DEBROY M, et al. Successful renal transplantation following prior bone marrow transplantation in pediatric patients. Pediatr Transplant, 2004, 8 (5): 507-512.

[22] BARADARAN-HERAVI A, LANGE J, ASAKURA Y, et al. Bone marrow transplantation in Schimke immuno-osseous dysplasia. Am J Med Genet A, 2013, 161A (10): 2609-2613.

[23] ZIEG J, KREPELOVA A, BARADARAN-HERAVI A, et al. Rituximab resistant evans syndrome and autoimmunity in Schimke immuno-osseous dysplasia. Pediatr Rheumatol Online J, 2011, 9 (1): 27.

第十节 拉塞尔-西尔弗综合征

【概述】

拉塞尔-西尔弗综合征（Russell-Silver Syndrome，RSS）又称Silver-Russell矮小症，是一类以子宫内发育迟缓，出生后生长迟缓、特殊面容、躯体偏身不对称及其他较不恒定的症状为临床特征的疾病[1-3]。该病临床和遗传特征异质性较强，其发病与印记基因相关。

1953—1954年，Silver医师及Russell医师分别报告了一群在子宫内发育迟缓（intrauterine growth retardation，IUGR）的儿童，他们患有一种同时具有身材矮小、低位耳、脸小呈三角形、第五手指弯曲等特征的疾病。20世纪70年代，通常把具有宫内发育迟缓、出生后生长障碍和特征性面容及体征的患者命名为拉塞尔-西尔弗综合征（RSS）[4-6]。RSS患者主要临床表现包括身材矮小、牙列不齐、三角脸、尖下颌、躯体偏身不对称和小指弯曲等。遗传检测发现超过半数RSS患者出现第11号、7号染色体或基因甲基化异常。RSS是目前200种侏儒症之一，也是5种原始侏儒症之一。皮下注射重组人生长激素（recombination human growth hormone，rhGH）是目前改善RSS患者终身高的主要治疗方法。

RSS在欧美新生儿的发病率为1/（30 000～110 000），发病率上性别差异无明显统计学意义[7-8]。中国目前缺乏相关流行病学资料。由于该疾病的临床和遗传异质性易导致漏诊和误诊，实际发病率和患病率可能更高。

RSS的病因复杂，目前的研究结果提示由调控生长的基因结构和甲基化等异常导致，已知相关基因位于第7号和第11号染色体特定区域。以往的研究表明该病主要由7号染色体母源性单亲二倍体［UPD7（mat）］和11p15区域母源性或父源性印记基因 IGF2 和 H19 表达缺陷所致，分别占7%～10%和38%～62%[9-10]；另外约有1%的患儿在11p和7号染色体上有结构的微小改变，随着分子生物技术的进步，发现越来越多的印记基因表达异常可能与RSS有关，如 CDKNIC 和 GRB10 基因，有学者认为 OSBPL55 基因的低甲基化也可能会导致RSS的临床表现[11]。目前，仍有近一半的患儿病因未明。

【临床表现】

新生儿和儿童患者的主要临床表现包括：

1. 宫内发育迟缓及出生后生长障碍

宫内发育迟缓，低出生体重，出生时的体重会比平均值低2个标准偏差，身材矮小及肢体不对称（主要为长短不一或粗细不一）。

2. 异常体征

前额宽而突出、尖下颌导致三角形脸，相对头围偏大。齿列不齐、耳位低，躯体偏身不对称，小指弯曲等。约78%患者有躯体不对称，若双下肢长短差距大于3 cm可导致脊柱侧弯。躯体不对称可能为两侧骨化中心发育时间有差异所引起。RSS患儿肢体不对称会随着年龄增长而逐渐减轻，其成人身高远比同龄人矮。

3. 其他表现

喂养困难，患儿皮下脂肪较少，食欲不佳，较容易出现低血糖。部分患儿出现尿道下裂、隐睾和马蹄肾等泌尿生殖系统畸形，以及咖啡牛奶斑，反流性食管炎等消化系统异常。部分患者出现认知、运动和语言发育迟缓、学习障碍等。

【辅助检查】

1. 生化检测

一般实验室生化检测并无异常。部分新生儿患者出现低血糖，需进行血糖监测。

2. 影像学检查

X线测量骨龄对于矮小患者是重要影像学检查，对于病因的辅助诊断和判断生长潜力等有所帮助，脊柱、四肢等骨骼检查用于除外骨软骨发育障碍相关的矮小症病因。

3. 染色体检查

用于鉴别诊断有矮小症表现的染色体异常疾病，如特纳综合征等。

4. 分子诊断

如分子诊断发现典型RSS相关遗传缺陷，能够有助于确认诊断，但目前仍有40%左右的具有典型RSS临床表现的患者没有阳性的分子诊断结果，因此分子诊断试验阴性并不能除外RSS，符合临床诊断标准更为重要。

【诊断】

1. 临床诊断

由于RSS患者临床表现具备很大的异质性，不同年龄阶段的突出表现差异也很大，RSS的临床诊断较为困难，目前缺乏公认的RSS临床诊断标准。以下3种基于临床表现的诊断标准在临床上使用较多。

（1）经典RSS诊断标准（Price诊断标准）：满足以下5条中的3条以上。①出生体重低于平均值两个标准差以下；②身高处于同年龄、同性别正常儿童生长量表的第3百分位以下；③特征性的颅面畸形；④躯体不对称；⑤先天性小指弯曲。

（2）Baaholdi标准：又称为评分标准法。
- 出生时指标：体重低于第10百分位，1分；身长小于第10百分位，1分；头颅相对偏大，1分。
- 生后生长状况：无追赶性生长，身高小于第3百分位，1分；正常头围，枕额径在第3～97百分位，1分；认知发育正常，1分。
- 不对称面部/躯干/四肢，3分。
- 面部特征：三角形脸，1分；高前额/方颅，1分；其他如小下颌、薄嘴唇、口角下垂、前囟闭合晚，1分。
- 其他特征：小指内侧弯曲，1分；生殖器异常（如隐睾、尿道下裂）1分；其他如中节指节缩短，并指，腹股沟疝，咖啡牛奶斑，1分。

按5大类特征出现频率计分（最高积分15分），总分≥8分可临床诊断为RSS。

（3）Netchine-Harbison临床评分系统（Netchine-Harbison clinical scoring system，NH-CSS）：2015年由Azzi等提出的NH-CSS是唯一采用前瞻性数据得出的诊断标准，目前临床采纳最多的RSS临床标准。符合下列6条中的4条及以上者，应考虑临床诊断RSS。如果分子诊断试验阴性，除外了常见的鉴别诊断，在4条中必须包括前额突出和相对大头颅，才能考虑诊断RSS（表10-10-1）。

2. 分子诊断

目前仍有40%左右的具有典型RSS临床表现的患者没有阳性的分子诊断结果，因此分子诊断试验阴性并不能除外RSS。

疑诊RSS患者应进行分子遗传诊断实验，根据已知的遗传缺陷类型，应进行染色体11p15的DNA甲基化和第7号染色体母源单亲二倍体的检测，如为阴性可考虑进行拷贝数变异的检测（copy number variants，CNVs）、14q32的DNA甲基化、16和20号染色体的母源单亲二倍体以及 *CDKN1C* 和 *IGF2* 突变等少见导致RSS的遗传缺陷[10-11]。大部分RSS患者目前无可供检定的原因。

【鉴别诊断】

小于胎龄儿（SGA）出生的患儿，特别是出生后生长不足、喂养困难者，考虑诊断RSS时要与能够导致矮小症的其他疾病进行鉴别诊断。

1. Temple综合征

该病是一种由印记基因异常导致的遗传性疾病，与RSS临床表现非常相似。主要临床表现为新生儿期喂养困难，低出生体重，肌张力减低和运动发育迟缓，青春期易发展成肥胖，性早熟，成人身材矮

表 10-10-1　Netchine-Harbison 临床评分系统

临床诊断	定义
SGA（小于胎龄儿）	≤-2 SDS（相应胎龄）
出生后生长障碍	（24±1）个月身高≤-2 SDs，或身高低于父母遗传靶身高≤-2 SDS
出生时相对大头颅	出生头围超过出生体重/身长≥1.5 SDS
前额突出	1～3 岁时侧面显示前额突出
不对称	下肢长度差≥0.5 cm，或上肢不对称，或下肢长度差<0.5 cm 伴有其他 2 个及以上部位不对称（其中 1 个非面部）
喂养困难/低体重指数	24 个月体重指数≤2 SDS 或使用喂养管或服用赛庚啶刺激食欲

引自：wadkelingI, Bioudesl, lakdo-adipeo, aadlDingnsindmnenddsher-uesedlyndiomeil intemnionconsenagdilemenl, Nahurereriewendocinoloy, 2017, 13: 105.

小等特点。其主要的发病机制有 3 种：14 号染色体呈现为母源性单亲二倍体（UPD14）或父源 14q32 的基因缺失以及基因间甲基化差异缺陷。Temple 综合征肢体不对称少见，青春期易有向心性肥胖倾向则与 RSS 相反。该病需要结合临床表现和基因检查和甲基化分析结果来确诊。

2. 3M 综合征

该病是一种常染色体隐性遗传病，以出生体重极低和严重的生后生长发育迟缓为主要临床表现。独特的面部特征表现为：前额突出、三角脸，面中部发育不良，肉质尖鼻和嘴唇丰满。其他特征还包括胸廓短、短颈，斜方肌突出，胸骨畸形，脊柱前凸过度，关节松动等，患儿智力正常。引起该病的原因主要是 *CUL7*，*OBSL1*，*CCDC8* 基因突变，而 RSS 无上述基因的突变。该病需要基因检测来鉴别。

3. 快乐木偶综合征

严重发育迟缓、语言障碍、共济失调、癫痫发作、智力低下、愉快表情为该病特征的神经遗传性疾病。北欧、美洲新生儿患病率为 1/（5000～24 000）。我国尚无相关流行病学调查，多为散发报道。快乐木偶综合征是由母源染色体 1511～13 上编码泛素蛋白连接酶 E3 的 *UBE3A* 基因缺失或表达异常所致[12]。该病需要基因检测来鉴别。

4. SHORT 综合征

患者宫内发育迟缓，认知发育正常，但和 RSS 患者有类似的三角脸，小下颌和宽扁额头，耳位低且后旋，眼睛深陷，鼻突出，面部脂肪萎缩，头发细软，第 5 小指弯曲、关节过伸，声调高，易患 2 型糖尿病和肾钙质沉积。为常染色体显性遗传，*PIK3R1* 突变是主要分子遗传缺陷。该病需要基因检测来鉴别。

5. DNA 修复障碍疾病

如尼梅亨断裂综合征和布卢姆综合征，此类患者通常表现为胎儿宫内发育迟缓和身材矮小，尼梅亨断裂综合征的患者通常有显著的小头畸形，鼻和人中长、大耳等特征性表现。布卢姆综合征患者的特征表现为颧骨部位光敏性毛细血管扩张。两种疾病均为常染色体隐性遗传疾病，分别因 *RECQL33* 和 *NBN* 基因的突变致病，而这两种疾病患者罹患肿瘤的风险显著升高。

6. 普拉德-威利综合征

该病可有低出生体重，出生后早期肌张力低下、部分患儿可以有身材矮小、智力障碍等表型，随后表现为肥胖，患者易发展为 2 型糖尿病。主要是因为父源 15 号染色体 q11～13 区域的异常，其次为母源性 15 号染色体同源二倍体（UPD15）。遗传检测可以鉴别。

【治疗】

本病无特殊的治疗方法，主要采取对症处理，治疗目标为改善身高。因 RSS 受累的器官和功能障碍广泛，需尽早接受内分泌、消化、营养、骨科、神经内科、语言和精神治疗师等多学科团队的专业随访和干预，以期改善患者的生活质量[13]。

1. 早期喂养和营养支持

RSS 部分患者合并胃食管反流，可完善钡剂造影、内镜及酸碱度（pH）测定等方式来评估胃食管反流情况。早期筛查胃食管反流、胃排空延迟和便秘等胃肠道功能障碍，并给予适当的干预治疗。建议以防止胃食管反流的喂食姿势或喂以较浓稠的食物，避免高油脂食物如巧克力、咖啡、可乐等。若效果不佳可酌情家用质子泵抑制剂（PPI），目的在减少胃酸分泌。比较严重的患者可行胃底折叠术来加以改善。

给予营养支持治疗预防低血糖，疾病状态时患儿更易发生低血糖，注意早期识别和干预。但也要小心控制RSS患儿热量摄入，以避免代谢相关并发症。如患儿无法耐受口服喂养，可考虑肠内喂养，如经皮内镜胃造口术。

2. rhGH治疗

对于身材矮小者，可考虑给予生长激素治疗，但该方法无法改善肢体长短不均的现象。由于RSS患儿没有自发的生长追赶而表现出持续性身材矮小，出生前3年生长速度很慢，此后与生长发育曲线相平行，但是仍低于第3百分位线。2001年美国建议对于那些生长发育迟缓直到2～3岁（欧洲建议4之后）仍无生长追赶的患儿使用生长激素治疗，目前生长激素治疗十分普遍。

rhGH治疗常在营养缺陷纠正后开始，有益于改善体成分比例、精神运动发育、食欲，降低低血糖风险和提高生长速度。大多数患者在2～4岁开始rhGH治疗：起始剂量约为35 μg/（kg·d），使用追赶生长的最低剂量；当6个月内身高增长＜2 cm并且骨龄＞14岁（女性患者）或＞16岁（男性患者）时，终止治疗。治疗期间监测IGF-1和IGFBP-3的水平。青春发育提前的RSS患者可以给予促性腺激素释放激素类似物的治疗。

生长激素对成熟和最终身高的影响尚不确定。部分学者认为rhGH效果差异性较大，其疗效可能取决于患者基线身高及疗程。一般基线身高越高，其效果越好。

3. 长期的代谢并发症的监测

RSS患者过度喂养和体重过度增长易导致代谢相关并发症，如胰岛素抵抗以及过早的青春发育，建议监测RSS患者的胰岛素和血糖水平，特别是rhGH治疗阶段。成人阶段也要保持科学的营养和运动习惯以降低相关代谢并发症的风险。

4. 骨科相关

RSS患者特征性的不对称常导致脊柱侧弯，因此特别是rhGH治疗前、后应由脊柱外科专科医师评估肢体不对称、脊柱侧弯的程度和相应的矫正措施。对于轻度肢体长度不同或脊柱侧弯的患儿，可以使用理疗、支具等保守治疗方式。对于重度下肢不等长可以行骨延长术（distraction osteogenesis）或是生长板融合术（epiphysiodesis）以矫正。对于极重度脊柱畸形，可考虑脊柱矫形手术。但脊柱矫形手术风险高，需要充分权衡手术风险及获益后决定。

5. 神经认知功能

RSS患儿应该规律地接受儿科医生的随访评估，以期早期发现语言、运动和学习能力相关的功能异常，并给予治疗，特别是upd（7）mat患者。

6. 颅、面异常

如合并有口腔异常，可在学龄前经由小儿牙医来治疗，或是于成人时期施行牙齿矫正。对于某些较严重的唇颚裂或下颚过小的患者，则建议进行颅面部美容整形手术。

如果不进行干预治疗，本病患者的成年终身高会低于正常平均身高，但智力不受影响。成年后发生代谢性疾病的风险增高，如高血压、高脂血症、糖尿病等。

【病例摘要】

患儿，男，2岁9个月，患儿出生时即出现左右肢体不对称，生长发育迟缓，出生体重为2.1 kg，喂养困难。家族中无类似发病者。9月时，测身长63.5 cm；1岁9个月时，身高为74.5 cm。目前查体：身高82.5 cm，头围46 cm，体重8 kg，发育落后，三角脸，小下颌，耳位低，前额突出，左右肢体不对称，左上肢长33 cm，左下肢长44 cm，右上肢长30 cm，右下肢长42 cm，双手小指侧弯。经临床表现明确拉塞尔-西尔弗综合征的诊断。病例详细资料见二维码数字资源10-10。

数字资源10-10

【参考文献】

［1］WAKELING E L. Silver-Russell syndrome. Arch Dis Child, 2011, 96（12）: 1156-1161.

［2］PRICE S M, STANHOPE R, GARRET C, et al. The spectrum of Silver-Russell syndrome: a clinical and molecular genetic study and new diagnostic criteria. J Med Genet, 1999, 36（11）: 837-842.

［3］NETCHINE I, ROSSIGNOL S, DUFOURG M N, et al. 11p15 imprinting center region 1 loss of methylation is a common and specific cause of typical Russell-Silver syndrome: clinical scoring system and epigenetic-phenotypic correlations. J Clin Endocrinol Metab, 2007, 92(8): 3148-3154.

[4] BARTHOLDI D, KRAJEWSKA-WALASEK M, OUNAP K, et al. Epigenetic mutations of the imprinted IGF2-H19 domain in Silver-Russell syndrome (SRS): results from a large cohort of patients with SRS and SRS-like phenotypes. J Med Genet, 2009, 46(3): 192-197.

[5] 黄书越, 巩纯秀, 赵旸, 等. 35例Silver-Russell综合征临床特点分析总结. 中华内分泌代谢杂志, 2014, 30(2): 119-122.

[6] SPITERI B S, STAFRACE Y, CALLEJA-AGIUS J, et al. Silver-Russell syndrome: a review. Neonatal Netw, 2017, 36(4): 206-212.

[7] WAKELING E L, BRIOUDE F, LOKULO-SODIPE O, et al. Diagnosis and management of Silver-Russell syndrome: first international consensus statement. Nat Rev Endocrinol, 2017, 13(2): 105-124.

[8] EGGERMANN T, GONZALEZ D, SPENGLER S, et al. Broad clinical spectrum in Silver-Russell syndrome and consequences for genetic testing in growth retardation. Pediatrics, 2009, 123(5): e929-931.

[9] PATTI G, MORI L D, TORTORA D, et al. Cognitive profiles and brain volume are affected in patients with Silver-Russell syndrome. J Clin Endocrinol Metab, 2020, 105(4): dgz151.

[10] BUTLER M G. Genomic imprinting disorders in humans: a mini-review. J Assist Reprod Genet, 2009, 26(9-10): 477-486.

[11] BEGEMANN M, ZIRN B, SANTEN G, et al. Paternally inherited IGF2 mutation and growth restriction. N Engl J Med, 2015, 373(4): 349-356.

[12] TOUMBA M, ALBANESE A, AZCONA C. Effect of long-term growth hormone treatment on final height of children with Russell-Silver syndrome. Horm Res Paediatr, 2010, 74(3): 212-217.

[13] RANKE M B, LINDBERG A, KIGS INTERNATIONAL BOARD. Height at start, first-year growth response and cause of shortness at birth are major determinants of adult height outcomes of short children born small for gestational age and Silver-Russell syndrome treated with growth hormone: analysis of data from KIGS. Horm Res Paediatr, 2010, 74(4): 259-266.